U0189091

《内经》理论体系研究

雷顺群 主编

中国科学技术出版社
·北 京·

图书在版编目（CIP）数据

《内经》理论体系研究 / 雷顺群主编 . — 北京：中国科学技术出版社，2022.6
ISBN 978-7-5046-9473-7

Ⅰ . ①内… Ⅱ . ①雷… Ⅲ . ①《内经》-研究 Ⅳ . ① R221

中国版本图书馆 CIP 数据核字 (2022) 第 039042 号

策划编辑	韩　翔　于　雷
责任编辑	史慧勤
文字编辑	靳　羽
装帧设计	佳木水轩
责任印制	徐　飞

出　　版	中国科学技术出版社
发　　行	中国科学技术出版社有限公司发行部
地　　址	北京市海淀区中关村南大街 16 号
邮　　编	100081
发行电话	010-62173865
传　　真	010-62179148
网　　址	http://www.cspbooks.com.cn

开　　本	889mm×1194mm　1/16
字　　数	725 千字
印　　张	33.5
版　　次	2022 年 6 月第 1 版
印　　次	2022 年 6 月第 1 次印刷
印　　刷	天津翔远印刷有限公司
书　　号	ISBN 978-7-5046-9473-7 / R · 2840
定　　价	99.00 元

（凡购买本社图书，如有缺页、倒页、脱页者，本社发行部负责调换）

编著者名单

主　编　雷顺群

副主编　郭霞珍　王　彤　黄金刚

顾　问　张车伟

编　者（以姓氏笔画为序）

王　彤　王洪图　司银楚　孙爱平

杨　勇　杨嘉俊　张　吉　侯中伟

郭霞珍　烟建华　陶广正　黄金刚

雷顺群

内容提要

　　本书是一部以《黄帝内经》为基础，讲述中医基础理论知识体系的著作。作者首先讲述了内经理论体系的形成，然后具体介绍了阴阳学说、五行学说、脏腑学说、经络学说、精气神学说、病因学说、病机学说、病证学说、诊法学说、论治学说、摄生学说、运气学说等12种学说，并对每一种学说进行了专门的论述和详细的分析，突出其思想性和原则性，使其组织结构尽可能地达到条理化和系统化，便于读者学习、了解和掌握。本书行文流畅，条理清楚，对于内经的内容阐述较通俗易懂，适合中医药工作者、中医药院校广大师生及中医药爱好者阅读参考。

前　言

　　《黄帝内经》是我国现存医学文献中最早的一部经典著作，是我国古代劳动人民长期与疾病作斗争的经验总结，集中反映了我国古代的主要医学成就，并为后世中医学的发展奠定了坚实的理论基础。黄帝不是一个具体的人，而是一个伟大的氏族。"仰韶文化"就是黄帝氏族文化的典型代表，距今约有五千年的历史。仰韶文化的遗址分布在我国西北、华北等广大地区。从数十处仰韶文化遗址出土的文物来看，当时农业、畜牧业、手工业等都有了空前的发展，黄帝氏族也受到人们的尊重。后世的人们都以自己是黄帝的子孙为荣，在这种情况下，当时的学者为了彰示学有根本，将著作冠以《黄帝》之名，已成为一种时尚。如道家有《黄帝四经》《黄帝铭》，阴阳家有《黄帝阴阳》《黄帝诸子论阴阳》，天文学家有《黄帝杂子气》，历法学家有《黄帝五家历》，小说家有《黄帝说》等，不胜枚举，《黄帝内经》的命名也源于此意。

　　《内经》中"内"与"外"是相对而言的，如《汉书·艺文志》所载七家医经中就有《黄帝内经》《黄帝外经》《扁鹊内经》《扁鹊外经》《白氏内经》《白氏外经》《旁篇》等。除《黄帝内经》外，其余六种典籍均已亡佚。古代著作分内、外，与现在图书分上、下册和姐妹篇意思相近。

　　《内经》中的"经"，是指常道、门径、规范、经典的意思，提示《内经》是阐述医学原理和法则的常道，是认识人体生理病理的必然门径，是论述医学理论体系的具体规范，是学习中医基础理论的经典。一言以蔽之，《黄帝内经》是一部冠以"黄帝"之名，研究中医传统理论的经典之作。

　　《内经》包括《素问》和《灵枢》两部分，各81篇，共计162篇，正文149 159个字。《素问》是把黄帝与岐伯等人平素相互问答的内容记录下来整理成篇而名之。《灵枢》是讲针刺之法得其枢机，治疗效果才能灵验。《素问》和《灵枢》的主要篇章为战国时期的作品，而《素问》中的"七篇大论"为唐朝王冰补充而来，遗篇《刺法论》和《本病论》为宋朝刘温舒所补充。

　　《内经》涵盖的内容非常丰富，经过多年的系统研究，我们认为其内容可以概括为四个部分，即《内经》理论体系、《内经》临床病证、《内经》学术思想、《内经》多学科研究等。就《黄帝内经》理论体系而言，其内容非一人一时所作，而是长时期由若干人撰写、补充、完善始成。因此，出现了一种现象，作者在撰写经文的时候，由于参考的古代文献不同，以及自身的临床经验差异，或在一篇文章中论述许多不同的内容，或同一个内容又散见于不同的篇章中，交叉和重复非常严重，缺乏系统性、层次性和连贯性，不利于人们的学习、理解和应用。为了对《黄帝内经》蕴含的理论体系进行必要的梳理，我国古代医家用分类的方法进行过深入的考察和探讨。如隋朝杨上善所著《黄帝内经太素》，将《内经》原文全部打散，按照内容的不同性质，将其分成19类，在类之下又分成若干目，这样使《内经》的内容更加系统化。到了元朝，经滑寿反复研究，择《内经》之枢要，进行编次，分为12类，编写成《读素问钞》一书，滑氏的分类较杨上善的分类显得更加精练。至明朝，张介宾对《内经》详求其法，从类分之，经过40年的努力，完成大作《类经》，将《内经》原著重新编辑分为12类，为《内经》的分类研究做出了重大贡献。还有，明朝李中梓著有《内经知要》二卷，将《内经》理论体系分为八大类，其特点是分类简要、精练，深受欢迎。清朝汪昂在《素问灵枢类纂约注》和薛雪在《医经旨原》中将《内经》理论体系分为9类。清朝沈又彭在《医经读》中仅将《内经》理论体系分为平、病、诊、治四类，最为简要。从上述古代医家用分类方法研究《黄帝内经》可以看出，其意见比较一致者，大体集中在阴阳、脏腑、经络、病机、病证、诊法、论治、摄生、运气等方面。

由于古代医家对内经理论体系的认识不完全统一，使后世学者莫衷一是，甚至引起了人们的很多疑惑。所以，亟需一部完整的、系统的有关《内经》理论体系研究的学术著作。

作者用了近四十年的时间，对《黄帝内经》进行了逐篇、逐段、逐句、逐字的发掘、梳理、分类、比较、归纳等，从《内经》理论体系的实际出发，将《内经》理论体系的基本框架归纳为12种学说，即阴阳学说、五行学说、脏腑学说、经络学说、精气神学说、病因学说、病机学说、病证学说、诊法学说、论治学说、摄生学说、运气学说。对每一种学说进行了专门的论述和详细的分析，突出它们的思想性和原则性，使其组织结构尽可能地达到条理化和系统化，便于读者学习、了解和掌握。这个架构具有以下特点：第一，忠实于原文，将全书的内容进行了编辑提炼，故比较客观，也比较全面。第二，分类合理，条理性和系统性兼备，使人们对《内经》理论体系有一个统一的认识。第三，认识和理解《内经》的理论体系，就基本掌握、把控了《内经》的全貌，正如《素问·至真要大论》所说，"知其要者，一言而终；不知其要，流散无穷。"第四，通过对《内经》理论体系的学习，为日后深入研究《内经》提供了新的思路，指明了新的方向，开拓了新的空间。

本书《素问》选用明朝顾从德《重广补注黄帝内经素问》刻本（人民卫生出版社 1963 年版），《灵枢》选用明朝赵府居刻本（人民卫生出版社 1979 年版）。在内容方面，将 162 篇中有价值的原文整理出来，有重复的则择其善者而从之，与《内经》理论体系联系不甚密切或谬误者则暂予搁置。在论述方面，主要用中医的传统理论进行阐发，并适当引用现代科学方法论的一些重要原则，提出自己的见解，说明《内经》理论的科学性。引文以《内经》为主，但也适当引用了后世的某些重要论述，目的在于揭示《内经》本身的问题。

本书在写作过程中，曾得到程士德教授的指导，王洪图教授和张吉教授参与了部分撰写工作，陶广正和杨嘉俊同志参与了部分资料的收集，在此一并致谢！

由于这是一部专门研究《黄帝内经》理论体系的学术著作，难度比较大，书中所述仅为笔者多年研究汇总，可能存在一定的局限之处，恳请各位专家、学者及读者不吝指正。

北京中医药大学　　雷顺群

目 录

第1章 《内经》理论体系的萌芽、草创、确立和发展 ···················· 001

《内经》理论体系的萌芽 ······································· 001

《内经》理论体系的草创 ······································· 008

《内经》理论体系的确立 ······································· 015

《内经》理论体系的发展 ······································· 030

第2章 阴阳学说 ··· 042

概述 ·· 042

阴阳学说的形成 ··· 044

阴阳学说的朴素辩证法思想 ····································· 046

阴阳学说的基本内容 ·· 047

阴阳学说在中医学中的应用 ····································· 052

第3章 五行学说 ··· 061

概述 ·· 061

五行学说的基本内容 ·· 069

五行学说在中医的应用 ·· 074

五行学说的现代研究 ·· 080

阴阳五行学说对《内经》理论体系的影响 ························· 088

第4章 脏腑学说 ··· 090

概述 ·· 090

心系统 ··· 093

肝系统 ··· 098

脾系统 ··· 103

肺系统 ··· 107

肾系统 ··· 111

五脏系统在生理和病理上的联系 116

其他 120

第 5 章　经络学说 124

概述 124

经脉 133

络脉 152

腧穴 156

第 6 章　精气神学说 168

概述 168

精 178

气 181

神 184

精、气、神之间的相互关系 188

第 7 章　病因学说 192

概述 192

外部因素 194

内部因素 205

其他因素 213

次生因素 214

第 8 章　病机学说 218

概述 218

发病 219

病理纲要 225

疾病传变 231

脏腑病机 235

经络病机 238

气血津液病机 240

内生六气病机 ……………………………………………………………… 246

病机十九条释义 …………………………………………………………… 250

第9章　病证学说 …………………………………………………………… 255

内科病证 …………………………………………………………………… 256

外科病证 …………………………………………………………………… 322

妇科病证 …………………………………………………………………… 330

五官科病证 ………………………………………………………………… 332

第10章　诊法学说 ………………………………………………………… 343

概述 ………………………………………………………………………… 343

望诊 ………………………………………………………………………… 348

闻诊 ………………………………………………………………………… 360

问诊 ………………………………………………………………………… 366

切诊 ………………………………………………………………………… 367

第11章　论治学说 ………………………………………………………… 384

《内经》中的治疗原则 …………………………………………………… 384

药物疗法 …………………………………………………………………… 407

针灸疗法 …………………………………………………………………… 420

其他疗法 …………………………………………………………………… 439

护理与调养 ………………………………………………………………… 442

第12章　摄生学说 ………………………………………………………… 446

摄生的理论基础 …………………………………………………………… 447

摄生的基本原则 …………………………………………………………… 449

摄生的具体方法 …………………………………………………………… 459

第13章　运气学说 ………………………………………………………… 475

概述 ………………………………………………………………………… 475

干支甲子 …………………………………………………………………… 478

五运 ·· 482

六气 ·· 487

运气同化 ······································ 495

运气与德化政令 ································ 497

运气学说与中医理论 ···························· 520

第1章 《内经》理论体系的萌芽、草创、确立和发展

　　《内经》是《黄帝内经》的简称，是我国现存医学文献中最早的一部理论著作，在医学发展史上占有十分重要的地位。早在西汉时代它就是当时四大医学流派（医经家、经方家、房中家、神仙家）医经家的重要代表著作之一。医经家研究的内容，是以人体生理活动、病理变化、诊断、治疗等问题为主。正如《汉书·艺文志》说："医经者，原人血脉、经络、骨髓、阴阳、表里，以起百病之本，死生之分，而用度箴石汤火所施，调百药齐和之所宜。"起百病之本，死生之分，即诊断、治疗。据《汉书·艺文志》所载书目，当时的医经共有七家之多，除本书《黄帝内经》外，尚有《黄帝外经》三十七卷、《扁鹊内经》九卷、《扁鹊外经》十二卷、《白氏内经》三十八卷、《白氏外经》三十六卷、《旁篇》二十五卷。可惜这些书籍，久已亡佚，今天所能见到的，仅此《黄帝内经》十八卷。

　　《内经》一书，是中医理论的渊薮。自汉唐以来的历代医家，在长期与疾病斗争的医疗实践中，虽然总结出了不少的医疗经验，创立了许多不同的学说，使中医学理论不断地得到了丰富与发展，形成了各种医学流派，但追本溯源，可以说都是在《内经》理论基础上进一步发展起来的。因而，后世医家都认为《内经》是学习中医的必读之书，尊之谓"医家之宗"。

　　但是，《内经》理论体系是如何形成的？包括哪些重要内容？基本框架是什么？这些问题都值得我们深入探讨和研究。总的来说，我们认为《内经》理论体系的形成，经过萌芽、草创、确立、发展等漫长的过程。

《内经》理论体系的萌芽

　　《内经》理论体系的萌芽，应当追溯到原始社会时期中医药的产生。当时的人们在与自然、疾病作斗争过程中，逐渐发现并累积起医药知识。《淮南子·修务训》就有"神农尝百草之滋味，水泉之甘苦，令民知所避就。当此之时，一日而遇七十毒"的记载；《史记·补三皇本纪》也有

"神农始尝百草，始有医药"的类似记述。这虽是一种传说，却反映出劳动创造医药的社会背景，神农也不是指一个人，而是指一个氏族时代。

医药是人们在与自然斗争的劳动过程中产生的，是劳动创造了医药，但有了医药并不等于有了医药学，更不等于有了医药学的理论。医学理论，是在人们不断丰富掌握医药知识的情况下，必然要进一步探索人体生命活动的奥秘、疾病变化的现象、医药治疗的原理等。这样，由于求知欲的要求，在逐渐认识到的片段医药理论基础和古代哲学思想指导下，经过了综合整理，从而形成了较为系统的理论体系。《内经》中所引证的上古经书如"上经""下经""从容"等，可能就是《内经》成书前片段医学理论的残迹。由此可见，《内经》理论体系，由实践累积的医药经验，逐渐上升为片段理论认识，这就是《内经》理论体系形成的萌芽阶段。

一、原始社会医药经验的点滴积累

（一）创立了原始古朴的治疗方法

早在原始社会时期，原始人在与大自然的搏斗中生活常会发生各种各样的疾病。根据考古资料发现，原始社会时期人们患的疾病主要有口腔疾病、外伤疾病、小儿疾病、孕产疾病四类疾病。原始人多以采集野果、植物根茎、蛋及捕狩鱼虾、禽兽为主要食物来源，生、冷、硬的食物首先经过口腔咀嚼，最易引起口腔疾病，如龋齿、牙周炎、根尖脓肿等。原始人在行走、奔跑、捕食及与野兽的搏斗中，常常引起外伤疾病，如跌仆伤、刺伤、咬伤，还有骨折、骨关节病、腰椎变异等。考古资料显示，在许多原始的墓穴中，儿童的比例较高。如北京周口店发现的22具猿人化石中，14岁以下的儿童有15具；甘肃永靖大河庄遗址中，发现墓葬82座，其中成人27座，儿童55座，儿童墓葬占60%以上。可见当时儿童普遍抵抗力较弱，易患疾病，死亡率很高。远古时期，当妇女难产时，往往无能为力，死亡率也较高。如甘肃永靖大河庄遗址中，有一座成人与婴儿的合葬墓，婴儿的骨骼虽然已经腐烂，但位置于成人的两腿之间，其头朝下，这很像是因难产而导致母婴俱丧。原始社会时期人们除了这四大类疾病外，食物中毒、胃肠病、皮肤病等也是常见的疾病。

原始社会的人们为了自己的生存，应对疾病的伤害，在与疾病斗争的过程中，创造了一些简单而古朴的治病方法，逐渐积累了一些粗浅的医药知识。在他们采集野果、种子和挖掘植物根茎的过程中，往往会误食一些有毒的植物，从而引起呕吐、腹泻甚至于死亡。但是，食用某些植物后，使身体某个部分的病痛得到缓解甚至消失。通过反复实践和验证，知道哪些植物可以治疗疾病，一点一滴地总结，逐渐积累了植物药知识。随着渔猎生产方式的发展，为原始人提供了较多的鱼类、肉类、虾类食品。在食用动物食品的同时，还发现某些动物的内脏、血液、骨骼，具有一定的治病作用，从而积累了一些动物药的知识。随着采矿业的出现，人们对矿物的各种性能有所了解，在实践中发现某些矿物对疾病也有一定的治疗作用。可见，植物药、动物药和矿物药是我们的祖先在长期的劳动实践和生活实践中逐渐发现、认识和积累起来的，经历了一个漫长的过程。这就是最早的药物疗法，也可以叫药物内服法。

除了内服药物之外，原始人还创立了一些外治法，如原始按摩法、止血法、热熨法、手术法等。每当人们出现伤痛时，会情不自禁地用双手去抚摸患处，动作虽然简单，却能起到散瘀消肿、减少疼痛的作用。有时损伤比较严重，周围其他人也会在伤者身上进行抚摸，以减轻其疼痛。原始人用抚摸治疗外伤病的方法，形成了原始按摩法，后世的推拿按摩术就是在该基础上发展起来的。原始人在寻找食物及与虫兽搏斗中，经常会遭到各种伤害，导致体表出血。为了止血，他们用一些随处可见的泥土、树叶、草茎、树皮、苔藓、灰烬等涂敷于伤口上，起到了止血的作用，这便是原始止血法。原始人在烤火取暖过程中，有时将烧热的石块用兽皮包裹捂在身上局部取暖以驱寒，时间一长便发现烧热的石块放在身体的某些部位，不仅舒服，而且对受寒引起的腹痛及关节痛等有一定的治疗效果，这就是原始热熨法，也是后世热熨法的起源。在原始社会里，人们经常使用石制工具，切割动物的皮毛和兽肉。更可贵的是他们还利用燧石刀进行外科手术，如切除脓肿、穿耳鼻等，这是最原始的外科手术治法。原始社会时期，人们使用的最主要医疗工具就是砭石。砭石的种类多种多样，有球形、扁圆形、卵圆形、刀形、剑形、针形、弧形、锥形等。砭石具有多种用途，或按摩，或热熨，或手术，后世的刀、针就是在砭石的基础上发展而来的。

（二）原始社会的卫生保健活动

远古时期人们对火的认识、采集和利用经历了相当长的历史过程。考古研究证实，距今50万年前的北京猿人洞穴中，有厚达6米的灰烬层，说明当时的人们不仅能使用天然火，而且能有意识地保留火种。后来在长期的劳动过程中，受到摩擦生火的启发，逐渐发明了人工取火的方法。火的发明和使用对人类的卫生保健有着重要意义：①火的使用可以帮助人们用火御寒，使人类减少因风寒而引起的外感疾病和长期居住在阴暗潮湿的洞穴而导致的风湿病；②火的使用可以防卫野兽的侵袭，减少与猛兽搏斗而致的外伤疾病；③火的使用对热熨、灸法、汤药等治疗方法的应用提供了重要条件；④火的使用可以使生食转变为熟食，对食物起到一定的灭菌、杀虫、解毒的作用，减少了胃肠道和寄生虫病的发生。熟食可以缩短人体消化食物的过程，以吸收更多的营养物质，促进人体的发育，使人体更加健壮，延长人的寿命；熟食能促进大脑的发育，脑量的增加为思维奠定了必要的物质基础，加速了人类的进化；熟食还扩大了人类食物的范围，使原先不能吃的食物变成了可口的食品。

在原始社会的初期，由于大自然的变迁，生活方式发生了改变，从森林里来到平地上生活，他们既能直立行走，也能在森林中攀缘。为了保护自己、躲避风雨以及野兽的攻击，往往栖身于树上，进而构木巢居，这就是古代传说的"有巢氏"。后来随着大自然的继续变化，气温不断下降，巢居难以抵御风寒雨雪，人们开始迁居天然洞穴。在洞穴居住，初步改善了人们的生活环境，但洞穴内比较潮湿，严重威胁着人们生存和健康。为了进一步改变居住环境，于是人们开始建造一种半地下穴式的房屋，如《淮南子·汜论训》所说："筑土构木，以为宫室，上栋下宇，以蔽风雨，以避寒暑，而百姓安之。"后来经过不断改进，建成了完全的地面房屋，这种房屋上可避雨雪，下可避潮湿，还可避风寒。原始人从巢居、洞穴居到房屋居住，使人们的生活逐渐安定下来，对后世的繁衍和自身身体健康起到了极其重要的作用。

早期的原始人赤身裸体而群居，后来为了御寒，将树皮、羽毛、兽皮等披在身上。随着骨针的使用，人类开始用兽皮缝制衣服，这是最早真正意义上的服装，比树皮要保暖多了。再随着纺织业的进步，出现了麻织物和丝织物做的衣服。从裸体到树叶，再到成衣的制作，既可以抵御严寒，又可以防止蚊虫的叮咬，提高了人类对四季气候变化的适应能力，减少了疾病的发生，这是卫生保健史上的一大进步。

二、奴隶社会医药经验的不断总结

奴隶社会包括夏商周朝至春秋时期。在这段时期，农业种植、农田水利、田间管理、牛耕使用等都积累了丰富的经验，整个农业得到了较大的发展。此外，手工业亦越来越发达，有了较细分工，如冶炼、制陶、皮革、玉器、酿酒、纺织、舟车等，特别是青铜器的制作反映了当时技术工艺的最高水平。农业的进步和手工业生产的发达，有力地推动了经济、政治、文化的发展。如有了文字和文献记录，有了阴阳、五行、精气等朴素哲学思想的诞生，数学、天文、历法科学水平达到了一定的高度等。在科学文化发展的影响下，医学也开始走上独立发展的道路。医学的分科、专职医生的出现、医事制度的建立，对疾病的认识和诊疗经验的总结，酒和汤液的应用等，为后世《内经》理论体系的建立创造了必要的条件。

进入奴隶社会，中国医药在原始社会点滴积累的基础上，开始不断地进行总结。其主要特点表现在：①精气、阴阳、五行等早期的哲学思想在医学经验的总结中起到了潜移默化的作用；②在长期与疾病作斗争的过程中，对疾病的认识不断深化，诊疗技术不断丰富，摄生方法不断涌现；③掌握部分药物的采集和用法，通过汤液和酒，补充和扩大了药物的应用范围；④在环境和饮食卫生等方面有了明显的进步；⑤周代宫廷开始建立了医事制度，对医疗进行行政管理，医学也有了分科，并设置专科医生。

（一）对疾病有了粗浅认识

奴隶社会时期人们对疾病有了粗浅的认识，而且这种认识主要体现在殷商出土的古代甲骨文中。甲骨文多数是象形、会意字，其中记录了如首、耳、目、鼻、口、舌、齿、项、肱、臀等，这些记载以人体外部组织器官为多。在甲骨文中还出现个别如疟、疥、蛊、龋等专门的病名，也出现了关于疾病症状的描述如耳鸣、失眠、下痢、病软（软弱无力）、病旋（眩晕）等。值得注意的是，甲骨文中还有关于疾年、降疾、雨疾等记载。疾年指多疾病之年，降疾和雨疾表示一次发病有很多人受到感染，像降雨一样。这些可能是我国最早关于流行病、传染病的记载。

西周时期人们对疾病的认识有了较大的进步，在现存的早期典籍《周礼》《诗经》《山海经》《左传》中，就有相关的记载。《周礼》中载有肿疡、溃疡、折疡、金疡、疟疾、疥、痒疥等疾病。《诗经》中涉及的症状和病名达四十余种。《山海经》中记载了 38 种病名和症状，其中固定的病名包括瘕、瘿、痔、疥、疸、痹、风、疟、狂、痿、疣、蛊、疠、厥等。《左传》中记述了如骨折、伤疾、发秃、远视、佝偻等疾病。这些记载虽然分散而欠详，但也说明了西周时期人们对疾病的认识较殷商时期又有了明显的进步。

（二）对病因进行探讨和总结

殷商甲骨文中有"蛊"和"龋"两个字。《说文解字》解释："蛊，腹中虫也。"这是将虫与人体相联系的最早记载。"龋"表示牙齿窟窿是因虫蛀引起的，这在世界医学史上也是很有意义的重要发现。民间将龋齿称之为虫牙，就是这个道理。可见，殷商时期人们就发现"虫"是引起人体发生疾病的原因之一，也为后来病因学说的形成奠定了一定的基础。

《周礼》曰："天有五星，故有五行，以为寒暑，以为阴阳风雨晦明，分为四时，序为五节，淫则为灾，以生寒热少腹惑心之疾；人有四肢五脏，化为五气，一觉一寐，吐纳往来，流为荣卫，章为气色，发为声音，以生喜怒爱恶欲之情，过则有伤。夫天之寒暑阴阳风雨晦明，既足以伤形；而人之喜怒阴阳，运于荣卫之间，交通则和，有余不足则病。"这段话的意思，一则是说由于天之五星和五行的运动变化，形成了春夏秋冬四季，产生了风雨寒暑的气候变化。如果气候的变化太过，就会引起自然灾害，人也会出现寒热、腹疾、惑心等疾病。这指出四时气候的变化与人体疾病的发生有着密切的关系，或者说四时气候的变化是人体疾病发生的重要原因之一。二则是说人有五脏四肢，可化生五气，以调节人体的觉寐和吐纳，产生喜怒爱恶欲等情志。如果情志过激就会损伤人体的健康，导致疾病的发生，也可以说情志的异常变化是人体疾病发生的重要原因之一。三则是说寒暑阴阳风雨晦明等气候发生异常时，主要侵犯人的形体，引起外感疾病。喜怒爱恶欲等情志出现异常时，主要侵袭人体的五脏，导致内伤杂病。总之，《周礼》的这些记载为后世六淫七情病因学说的形成提供了借鉴。

（三）疾病的诊治已具雏形

在奴隶社会的中后期，对于疾病的诊治已初具雏形。如《周礼》中记载了西周时期的疾医："以五味、五谷、五药养其病，以五气、五声、五色视其生死。两之以九窍之变，参之以九脏之动。"五味指醯（醋）、酒、饴（饴糖）、姜、盐，五谷指麦、黍（小米）、稷（高粱）、麻（芝麻）、豆，五药指草、木、虫、石、谷。说明当时人们已经能运用五味、五谷、五药等治疗疾病。另外，从患者之气味、语言之声音、面貌之颜色等方面，观察九窍的变化以及脏腑的反应，判断其吉凶生死。这些就是关于疾病诊治的最早记载，文字虽然简单，但揭示了古代医家已经注意到从味、音、貌等多个方面来观察和诊断疾病，这种多角度的思考和判断，是一种进步的表现，为诊断学的产生提供了思路。

此外，在临床治疗方面，提出了很多行之有效的治疗方法。当时就有药物、针刺、火灸、按摩、导引、砭石、食疗等多种治疗方法并行于世。人们可以根据病情的需要而选择使用，从而达到增强和提高疗效的目的。这些治疗方法一直沿用到今，构成了论治学的重要内容。

（四）养生预防方法的不断涌现

这一时期开始了对于养生预防疾病方法的探讨。如《老子》说："其安易持，其未兆易谋，其脆易泮，其微易散。为之于未有，治之于未乱。"指出在疾病发生之前，要防患于未然，养生治未病。采取何种养生措施？《老子》又说："无为自化，清静自正。"提示无论药养、食养、心养、导引养生，都强调顺应四时，无过不及，动不可过动，静不可过静。老子是我国道教的鼻祖，是道教养生文化的创始人，认为通过养生以提高人的正气，抗御外邪，健康无疾，才能达到长寿的目的。

《周礼》记载："男三十娶，女二十嫁。""礼不娶同姓。"两句均指出近亲不能结婚，这对预防遗传病、先天性疾病具有重要的意义。《山海经》中收录了60多种具有预防作用的中药，多次提到"食之无疾疫""食之可御疫""食之不蛊""服之不狂"等，说明当时人们在疾病的预防方面，已经注意到药物的作用，这是一个显著的进步。《左传》曾经记载："其藏冰者，深山穷谷，固阴冱寒，于是乎取之。其藏之也周，其用之也遍。则冬无愆阳，夏无伏阴，春无凄风，秋无苦雨。疠疾不降，民不夭扎。"指出当时人们到深山幽谷取凝结的大冰块，放在居处的四周，可以调节四时变化给人带来的影响，从而达到"疠疾不降"的目的，显然这是一种预防疾病的积极措施。

（五）药物知识日渐丰富

殷商甲骨文中尚未见到关于药物的明确记载，但在现存的先秦文献中，记载药物较多的主要有《周礼》《诗经》《山海经》。《周礼》说："以五味、五谷、五药养其病。"这是目前所知对药物最早的记载。《诗经》记载了许多动植物，其中有 50 余种植物药。如"春日迟迟，采蘩（白蒿）祁祁""四月秀葽（远志）""八月断壶（葫芦）"等，均与采集季节有关。又如"中谷有蓷（益母草）""陟彼南山，言采其薇（野豌豆）""山有扶苏（小木），隰有荷华（荷花）"等，记载了植物的产地。《诗经》以诗歌的体裁形式出现，虽然文字和内容比较简单，但不失为早期记载药物的珍贵资料。《山海经》以记载我国早期名山大川及地理物产等为主的文化典籍，其中有关药物的内容比《诗经》丰富多了，也是早期记载药物功效的著作。据统计，书中记载药物 126 种，包括植物药 52 种、动物药 67 种、矿物药 3 种、水类 1 种、其他 3 种。所载药物可以治疗内、外、妇、眼、皮肤等 30 多种疾病。大多数为一药治一病，如青耕（一种鸟类）"可以御疫"，櫟（柞树）"食之已痔"，鳡（松鱼）"食者不疣"等。也有的多药治一病，如治疗皮肤病的用 5 种药，治疗风疾的用 6 种药，治疗目疾的用 7 种药等。也有的一药治多病，如虎蛟（神话中的一种鱼，形状为鱼身蛇尾）既治疗肿病，又治疗痔疮；肥遗（传说中的一种怪蛇，有一头两身）治疗疫疠，也可以杀虫。《山海经》有关药物的记载对后世论治学的总结有着重要的影响。

（六）卫生保健得到重视

随着生产力水平的不断提高，人类物质生活、精神文明也不断提高，卫生保健受到了重视，并有了明显的进步。殷商甲骨文中有"棚"（牛棚）和"圈"（猪圈）的记载，表明当时人们已经将居室与家畜的饲养分开，避免了人畜共患疾病的发生。甲骨文中的"未丁亥寇"，指丁亥日要对居室进行清扫和灭虫，减少疾病的发生。可见，古人已经认识到居住环境与疾病的发生有着密切的关系，保护环境可以预防传染病的流行。

这一时期，人们非常重视居住环境的选择和饮水卫生对生活的影响。《诗经》曰："既景乃岗，相其阴阳，观其流泉。"指出居住环境应该选择在依山、干燥、向阳、临水的地方，这种地方阳光充足、空气新鲜、水质洁净、植被丰富，对人体健康十分有利。《左传》中也有许多关于居住环境的记载，如"土厚水深，居之不疾""土薄水浅，其恶易觏"等，也是这个意思。另外，相传黄帝时代就有了水井，夏代又有"伯益作井"的传说。为了保持水井的卫生，在井上还增加了井盖、井栏等设备。为防止水井的污染，在早期文献中就有淘除水井污染积垢的记载，这些在考古发掘中已经得到证实。

同一时期，人们也很重视个人和饮食卫生。殷商甲骨文中有盥洗沐浴的记载，在殷墟考古发掘中也发现了壶、盂、勺、盘、陶搓、头梳等全套盥洗用具。《周礼》中记载有"头有疮则沐，身有疡则浴"，说明当时人们已经认识到沐浴对疮疡疾病有一定的治疗作用，强调了个人卫生的重要性。《周礼》中专门载有适宜四时的肉食品种、调味宜忌、饭食菜肴搭配、服食方法等许多关于饮食卫生的内容，说明当时人们已经养成了一些良好的饮食卫生习惯。周代专门设立了"凌人"官职，主要负责藏冰、用冰、建筑冰房等任务，类似现代的所说的冰库。有了冰房，可以储藏各种食品，防止食品腐败，这样人们就可以放心食用。这一饮食冰冻防腐的成就，对后世产生了深远影响。

（七）建立医疗管理制度

周代已经建立了比较完整的医疗管理制度。《周礼》载："医师掌医之政令，聚毒药以供医事。凡邦之有疾者，疕疡者造焉，则使医分而治之。"医师总管医药行政，又设士、府、史、徒等专职人员，各司其职，协助医师进行卫生行政管理。

《周礼》记载，当时的宫廷医生分为食医、疾医、疡医、兽医等四类，其中食医类似现在的营养医师，疾医类似今日的内科医师，疡医类似当下的外科医师，兽医类似我们所说的兽医。这是最早关于医学分科的记录，是医学进步的一个重要标志。

医师每年负责对医生进行年终考核，如《周礼》曰："十全为上，十失一次之，十失二次之，十失三次之，十失四为下。"根据他们诊治疾病的疗效判定等级，以考核结果确定其级别与俸禄。

《周礼》还载："凡民之有疾者，分而治之，死终则各书其所以而入于医师。"这是最早关于病历记录和死亡报告的记载。说明古人对原始病案资料的收集非常重视，不仅有利于医政管理，更有利于医学经验的总结，特别对治疗无效而死亡者的报告制度，是医学史上的重要成就。

总之，以上关于医事制度的建立、医师的分科、医生的考核、病案的记录等，对提高医疗水平，促进医学发展，建立中医理论体系等，无疑起到了积极作用。

《内经》理论体系的草创

一般学者认为，《内经》成书于战国时期，经过众多医家进行收集、整理、综合而成，是古代许多医家医学经验和理论的总汇。《内经》的成书，是《内经》理论体系草创的标志。《内经》理论体系的草创有着重要的客观基础，归纳起来，主要有以下几个方面。

一、社会的需求和人们的期盼

战国时期是奴隶社会向封建社会过渡的时期，生产力有了较快的发展，生产关系出现了较大的变革，经济不断地繁荣昌盛，随之科学、思想、文化等各个方面出现了长足的进步。在思想方面，战国时期就已经形成了"诸子蠭（蜂）起，百家争鸣"的局面，人们凭借古代朴素的世界观解释自然界的诸多现象。医学的发展也不例外，无数的事实证明，人患病之后，求助巫术、占星问卜、乞望神仙解除疾病的痛苦，那是不可能的。这样，医学的发展已经成为社会的需求和人们的期盼。《内经》作者们冲破迷信的桎梏，在总结前人文献的基础上，吸收同时代医学实践经验，经过许多医家长期共同的努力，终于完成医学巨著《黄帝内经》。

二、对生命现象的长期观察和考量

中医理论体系形成，距今已有两千多年，限于当时的历史条件和人们的知识水平，还不可能运用像现代生物、化学、物理学等那样的科学知识，以及各种仪器来认识人、来探索生命的奥秘，只有从生活在自然变化中的人体生命活动现象上来了解、推论、认识生命活动规律，这是很自然的一种方法。例如"藏象"这一名词的含义，可以充分说明这一点。

"藏"与"脏"通。《正字通》说"藏者，藏也"。脏即古藏字，后以脏为胸腹内诸器官之总称。"象"，形状也，通称象。凡形于外者皆曰象，也就是征象或征兆的意思。以唐·王冰在《素问·六节藏象论》中"藏象何如？"句下注云："象，谓所见于外，可阅者也"。这就明确指出了"象"，就是内在脏腑功能活动反映于外的征象。由此说明"藏象学说"就是在古代解剖学的基础上，联系其功能活动反映于外的征象，从而据"象"来探索脏腑功能活动规律的学说。通过"藏象"的分析，对生命现象有了深刻的认识，也成为《内经》理论体系草创的基础之一。

中医学这种通过外在现象来推论生命活动规律的方法，主要是以自然变化以及人的精神情志活动等作为信息，根据这些信息作用于人体后所反映出来的现象，再通过正常与异常的反复对比、分析，从而推论出生命活动的规律和病理变化的机制。正由于中医理论是用这种对现象观察的方法而得出的，因而把自然现象与人体的生命现象统一起来，把人体的精神情志活动与人体的脏腑功能活动结合起来，从而形成了一个人与自然统一的整体观。毫无疑问，用这种观察方法所得出的结论是有其科学根据的，特别是对活着的生命体来说，是有其独特之处的。同时这种从宏观方面，从整体方面来认识人体生命活动的方法，正是中医理论体系具有独特性的原因所在。

三、医疗实践经验的积累和总结

实践是检验真理的唯一标准。医疗实践的反复验证，是《内经》理论体系形成的又一基础。任何一门学科的理论，都不是而且不可能是某个人的闭门造车，凭空想象，而是有其一定的实践根据的。中医学当然也不例外，在其理论产生的过程中，必然经历一个长期的认识、实践、再认识、再实践的反复过程。只有经过这样逐渐的、渐进式的过程，才能由局部到整体，由简单到复杂，由片面到全面，形成比较系统的理论体系。

观察与推理，并不等于主观想象。古代人们在长期生活实践中，观察到某些不同的生理现象和病理反应，与某些脏腑的正常和异常的功能活动有关，而某些脏腑功能正常或异常变化，又常常在体表的某些部位出现特殊的反应。上述这些观察得到的现象，就成为理论推理的基础，然后通过临床的反复验证，进一步加以证实。

例如，气候反常变化，人体感受风寒，就会出现恶寒发热、鼻塞咳嗽、气逆喘息等病理反应，通过这些病理表现推论到在正常情况下，人体的肺脏与皮毛、鼻等具有内在生理上的联系。但这一推理是否正确，还须实践的验证。临床用宣肺发汗的方法，就能使这些病理现象消除，这除了证实肺与皮毛、鼻等内在联系是正确的以外，还说明了四时气候的反常，就有可能成为致病的因素。在病因学说中，六淫致病的理论，也就是这样形成的。又如房事过度，或因某种原因导致滑精病后所出现的头晕、记忆力减退、腰酸腿软等异常现象，通过禁绝房事，或用补肾的方法后，病情得到缓解，经过反复验证，从而得出肾有藏精的功能，以及肾精与骨骼及骨髓之间，具有内在联系。

在长期的生活实践和大量的临床实践中，人们通过对生理和病理现象、治疗后的变化等相互对比，相互印证，使认识不断地深化，逐步发现曾经孤立的、片面的或不完整的各种认识之间，存在着的内在联系，而使之相互补充。这便是《内经》理论体系草创的又一重要基础。

四、人体解剖知识的了解和认识

我国古代很早就通过尸体解剖的方法，来了解人体的组织结构。早在公元一千四百多年前，从殷墟出土的甲骨文，就有"耳""目""口""鼻"等多种人体器官名称的记载，说明当时早已根据人体器官的部位不同，作用互殊，确立了不同的名称。《内经》对解剖人体，观察脏腑，也有较为详细的记载。如《灵枢·经水》说："若夫八尺之土，皮肉在此，外可度量切循而得之，其死可解剖而视之，其脏之坚脆，腑之大小，谷之多少，脉之长短，血之清浊，气之多少，皆有大数。"这不仅说明当时医家对用解剖的方法来了解人体的结构是非常重视的，而且可以看出，当时的解剖已经相当细致了。

此外《灵枢·脉度》和《灵枢·骨度》还专篇讨论了经络之走向与人体骨骼之长短，《灵枢·肠胃》还记载了人体内肠胃之大小、长短及其容量等。其中所指出的食管长度与大小肠长度的比例约为 1∶35，这与现代解剖测量的结果很接近，说明当时不通过解剖实际测量而能取得这样成果，是绝不可能的。

无可讳言，古代的这些解剖知识，已为探索生命活动规律，创立医学理论奠定了基础。所以，《内经》理论体系的形成，是以古代解剖知识为基础，通过长期对活体观察而总结出来的。

五、科学技术的不断进步和发展

远古时期人们过着游牧生活，何时迁徙，迁徙到何方，这就需要定季节和定方位，生产和生活的需求促进了我国古代天文学的形成。由此可见，在中华民族科学技术发展史中，首先发展起来的是天文学。如在《内经》成书以前，我国古代天文学已经具有相当成就了。在《内经》成书时，引用了古代文献《太始天元册》，该文献是一部专门论述天文学的著作，由此可见天文学在前，《内经》成书在后。又如《内经》认为"人与天地相参也，与日月相应也"，指出人体结构与天地结构相参照，与日月运行节律适应。《内经》把生命和造化生命的宇宙当作一个整体来研究，明确提出了"生气通天""阴阳系日月"等医学命题，强调医学的最高境界在于"上知天文，下知地理，中知人事"。这样将天文学的许多成就引用到《内经》中来，为《内经》理论体系的形成奠定了基础。再如《内经》七篇大论主要讨论了我国古代天文历法及对人体气血运行、病因产生、病机变化、诊断方法、辨证治疗等的影响，并在此基础上形成了五运六气学说。

除了古代天文历法对《内经》理论体系的形成有重要影响外，古代气象学、物候学、地理学等的渗透对《内经》理论体系的形成也起到一定影响。就古代气象学而言，主要涉及风、寒、暑、湿、燥、火的变化，或至而不至，或不至而至，或至之太过，或至之不及，对人体病证类型、发病原因、治疗方法、养生康复等都会产生不同的影响。就物候学来看，从古到今，我国劳动人民自觉地运用物候学知识，为农业生产、生活起居、医疗实践服务。通过观察周围环境中的发芽、开花、结果、蝶来、雁往、春风、夏雨、秋霜、冬寒等自然物候现象，掌握其规律，进行成功预测，调节日常劳动和生息。同时认为人和自然界有着高度的相关性，总结出了以物候现象作为人体的外延参照，可以很好地掌握人体生理病理发生发展及诊治规律。物候与医学的融合，对脏腑、经络、脉象、病因、运气等学说的形成发挥了重要作用。就地理学视之，由于地质、地形、地貌的不同，生活在不同地理环境的人，疾病的发生具有明显的区域性，而且治疗方法也有明显的差异。如东方之人多用砭石，西方之人多用药物，北方多用灸，南方多用针，中央之人多用按矫和导引等。

《内经》时代，农业、冶金技术也比较发达。农业上，"五谷为养，五果为助，五畜为益，五菜为充"，说明当时人们已能种植粮食、蔬菜、水果，喂养家畜、家禽，这些物质对养生和疾病恢复有重要意义。在商朝就有青铜器的冶炼，金属的出现为针灸针具的制作提供了条件，金属针具的使用和保存都很方便。农业和冶金技术为摄生学说、论治学说奠定了一定基础。

六、古代哲学思想的影响和渗透

恩格斯在《自然辩证法》中指出："不管自然科学家采取什么样的态度，他们总是在哲学的支配之下"。医药学和其他自然科学一样，在其发展过程中，总是要受一定的世界观支配和影响。

战国时期，是我国社会经济形态由奴隶制向封建制的过渡时期，由于生产力的发展，学术思想非常活跃，出现了许多思想家和哲学家，当时认识自然变化的朴素唯物辩证法的哲学思想，如"气"是万物本源的"精气学说"，万物化生源于事物内部相互对立统一两方面的运动，以及事物在发展过程中相互联系和控制的"阴阳""五行"学说等非常盛行。这种盛行于当时的朴素唯物辩证的哲学思想，很自然地渗透到医学领域中来，这就启发了当时的医学家们，运用它来总结他们所掌握的医药知识，来探索生命活动的奥秘，从而由感性认识向理性认识飞跃。另一方面，也正是在这些哲学思想指引下，使当时某些片段的、分散的理论，逐步由片断走向综合，由分散走向集中，促使了一个比较系统的医学理论体系的形成。由此可见，我国古代的朴素唯物辩证法的哲学思想，与《内经》理论的产生和理论体系的形成是分不开的。

七、《内经》引用和参考的古代文献

《内经》作者在编写《内经》的时候，引用和参考了当时还能见到的若干古代文献，这些文献是《内经》成书的重要参考资料。据统计，《内经》引用了 24 种文献。

《上经》：该书即论述人体的功能与自然界关系的古籍。见于《素问·病能论》(《上经》者，言气之通天也)；《素问·阴阳类论》(帝曰：却念《上、下经》阴阳、从容。《上、下经》为书名，阴阳、从容为书的篇名)；《素问·疏五过论》(《上经》……揆度阴阳)；《素问·气交变大论》(《上经》曰：夫道者，上知天文，下知地理，中知人事，可以长久)。

《阴阳传》：该书为阐述阴阳学说的古籍。见于《素问·著至教论》(帝曰：子不闻《阴阳传》乎)。

《阴阳十二官相使》：该书是讨论治法的古籍。见于《素问·奇病论》(治之以胆募俞，治在《阴阳十二官相使》中)。

《下经》：该书为议论病症和病理变化的古籍。见于《素问·病能论》(《下经》者，言病之变化也)；《素问·阴阳类论》(帝曰：却念《上、下经》阴阳、从容。《上、下经》为书名，阴阳、从容为书的篇名)；《素问·疏五过论》(《下经》，揆度阴阳)；《素问·逆调论》(《下经》曰：胃不和则卧不安)；《素问·痿论》(故《下经》曰：筋痿者，生于肝，使内也；故《下经》曰：肉痿者，得之湿地也；故《下经》曰，骨痿者，生于大热也)。

《五色》：该书属望诊的古籍。见于《素问·玉版论要》（《五色》……道在于一）。

《脉变》：该书是探讨脉搏变化的古籍。见于《素问·玉版论要》（《脉变》……道在于一）。

《揆度》：该书即度察脉搏以诊断疾病轻重缓急的古籍。所谓揆，是指切按脉搏，以推测疾病的所在及其病理；所谓度，从切脉知道病所，并结合四时气候的变化进行判断，从而知道疾病的轻重缓急。见于《素问·玉版论要》（《揆度》者，度病之浅深也）；《素问·病能论》（《揆度》者，切度之也）；《素问·玉版论要》（阴阳反他，治在权衡相夺，……《揆度》事也）。

《从容》：该书乃通过脉诊观察，分析病变和辨证的古籍。见于《素问·阴阳类论》（以合《从容》，不知阴阳，不知雌雄）；《素问·解精微论》（《从容》形法，阴阳刺灸，汤药所滋）。

《脉经》：该书分为上、下篇，是对脉学进行总结的古籍。见于《素问·示从容论》（臣请诵《脉经》上、下篇，甚众多矣，别异比类，犹未能以十全，又安足以明之）。

《经脉》：该书即调节五脏阴阳的古籍。见于《素问·方盛衰论》（阳气有余，阴气不足，合之五诊，调之阴阳，以在《经脉》）。

《脉法》：该书是对脉学进行总结的古籍。见于《素问·五运行大论》（《脉法》曰：天地之变，无以脉诊）。

《脉要》：该书是对脉学进行总结的古籍。见于《素问·至真要大论》（《脉要》曰：春不沉，夏不弦，冬不涩，秋不数，是为四塞）。

《金匮》：该书即议论疾病诊断决定生死的重要古籍。见于《素问·病能论》（《金匮》者，决死生也）。

《热论》：该书是讨论热病的古籍。见于《素问·评热病论》（且夫《热论》曰：汗出而脉尚躁盛者死）。

《奇恒》：该书为讨论特殊疾病的古籍。所谓奇病，是指这些病不受四时季节的影响而决定生死；所谓恒病，是指随着四时气候的变化而决定生死。见于《素问·玉版论要》（《奇恒》者，言奇病也）；《素问·病能论》（《奇恒》者，言奇病也）；《素问·方盛衰论》（《奇恒之势》乃六十首，诊合微之事，追阴阳之变，章五中之情）；《素问·玉版论要》（阴阳反他，治在权衡相夺，《奇恒》事也）；《素问·玉版论要》（行《奇恒》之法，以太阴始）。

《针论》：该书是研究针灸的古籍。见于《灵枢·官能》（《针论》曰：得其人乃传，非其人勿言）。

《九针》：该书是探讨针灸的古籍。《素问·离合真邪论》（余闻《九针》九篇，夫子乃因而九之，九九八十一篇，余尽通其意矣）；《素问·针解》（愿闻《九针》之解，虚实之道）。

《针经》：该书是探讨针灸的古籍。《素问·八正神明论》（法往古者，先知《针经》也）。

《刺法》：该书为讨论针刺的古籍。见于《素问·奇病论》（《刺法》曰：无损不足益有余，以成其疹）；《素问·评热病论》（正偃则咳盛，病名曰风水，论在《刺法》中）；《素问·腹中论》

（论在《刺法》中）；《素问·调经论》（余闻《刺法》言，有余泻之，不足补之）；《灵枢·逆顺》（《刺法》曰：无刺熇熇之热，无刺漉漉之汗，无刺浑浑之脉，无刺病与脉相逆者）。

《本病》：该书是讲五运六气异常引起的气候变化与发病情况的古籍。见于《素问·痿论》（故《本病》曰：大经空虚，发为肌痹，传为脉痿）。

《太始天元册》：该书为古代天文学典籍。见于《素问·天元纪大论》（臣稽考《太始天元册》文曰：太虚廖廓，基化元，万物资始，五运终天）。

《大要》：该书乃言四时、六气、病机、诊法、方制的古籍。见于《素问·六元正纪大论》（《大要》曰：甚纪五分，微纪七分，其差可见）；《素问·至真要大论》（《大要》曰：君一臣二，奇之制也；君二臣四，偶之制也；故《大要》曰：粗工嘻嘻，以为可知，言热未已，寒病复始；故《大要》曰：彼春之暖，为夏之暑，彼秋之忿，为冬之怒；《大要》曰：少阳之主，先甘后咸，……佐以所利，资以所生，是谓得气；故《大要》曰：谨守病机，各司其属）；《灵枢·九针十二原》（《大要》曰：徐而疾则实，疾而徐则虚）。

《外揣》：该书为言浑束为一的古籍，即把许多复杂的问题归纳为一个纲领。见于《灵枢·禁服》（《外揣》言浑束为一，未知所谓也）。

《兵法》：该书指用兵之法，比喻临床治疗好比用兵之道。见于《灵枢·逆顺》（《兵法》曰：无迎逢逢之气，无击堂堂之阵。即遇到气焰嚣张的敌人，要避其锐势；对敌人强大的阵势，不可贸然出击。临床治疗时，对于高烧、出大汗、脉搏紊乱，或病与脉不一致的患者，不可随意针刺）。

从这24篇文献中，讨论色诊、脉象、诊断的有9篇，疾病的有4篇，针灸的有4篇，人与自然的有1篇，阴阳的有1篇，天文的有1篇，运气的有1篇，兵法的有1篇，综合的有2篇。由此可以看出：①《内经》之前的医家在疾病的诊断方面非常重视望色和脉象，《内经》引用望色和脉象的古代文献共9种，占所有文献的40%以上。从《内经》所论述的内容来看，望、闻、问、切等诊法四者皆有，但是望诊和脉诊的内容非常详细，而闻诊和问诊相对简略。可能与作者引用和参考的古代文献有一定的关系。②在24篇古代文献中有4篇专门探讨疾病，重点讲了病证和病机、脏腑病变反映于诸窍、疾病深浅程度、预后及生死，特别对热病进行了认真的讨论。③《内经》之前的医家在治疗疾病时，多采用针灸方法，其他方法用得较少。从引用的古代文献考察，针灸文献有4种，其他治疗方法的文献则较少。再从《内经》论述的内容可以看出，在治疗方面主要以针灸为主，其他治疗方法一带而过。④《内经》之前的医家在研究疾病的时候，常常与所处的自然环境进行综合考虑，因此在古代文献中就有关于人与自然、运气、天文、阴阳等记载，强调人与自然相互通应的关系。

总之，从《内经》引用的文献视之，《内经》所述内容与古代文献有着密切的关系。古代文献越丰富，在《内经》中论述的内容就越多，反之内容就少。

　　由于《内经》的内容，既是中医基础理论之所在，又是采取综合叙述的方式来表达的。几乎每一篇都不是单纯讨论某一个问题，而是涉及好几个不同的内容。为了解决这些问题，历代医家采用了各种分类方法对《内经》进行了梳理，其主要目的就是探讨《内经》中存在的理论体系。从隋朝杨上善开始，至清朝沈又彭，一千多年间，人们都在孜孜不倦地用分类方法研究《内经》的理论体系，有繁有简，有粗有细，各具特点。总的看来，古人采用的分类法主要有以下三种形式。

一、应用调整篇次分类法重新划分《内经》理论体系

　　这种分类方法即对《内经》各篇的内容完全不动，只是把内容相同或相近的篇章编撰在一起，予重新类分，唯清黄元御独用此方法。黄氏曾编《素问悬解》和《灵枢悬解》两书，并将《素问悬解》分成养生、藏象、脉法、经络、孔穴、病论、论治、刺法、雷公问、运气10类；将《灵枢悬解》分成刺法、经络、营卫、神气、藏象、外候、病论、贼邪、疾病9类。

◆《素问悬解》的分类

（一）养生类

● 上古天真论（讨论上古之人养生，特别注意保养先天真气）。

● 四气调神大论（论述人体应顺从四时气候的变化来调摄精神活动，使之适应自然界生长收藏的规律，从而达到养生防病的目的）。

● 生气通天论（研究人的生命活动与自然界息息相通的道理）。

● 金匮真言论（考量四时气候与五脏的关系）。

● 阴阳应象大论（在自然界具体事物及其发展变化的现象之中，研究阴阳学说的理论）。

（二）藏象类

● 灵兰秘典论（重点论述五脏六腑的功能）。

● 五脏生成（主要讨论五脏与人体其他组织器官的联系）。

● 五脏别论（重在对奇恒之腑的认识）。

● 脏气法时论（指出人体五脏之气的生理活动及发病时的变化和治疗，均与四时五脏有着

密切的关系)。

- 宣明五气 (论述五脏之气与饮食气味的关系)。

(三) 脉法类

- 阴阳别论 (重点分析脉象的属性以及经脉发病的病候和病机)。
- 玉版论要 (介绍面部五色和脉象的变化与所主病情逆从、预后的关系)。
- 诊要经终论 (诊察疾病必须要知道十二经脉终绝的症状)。
- 脉要精微论 (论述四诊的具体内容，重点讨论了脉诊)。
- 平人气象论 (考察正常人的脉象，并以正常人的脉象与患者的脉象进行比较，从而分析病情)。
- 玉机真脏论 (分析真脏之气在诊断方面的重要价值)。
- 三部九候论 (介绍三部九候的诊脉方法，并通过三部九候脉象的变化，以判断疾病的变化和预测生死)。
- 经脉别论 (以讨论经脉的病变为中心议题)。
- 通评虚实论 (重点讨论疾病的虚实表现及脉象变化)。
- 大奇论 (从脉象的变化观察某些疾病的机转及其预后)。

(四) 经络类

- 阴阳离合论 (除了论述阴阳的对立统一外，重点研究三阴三阳经的离合、起止和作用)。
- 血气形志 (议论六经气血的多少及形志苦乐的证治)。
- 太阴阳明论 (探讨太阴和阳明两经的关系及脾胃病异名异状等内容)。
- 阳明脉解 (分析阳明经脉所发生的病症)。
- 脉解 (以六经配合月份，从四时阴阳的变化来解释不同经脉发生的病变)。
- 皮部论 (论述十二经脉在人体皮肤上的分属部位)。
- 经络论 (通过诊察络脉色泽的变化，以便了解病情)。

(五) 孔穴类

- 气穴论 (介绍人体各个穴位所在的部位)。
- 气府论 (论述手足三阳经脉及冲任督三脉之气所发的腧穴)。
- 骨空论 (指所取的腧穴在骨孔之中)。
- 水热穴论 (介绍治疗水病和热病的腧穴)。

（六）病论类

- 热论（论述伤寒热病的六经病症）。

- 评热病论（评论某些发热病症）。

- 逆调论（探讨阴阳、营卫等功能失调而引起的疾病）。

- 疟论（专论疟疾的症状、病因、病机和治疗等）。

- 气厥论（研究五脏六腑寒热相移所引起的各种病变）。

- 咳论（论述咳嗽的症状、病因、病机和治疗原则）。

- 举痛论（探讨各种疼痛发生的病因、病机和基本特征）。

- 腹中论（分析鼓胀、血枯、伏梁、热中、消中、厥逆等腹部病变症状、病因、治法和注意事项）。

- 风论（论述风邪侵入人体后所引起的各种疾病的症状、病机和诊察方法）。

- 痹论（探讨各种痹证的形成原因及其特征）。

- 痿论（重点论述痿证的病因、病机和治疗原则）。

- 厥论（讨论厥证的症状、病因、病机和治疗法则）。

- 病能论（以胃脘痛、卧不安、不得偃卧、腰痛、颈痛、怒狂、酒风等病变为例，分析它们的病因、病机、脉象、诊断和治疗方法）。

- 奇病论（研究妇女重身九月而喑、息积、伏梁、胎病癫疾等比较奇特的疾病的症状、病因、病机、治法及预后）。

- 标本病传论（前半部分论述疾病的标本逆从，后半部分论述疾病的传变规律和预后）。

- 本病论（推论运气失常为病的原因）。

（七）论治类

- 异法方宜论（指出由于地域的不同，所患的疾病不同，因此治疗的方法也各异）。

- 移精变气论（指出古人治病，用祝由的方法以移易改变患者的精气，从而达到使精气内守的目的）。

- 汤液醪醴论（论述古人制作汤液醪醴的方法）。

（八）刺法类

- 宝命全形论（指出人以天地之气生，四时之法成，必须宝惜天命，才能保全形体）。

- 八正神明论（论述八正之气及神明对针刺的重要意义）。

- 离合真邪论（探讨真气与邪气的离、合与疾病的关系）。

- 刺热（研究五脏热病的针刺方法）。
- 刺疟（讨论针刺疟疾的方法）。
- 刺腰痛（描述腰痛的症状及其针刺方法）。
- 刺要论（探讨有关针刺深浅的理论和原则）。
- 刺齐论（论述皮、脉、肉、筋、骨等不同部位的针刺方法）。
- 刺禁论（指出各种针刺的禁忌）。
- 刺志论（要熟记病情的虚实和针刺的补泻手法）。
- 针解（解释《九针》和有关针刺的一些基本原理）。
- 长刺节论（论述头痛、寒热、痹证、积、疝等十种疾病的针刺治疗方法）。
- 调经论（脏腑肢节发生病变，必然波及经脉，用针刺的方法以调治经脉）。
- 缪刺论（论述各经的络脉发生病变，可以应用左病取右、右病取左的针刺方法）。
- 四时刺逆从论（说明针刺治病要顺从四时之气，如果逆四时之气而刺就会产生乱气的现象）。
- 刺法论（探讨五运六气失常而发病的针刺治疗）。

（九）雷公问类

- 著至教论（阐明医道必须上知天文，下知地理，中知人事的至深道理）。
- 示从容论（指出诊治疾病时，应引物比类，从容辨析）。
- 疏五过论（分析医生在诊治疾病时，发生五种过失的原因）。
- 徵四失论（指出医生治病时出现"精神不专"等的四种过失）。
- 阴阳类论（论述三阴三阳功能、脉证和死期）。
- 方盛衰论（讨论阴阳气的多少盛衰）。
- 解精微论（指出泪涕之所生与心肾神志、水火阴阳的变化有着密切的关系）。

（十）运气类

- 六节藏象论（首先讨论六六之节与九九制会，以明天之度、气之数，再后讨论脏腑的功能及其与时令的关系）。
- 天元纪大论（研究天地运气变化的一般规律，同时说明运气变化是万物生化的本元和刚纪）。
- 五运行大论（研究五气五运的运行规律，以及其与人体和宇宙万物的关系）。
- 六微旨大论（指出天道六六之节、地理六节气位，以及五运六气之主气主时）。
- 气交变大论（探讨五运之气在气交中发生的太过和不及等变化）。

- 五常政大论（首先论述五运正常的政令，然后讨论五运六气主时所引起的气候、物候、病候的变化）。

- 六元正纪大论（说明六气司天在泉及五运值年时，气候、物候、病候等的变化规律）。

- 至真要大论（论述六气变化所引起疾病的证候、诊断与治法）。

◆《灵枢悬解》的分类

（一）刺法类

- 九针十二原（详细介绍古代九种常用针具的名称、形状和用途，同时介绍十二原穴以及与脏腑在病理上的联系）。

- 小针解（对九针十二原主要内容的注解和补充说明）。

- 官针（说明九种针具的适应证和各自的性能）。

- 终始（重点介绍在进行针刺时，首先要了解和掌握脏腑阴阳、经脉气血运行的终始及脉象的变化）。

- 五邪（论述邪气侵入五脏所引起的病证及治疗时应取的经穴）。

- 师传（通过问诊了解患者的恶欲，从而推测病机，并使用正确的治疗方法）。

- 五乱（五乱指气乱于心、肺、肠胃、臂胫、头。全篇论述营卫逆行、清浊相干、气机紊乱、阴阳相悖所致的病证和治疗）。

- 血络论（分析针刺瘀血的络脉时所出现的各种情况）。

- 外揣（强调人体阴阳内外的密切联系，明确察外知内、知内测外的道理，以此作为分析病情的法则）。

- 禁服（针刺时必须懂得经脉的循行规律以及与卫气的关系，根据疾病寒热虚实的不同性质，确定补泻治则）。

- 论勇（通过对皮肤、肌肉厚薄坚脆和色泽的表现，来判断人的勇怯和对虚邪贼风的耐受力）。

- 论痛（根据对皮肤、肌肉、筋骨及肠胃的厚薄坚脆的观察，分析人体对针刺、灸火和药物的耐受力，从而因人制宜地采取不同的治疗方法）。

- 逆顺（说明针刺时应根据气的逆顺、脉的盛衰、疾病的具体情况，不失时机地进行针刺治疗，才能收到良好的效果）。

- 玉版（以痈疽为例说明疾病的形成都是"积微之所生"，要早诊断、早治疗、早预防）。

- 五禁（介绍针刺的五禁、五夺、五过、五逆等的禁忌）。

- 行针（由于人的体质有阴阳偏盛偏衰的不同，治疗时必须根据每个人的不同情况，采取不同的针刺方法)。

- 官能(了解疾病的阴阳、寒热、虚实的不同性质,然后确定针刺的补泻治法)。

- 刺节真邪(介绍刺法中的五节"振埃、发蒙、去爪、彻衣、解惑",并说明针刺五邪"持痛、容大、狭小、寒、热"的作用和方法)。

- 九针论(阐述九针的起源、命名、形状、适应证和禁忌等)。

(二)经络类

- 本输(经脉之气在肘膝关节以下出入流注的部位,即井、荥、输、经、合各特定穴位的名称和具体位置)。

- 根结(叙述三阴三阳各经的根结部位与穴位名称)。

- 经脉(主要讨论十二经脉、十五络脉的名称、起止点、循行线路、发病证候及治疗原则)。

- 经别(主要介绍十二经别的循行路线以及表里相应的阴经与阳经离合出入的配合关系)。

- 经水(以自然界十二水的大小、深浅、远近来说明人体十二经脉的气血多少和循行内外、营灌全身的作用)。

- 经筋(讨论十二经筋位于人体肌肉间相互联系的循行系统)。

- 四时气(探讨四时气候变化对人体的影响,在针刺治疗时根据时令气候的不同,选用适当的穴位和针刺手法)。

- 逆顺肥瘦(根据肥瘦、壮士与婴儿、血清气浊、气涩血浊等体质的不同,采用不同的针刺方法)。

- 阴阳清浊(论述人体清浊之气在性质、分布等方面的区别,同时讨论相应部位发病时的一般刺法)。

- 背腧(说明背部五脏俞穴的部位及灸治的补泻手法)。

- 标本(又名"卫气",主要介绍十二经脉的标本穴位所在及其主治疾病的范围)。

- 动输(讨论十二经脉中,手太阴、足阳明、足少阴三经之输,独动而不休止的道理)。

(三)营卫类

- 五十营(主要介绍经脉之气在人体内营运的情况)。

- 营气(讨论营气的形成和循行)。

- 脉度(介绍手足三阴三阳经脉、跷脉、督脉、任脉的长度)。

- 营卫生会(论述营卫的生成、分布和作用)。

- 卫气失常(分析卫气运行失常,滞留在胸腹中所引起的各种病变及针刺治疗的方法)。

- 卫气行(重点说明卫气在人体循行的概况及其与针刺的关系)。

（四）神气类

- 本神（解释精、神、魂、魄、意、志、思、虑、智等精神活动的含义及其与养生的关系）。

- 决气（论述精、气、血、津、液、脉六气的生成、功能和病理表现）。

- 津液五别（又名"五癃津液别"，指出津与液的各自功能和区别）。

（五）藏象类

- 骨度（详述了人的头围、胸围、腰围的尺寸以及头面、颈项、胸腹、四肢等部位骨的长短、大小和宽窄）。

- 肠胃（记录消化道各器官的部位、大小和长短）。

- 平人绝谷（指出胃肠道各部分的大小和容积，分析平人绝谷七日而死的原因）。

- 海论（讨论人体四海，即水谷之海、血海、气海、髓海等在生命活动中的重要性）。

- 五味（说明五谷、五果、五畜、五菜的五种性味，以及不同的生理作用）。

- 五味论（探讨五味与人体脏腑经络的关系，以及五味偏食、太过所引起的各种病变）。

（六）外候论

- 寿夭刚柔（从形体的缓急、元气的盛衰，以及皮肤、肌肉、骨骼等方面的差异，分析阴阳刚柔的不同体质类型）。

- 五阅五使（论述五脏与官窍的相应关系，同时观察五官、五色以推测五脏的病变）。

- 阴阳系日月（以天人相应的观点，讨论人体上部、下部、手经、足经、左侧、右侧等与日、月、天干、地支相对应的阴阳属性）。

- 五变（借自然现象说明外因是通过内因而起作用的，同时以五种病变为例强调内因是疾病发生的决定因素）。

- 本脏（论述脏腑、气血、精神等的生理功能以及脏腑与体表的联系，通过色泽、肤纹、肌肉等外部表现知脏腑的状态）。

- 五色（指出脏腑和肢节的病变反应于面部所在的位置以及与五色的配合关系，根据面部色泽的变化可以推断疾病的转归和预后）。

- 天年（研究人的形成和生长衰老过程，以及在这个过程中生理上、体态上、性格上的各种变化）。

- 阴阳二十五人（根据人的先天禀赋不同，运用阴阳五行学说的理论，结合五色、五音归纳分析二十五种人的不同特性，并提出不同的治疗方法）。

- 五音五味（对五音所属的各种类型的人，从性质和部位说明其与手足阳经及五脏阴经的密切关系）。

- 通天（根据禀赋的不同，将人划分为太阴、少阴、太阳、少阳、阴阳平和等五种不同的类型，并描述他们在意识和性格上的特征）。
- 论疾诊尺（通过诊察尺肤的滑涩、寒热、肉脱、肉弱等不同表现，知脏腑和某些部位发病的情况）。

（七）病论类

- 口问（提出外感六淫、内伤七情、生活规律失常是发病的重要原因，分析五官病变的原因、机制和治疗）。
- 大惑论（指出脏腑精气皆上注于目，目系上注于脑，故精散神乱就会引起目眩迷惑）。

（八）贼邪类

- 贼风（指出疾病的发生是内外两个因素相互作用的结果）。
- 邪客（讨论邪气侵入人体，使人出现不眠症的病机和治疗）。
- 九宫八风（从人与自然界密切相应的观点出发，根据天体的运行规律，提出了九宫图说）。
- 岁露论（阐明疟疾的发作有早有迟的原因）。

（九）疾病类

- 邪气脏腑病形（论述邪气中人的不同原因和部位以及出现的症状，指出五脏六腑病形变化以及取穴和针刺的方法）。
- 寒热病（重点介绍皮寒热、肌寒热、骨寒热以及骨痹、热痹的症状、治疗和预后）。
- 癫狂（阐述了癫狂的原因以及各种类型证候、针刺、艾灸的治疗方法）。
- 热病（论述了热病的证候、诊断、治疗和预后，以及对各种热病的施针和禁针）。
- 厥病（概述经气上逆所引起的头痛、心痛的证候和治疗）。
- 病本（治疗疾病应该抓住它的本质，解决主要矛盾，不要主次混淆、轻重倒置）。
- 杂病（论述了很多杂病的症状、诊断和治疗方法）。
- 周痹（从发病特点、病理变化、治疗方法等方面分析周痹与众痹的区别）。
- 胀论（探讨胀病的病因、病机、诊断和治疗方法）。
- 病传（论述疾病由外向内逐步侵入脏腑的层次及脏腑疾病的传变规律）。
- 淫邪发梦（讨论由于邪气的干扰及脏腑虚实等原因所引起的不同梦境）。
- 顺气一日分为四时（认为疾病轻重的变化具有旦慧、昼安、夕加、夜甚的规律）。
- 水胀（介绍水胀、肤胀、臌胀、肠覃、石瘕等疾病的症状、病因、鉴别诊断和治疗方法）。

- 百病始生（论述发病的原因不外风雨寒暑以及清湿喜怒等因素，同时探讨了这些因素的发病规律）。
- 上膈（阐述膈食症中属于下膈虫积成痈症状、病因和治疗方法）。
- 忧恚无言（说明各个发音器官的功能和病理，重点论述失音的病因和针刺方法）。
- 寒热（论述瘰疬的病因、诊断、治疗和预后）。
- 痈疽（概述痈疽的成因以及各种痈疽名称、症状、治疗和预后）。

二、运用全书撤散式分类法确定《内经》理论体系的基本结构

此方法就是将《素问》和《灵枢》两书共计 162 篇的内容全部撤散，从新进行编串，将内容相同的编辑在一起，从而确立《内经》的理论体系的基本结构。隋杨上善、明张介宾为其代表。

（一）杨上善《黄帝内经太素》

隋朝杨上善所撰《黄帝内经太素》，将《素问》与《灵枢》各篇原文全部拆散，按照内容的不同性质，分成摄生、阴阳、人合、脏腑、经脉、输穴、营卫气、身度、诊候、证候、设方、九针、补泻、伤寒、寒热、邪论、风论、气论、杂病 19 类，在类之下又分目，这样使《内经》的理论体系更加系统化。

1. 摄生
- 顺养（见《素问·四气调神大论》《素问·宣明五气》，《灵枢·师传》《灵枢·九针论》）。
- 六气（《灵枢·决气》）。
- 九气（《素问·举痛论》）。
- 调食（《素问·脏气法时论》《灵枢·五味》《灵枢·九针论》）。
- 寿限（《素问·上古天真论》《灵枢·天年》）。

2. 阴阳
- 阴阳大论（《素问·阴阳应象大论》）。
- 调阴阳（《素问·生气通天论》）。
- 阴阳杂说（《素问·阴阳别论》《素问·金匮真言论》《素问·痹论》）。

3. 人合
- 人合（缺）
- 阴阳合（《素问·阴阳离合论》《灵枢·阴阳系日月》《灵枢·根结》）。
- 四海合（《灵枢·海论》）。

- 十二水（《灵枢·经水》）。

4.脏腑

- 脏腑之一（缺）。

- 五脏命分（《灵枢·本脏》）。

- 脏腑应候（《灵枢·本脏》）。

- 脏腑气液（《素问·五脏别论》《素问·太阴阳明论》《素问·玉机真脏论》《灵枢·脉度》《灵枢·九针论》）。

5.经脉

- 经脉连环（缺）。

- 经脉病解（《素问·脉解》）。

- 阳明脉病（《素问·脉解》）。

- 经脉正别（《灵枢·经别》）。

- 经脉同异（《灵枢·邪客》《灵枢·动输》）。

- 经脉别异（《灵枢·经脉》）。

- 十五络脉（《灵枢·经脉》）。

- 经脉皮部（《素问·经脉别论》《素问·皮部论》）。

- 督脉（《素问·骨空论》）。

- 带脉（《素问·痿论》《灵枢·经别》）。

- 阴阳蹻脉（《灵枢·脉度》）。

- 任脉（《灵枢·五音五味》）。

- 冲脉（《灵枢·逆顺肥瘦》）。

- 阴阳维脉（《素问·刺腰痛》）。

- 经脉标本（《灵枢·卫气》）。

- 经脉根结（《灵枢·根结》）。

6.输穴

- 本输（《灵枢·本输》）。

- 变输（《素问·水热穴论》《灵枢·顺气一日分为四时》）。

- 腹病合输（《灵枢·邪气脏腑病形》）。

- 气穴（《素问·气穴论》《素问·水热穴论》《灵枢·背腧》）。

- 气府（《素问·气府论》）。

- 骨空（《灵枢·骨空》）。

7. 营卫气

* 营卫气别（缺）。

* 营卫气行（《灵枢·邪客》《灵枢·阴阳清浊》《灵枢·五乱》)。

* 营五十周（《灵枢·五十营》)。

* 卫五十周（《灵枢·卫气行》)。

8. 身度

* 经筋（《灵枢·经筋》)。

* 骨度（《灵枢·骨度》)。

* 肠度（《灵枢·肠胃》)。

* 脉度（《灵枢·脉度》)。

9. 诊候

* 四时脉形（《素问·玉机真脏论》)。

* 真脏脉形（《素问·玉机真脏论》)。

* 四时脉诊（《素问·玉机真脏论》《素问·脉要精微论》)。

* 人迎脉口诊（《素问·五脏别论》《素问·病能论》《灵枢·禁服》《灵枢·根结》《灵枢·终始》《灵枢·论疾诊尺》)。

* 色脉诊（《素问·移精变气论》《素问·五脏生成》《素问·玉版论要》)。

* 色脉尺诊（《灵枢·邪气脏腑病形》)。

* 尺诊（《灵枢·论疾诊尺》)。

* 尺寸诊（《素问·平人气象论》)。

* 五脏脉诊（《素问·宣明五气》《素问·平人气象论》《素问·脉要精微论》《素问·大奇论》,《灵枢·邪气脏腑病形》)。

* 虚实脉诊（《素问·玉机真脏论》《素问·通评虚实论》《素问·刺志论》)。

* 杂诊（《素问·脉要精微论》《素问·腹中论》《素问·病能论》《素问·四时刺逆从论》《灵枢·论疾诊尺》)。

* 脉论（《素问·阴阳类论》《素问·示从容论》《素问·著至教论》《素问·经脉别论》)。

10. 证候

* (《素问·五脏生成》《灵枢·论疾诊尺》)。

11. 设方

* 知古今（《素问·汤液醪醴论》)。

* 知要道（《灵枢·外揣》)。

* 知方地（《素问·异法方宜论》)。

- 知形态所宜（《素问·血气形志》《灵枢·九针论》）。

- 知祝由（《素问·移精变气论》）。

- 知针石（《素问·宝命全形论》《素问·针解论》《素问·刺禁论》《素问·病能论》）。

- 知汤药（《素问·汤液醪醴论》）。

- 知官能（《灵枢·官能》）。

12. 九针

- 九针要道（《灵枢·九针十二原》）。

- 九针要解（《灵枢·小针解》）。

- 诸原所生（《灵枢·九针十二原》）。

- 九针所象（《灵枢·九针十二原》《灵枢·九针论》）。

- 刺法（《灵枢·五禁》《灵枢·逆顺肥瘦》《灵枢·邪客》《灵枢·根结》）。

- 九针所生（《灵枢·官针》）。

- 三刺（《灵枢·官针》《灵枢·终始》）。

- 三变刺（《灵枢·寿夭刚柔》）。

- 五刺（《灵枢·官针》）。

- 五脏刺（《灵枢·五邪》）。

- 五节刺（《灵枢·刺节真邪》）。

- 五邪刺（《灵枢·刺节真邪》）。

- 九刺（《灵枢·官针》）。

- 十二刺（《灵枢·官针》）。

- 量缪刺（《素问·缪刺论》）。

- 量气刺（《灵枢·行针》）。

- 量顺刺（《灵枢·逆顺》）。

- 疽痈逆顺刺（《灵枢·玉版论要》）。

- 量络刺（《灵枢·血络论》）。

- 杂刺（《素问·长刺节论》《灵枢·四时气》）。

13. 补泻

- 天忌（《素问·八正神明论》）。

- 本神论（《素问·八正神明论》）。

- 真邪补泻（《素问·离合真邪论》）。

- 虚实补泻（《素问·调经论》）。

- 虚实所生（《素问·调经论》）。

14. 伤寒

- 热病决（《素问·热论》）。

- 热病说（《素问·评热病论》《灵枢·热病》）。

- 五脏热病（《素问·刺热论》）。

- 五脏痿（《素问·痿论》）。

- 疟解（《素问·疟论》）。

- 三疟（《素问·疟论》）。

- 十二疟（《素问·刺疟》）。

15. 寒热

- 寒热厥（《素问·厥论》）。

- 经脉厥（《素问·厥论》）。

- 寒热相移（《素问·气厥》）。

- 厥头痛（《灵枢·厥病》《灵枢·杂病》）。

- 厥心痛（《灵枢·厥病》《灵枢·杂病》）。

- 寒热杂说（《灵枢·寒热病》）。

- 痈疽（《灵枢·痈疽》）。

- 虫痈（《灵枢·上膈》）。

- 寒热瘰疬（《灵枢·寒热》）。

- 灸寒热法（《素问·骨空论》）。

16. 邪论

- 七邪（《灵枢·大惑论》）。

- 十二邪（《灵枢·口问》）。

- 邪客（《素问·举痛论》）。

- 邪中（《灵枢·邪气脏腑病形》）。

- 邪传（《灵枢·百病始生》《灵枢·九针论》）。

17. 风论

- 诸风数类（《素问·风论》）。

- 诸风状论（《素问·风论》）。

- 诸风杂病（《灵枢·贼风》）。

- 九宫八风（《灵枢·九宫八风》）。

- 三虚三实（《灵枢·岁露》）。

- 八正风候（《灵枢·岁露》）。

- 痹论（《素问·痹论》《素问·逆调论》《灵枢·周痹》）。

18. 气论

- 三气（缺）。

- 津液（《灵枢·五癃津液别》）。

- 水论（《素问·解精微论》）。

- 胀论（《素问·腹中论》《灵枢·胀论》《灵枢·水胀论》）。

- 风水论（《素问·评热病论》）。

- 咳论（《素问·咳论》）。

19. 杂病

重身病、温暑病、四时之变、息积病、伏梁病、热痛、脾瘅消渴、胆瘅、头齿痛、颔痛、项痛、喉痹嗌干、目痛、耳聋、衄血、喜怒、诊筋、血枯、热烦、身寒、肉烁、卧息喘逆、少气、气逆满、疗哕、腰痛、髀疾、膝痛、痿厥、泄、如蛊如妲疾、癫、惊狂、厥逆、厥死、阳厥、风逆、风痉、酒风、经解、身度、经络虚实、禁极虚、顺时、刺疟节度、刺腹满数、刺霍乱数、刺痫惊数、刺腋痈数、病解、久逆生病、六腑生病、肠胃生病、经腧所疗等。上列54个病证，散见于54篇文章中，如《素问·奇病论》《素问·热病论》《素问·水热穴论》《素问·腹中论》《素问·逆调论》《素问·病能论》《素问·刺要论》《素问·通评虚实论》《素问·脉要精微论》《灵枢·杂病》《灵枢·热病》《灵枢·癫狂病》《灵枢·厥病》《灵枢·论疾诊尺》等。

以上共19大类，改编《素》《灵》经文，各归其类。杨氏《黄帝内经太素》是研究《内经》理论体系最早的古代文献，该书认为《内经》理论体系的基本框架可以确定为19类，而且取材客观、全面、系统，使人们对《内经》理论体系有了比较完整的认识。这种应用分类方法研究《内经》，开创了《黄帝内经》理论体系研究的先河，并为后世研究《内经》理论体系提供了方法论基础。

（二）张介宾《类经》

明张介宾对《内经》详求其法，从类分之，经过四十年的艰苦努力，著成大作《类经》，将《内经》原著重新编纂，分为摄生、阴阳、藏象、脉色、经络、标本、气味、论治、疾病、针刺、运气、会通12类，390篇，对《内经》理论体系的研究做出了重要贡献。

- 摄生：认为人生最大的事情，无非生和死。为了生存，必须保持人体的真气，适应天地自然界的变化。

- 阴阳：整个自然界运动变化的规律，在于阴阳两端。由于阴阳的对立统一，形成了天地人三才。

- 藏象：人的生命必须以五脏六腑为本，只有脏腑功能正常，人体的各种功能活动才会长治久安。

- 脉色：要想知道人体的疾病，必须观察外在的表现。通过脉、色、神的变化，可以判断疾病的吉凶深浅。
- 经络：内在疾病治疗脏腑，外在疾病治疗经络。只有了解经络的循行和终始，才能治疗风痹痿厥等疾病，使人安康。
- 标本：万事万物都有本有末，有先有后，凡事都要按照标本先后的次序而为之。
- 气味：人的生存依赖食物，人的健康依靠药物。食药气味得当，人之五官才能正常。
- 论治：人即使活到 100 岁，不可能不生病。生了病不要误治，通过正确的治疗，疾病可以转危为安。
- 疾病：生了疾病的人，症状变幻莫测，但必须了解明显的和不明显的症状，这样疾病才可能治愈。
- 针刺：药物治不了的疾病，可以采用针灸或砭石，应用多种方法治疗，可能收到意想不到的效果。
- 运气：天地无边无际，运行到今天，依然无穷无尽的运动变化，其中的道理尽在我们掌握之中。
- 会通：经文的内容难以分类的，将它们统统放入此类。

张氏《类经》的分类，比较杨氏《黄帝内经太素》来说扼要得多，将《黄帝内经》的理论体系的结构由 19 类缩减到 12 类。另外与临床实际结合起来，加入作者自己的理解，起到了理论与实践相互通融的作用。

三、运用选择性分类法确立《内经》理论体系的重点架构

由于实践活动的不断增加，临床经验的不断丰富，理论知识的不断提高，科学技术的不断进步，过去总结的东西，与现实不一定完全符合。因此，对以前《黄帝内经》所载内容要有选择性的吸收，去粗取精，分门别类，重新认识《黄帝内经》的理论体系。其代表人物有元代滑寿、明代李中梓、清代汪昂和沈又彭等。

（一）滑寿《读素问钞》

到了元朝，滑寿学习《素问》，经反复研究，撮其枢要，吸其精华，选择认为重要的内容分类编次，撰成《读素问钞》一书。该著作将《素问》分为藏象、经度、脉候、病能、摄生、论治、色脉、针刺、阴阳、标本、运气、汇萃 12 类。本书删繁就简、以类相从、各安其位的分类方法，比较杨上善和张介宾而言重点更加突出，内容更加集中，是其优势。但是，从另一方面

来说，删除或保留的内容是否恰当，也是值得商榷的。

（二）李中梓《内经知要》

李氏将《素》《灵》两书混合起来，选择其善者而分类之。所选择内容，数量比滑氏少，而精的程度有过之而无不及。故李中梓所辑《内经知要》仅上、下两卷，将《内经》理论体系分为道生、阴阳、色诊、脉诊、藏象、经络、治则、病能8类。其特点是分类简要、精练，深受后世的欢迎。

（三）汪昂《素问灵枢类纂约注》

该书以《素问》为主，《灵枢》为辅，选辑所需内容分为藏象、经络、病机、脉要、诊候、运气、审治、生死、杂论9类。其中，70%的加注选自王冰、马莳、吴昆、张隐庵四家，30%为作者的见解。见解中，或节繁芜，或辨谬误，或畅文意，或详未悉，或置缺疑，言简意明，故名之《约注》。

（四）沈又彭《医经读》

《医经读》是分类研究中最简明扼要的读本，将《素》《灵》的全部内容分为平、病、诊、治4类。平，指脏腑气血的正常生理功能；病，包括病因、病机、病证；诊，指脉诊、色诊；治，包括治则、治法、摄生等。虽然分类简单，但切合实际。

总之，无论古人采用哪种分类法，其目的在于探讨和研究《内经》的理论体系，使《内经》理论条理化、系统化，为后人学习、理解、掌握中医基础理论提供方便。而且，这些分类方法也是科学的，容易为大家所接受和认定。不同的是：第一，在取材方面，或全选《内经》；或仅选《素问》；或以《素问》为主，《灵枢》为辅。第二，在确定《内经》理论体系的框架时，杨上善分为19类，张介宾分为12类，滑寿分为12类，李中梓分为8类，汪昂分为9类，沈又彭分为4类等。但是到底分成多少类恰当，谁也不能定论，这样为我们研究《内经》理论体系出了一道难题，同时也为我们研究《内经》理论体系留下一个空白和拓展的空间。

《内经》理论体系的发展

《内经》是我国古代劳动人民和医学家们通过长期观察以及医疗实践，在古代哲学思想的影响下，形成了自己独特的理论体系。正因为这一理论体系有其大量的客观实践基础，所以千百年来，它不仅为中医学的发展奠定了基础，而且有效地指导着临床实践。由于这一理论体系的科学性和实践性，继续发掘和整理《内经》理论体系仍然有着重要的现实意义和深远的历史意义。值得一提的是，新中国成立后北京中医药大学历届专家、教授在《内经》理论体系的研究方面做了大量的工作，并取得了显著的成就。

一、《内经》理论体系蕴含的 12 个学说

1978 年，我国中医泰斗北京中医药大学任应秋教授在《内经十讲》（内部资料）中对《内经》理论体系进行了专门的讨论，将《内经》理论体系概括为 4 类，分别是藏象学说（包括脏腑、经络、精气神）、病机学说（病因、病机、发病）、诊法学说（望、闻、问、切）、治则学说（杜渐防微、三因制宜、标本先后、逆正从反、辨证立法、遣药制方、针刺大法）。这种分类方法与沈又彭的平、病、诊、治分类方法基本类似。

1978 年，在北京中医药大学程士德教授指导下，我们曾用分类的方法对《内经》的理论体系进行了长期的研究。首先，程士德教授为了集中大家的智慧，召开了全体教研室教师和研究生会议。会议的宗旨就是讨论《内经》理论体系到底如何分类？与会同志各抒己见，当时身为程士德教授研究生的雷顺群同志在会上发言，将历代医家对《内经》理论体系的分类研究进行了分析和比较，发现大多数医家认为《内经》理论体系集中在 12 个方面，即阴阳、五行、脏腑、经络、精气神、病因、病机、病证、诊法、论治、摄生、运气。因此，建议《内经》分为 12 类为妥。经过大家充分讨论，最后肯定了雷顺群同志的建议。事后，由雷顺群、烟建华、陶广正、杨嘉俊 4 位研究生将《素问》和《灵枢》两书的资料找齐，然后逐篇、逐段、逐句、逐字地阅读。在认真通读的基础上，作了大量的图书卡片（因为那时没有计算机）。根据卡片内容的不同性质逐条比较、分析和归纳，然后将这些卡片进行分类，分别列入阴阳、五行、脏腑、经络、精气神、病因、病机、病证、诊法、论治、摄生、运气 12 个框架之中。1982 年由程士德教授主编，王洪图、张吉、雷顺群、烟建华参编的《内经理论体系辨析》著作问世（内部资料）。书中将《内经》理论体系分成阴阳学说、五行学说、脏腑学说、经络学说、精气神学说、病因学说、病机学说、病证学说、诊法学说、论治学说、摄生学说、运气学说 12 类。这种关于《内经》理论体系 12 种学说的分类，受到了中医界的高度重视。其特点，第一，将《内经》的全部内容都进行了提炼。有重复者，则择其善者而从之；有谬误者，则去之；有争议者，则存凝待考。第二，归类合理，基本做到条理性、系统性，使人对《内经》的理论有一个总体认识。第三，为今后《内经》的专题研究指出了明确的方向，促使《内经》的研究更加深入。

这 12 个学说提出后，得到了全国《内经》学术界的普遍认可。如 1994 年，在中华中医药学会内经专业委员会主任、北京中医药大学教授王洪图主编的《黄帝内经研究大成》理论研究

部分，完整地继承了程士德教授主编的《内经理论体系辨析》的全部内容，依然将《内经》的理论体系分为12类，并进行了全面和深入地探讨。

《内经》理论体系12种学说的提出，在全国中医界得到了普遍的赞同，已成定论。如2003年，由上海中医药大学王庆琪教授主编的全国高等中医药院校教材《内经选读》，其中在《内经》理论体系的主要内容中，也将《内经》理论体系分为12个学说，为全国中医院校学生学习《内经》理论体系提供了参考和借鉴。

现将《内经》理论体系十二个学说的主要内容简述于下。

（一）阴阳学说

阴阳学说，是我国古代劳动人民在长期的生活实践中，通过对自然现象及其变化的反复观察，在万物本源于"气"的哲理基础上，用以认识宇宙和解释宇宙变化的一种认识论。阴阳学说是我国古代的一种朴素的唯物辩证法思想，属于古代的哲学范畴。它认为自然界各种事物之所以能发展变化、新生与消亡，是由于事物内部存在着相互对立的阴和阳两个方面，这两方面的相互作用，促使了事物的运动、发展和变化，这就是阴阳学说对自然界事物生化极变的观点。

《内经》中除阐明了阴阳学说的基本概念及其观点外，还用其来认识、分析和阐明人体生理、病理、诊断和治疗。例如正常的生理现象，就是人体阴阳两方彼此消长运动的过程，即由平衡到不平衡，再由不平衡求得新的平衡的动态平衡状态，并用"阴平阳秘，精神乃治"来概括说明。病理现象就是阴阳动态平衡遭到破坏后，所出现的阴阳偏胜偏衰的现象，因而就将病理过程中的寒热病机，解释为"阳虚则外寒，阴虚则内热，阳盛则外热，阴盛则内寒"。在诊法上，也是以阴阳作为纲领。如"察色按脉，先别阴阳"，并将各种证候概括为阴证、阳证两大类。在治疗方面，则强调了"必察其阴阳所在而调之，以平为期"的原则。

总之，《内经》中的阴阳学说，贯穿于整个理论体系之中，成为中医的指导思想，同时又成为《内经》理论体系的重要组成部分。

（二）五行学说

五行学说和阴阳学说一样，原本是我国古代用以认识宇宙，解释宇宙事物发展变化过程中相互联系法则的一种学说，也属于唯物辩证法的哲学范畴。五行学说认为宇宙的一切事物，都是由木、火、土、金、水五种物质化合所构成，进一步抽象化后形成了五行学说。五行学说，主要是以生克制化理论，来说明事物在运动发展过程中的联系，阐明各种不同事物在发展过程中的动态平衡。

《内经》中除了阐明五行学说的概念外，并运用五行归类的方法将人体脏腑组织，以及与人体生命活动有关的周围事物，按其属性进行归类，通过归类，既有利于运用五行的特殊性来阐明五脏的功能，又有利于运用五行生克制化的理论，来论证五脏之间的联系。

例如：木性的特点是生发、柔和，故肝喜条达，有疏泄的功能；火性的特点是阳热、上炎，故心阳有温煦的作用；土性的特点是长养变化，故脾主运化，为气血生化之源；金性的特点是清肃、坚劲，故肺气主肃降、收敛；水性的特点是寒润、下行，故肾有主水，藏精的功能。将五脏配属五行，还用以说明五脏之间相互资生和相互抑制的生克制化的内在联系，从而反映出人体内部环境的整体关系。

运用五行归类法，还把人与自然界统一起来，借以阐明了五脏系统与自然界五方、五时、五气、五味等的联系与控制的规律，反映出人与自然的整体性。可见《内经》理论体系的内外环境统一整体观以及《内经》理论体系的系统结构，主要就是通过五行的理论来认识和阐明的。

（三）脏腑学说

脏腑学说，主要是研究人体各脏腑组织器官及其在水谷运化、气血运行、水液代谢、精神情志活动等方面的生理、病理活动规律，以及这些功能活动与外在环境之间的相互关系的学说。

由于脏腑学说，是在古代解剖知识的基础上，通过外在自然界四时阴阳变化现象来观察，并联系其内在脏腑组织器官功能活动反映于外的征象，形成以"四时五脏阴阳"理论为核心，外应五时、五气，内系五脏、五腑（六腑）、五体、五官、五华等以五脏为主体的五大功能活动系统。脏腑学说就是论证这五大系统相互之间，及其与外在环境之间的联系与控制的法则，进一步阐明在生命活动过程中所表现出的各种节奏和规律。这些节奏和规律，正反映出人体内外环境统一的整体性，成为《内经》理论体系的重要组成部分，为中医学的发展和指导临床辨证论治奠定了基础。

（四）经络学说

经络是人体脏腑组织器官以外的又一完整的组织系统结构，与脏腑器官共同构成人体生命活动的物质基础。经络学说，就是研究人体经络系统的组成内容、生理功能、病理变化及其与脏腑关系的学说。因此，它与脏腑学说一样，也是《内经》理论体系的重要内容之一。

经络系统，包括经脉、络脉、腧穴等内容。这些内容，虽然都各自形成子系统，具有各自的功能特点，但又有共同的功能，即通行气血，沟通表里，贯通上下，联系脏腑骨节。通过气血的运行，而为人体各脏器组织提供营养物质、维持功能活动，维系它们相互间的联系，保证生命的正常活动。所以，在生命活动过程中，经络与脏腑是不可分割的整体。由此可见，经络系统，无论在生理、病理、诊断及治疗等方面，都有着极其重要的作用，特别是针灸、推拿等临床学科，更以经络学说为其理论基础。

（五）精气神学说

精（精、血、津、液）、气（元气、宗气、营气、卫气）是构成人体的基本物质，它们的功能活动，也就是人体气化活动的体现。由于它们在体内的不断营运生化，才促使人体不断地进行着物质的新陈代谢，从而维持着正常的生命活动。《内经》中，除了《灵枢·决气》对它们的概念作了专门阐述外，有关它们的功能等散见于各有关篇章，但综合起来，对其生成、运行、输布及其代谢过程，已有较为全面、系统的论述。精与气的功能活动，是与脏腑密切联系着的。它们的生成、运行和输布，必须通过不同的脏腑功能活动才能完成，而脏腑的功能活动，又必须以精气作为物质基础。因此，在生命活动中脏腑和精气二者是密切联系不可分离的。

神，是人的生命活动现象的总称。神是由先天之精产生的，如《灵枢·本神》说："故生之来谓之精，两精相搏谓之神。"当胚胎形成之际，生命之神就产生了。另外，神必须靠后天精气所滋养，如《灵枢·平人绝谷》说："故神者，水谷之精气也。"可见，先天之精是神的基础，后天精气是神的给养，两者缺一不可。

（六）病因学说

病因学说，主要是研究引起人体发生疾病的各种因素及其性质、特点和所致病证的临床表现。

《内经》在唯物生命观的思想指导下，否定了鬼神致病的迷信观念，在人与自然对立统一和形神统一的观念基础上，认识到了外在自然气候的反常变化和内在情志的刺激，是导致疾病发生的两大重要因素，前者称为"六淫"，后者概括为"七情"，并根据这些致病因素内外来源的不同，将其分为阴阳两类。如《素问·调经论》说："夫邪之生也，或生于阴，或生于阳。其生于阳者，得之风雨寒暑，其生于阴者，得之饮食居处，阴阳喜怒。"风雨寒暑是指六淫而言，邪从外入，故属阳邪；阴阳喜怒是泛指七情，由于饮食起居失常，情志变动，病由内生，所以属阴邪。正因为病邪有从外、从内的不同，因而将疾病归纳为外感病和内伤病两大类。《内经》对病因的阴阳分类，是我国最早的病因分类法，是后世"三因论"分类法的基础。

"六淫"，是四时气候反常所形成的致病因素，报据四时阴阳消长的变化规律，六淫之邪又各有其不同的阴阳属性。风、暑、火为春夏主气，阳长阴消，故属阳；湿、燥、寒为长夏及秋冬的主气，阴长阳消，故属阴。由于六淫的阴阳属性不同，四时主气的性质各异，因而其致病特点及其临床表现也各不相同，临床上根据致病特点和症状表现来辨别病因，于是形成了"审证求因"的理论原则。

内因，主要包括了七情和饮食劳伤两大类。在《内经》病因学中，特别重视情志和房劳致病，因而调摄情志和慎房事就成为养生防病、延年益寿的重要问题。七情活动原本是感官接受外界事物刺激后，在五脏产生的不同反应，一般来说，属于正常的生理活动范围，只有突然、强烈或长期持久的情志刺激，才能成为致病因素，并且根据不同情志伤害不同的脏腑，因而提出了"七情太过，反伤五脏"的理论。

上述这些致病因素的内容、学术观点、理论原则，构成了《内经》的病因学说，成为临床分析疾病，探求病因，辨证论治的主要依据。

（七）病机学说

病机学说，主要是研究和探讨疾病发生、发展变化的机制和规律。《内经》把人体对各种致病因素的防御能力，称为"正气"，致病因素称为"邪气"，疾病能否发生，取决于正邪两方势力的对比。在一般情况下，人体正气旺盛，邪气就不易侵入，或虽有邪气侵袭，也不会发生疾病。只有在人体正气相对虚弱，不足以抵御邪气时，邪气才能为害而致病。这一"邪正相搏"的理论，突出地反映了《内经》内因是根据，外因是条件，外因通过内因而起作用的发病学观点。

疾病的发生，是正邪相搏破坏了人体阴阳的动态平衡的结果。由于阴阳失调，脏腑气机升降以及气血运行因而紊乱，所以产生一系列的病理变化。因此，病理变化，也就是阴阳失调后的阴阳偏胜偏衰的结果。所谓"阳盛则热，阴盛则寒""阴阳离决，精气乃绝"等，就是用阴阳来论述人体病理变化的。

尽管疾病是千变万化的，但就整个病变机理过程来说，总不外乎正邪斗争、阴阳失调、升降失常等几个主要方面。这几个方面，不仅是《内经》分析疾病变化机理的主要内容，而且也是后世对病证进行辨证论治的理论依据。

（八）病证学说

"病"，是疾病；"证"，指证候。从其内容来看，是以脏腑、经络、精气神、病因、病机等学说为理论根据，并以长期的临床实践为基础。从其分类来看，不外六淫病证、五脏病证、六腑病证、经络病证、精气神病证、形体病证、官窍病证及各种杂病等，基本上是以病因和病位作为分类基础的。

《内经》中所论述这些病证，有些虽不如现代认识的全面和深入，但其对病机理论的分析，分类的原则和方法，已为后世的发展奠定了基础。值得提出的是《内经》虽然没有明确提出"辨证论治"的名词，但从脏腑、六经分证来看，正是后世辨证论治理论及方法的源头。

（九）诊法学说

《内经》的诊法，是通过长期对生理、病理现象的观察，以及大量的临床实践所总结出来的一套独特的诊断疾病的方法。它的内容，包括望、闻、问、切四个方面，后人简称为"四诊"。举凡患者的精、神、形态、五官、齿舌、肤色、毛发、二便等，都为望诊所必察；呼吸、语言、声音、气息、嗅味等，都为闻诊所必审；居处、饮食、情志、喜恶、发病经过等，都为问诊所必询；脉象、肌肤、胸腹、手足等，都为切诊所必循。可见《内经》诊法的内容，是相当广泛而丰富的。

《内经》的诊法，是以"有诸内必形诸外"以及"知常达变""以外知内"等的理论为基础，是以人体生理和病理现象，及其与外界事物的联系为依据，应用推理反证的方法，"从常测变，从变知常"，达到"以表知里"。这种推理方法，也是人体的统一整体观、系统观和运动变化观的集中反映。

诊法虽然分为望、闻、问、切四诊，但在临床应用时，又特别强调将四诊结合起来，正如《素问·五脏生成》所说的"能合色脉，可以万全"。这充分说明，只有"四诊合参"，才能防止诊断上的片面性，使诊断正确而无漏失。

当然，《内经》的诊法，现在看起来尚不够全面、细致，有的现在临床已很少应用。但就其理论原则来说，贯穿着"四时五脏阴阳"及"脏腑分证"的观点，反映出《内经》理论体系的学术思想。例如"四时五脏脉"，现今临床虽然不常用，但其恰恰反映了人体气血四时运行的节律，这对我们进一步研究生命活动过程中的某些规律具有重要的意义。

（十）论治学说

《内经》中有关论治方面的内容，也是非常丰富的，大体上包括了治则、治法、制方等几个方面，其特点是在"四时五脏阴阳"总的理论指导下，强调了内外环境统一的观点。

在治则方面，提出了三因制宜，治病求本，同病异治，异病同治，标本缓急，补虚泻实，寒热温清，预防与早治等治疗原则。

在治法方面，针对各种不同证候提出了各种不同的具体方法，如针灸、药物、按摩、导引、药熨、渍浴、情志、饮食等，说明了《内经》治法的广泛性和多面性。这些治疗方法对保证人的生命安全和身体健康，做出了卓越的贡献。而且其中有很多疗法，如针灸、按摩、导引等，时至今日在临床上仍然得到了广泛的应用。

至于制方中所提出的君、臣、佐、使的组方法则，对指导后世新方的创立，起到了重要的指导作用，至今仍为方剂学的重要理论之一。

（十一）摄生学说

"摄"，养也。摄生，又叫"养生"，即保养身体的意思，是阐述增强体质，预防疾病，以达到延年益寿，尽终其天年的理论和方法的学说。

我国古代劳动人民，很早就重视锻炼身体，健全体魄来预防疾病的发生，并在长期与疾病的斗争过程中，创造了不少的摄生方法，累积了丰富的经验。例如唐尧时代，就知道运用舞蹈的方法来预防关节病。《庄子》《吕氏春秋》等著作，也有不少有关摄生方法的记载，但叙述比较具体并能形成系统理论的，则首推《内经》。《内经》的摄生学说认为防病就是为了长寿，长寿就必须防病。如《灵枢·本神》中，论述了养生的原则之后，指出"僻邪不至，长生久视"。长生久视就是长寿，僻邪不至，则疾病不生，疾病不生，就能长生久视，这就把防病与益寿统一起来。

《内经》的摄生学说，突出了"不治已病治未病"的预防思想，并以"渴而穿井，斗而铸锥"为比喻，来阐明治未病的重要意义，还提出了"法于阴阳，和于术数"，以及"虚邪贼风，避之有时"等具体方法。

在摄生的理论中，特别重视人体正气在防病和益寿延年中的重要作用，认为人体正气的强弱盛衰，对疾病可否发生和生命的寿夭起着决定性作用，这就是《素问》第一篇叫"上古天真论"的意义所在。这种内因为主的理论观点，还表现在重视调节精神情志等方面。如《素问·上古天真论》所说的"恬淡虚无，真气从之，精神内守，病安从来"，《素问·四气调神大论》提出的"使志无怒，……使志安宁，……无外其志，……使志若伏若匿，若有私意，若已有得"等，都是强调以内因为主的养生方法。

关于摄生的方法，除了强调节饮食、慎起居、适寒温、和喜怒等调摄外，还在整体观念的思想指导下，提出了顺自然四时阴阳变化的调摄方法。如《灵枢·本神》说："故智者之养生也，必顺四时而适寒暑，和喜怒而安居处，节阴阳而调刚柔，如是则僻邪不生，长生久视。"《素问·四气调神大论》所提出的春养生气、夏养长气、秋养收气、冬养藏气等，也就是根据四时阴阳变化而提出的具体养生方法。

（十二）运气学说

运气学说，是五运六气学说的简称，是我国古代研究天时气候变化，以及气候变化对人体影响的一种学说。这一学说把自然变化现象和生物的生命现象统一起来，把自然气候变化和人体发病规律统一起来，从宇宙的节律上来探讨气候变化对人体健康与疾病发生的关系，反映出《内经》理论体系的"天人一体"的学术思想。

运气学说的基本内容，是以五行、六气、三阴三阳等理论为基础，运用天干、地支所配合的甲子当作符号，并作为演绎的工具，来推测气候变化的规律和疾病流行的情况。由于气候变化是非常复杂的，影响气候变化的因素也是多方面的，所以它的内容，广及宇宙、气候以及人体生理、病理等各种节律。就其学科来说，除了医学外，还兼及古代天文学、气象学、物候学、历法学以及生物学等各种学科。

《内经》中论述运气学说以七篇大论为主。本书依据七篇大论的内容。进行了整理，将它系统化，并按照由浅入深，由简到繁的原则，进行了编次。使之既能符合《内经》原意，也便于初学者学习，并有利于对运气学说的深入研究。

二、从《内经》理论体系的 12 种学说发展到中医基础理论的 7 个学科

我们在《内经》理论体系研究的基础上，将其 12 种学说的内容作进一步合并。如阴阳学说和五行学说，虽说内容有所不同，但两者之间有着不可分割的联系，在实际应用时，常相辅相成。两种学说都具有自发的唯物论和朴素的辩证法思想，既是中医理论体系的组成部分，又是中医理论体系的说理工具，故可以合并在一起，组成"中医阴阳五行学"。又如脏腑、经络、精气神三方面的内容，主要研究人体的形态结构、物质代谢、生理功能和病理变化等，四者有机结合，冠之以"中医藏象学"。再如病因学说和病机学说，主要是讨论疾病的发生、发展和转归，因此二者可以并在一处，名"中医病因病机学"。《内经》的诊法学说自然而然发展成为"中医诊法学"。至于运气学说涉及古代的哲学、天文、气象、物候、地理和医学等广泛的知识，其重点是探讨气候的变化以及这些变化对人体生理病理的影响，从自然界这个庞大的外环境来研究疾病的发生规律，有其积极意义。因此，运气学说应该是中医理论体系的组成部分，谓之"中医运气学"。关于病证学说，主要讨论了《内经》中 300 多个病证的临床表现、病因病机和治疗原则，后来逐步并入了临床各科，这样病证学说不一定再作为一个独立的理论体系而存在了。

雷顺群教授认为，任何事物总是不断发展的，虽然《内经》为中医理论的形成奠定了基础，开拓了新纪元。但是《内经》主要成书于战国时期，总结了这个时代以及前人与疾病作斗争的经验。自《内经》以后，随着社会的进步，人们对疾病的认识越来越深化，与疾病作斗争的手段亦日益增多，积累了丰富的临床经验，创立了不少新的理论，大大发展了《内经》。因此，认识和了解中医的理论体系，除了从《内经》入手之外，更须看到两千多年中医理论的发展。这种发展，突出地反映在辩证和治疗两个方面。例如，后世医家在临床实践的基础上，创立了各种辩证方法，诸如八纲辩证、脏腑辩证、经络辩证、精气血津液辩证、六经辩证、卫气营血辩证和三焦辩证等，这些方法从不同的侧面对疾病的辩证规律进行了探讨，至今仍然是中医临床各科辩证的主要方法。这些辩证方法的集大成，于是形成了"中医辩证学"。又如，虽然《内经》制定了一系列的治疗原则，可是在具体治法上则以针刺为主，后人在临证中不断发明和创造很多的具体治法。据初步统计，至目前为止，中医的具体治疗方法达几百种之多，包括药物疗法、正骨疗法、手术疗法、针灸疗法、推拿疗法、导引疗法、精神疗法、饮食疗法和其他疗法共 9 大类，这是《内经》无可比拟的。如果将《内经》理论体系的摄生学说、论治学说和历代创新和发展的各种治疗方法结合起来，就组成了"中医论治学"。

中医阴阳五行学、中医藏象学、中医病因病机学、中医诊法学、中医辩证学、中医论治学、

中医运气学，构成了中医基础理论的 7 个学科。对于未来中医来说，这 7 个学科的提出具有重要战略意义：第一，组建了中医基础理论体系的根基，中医不仅是一门科学，而且具有自己独特的理论体系；第二，为各中医药大学基础教研室的重新组建提供了科学依据，学科的细化有利于教学，便于学生全面系统地掌握中医基础理论的知识；第三，为中医基础理论的专题研究指出了方向，使某一专题的研究更加深入，不仅继承了传统的中医药宝藏，而且有所创新；第四，理论联系实际，使中医基础理论与临床有机地结合起来，并有效的指导临床实践，提高临床诊治水平；第五，有利于国际中医药文化交流，在全球范围内推广和普及中医药，为世界人们健康服务。

三、《内经》理论体系的现代研究和新兴学科的产生

（一）现代对《内经》理论体系的专题研究

应用现代科学的理论、方法和手段研究《内经》理论体系的某一个问题，已成为当前中医研究的一种必然趋势，如从哲学辩证唯物主义角度研究《内经》精气唯物论、阴阳辨证法、五行联系观。应用信息论模型研究五脏缩影和经络通道，从控制论反馈原理和黑箱理论重新认识阴阳、五行、藏象。应用系统论原则探讨天人整体观、五行模式、藏象实质、系统辨证，用耗散结构论和协同论平衡态、有序、涨落、自组织等理论研究人体五脏六腑如何协调以及天人相应等问题。也有从数学、术数、泛系分析等方面研究《内经》的数学模型、数字系统、符号特点、辨证论治的泛系医学模式。有人应用现代天文历法研究《内经》的五运六气，企图揭示运气学说的科学内涵。有学者从医学地理学角度研究，认为不同地域人群在发病和治法上是有区别的，丰富了论治学中"因地制宜"思想。还有的应用物候学理论探讨自然、生物和人三者之间的密切关系，加深了人们对传染病的认识。另外有应用时间生物学研究《内经》日节律、月节律、年节律、运气节律，为针刺取穴提供了依据。更有从分子生物学研究肾的本质，找到了肾阳虚和肾阴虚的分子生物学根据，还有专家从社会学、心理学、逻辑学、语言学等对《内经》进行专题研究。如此等等，不再一一列举。

（二）新兴学科的产生

应用现代多学科的方法对《内经》理论体系开展专题研究，促进了传统中医与现代科学技术的有机结合，产生了一批具有重要学术价值的著作和新兴学科。如《中医信息论》《中医统计学》《中医控制论》《中医社会学》《中医系统论》《中医心理学》《人体生物气候学》《中医系统辨证学》等。

就雷顺群教授曾经编写的《中医系统辨证学》分析。书中指出所谓"系统"，可以认为是"处于一定的相互关系中的与环境发生联系的各组成部分的总体"。系统论是一种方法论，是唯物辩证法与具体科学相互连接的中介和杠杆，属于横断科学，与信息论、控制论合称为"老三论"。现代系统论具有许多基本原则，包括整体原则、要素原则、联系原则、结构原则、属性原则、功能原则、稳态原则、动态原则、环境原则、模型原则等。让人兴奋的是，这些基本原则与《内经》理论体系颇为相近。第一，中医认为人是一个有机整体，这个整体是由很多的要素所组成，各种要素又是通过经络连接成系统整体，体现了系统论的整体、要素、联系等原则。第二，由于各要素生理功能和病理变化的特殊相关性，又分别组成了一些较小的系统，如肝系统、心系统、脾系统、肺系统、肾系统等。而且这五个子系统之间的相互协调，使机体保持了一种相对稳定的状态，其稳态又是通过五脏系统生克乘侮的联系来实现的，体现了系统论的结构、功能、稳态等原则。第三，中医认为人生活在自然界，自然界的各种变化都会直接或间接影响到人体，而人体对这些影响也会产生一定的反映，这就是"天人相应"的观点，体现了系统论的动态、环境原则。由于中医理论体系与系统论基本原则非常吻合，这就为运用系统论研究中医理论提供了客观依据。

另外，中医理论体系虽然分为7个部分，它们之间有着密切的联系，但是这7个部分并不是处于等同的地位。其中《中医藏象学》是整个中医理论体系的核心，起到决定和主导的作用。从藏象与其他部分的关系来看，藏象是阴阳五行说理工具的物质基础；藏象的功能紊乱是疾病发生的内在因素；藏象功能的失常在临床上会出现一系列的症状和体征，这些症状和体征为临床诊断提供了客观依据；藏象是各种辨证方法的共同基础；治疗的目的在于恢复脏腑、经络、精气神的正常功能。通过运用系统论的原则对《中医藏象学》的研究，认为《中医藏象学》是关于人体物质代谢、形态结构、生理功能、病理变化及其相互联系的一门科学。《中医藏象学》包括脏腑、经络、精气神等三个基本组成部分。

中医经过长期的临床实践，创立了多种辨证方法。目前主要有八纲辨证、脏腑辨证、精气血津液辨证、六经辨证、卫气营血辨证、三焦辨证等几种不同的形式。八纲辨证是各种辨证的总纲，脏腑辨证、经络辨证、精气血津液辨证是主要运用于内伤杂病辨证，六经辨证、卫气营血辨证、三焦辨证主要运用于外感时病辨证。但是，无论内伤病或外感病，都是由于人体脏腑、经络、精气血津液在物质代谢、形态结构、生理功能发生异常的结果。所以，内伤病辨证或外感病辨证都是建立在脏腑、经络、精气血津液基础之上的。简言之，中医藏象学是各种辨证方法的共同基础。

在系统论思想指导下，在中医藏象学的基础上，将上述各种辨证方法有机地结合起来，融会贯通，形成一个统一的辨证体系，使整个中医辨证方法朝着高度综合化和普遍归一化的方向发展。这种新的辨证体系，我们称之为《中医系统辨证学》。

综上所述,《内经》理论体系的形成经过了萌芽、草创、确立、发展四个阶段。从时间顺序来看,萌芽阶段主要包括原始社会和奴隶社会。在原始社会时期,人们为了自己的生存,应对疾病的伤害,在与疾病斗争的过程中,创造了一些简单而古朴的治病方法,逐渐积累了一些粗浅的医药知识。在奴隶社会时期,农业和手工业得到了较大的发展,特别是青铜器的制作反映了当时技术工艺的最高水平,生产力的提升,有力地推动了社会经济、政治、文化、科技的发展。如有了文字和文献记录,有了阴阳、五行、精气神等朴素哲学思想的诞生,数学、天文、历法科学水平达到了一定的高度等。在科学文化的推动下,医学也开始走上独立发展的道路。如对疾病有了粗浅的认识,开始对病因进行探讨和总结,关于疾病的诊治已具雏形,养生预防方法不断涌现,药物知识日渐丰富,卫生保健得到应有重视,建立医疗管理制度等,这些为后世《内经》理论体系的建立创造了一定的条件。

草创阶段主要在战国时期,战国时期是奴隶社会向封建社会过渡的时期。在这个时期,生产力较快发展,生产关系不断变更,各种思想层出不穷,激烈碰撞,百花齐放,百家争鸣,形成了许许多多的学派。如道家、阴阳家、五行家、农家、小说家、兵家、天文家、历谱家、杂占家、医经家、经方家、房中家、神仙家等。医经家们在前人文献的基础上,在古代哲学思想的指导下,通过对人体生命现象的观察和解剖知识的粗浅认识,并结合自己的临床实践经验,终于撰写完成《黄帝内经》著作。《黄帝内经》涵盖了中医理论的主要内容,是中医历史上现存的第一部原创性巨著。同时《黄帝内经》的出现,也标志着《内经》理论体系的草创工作告一段落。

确立阶段主要从隋朝到清朝时期,这个时期历代医家运用分类的方法对《内经》理论体系进行了深入的研究。由于选材和考量的角度不同,理论体系的框架也有所不同。如杨上善将《内经》理论体系分为 19 类,张介宾分为 12 类,滑寿分为 12 类,李中梓分为 8 类,汪昂分为 9 类,沈又彭分为 4 类。无论分成多少类,目的就是要将《内经》体系的纲目提挈出来,从而确立《内经》理论体系的基本架构。

发展阶段主要体现在新中国成立以后。其一,在程士德教授主编的《内经理论体系辨析》中,将《内经》理论体系分为阴阳学说、五行学说、脏腑学说、经络学说、精气神学说、病因学说、病机学说、病证学说、诊法学说、治则学说、摄生学说、运气学说 12 类,在全国中医界得到了充分的肯定。随着《内经》理论体系研究的深入和发展,雷顺群教授在以上 12 个学说的基础上,与后世"辨证学"和"治疗学"有机地结合起来,提出了《中医阴阳五行学》《中医藏象学》《中医病因病机学》《中医诊法学》《中医辨证学》《中医论治学》《中医运气学》7 个中医理论体系学科。另外,值得欣喜的是,当前许多专家学者从不同角度对中医理论体系进行了专题研究,取得了重大成就,建立了不少中医新兴学科,推动了中医药学术的发展,将为中医学术的提高和创新做出积极的贡献。

第 2 章　阴阳学说

阴阳学说，是我国古代用以认识自然和解释自然变化的一种认识论和说理工具，具有朴素唯物辩证法的性质。在相当长的历史时期内，阴阳学说都是哲学界占有支配地位的学说，并因之成为当时自然科学各个学科发展的指导思想。阴阳学说渗进到医学领域中来，不仅促使了《内经》理论的产生和理论体系的形成，而且成为中医用以分析人体的生理功能、病理变化，以及指导临床诊断和治疗的理论基础之一。

概　述

阴阳，是对自然界相互关联的某些事物和现象对立双方的概括，是抽象的概念而不是具体的事物。《灵枢·阴阳系日月》说："且夫阴阳者，有名而无形，故数之可十，离之可百，散之可千，推之可万，此之谓也。"这指出阴阳是一个抽象的概念，有名无形，用它可以概括一切事物对立的属性，应用宽泛，不仅能说明一两个事物，还可以扩大到十、百、千、万乃至无数的事物。正因为阴阳是事物对立双方的概括，既可代表事物所固有的两种相互对立属性的统一体，也可代表同一事物内部相互对立的两个方面。因此，任何事物都具有阴阳对立的双方，而且其中的任何一方，又有其阴阳相对的两个方面。例如《素问·金匮真言论》说："阴中有阳，阳中有阴。平旦至日中，天之阳，阳中之阳也。日中至黄昏，天之阳，阳中之阴也。合夜至鸡鸣，天之阴，阴中之阴也。鸡鸣至平旦，天之阴，阴中之阳也。"即阴阳之中还各有阴阳。白昼属阳，平旦到中午，为阳中之阳；中午到黄昏，则属阳中之阴。黑夜属阴，合夜到鸡鸣，为阴中之阴；鸡鸣到平旦，则属阴中之阳。昼夜阴阳分属如图 2-1 所示。

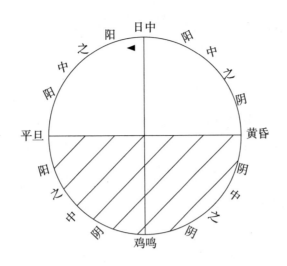

图 2-1 昼夜阴阳分属图

由图 2-1 可以看出，任何事物都可分为阴阳，在同一事物中的阴和阳的任何一方，又可分为阴阳以至于无穷。故《素问·阴阳离合论》也说："阴阳者，数之可十，推之可百，数之可千，推之可万，万之大不可胜数，然其要一也。"指出将阴阳的道理加以推广演绎，用以说明具体的事物，还可以有十、百、千、万以至不可胜数，但是归纳起来，它的要领只有一条，那就是阴阳对立统一的普遍规律。

事物相互对立两方的阴阳属性，是由其属性、位置、趋势等方面决定的。例如《素问·阴阳应象大论》说："天地者，万物之上下也；阴阳者，血气之男女也；左右者，阴阳之道路也；水火者，阴阳之征兆也；阴阳者，万物之能始也。"该条文讲的是，天和地分别居于万物的上下，阴和阳是人体气血的相对属性，左和右是阴阳升降的通道，水和火是阴阳的具体象征，阴阳的运动是万物产生的本源。从事物属性和位置来看，"天为阳，地为阴"，天在上而清故属阳，地在下而浊故属阴；"水为阴，火为阳"，水性寒而下走故属阴，火性热而上炎故属阳。再从事物运动变化的趋势来看，静属阴而动属阳，当事物处于沉静状态时属阴，处于运动状态时属阳；"阳化气，阴成形"，当事物表现为化气阶段时属阳，而成为有形物质时属阴。总的来说，凡是活动的、上升的、明显的、进行性的、功能亢进的，或属于功能方面的，都属阳；与之相反的一面，凡沉静的、下降的、隐晦的、退行性的、功能衰减的，或属于器质方面的，都属于阴。

一言以蔽之，阴阳学说认为天地之间，六合之内，任何事物都包含着阴阳相互对立的两个方面，由于这两方面的相互作用，推动着事物不断运动、发展和变化。

阴阳学说的形成

阴阳学说，是由精气学说衍化而来的，并在精气学说的基础上，进一步认为天地、日月、昼夜、晴阴、水火、温凉等的运动变化，都是构成世界万物的"气"，在运动过程中一分为二的表现，因而就产生了对事物抽象出来的"阴"和"阳"两个相对的概念。例如《易·系辞》说："易有太极，是生两仪。"易，指变化。太极，即太乙。两仪，即阴阳。明王廷相《太极辨》说："天地未判之前，太始浑沌清虚之气是也。"阴阳本于太极一气所生，是谓太极生两仪。正如张介宾引朱子说："太极分开，只是两个阴阳，阴气流行则为阳，阳气凝聚则为阴，消长进退，千变万化，做出天地间无限事来，以故无往而非阴阳，亦无往而非太极。"本句指出太极就是阴阳二气的统一体，而阴和阳正是太极之气一分为二的表现。

阴阳作为哲学概念，据现存文献查考，最早见于《周易》，如说："太极生两仪，两仪生四象，四象生八卦。"阴阳在《周易》中，是用符号（**）和（—）来表示的，前者表示阴，后者表示阳。但这并不等于说，阴阳学说最早起源于西周。根据龙马负图和神龟负书，有伏羲画之而作八卦的传说，则阴阳的产生，似乎与"河图"和"洛书"有关。

传说伏羲氏时，有龙马从黄河出现，背负"河图"；有神龟从洛水出现，背负"洛书"（图2-2）。伏羲根据"图'和"书"制作了八卦。

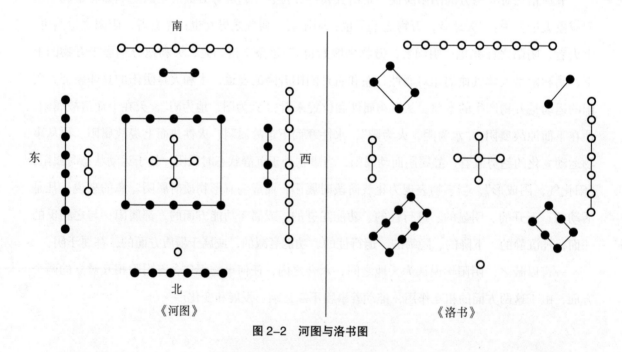

图 2-2　河图与洛书图

河图中一三五七九,五个奇数为天数属阳；二四六八十,五个偶数为地数属阴,阴阳参合布于东西南北中而定五个方位。具体内容是：天一生水,地六成之于北；地二生火,天七成之于南；天三生木，地八成之于东；地四生金，天九成之于西；天五生土，地十成之于中。其中一二三四五为阴阳之生数，六七八九十为阴阳之成数，天生则地成，地生则天成，于是阴阳推演，五行布化，而万千气象由此而生。

关于"洛书"，蔡之定在《易经·图书引》中说："九宫之数，戴九履一，左三右七，二四为肩，六八为足，五居中央，龟背之象也。"其中一三五七九，五个阳数以定五方；二四六八，四个阴数以间四隅，阴阳相间，对待相生，可以见到金生水，木生火，以金木而生水火，此后人所以有洛书为坎离之说也。

阴阳的观念，其原义是很朴素的，是古人在长期的生产实践中逐渐观察和体验而形成的。例如《帝王世纪·击壤歌》中的一首民歌说："日出而作，日入而息，凿井而饮，耕田而食，帝力于我何有哉？"日出和日入，是两个对立的观念，日出光明而暖，日入黑暗而冷，故前者为阳而后者为阴。日出为阳，日入为阴，在《管子·四时》中也有明确的记载，如"日掌阳，月管阴"。类似这种日夜的有光和向背这一对立现象称谓阴阳的，古代颇不乏其说。如《大雅·公刘》也有"相其阴阳"的记载。此外，如《山海经·南山经》有"又东三百七十里，曰杻阳之山，其阳多赤金，其阴多白金"；《吕氏春秋·重己》有"室大则多阴，台高则多阳"等。从以上所述来看，可以说明阴阳朴素的意义。

原始的阴阳，是由相互对立的观念而衍生出来的，由此引申，则凡晴、明、火、春夏都为阳；其相对面，阴、晦、水、秋冬皆为阴；天、上、动、气等为阳；其对立面，地、下、静、形等则为阴；进而将刚柔、进退、强弱、左右等，也用阴阳来概括，这样就把自然和社会上各种对立的现象，用阳来概括积极、进取、刚强等特性；用阴来概括消散、退守、柔弱等特性，从而将原始的阴阳概念进一步抽象化，逐渐向阴阳学说发展。

由于阴阳概念的逐步抽象化，就自然地与万物本源"气"的认识论结合起来，认为阴阳本是一气所化，所谓"气之轻清上浮者为阳，气之重浊下沉者为阴"。这样就将阴阳和事物的运动变化有机地联系起来，上升为阴阳学说，以解释宇宙万物发展变化的法则。如《左传·医和昭公元年》："六气曰阴、阳、风、雨、晦、明也。分为四时，序为五节。"又如《左传·僖公十六年》："陨石于宋五，……是阴阳之事，非吉凶所生也。"再如《国语》："阳瘅愤盈，土气震发，……阳气俱蒸，土膏其动，……阴阳分布，震雷出滞"；又说："阳伏而不能出，阴迫而不能蒸，于是有地震"。这些记载，可以说明当时运用阴阳学说来解释季节更替、陨石坠落、土壤变化、震雷发生、蛰虫出动等自然变化的现象。

我国古代用以解释万物变化现象之根源的"八卦"，也是从阴阳演化而来的。《易经》根据"近取诸身，远取诸物"的观点，用阴"▬▬"阳"▬▬"为总纲，选取天（乾）、地（坤）、雷（震）、风（巽）、水（坎）、火（离）、山（艮）、泽（兑）八种自然事物，配以阴阳而成八卦。由八卦再推演为八八六十四卦、三百八十四爻，从而以此来解释事物发展变化的现象，推测事物发展变化的趋势。

例如泰卦，象地上天下。天为阳应居上而反在下，地为阴应居下而反在上，是阴阳易位，上下颠倒。正是由于这种颠倒，方能使阳气上升，阴气下降，天地交感变化，象征着事物有发展的前途；与泰卦相反的是否卦，其象天在上地在下，虽然正与事实相符，但如此阳气上升，阴气下降，就会形成阴阳离决，天地之气就无法交感。天地没有交感变化，事物也就没有发展的前途，这就是泰主吉，否主凶的道理。

每一卦的六爻，又各有爻辞，如乾卦："初九潜龙勿用；九二见龙在田，利见大人；九三君子终日乾乾，夕惕若厉，无咎；九四或跃在渊，无咎；九五飞龙在天，利见大人；上九亢龙有悔。"可以看出，从初九到上九是六个阶段的变化，反映了事物有进则有退，有顺利则有不顺利，有得就有失的双重性。而且事物发展到一定阶段则会招致相反的结果，正如泰卦三爻辞所说的："无平不陂，无往不复"，也就是"否极泰来""物极必反"的意思。

总之，阴阳的原本含义是很朴素的，仅是事物的相对概念，到它与"气"的认识论结合以后，就发展为阴阳学说，成为古代的一种朴素的唯物辩证法哲学思想。

阴阳学说的朴素辩证法思想

阴阳学说是由"精气"学说衍化而来，这就奠定了阴阳学说唯物观的基础。阴阳学说认为宇宙间的任何事物，都存在着阴阳两方面，这两方面既是对立的，又是统一的，它们之间的对立统一运动，是宇宙万物新生、发展和消亡的根由。《素问·阴阳应象大论》说：'阴阳者，天地之道也，万物之纲纪，变化之父母，生杀之本始，神明之府也。""道"是规律的意思，"纲纪"，犹言纲领。"父母"，即阴阳，因万物的生长消亡都本于阴阳的运动，故比作父母。"生"是新生，"杀"是消亡。"神明"是变化莫测的意思，物质世界的发展变化，是出于阴阳的运动变化，所以说阴阳为神明之府。这段话总的意思是说，阴阳是自然界的根本规律，是分析和归类万事万物的纲领，是事物发展变化的根源，是事物产生和消亡的本源和起点，也是千变万化的各种运动现象的原动力。也就是说，阴阳普遍存在于宇宙一切事物之中，事物之所以能不断运动、发展、变化的根本原因，就在于事物内部阴阳双方对立统一的运动。

事物性态抽象概念的阴阳两方并不是绝对的，而是相对的，它们的相对性表现在：①事物的阴阳两方面在运动过程中的平衡是"动态"的。事物总是存在平衡和不平衡的两种状态，这两种状态表现在事物发展过程中就是阴阳两方的消长变化运动。具体地说是一方的长，必致另一方的消，这种此长彼消，彼长此消，也就是所谓"阳长阴消"或"阴长阳消"。例如四季气候的变化，从冬至春及夏，气候由寒渐变热，是阴消阳长过程；由夏至秋及冬，气候由热逐渐变寒，又是阳消阴长过程。其寒与热，都有一定的限度。所以四季气候的更迭，也就是一个由平衡到不平衡，再由不平衡到平衡，所谓动态平衡的阴阳消长的运动过程。②阴阳在一定条件下可以相互转化。当事物相互对立的双方，发展到一定的阶段或在一定的条件下，可以向其相反的方面转化，也就是阴可以转化为阳，阳也可以转化为阴，这就是《素问·阴阳应象大论》所说的"重阴必阳，重阳必阴"。"重"就是极的意思。重阴必阳，就是阴发展到极点，可以转化为阳；反之，重阳必阴，就是阳发展到极点，可以转化为阴。如果说"阴阳消长"是一个量变的过程，那么阴阳转化则是一个质变的过程。

总之，阴阳学说是从事物内部正反两个方面的对立统一运动来说明事物之所以能发展变化的原因，所以它不仅具有唯物主义的观点，而且包含着辩证法的思想。

阴阳学说的基本内容

一、阴阳制约互根

古人从运动变化的观点出发，认为自然界的一切事物和现象，无不包含着相互对立的阴阳两个方面，如上与下、左与右、天与地、动与静、出与入、升与降、成与败，乃至昼与夜、明与暗、寒与热、水与火等。如《素问·六节藏象论》说："天为阳，地为阴；日为阳，月为阴。"

阴与阳这两方面之所以对立，主要是因为这两者之间，是相互制约和相互牵制的。例如上升的力量必然与下降的力量相牵制，左旋的力量与右旋的力量相制约。《素问·六元正纪大论》说："天气不足，地气随之，地气不足，天气随之。"天为阳，地为阴，天气在上，地气在下，天地阴阳之气，是在不断上下升降运动着的。当在上天气不足之时，则在下的地气随之而上升；如在下地气不足之时，则在上的天气亦必随之而下降。由此可见，天地阴阳之气的上下升降运动，相互制约，相互牵制。如夏季阳热炽盛，但夏至以后，阴气则随之而升，用以制约炎热的阳；冬季阴寒隆盛，但冬至以后，阳气随之而升，用以制约严寒的阴。

阴阳的相互制约和牵制的过程，也就是相互斗争的过程，没有斗争，就不能制约。《类经附翼·医易义》说："动极者，镇之以静；阳亢者，胜之以阴。"指出了动与静，阴与阳相互制约、相互斗争的关系。阴阳双方的相互斗争，才能推动事物的变化与发展。如张子和所说："两不立则一不可见，一不可见则两之用息。两体者，虚实也；动静也，聚散也；清浊也，其究一而已。"实、动、聚、清皆为阳，虚、静、散、浊均属阴，所以两体实际上也就是阴阳。统一体没有阴阳的对立斗争，就不可能得到统一。失去了统一，则阴阳的对立运动也就终止，事物便因此消失了。

正因为阴和阳是对立统一的，所以一方的存在是以另一方的存在为条件，任何一方都不能脱离另一方而单独存在。例如上为阳，下为阴，没有上，无所谓下；没有下，也无所谓上。左为阳，右为阴，没有左，无所谓右；没有右，也无所谓左。热为阳，寒为阴，没有热，无所谓寒；没有寒，也无所谓热等。这种相互对立的两方面阴根于阳，阳根于阴的关系，后世称之为"阴阳互根"。张介宾所说的"阳以阴为基，阴以阳为用"，就是这个意思。

阴阳互根也体现在阴阳相互依存。阳依赖阴而存在，阴也依赖阳而存在，没有阴也就没有阳，没有阳也就没有阴，所谓"孤阳不生，独阴不长"。结合人体来说，人体的物质为阴，功能为阳，两者也是相互为根的关系。如《素问·阴阳应象大论》说："阴在内，阳之守也；阳在外，阴之使也。"守为镇守，使即役使。物质居于体内，所以说"阴在内"；功能表现于外，所以说"阳在外"。在外的阳是内在物质能量的表现，所以说阳为"阴之使"；在内的阴是产生功能活动的物质基础，所以说阴为"阳之守"，这就充分体现出阴与阳的相互为根、相互依存的对立统一关系。

二、阴阳交感消长

阴阳双方的对立统一，是在不停地运动变化的状态中表现出来的。从对立方面来说，阳主动，阴主静；从统一方面来说，则动中有静，静中有动。动静相互包含，在一定条件下又相互转化，正如周敦颐的《太极图》说："无极而太极，太极动而生阳，动极而静，静而生阴，静极复动，一动一静，互为其根，分阴分阳，两仪立焉。"两仪即阴阳，是太极本身运动对立两方的概括。

事物的运动是绝对的，而静止则是相对的，在绝对的运动中有相对的静止，在相对的静止中则存在着绝对的运动，事物就是在这两种不同的运动中，不断地发展。所以周敦颐又说："动而无动，静而无静，非不动不静也。"可见动非不静，静非不动，事物的阴阳双方运动无时或已。故朱熹注《太极图》说："无静不成动，无动不成静。譬如鼻息，无时不嘘，无时不吸。嘘尽则生吸，吸尽则生嘘，理自如此。阴阳只是一气。阴气流行即为阳，阳气凝聚即为阴。"由于阴阳对立双方一动一静的运动，于是便形成阴阳盛衰的消长变化。阴阳两方，不是处于静止不变的状态，而是永恒地处在"阳长阴消"或"阴长阳消"互为消长的运动变化之中。如以四季气候变化为例，《素问·脉要精微论》说："是故冬至四十五日，阳气微上，阴气微下；夏至四十五日，阴气微上，阳气微下"，指出冬至到立春的45天，阳气微生，阴气微降；夏至到立秋的45天，阴气微升，阳气微降。四季消长的变化，春去冬来，冬去春来，如环无端，此乃阴阳消长的结果。"冬至一阳生"，阴极而阳气始生，经小寒、大寒至立春，四十五日，阳气渐长阴气日消；"夏至一阴生"，阳极而阴始生，经小暑、大暑至立秋，四十五日，阴气渐长阳日消。由于阴阳气的消长变化，才有四季气候的寒热温凉的变异，从而促使万物的生、长、收、藏的发展。《素问·阴阳应象大论》说："故天有精，地有形，天有八纪，地有五里，故能为万物之父母。清阳上天，浊阴归地，是故天地之动静，神明为之纲纪，故能以生长收藏，终而复始。"天有精微之气，地有重浊之形，天有四立二分二至八节之纪，地有五行化育之理，所以天地阴阳之气的消长运动是万物产生的根源。清阳上升于天，浊阴下归于地，因此天地的动静，以变化莫测的阴阳变化为纲纪，从而万物有生长收藏的变化，终而复始，循环不休。

　　阴阳的消长变化，总是在阴阳两方的相互联系、互相制约的运动过程中表现出来的。一方的太过，必然导致另一方的不及；反之，一方不及，也必然导致另一方的太过，事物的阴阳双方，总是在此长彼消，彼长此消的永恒运动着。就人体而言，各种功能活动（阳）的产生，必然要消耗一定量的营养物质（阴），这就是"阳长阴消"的运动；各种营养物质（阴）的新陈代谢，又必须消耗一定的能量（阳），这又是"阴长阳消"的运动。人体就是处在这种不断地阴阳消长运动过程中，维持着正常的生命活动。《素问·生气通天论》说："阴者，藏精而起亟也；阳者，卫外而为固也。阴不胜其阳，则脉流薄疾，并乃狂。阳不胜其阴，则五脏气争，九窍不通。"该条文指出阴是藏精于内不断地扶持阳气，阳是卫护于外使体表固密。如果阴不胜阳，阳气亢盛，使血脉流动急迫，若再受热邪，阳气更盛就会发为狂证。如果阳不胜阴，阴气亢盛，就会使五脏之气不调，以致九窍不通。

　　上述阴阳的消长运动，在正常情况下，是处于相对平衡状态中的，如果这种消长关系超出了一定的限度，不能保持相对的平衡状态，便会出现阴或阳的某一方偏胜或偏衰，必导致气候的反常变化，生物的生化紊乱，以人体来说，也就是疾病的发生。如《素问·阴阳应象大论》所说的："阴胜则阳病，阳胜则阴病。阳胜则热，阴胜则寒。"阴长太过，则出现阳不足之病；阳长太过，亦可引起阴虚之病。发热是阳偏胜所致，身寒是阴偏胜引起。发热或恶寒的病变，都是人阴阳消长超过限度失去相对平衡和稳态而偏胜偏衰的表现。

三、阴阳升降出入

　　升降出入，是阴阳运动的主要表现形式之一。大至天地日月星辰，小至草木鱼虫，其阴阳对立双方，无一不是在升降出入运动着，如果这种升降出入的运动一旦停止，生命也就终止了。如《素问·六微旨大论》说："出入废则神机化灭，升降息则气立孤危。故非出入，则无以生长壮老已；非升降，则无以生长化收藏。是以升降出入，无器不有，故器者，生化之宇，器散则分之，生化息矣。故无不出入，无不升降。"此条文是说，第一，解释什么是神机和气立。所谓神机是指事物内部存在生生不息之机，所谓气立是指事物的外形依赖于气化的作用而存在。第二，说明升降出入的作用。若出入的功能废止了，则神机毁灭；若升降的功能停息了，则气立危亡。第三，任何物体都存在升降出入之机。没有出入，事物就不会有发生、成长、壮实、衰老与灭亡；没有升降，事物也不会有发生、成长、变化、收敛与闭藏。第四，凡有形之物称谓器，器是升降出入运动生化之宇。任何事物都不能脱离时间、空间而存在，也不能不与其周围事物联系而孤立，所以一旦升降出入的运动息止了，器物也就神机化灭，气立孤危了。

升降是物质运动的一种具体形式。阳主升，阴主降，所以上升的是阳气，下降的是阴气。《素问·阴阳应象大论》说："东方阳也，阳者其精并于上。西方阴也，阴者其精并于下。"阳主升，故其精并于上；阴主降，故其精并于下。自然界之所以能生化万物，也就是阳升阴降，阴阳之气不断升降运动的结果。《素问·六微旨大论》说："气之升降，天地之更用也。"《素问·阴阳应象大论》也说："清阳上天，浊阴归地，是故天地之动静，神明为之纲纪，故能以生长化收藏，终而复始。"人体的阴阳气也同样如此。《素问·阴阳应象大论》说："清阳出上窍，浊阴出下窍。"如果人体的阴阳之气反作，清阳之气不能升于上而陷下，或浊阴之气不降于下而壅滞于上，就要发生"清气在下则生飧泄，浊气在上则生䐜胀"的病变。

阴阳之中又各有阴阳，阳虽主升，但阳中之阴则降；阴虽主降，但阴中之阳则又上升，所以《内经》又借用天地云雨的变化来说明阳中之阴、阴中之阳的升降运动之理。《素问·阴阳应象大论》："清阳为天，浊阴为地。地气上为云，天气下为雨，雨出地气，云出天气。"雨为地气，经阳热化气上升而为云；云为天气，经阴寒凝聚下降而为雨。所以马莳说："故积阳为天，则阳气之至清者为天也；积阴为地，则阴气之至浊者为地也。然地虽在下，而阴中之阳者升，故其上为云；天虽在上，而阳中之阴者降，故其下也为雨。由云而后有雨，则雨虽天降，而实本地气所生之云也，故雨出地气。有雨之降而后有云之升，则云虽地升，而实本之天气所降之雨也，故云出天气。"

出入是物质运动的另一种具体形式。外为阳，里为阴，阳主外出，阴主内入。《素问·阴阳应象大论》说："清阳发腠理，浊阴走五脏；清阳实四肢，浊阴归六腑。"阳主卫外，阴主内守，所以清阳之气外出散布于腠理，而浊阴之精血则内入藏于五脏；饮食入胃后，所化生的精气则外出充养周身四肢，其剩余的糟粕则内入于六腑。这种人体精、气和饮食物代谢过程，也就是阴阳运动出入的体现。

由于阴阳两方，既对立互根，又相互增长，所以两者之间的升和降、出和入，是互为因果的。上升与下降的力量是相互牵制着的，没有升，也就没有降；反之没有降，也就没有升。外出和内入的力量也是相互牵制着的，没有出，也就没有入；反之没有入，也就没有出。《素问·六微旨大论》说："升已而降，降者谓天；降已而升，升者谓地。天气下降，气流于地；地气上升，气腾于天。故高下相召，升降相因，而变作矣。"指出地气可以上升，但升到极点就要下降，而下降乃是天气的作用；天气可以下降，但降到极低就要上升，而上升乃是地气的作用。天气下降，其气流荡于地；地气上升，其气蒸腾于天。由于天气和地气的相互吸引，上升和下降相互为因，天气和地气才能不断发生变化。

阴阳的升降出入，是事物本身内在的运动形式，也就是事物内部阴阳双方对立统一运动的表现，既不受任何外力的决定，也不按人们意念所转移，又因为是以物质为基础的，所以离开了物质，升降出入的运动也就不复存在了。

四、阴阳极变转化

事物的阴阳消长运动，当其发展到一定的阶段，还可以各自向着与之相反的方向转化，即阴可以转化为阳，阳也可转化为阴。如《灵枢·论疾诊尺》说："故阴主寒，阳主热，故寒盛则热，热盛则寒，故曰寒生热，热生寒，此阴阳之变也。"这里的"变"，即转化的意思。阴性主寒，阳性主热，所以寒到一定程度就会变热，热到一定程度就会变寒，寒能生热，热能生寒，这是阴阳相互转化的道理。

自然界的昼夜更迭，一年四时的寒暑往来，就可以说明阴阳相互转化的关系。如《灵枢·论疾诊尺》说："四时之变，寒暑之胜，重阴必阳，重阳必阴。"秋冬尽而春夏至，寒极而热，此乃阴转化为阳；春夏去而秋冬来，热极而寒，此乃阳转化为阴。这些寒暑往来的阴阳转化，正是四时阴阳消长运动的进一步发展。

事物阴阳对立双方之所以能相互转化，古代哲学家认为在事物形成时，对立的双方就已相互倚伏着向其对立面转化的因素。如《老子》说："祸兮福之所倚，福兮祸之所伏"，是说祸和福对立双方，当祸时已蕴伏着福的因素，福时也蕴藏着祸的因素。又如《素问·六微旨大论》说："夫物之生由乎化，物之极由乎变，变化之相薄，成败之所由也。成败倚伏生乎动，动而不已而变作矣。"成败倚伏，正说明了事物形成之时，已倚伏着败的因素；当旧事物消亡之时，也已蕴蓄着新事物产生的因素。旧事物的发展，就是"变"的过程，新事物的产生，也就是"化"的过程。《礼记正义·月令》说："先有旧形，渐渐改者谓之变；虽有旧形，忽改者谓之化。"张介宾也说："变者化之渐，化者变之极。"由此可以看出所谓"变"，是指量变；所谓"化"，是指质变。

阴阳的相互转化，必须具备一定的条件，《内经》常用"重"和"极"来表示。例如《素问·阴阳应象大论》说："重阴必阳，重阳必阴""寒极生热，热极生寒"。事物发展到"重"和"极"，方能各向其相反的方面转化，也就是"物极必反"的道理。如《易传》说："日中则昃，月盈则食，天地盈虚，与时消息。"说明了事物的发展，都有一个极限，超过了这个极限，就会走向反面。当它走向了反面，也就否定了它的前身，而成为新的事物。又如《易·系辞》说："穷则变，变则通，通则久。""穷"即是极，"变"这里即是转化的意思，"通"即更生。再如扬雄《太玄·玄摛》中说："阳不极则阴不萌，阴不极则阳不芽。极寒生热，极热生寒，信道致诎，诎道致信。其动也，日造其所无，而好其所新，其静也，日减其所为，而损其所成。"说明了阴阳二气，不极则不反，极则必反。当其达到极之前，必有一个积渐的过程，这个过程就是阴阳的消长运动。由此可见"极"是阴阳转化的必不可少的条件。

上述阴阳的制约互根、交感消长、升降出入、极变转化，说明阴阳是在不停地运动着，而且这种运动是永恒的。《素问·六微旨大论》所说："有期乎？曰：不生不化，静之期也。"唯有永恒的运动，事物才能变化无时，假如静止不动，则不生不化，生命便因之而毁灭。

阴阳学说在中医学中的应用

作为哲学思想的阴阳学说，不仅支配着《内经》作者们的世界观，而且渗透到《内经》理论体系之中，成为这一体系的重要理论内容和指导思想，用以分析、阐明人体的生理、病理活动规律，以及诊断、治疗等的法则，所以它贯穿在整个理论体系的各个方面。

一、藏象方面

（一）分析人体的组织结构

藏象学说认为人体不外乎是由于属阴和属阳的各种脏器组织构成的。《素问·宝命全形论》说："人生有形，不离阴阳。"由于人体存在着各式各样的相互对立的阴和阳两个方面，这两个方面的有机联系和对立统一运动，从而构成一个有机整体。《素问·金匮真言论》说："夫言人之阴阳，则外为阳，内为阴。言人身之阴阳，则背为阳，腹为阴。言人身之脏腑中阴阳，则脏者为阴，腑者为阳。肝、心、脾、肺、肾五脏皆为阴，胆、胃、大肠、小肠、膀胱、三焦六腑皆为阳。"

人体脏腑组织的阴阳属性，就大体部位来说，上部为阳，下部为阴；体表属阳，体内属阴。就其背腹四肢内外来说，则背属阳，腹为阴；四肢外侧为阳，内侧为阴。以脏与腑来说，则六腑属阳，五脏属阴。五脏之中，心、肺属阳，肝、脾、肾属阴。具体到每一脏腑，则又有阴阳之分，如心有心阴、心阳，肾有肾阴、肾阳等。正如《灵枢·寿夭刚柔》说："内有阴阳，外亦有阴阳。在内者，五脏为阴，六腑为阳；在外者，筋骨为阴，皮肤为阳。"又如《灵枢·阴阳系日月》说:"故足之阳者,阴中之少阳也;足之阴者,阴中之太阴也;手之阳者,阳中之太阳也;手之阴者,阳中之少阴也。"指出足在下属于阴,所以足的阳经,为阴中之少阳,阳气微弱;足的阴经,为阴中之太阴,阴气重盛。手在上属于阳,所以手的阳经,为阳中之太阳,阳气隆盛;手的阴经,为阳中之少阴,阴气微弱。

可见,人体组织结构的阴阳所属,都不是绝对的,一成不变的,而是相对的,可变的,阴阳之中又各有阴阳之分。《素问·金匮真言论》又说:"故背为阳,阳中之阳,心也。背为阳,阳中之阴,肺也。腹为阴,阴中之阴,肾也。腹为阴,阴中之阳,肝也。腹为阴,阴中之至阴,脾也。此皆阴阳、表里、内外、雌雄相输应也,故以应天之阴阳也"。心、肺同居于上而系于背,故俱为阳,然心为牡脏通于夏气,故为阳中之阳;肺为牝脏通于秋气,故为阳中之阴。肝、肾同居膈下系于腹,故俱属阴,然肝为牡脏,通于春气,故为阴中之阳;肾为牝脏通于冬气,为阴中之阴;脾为牝脏,通于长夏至阴之气,故为阴中之至阴。

人体的经络组织结构,亦莫不分阴阳。例如十二经脉就有手三阳经(手太阳小肠经、手少阳三焦经、手阳明大肠经)与手三阴经(手太阴肺经、手少阴心经、手厥阴心包经)之分;有足三阳经(足太阳膀胱经、足少阳胆经、足阳明胃经)与足三阴经(足太阴脾经、足少阴肾经、足厥阴肝经)之别。故其在四肢的分布,手阳经则循手臂之外侧(外为阳),手阴经则循手臂之内侧(内为阴);同样,足阳经则循足胫之外侧(外为阳),足阴经则循足胫内侧(内为阴)。

总之,人体组织结构的阴阳分离,仍不外乎上为阳,下为阴;表为阳,里为阴;前为阳,后为阴等原则。

(二)阐明脏腑的生理功能和病理变化

藏象学说认为人的正常生命活动,就是人体阴阳两方面保持对立统一的动态平衡现象。例如属于阳的功能与属于阴的物质之间的关系,就是这种阴阳的对立统一运动处于动态平衡的表现。人体的功能活动,是以物质为基础的,没有阴精,就无从产生阳气,而阳气又是产生阴精的动力。所以,人体功能与物质的关系,也就是阴阳相互依存、相互消长的关系。

人体的生理常态,除了表现在人体内外环境的稳态结构中,各脏腑组织的功能范围及其相互间的协调联系外,还表现为整个人体抗御邪气的卫外力量。机体的新陈代谢和防卫力量,都不是某一脏器单独完成的,而是在整个机体的阴阳协调统一下才能完成。《素问·生气通天论》所说的:"阴者,藏精而起亟也;阳者,卫外而为固也。"说明了人体卫外功能与内在阴精的阴阳协调关系。

人体味、形、气、精之间的转化代谢过程,也是阴阳相互转化的一种现象。如《素问·阴阳应象大论》说:"水为阴,火为阳,阳为气,阴为味。味归形,形归气,气归精,精归化。精食气,形食味,化生精,气生形。味伤形,气伤精,精化为气,气伤于味。"在这里强调:①水性润下，故属阴；火性炎上，故属阳。气无形而升，故为阳；味有质而降，故为阴。②饮食五味转化而滋养人的形体，形体得到滋养而能产生元气，元气可以温养人的阴精，阴精通过气化而又转变为元气。③阴精吸收饮食中的气，形体取养饮食中的味，元气的气化功能将食物的精华转变为阴精，同时也充养了人的形体。④如果饮食不节，味太过则伤形，气太过则伤精。由于阴精可以转化为元气，所以元气也可以因饮食五味的失调而受损。可见，人体味、形、精、气的代谢过程，是一个极其复杂的阴阳转化过程。

人体阴经和阳经的经气，也在不断地经过腧穴进行协调，以求得阴阳经气的平衡统一，发挥着经脉的正常功能，维持着生命的活力。如《素问·调经论》说："夫阴与阳皆有俞会，阳注于阴，阴满之外，阴阳匀平，以充其形，九候若一，命曰平人。"俞，指腧穴；会，指精气所会之处；匀平，就是协调统一的意思。全句说阴经和阳经都有腧有会，相互沟通。如阳经的气血灌注于阴经，阴经的气血盛满则充溢于在外的形体，这样运行不息，保持阴阳平衡和协调，形体也可以得到充足的气血滋养。

用阴阳来概括说明人体的生理常态。如《素问·生气通天论》所说："凡阴阳之要，阳密乃固，两者不和，若春无秋，若冬无夏，因而和之，是谓圣度。故阳强不能密，阴气乃绝，阴平阳秘，精神乃治，阴阳离绝，精气乃绝。"此经文论述阴阳的关键，以阳气的致密最为关键。阳气致密，阴精才能固守于内。阴阳二者不相协调，就像一年之中，只有春天而没有秋天，只有冬天而没有夏天一样。因此，阴阳的协调配合，是维持人体正常生理功能的最高标准。若阳气不能固密，阴气就会外泄而耗绝。阳气固密，阴气平和，人的精神才可能正常。如果阴阳分离，人的精气随之竭绝，生命也就停止了。

阴阳离决，是阴平阳秘遭到破坏后的结果。当阴阳不能平秘，出现阴阳的偏胜偏衰时，就是疾病的发生。《素问·阴阳应象大论》说："阴胜则阳病，阳胜则阴病。"因为人体内外、表里、上下各部分之间，以及物质与功能之间，必须保持着动态平衡才能维持正常的生理活动。如果这种动态平衡超过了正常的限度，势必产生阴阳偏胜偏衰的病理现象，阳胜会导致阴衰，反之阴盛也会导致阳衰。《内经》就是用这种阴阳胜衰的变化，来解释病理的。如《素问·生气通天论》说："阴不胜其阳，则脉流薄疾，并乃狂；阳不胜其阴，则五脏气争，九窍不通。"

以阴阳来阐明物质与功能的病理变化，则阳胜多表现为功能病理性亢奋、津血消耗的热证；阴胜多表现为阴寒凝聚，功能病理性衰退的寒证。如《素问·阴阳应象大论》说："阳胜则热，阴胜则寒。"由于阳胜伤阴而阴病，阴胜伤阳而阳病，所以"阳胜则热"，常会导致耗伤阴精出现不足的病变；"阴胜则寒"，常会耗伤阳气出现阳气亏损的病变。《素问·脉要精微论》说："阳气有余为身热无汗，阴气有余为多汗而寒，阴阳有余则无汗而寒。"《素问·阴阳应象大论》也说："阳胜则身热，腠理闭，喘粗为之俯仰，汗不出而热，齿干以烦冤，腹满死，能冬不能夏。阴胜则身寒，汗出，身常清，数栗而寒，寒则厥，厥则腹满死，能夏不能冬。此阴阳更胜之变，病之形能也。"此两段说明，阳胜则身体发热，腠理闭，喘急气粗而前俯后仰，汗不出而身热不解，牙齿干燥，烦乱郁闷，腹部胀满，为死证，这种病冬天尚能支持，夏天就不易耐受了。阴胜则身体发冷，汗出，身常冰冷，频频战栗而恶寒，寒盛则四肢厥逆，厥则腹部胀满，为死证，这种病夏天尚能支持，冬天就不易耐受了。这些就是人体发生阴阳偏胜的病理变化时，分别出现的病态。

上为阳，下为阴，阳主升，阴主降，如果阴阳上下升降失常，也是病理现象。《素问·阴阳应象大论》所说的："寒气生浊，热气生清；清气在下，则生飧泄，浊气在上，则生膜胀，此阴阳反作，病之逆从也。"就是说寒气的凝固可以产生浊阴，热气的升腾可以产生清阳。清阳之气应升不升而在下，就会发生飧泄；浊阴之气应降不降而在上，就会发生胀满。这是由于阴阳升降运动出现反常，消化功能逆乱所致。

此外，人体阴阳的任何一方，虚损到一定程度，常可导致阳损及阴，或阴损及阳，出现"阴阳两虚"的证候。在阳虚的基础上，继而导致阴虚，称为阳损及阴；在阴虚的基础上，继而导致阳虚，称为阴损及阳。如《素问·四气调神大论》说："阳气根于阴，阴气根于阳，无阴则阳无以生，无阳则阴无以化。"阳损及阴是指由于阳气虚损，无阳则阴无以生，从而在阳虚的基础上又导致阴虚，形成以阳虚为主的阴阳两虚病理状态。如阳虚水肿证，先由于阳气不足，气化失司，水液代谢障碍，津液停聚，水湿内生，溢于肌肤而为肿。随着病情的进一步发展，由于阳气不足，阴气化生无源而致阴虚亏损，从而出现日益消瘦，心烦急躁，风动抽搐等肾阴亏损的现象，最终转化为阳损及阴的阴阳两虚证。阴损及阳是指阴精亏损，无阴则阳无以化，导致阳气生化不足，从而在阴虚的基础上引起阳虚，形成以阴虚为主的阴阳两虚的病理状态。如肝阳上亢证，首先为肝肾阴虚，水不涵木，导致阴不制阳的阴虚阳亢。随着病情的发展，阴精的耗损影响了阳气的化生，可以发生畏寒、肢冷、面色㿠白等肾阳虚衰现象，最终转化为阴损及阳的阴阳两虚证。阴阳两虚属于反常的病理现象，不遵循阳长则阴消，阴长则阳消的阴阳相互消长的规律。

（三）说明脏腑经络与自然环境相应的关系

人与自然整体统一的观念，主要表现人体的脏腑、经络功能活动，是与自然四时变化相通应的。《素问·金匮真言论》所说的："五脏应四时，各有收受乎？"就是这个意思。人与自然通应的理论，是根据自然界阴阳消长运动变化，与人体阴阳气消长运动相通应的客观认识上建立起来的。同时，也是运用阴阳学说来论证的。如《素问·六节藏象论》说："心者，为阳中之太阳，通于夏气。肺者，为阳中之少阴，通于秋气。肾者，为阴中之太阴，通于冬气。肝者，为阳中之少阳，通于春气。脾者，至阴之类，通于土气。"该条文指出，心之所以为阳中之太阳，因其与盛阳的夏气相通；肺之所以为阳中之少阴，因其与初生之阴的秋气相通；肾之所以为阴中之太阴，因其与盛阴的冬气相通；肝之所以为阳中之少阳，因其与初生之阳的春气相通；脾之所以为至阴，因其与长夏的土气相通。

正因为五脏应四时，各有收受，所以五脏的病变也就与四时密切相关。例如《素问·金匮真言论》说："东风生于春，病在肝；南风生于夏，病在心；西风生于秋，病在肺；北风生于冬，病在肾；中央为土，病在脾。"说的是由于东风生于春季，春季属于肝，所以春季病多发于肝；南风生于夏季，夏季属于心，故夏季病多发于心；西风生于秋季，秋季属于肺，则秋季病多发于肺；北风生于冬季，冬季属于肾，因此冬季病多发于肾；长夏季节和中央方位属于土，脾属土，所以疾病多发生于脾。

人体手足十二经脉，也是与自然界阴阳相通应的。

首先，表现在十二经外应十二经水。如《灵枢·经水》说："此人之所以参天地而应阴阳也，不可不察。足太阳外合于清水，内属于膀胱，而通水道焉。足少阳外合于渭水，内属于胆。足阳明外合于海水，内属于胃。足太阴外合于湖水，内属于脾。足少阴外合于汝水，内属于肾。足厥阴外合于渑水，内属于肝。手太阳外合于淮水，内属于小肠，而水道出焉。手少阳外合于漯水，内属于三焦。手阳明外合于江水，内属于大肠。手太阴外合于河水，内属于肺。手少阴外合于济水，内属于心。手心主外合于漳水，内属于心包。凡此五脏六腑十二经水者，外有源泉而内有所禀，此皆内外相贯，如环无端，人经亦然。故天为阳，地为阴，腰以上为天，腰以下为地。故海以北者为阴，湖以北者为阴中之阴；漳以南者为阳，河以北至漳者为阳中之阴，漯以南至江者为阳中之太阳，此一隅之阴阳也，所以人与天地相参也。"这段讲的是人体与天地阴阳适应的道理，我们必须明白这个道理。人有 12 条经脉，气血在经脉中运行；地有 12 条河流，河水在河道中流动。用 12 条河流来比喻人体中的 12 条经脉，将大地拟人化，是一种生动的比喻。在古代，中原大地河流有四渎八流之说。所谓四渎，是指四条独立入海的大川，包括江水（长江）、河水（黄河）、淮水（淮河）、济水（发源于河南省济源市，流经河南、山东入渤海，现代黄河下游的河道就是原来济水的河道）；所谓八流，是指四渎的支流，长江的支流有汉水、渑水，黄河的支流有渭水、洛水，淮河的支流有沂水、泗水、汝水、颖水等。另外，还有清水（即泾水，是渭水的支流）、漯水（位于河南省境内）、漳水（待考），湖水（原来中原之地有湖泊，现已干枯），海水（东部的滨海）。足太阳膀胱经，在外与清水相配合，在内与膀胱相连属。清水为八流之一渭水的支流，是水的上游，水流清澈。膀胱为州都之官，贮藏津液，通过气化作用方能排出尿液。这样将膀胱、足太阳膀胱经、清水联系起来，体现了人与自然界相互通应的关系。足少阳胆经，在外与渭水相配合，在内与胆相连属。渭水是浑浊的，人体的胆汁也是浑浊的，如果饮用渭水，就会引起胆道方面的疾病。足阳明胃经，在外与海水相配合，在内与胃相连属。胃为水谷之海，容纳人体摄入的各种饮食物，如同大海能容纳江河百川一样，说明胃经经水非常旺盛。足太阴脾经，在外与湖水相配合，在内与脾相连属。湖水是不流动的淡水，如同脾分泌的消化液，也是清淡的。足少阴肾经，在外与汝水相配合，在内与肾相连属。肾为作强之官，伎巧出焉，即发挥强力而产生各种技巧。汝水为淮河的支流，河水经过汝水的过滤再流入淮河，如同肾的过滤作用一样。足厥阴肝经，在外与渑水相配合，在内与肝相连属。肝经的经水如同渑水一样川流不息，源源不断地流向黄河。比喻肝藏血，能调节全身的血液。手太阳小肠经，在外与淮水相配合，在内与小肠相连属。小肠弯弯曲曲，为受盛之官，承受胃中下行的食物，进一步分化清浊，如同淮水流入大海一样。手少阳三焦经，在外与漯河相配合，在内与三焦相连属。三焦通利水道，上焦不治则水泛高原，中焦不治则水留中脘，下焦不治则水乱二便。如同漯水连接着广泛的区域一样。手阳明大肠经，在外与长水相配合，在内与大肠相连属。大肠为传道之官，能传送食物的糟粕，使其变化为粪便而排出体外。大肠经水如同江水一样，滔滔向东流入大海。手太阴肺经，在外与河水相配合，在内与肺相连属。肺主一身之气，如同河水一样流域特别大，将中原绝大多数河流之水注入大海。手少阴心经，在外与济水相配合，在内与心相连属。古代济水很清，后来被黄河占道而消失。比喻心经经水清澈。手厥阴心包经，在外与漳水相配合，在内与心包相连属。心包围绕心而接受心的命令，主管人的喜乐情志，与人体有着广泛联系。以上十二经水，用中原大地的河流来比喻其性质，根据河流的源头、流域和流向等，区别十二经配合不同河流，周而复始，奔流不息，内外相通，如环无端。

就人体而言，腰以上象天属阳，腰以下象地属阴。若按脏腑部位，以上下南北阴阳相应十二经水的话，海水象胃，湖水象脾，脾胃居中。胆、小肠、膀胱等，居胃之北（下）为阴；肝、肾居脾之北（下）而为阴中之阴。漳水象心主，心主之上是心肺，所以说漳水以南（上）为阳；河水象肺，肺之下是心与心主，所以说河水以北（下）至漳水为阳中之阴。从内外来说，脏腑之外为三焦，三焦之外为皮毛，三焦象漯水，大肠象江水（大肠与肺相合，肺主皮毛），所以说漯水以南（上）至江水者（指脏腑外围至皮毛的部位），为阳中之太阳。十二经水是大地中的一隅，用这一隅中的现象来比喻人体经水与自然界的内外关系。

其次，表现在十二经应十二月，十二月各主手足之阴阳。如《灵枢·阴阳系日月》说："寅者，正月之生阳也，主左足之少阳；未者，六月，主右足之少阳；卯者，二月，主左足之太阳；午者，五月，主右足之太阳；辰者，三月，主左足之阳明；巳者，四月，主右足之阳明。此两阳合于前，故曰阳明；申者，七月之生阴也，主右足之少阴；丑者，十二月，主左足之少阴；酉者，八月，主右足之太阴；子者，十一月，主左足之太阴；戌者，九月，主右足之厥阴；亥者，十月，主左足之厥阴。此两阴交尽，故曰厥阴。"本段经文论述十二个月与左右手足六经相合是有一定规律的。一年之中，上半年为阳，所以前 6 个月主阳经；下半年为阴，所以后 6 个月主阴经。上半年一月、二月、三月阳气渐盛，为阳中之阳，而左为阳，所以这 3 个月分主左足的阳经；四月、五月、六月阳气由盛而渐衰，为阳中之阴，而右为阴，所以这 3 个月分主右足的阳经。七月、八月、九月阴气渐盛，为阴中之阴，而右为阴，所以这 3 个月分主右足的阴经；十月、十一月、十二月阴气渐退，阳气渐衰，为阴中之阳，所以这 3 个月分主左足之阴经。

总之，阴阳应用于"藏象"，以阴阳的对立统一观点，分析了人体的组织结构，论证了人体是一个由多种阴阳结构组成的个体，并以阴阳的动态平衡，说明了人体的正常生理活动，以阴阳的偏盛偏衰，概括了人体的病理变化，并且还运用阴阳学说，阐明了人体脏腑经络与自然的对立统一关系，形成了人与天地相参的学术观点。

二、诊法方面

由于疾病的发生、发展变化的根本在于阴阳失调，所以任何疾病，尽管其临床表现错综复杂，千变万化，但都可以用阴和阳来加以概括。例如作为辨证纲领的"八纲辨证"，就是以阴证和阳证作为总纲的。在诊断中，虽望、闻、问、切并用，但首先在于辨别阴阳。《素问·阴阳应象大论》说："善诊者，察色按脉，先别阴阳。审清浊而知部分；视喘息，听声音，而知所苦；观权衡规矩，而知病所主；按尺寸，观浮沉滑涩，而知病所生。以治无过，以诊则不失矣。"本条强调大夫在诊断疾病的时候，首先要区别病证的阴阳属性。并从望诊、闻诊、切诊等三个方面了解疾病的情况。望诊，见色泽鲜明者为阳，晦暗者属阴；闻诊，听声音洪亮者属阳，低微断续者为阴；切诊，脉象浮、数、大、滑者属阳；沉、迟、小、涩者则为阴。如《素问·脉要精微论》说："微妙在脉，不可不察，察之有纪，从阴阳始。"认为四时阴阳变化之微妙，在脉上都有所反应，因此要认真地观察。按切脉象还要有一定的纲领，就是要从辨别阴阳开始。如《灵枢·终始》说："持其脉口人迎，以知阴阳有余不足，平与不平，天道毕矣。"指出脉口为太阴经所过，人迎为阳明经所循，肺朝百脉，胃为水谷之海，所以诊察脉口人迎两处的脉象，就可以测知五脏六腑的虚实盛衰，了解和掌握人体阴阳是否保持平衡，这就是自然界的规律所为。

总而言之，无论望、闻、问、切四诊，都莫不以先别阴阳为其首务。正如张介宾说："凡诊病治病，必须先审阴阳，乃为医道之纲领，阴阳无谬，治焉有差，医道虽繁，而可一言以蔽之者，曰阴阳而已。"

三、治疗方面

阴阳的偏胜偏衰，是疾病产生的机理。因此，调整阴阳，补偏救弊，促使"阴平阳秘"，恢复阴阳的相对平衡，乃治疗的最终目的。正如《素问·至真要大论》所说："谨察其阴阳所在而调之，以平为期。"

协调阴阳的治疗原则，在药治方面，如阳热盛而损及阴液者，可损其有余之阳，用"热者寒之"的方法。若因阴盛而损及阳气者，可损其有余之阴，用"寒者热之"的方法。反之，若因阴液不足，不能制阳而阳亢者，或因阳气不足，不能制阴而造成阴盛者，则必须补其阴或阳的不足，这也就是《素问·至真要大论》所说的"诸寒之而热者取之阴，热之而寒者取之阳"。寒之而热者取之阴，即"阳病治阴"，热之寒之取之阳，即"阴病治阳"。"热者寒之""寒者热之"，前者就是"阳病治阳"，后者即"阴病治阴"。

　　在刺法方面，如《灵枢·寿夭刚柔》所说："病在阴之阴者，刺阴之荥输；病在阳之阳者，刺阳之合；病在阳之阴者，刺阴之经；病在阴之阳者，刺络脉。"指出病在阴中之阴的五脏，就应该刺阴经的荥穴和输穴；病在阳中之阳的六腑，就应刺阳经的合穴；病在阳中之阴的筋骨，就应刺阴经的经穴；病在阴中之阳的皮肤，可以刺浅表的络脉。此外《素问·阴阳应象大论》也说："故善用针者，从阴引阳，从阳引阴，以右治左，以左治右，以我知彼，以表知里，以观过与不及之理，见微得过，用之不殆。"可见，善于使用针灸的医生，通过针刺阴分，可以诱导阳分的邪气，通过针刺阳分，可以诱导阴分的邪气；针刺左侧以治疗右侧疾病，针刺右侧以治疗左侧疾病，这就是"阳病治阴""阴病治阳"的治疗原则。由此可知治疗原则也是运用阴阳学说加以说明的。

四、摄生方面

　　在"人与天地相参"的理论观点指导下，使人体的阴阳，与自然界的阴阳协调，就成为养生学说的主要学术观点。因此，认为人如果要预防疾病的发生，防止早衰，达到延年益寿的目的，就必须做到"法于阴阳，和于术数"。《素问·上古天真论》所列举的"真人""至人""圣人""贤人"掌握养生之道的四种人，所提出的"提挈天地，把握阴阳""和于阴阳，调于四时""处天地之和，从八风之理""逆从阴阳，分别四时"，莫不以调节阴阳，以阴阳作为衡量养生之道浅深程度的标准。

　　《内经》理论认为生物生、长、化、收、藏的生长发展过程，是与自然界四时阴阳消长变化分不开的，只有顺应四时阴阳的变化，才能维持正常的生命活动，而不至"未央而绝灭"。所以《素问·四气调神大论》说："夫四时阴阳者，万物之根本也，所以圣人春夏养阳，秋冬养阴，以从其根，故与万物沉浮于生长之门。逆其根，则伐其本，坏其真矣。故阴阳四时者，万物之终始也，死生之本也。逆之则灾害生，从之则苛疾不起，是谓得道。"这段讲的是：其一，阴阳之气随着春、夏、秋、冬四季变化而消长，强调四时阴阳的变化是万物生命的根本。其二，论述圣人春夏养阳，秋冬养阴的道理。这是因为春夏外界阳盛，万物处于生发盛长阶段，逆春气则少阳不生，逆夏气则太阳不长，所以人体必须养阳气方能与万物生长之势相适应；秋冬外界阴盛，万物处于敛藏阶段，逆秋气则太阴不收，逆冬气则少阴不藏，所以人体必须养阴气方能与万物敛藏之势相适应。其三，违背了四时阴阳消长的规律，就会产生灾害，顺应了这个规律，就不会发生重大疾病。

由此可见，摄生学说，无论在理论上，或是在具体方法上，都是运用阴阳学说的理论阐发的。

五、药物方面

阴阳应用于药物学方面，主要是用来概括药物的性味功能，从而作为指导临床用药的依据。

《内经》所论药物，既有气味阴阳厚薄之分，又有四气五味升降浮沉之理。如《素问·阴阳应象大论》说："味厚者为阴，薄为阴之阳；气厚者为阳，薄为阳之阴。味厚则泄，薄则通。气薄则发泄，厚则发热。"味厚者为阴中之阴，用之则泄泻，如大黄之类；味薄者为阴中之阳，用之则通利，如木通之属。气薄者为阳中之阴，用之则发汗，如麻黄之类；气厚者为阳中之阳，用之则助阳生热，如附子之属。

药物的四气，寒凉属阴，温热属阳；药物的升降浮沉，则阳主升浮，阴主沉降。至于药物的五味，如《素问·至真要大论》说："辛甘发散为阳，酸苦涌泄为阴，咸味涌泄为阴，淡味渗泄为阳。六者，或收或散，或缓或急，或燥或润，或软或坚，以所利而行之，调其气使其平也。"这不仅指出药物五味的阴阳属性，而且还进一步说明了正是由于药性的阴阳偏胜，才能起到纠正人体病变的阴阳偏胜，从而促使阴阳之气平和协调。

第3章　五行学说

五行学说和阴阳学说一样，原本是我国古代用以认识物质世界，解释世界万物在发展变化过程中相互联系的唯物辩证法思想。它和阴阳学说结合，渗透到医学领域来，主要阐明人体脏腑功能活动，以及脏腑功能活动与自然界有关事物之间相互联系的法则，所以，它对《内经》理论体系的形成，有着密切的联系。

概　　述

一、五行的基本含义

"五"，指木、火、土、金、水；"行"，即运动变化。五行，也就是木火土金水的运动变化。木火土金水，原本是指我国古代劳动人们在生活、生产实践中不可缺少的五种日常生活用品，所以又称为"五材"。如《左传·襄公二十七年》："天生五材，民并用之，废一不可。"伏胜在《尚书·大传》中进一步解释说："水火者，百姓之所饮食也；金木者，百姓之所兴作也；土者，万物之所资生，是为人用。"人们在长期的生产实践中，又逐渐认识到这五种物质，可以化合成各种事物，如《国语·郑语》记载周幽王八年，史伯对郑桓公说："故先王以土与金木水火杂以成百物。"这种认识的提高，已成为五行学说的萌芽。

五材上升为五行学说后，就成为事物属性的抽象概念，并运用这一学说的生克制化理论，来说明事物在运动发展过程中的联系法则，阐明各种不同事物在其发展过程中的相互关系，这就是五行学说的主要含义。中医学运用这种五行的联系法则，来论证五脏系统相互间联系的规律，以及人与自然界有关事物之间的关系，从而促进了人体内外环境相互统一的整体观念的形成。

由此可见，五行学说是我国古代用以认知宇宙，解释宇宙事物发生变化过程中相互联系法则的一种学说，属于古代朴素唯物辩证法的哲学范畴。

二、五行学说的起源

（一）古代对"五"的诠释

在古代社会生活中，以五建制的历史最为悠久。从《尚书·尧典》开始就有五典、五端、五礼、五玉、五器、五载、五刑、五品、五服、五流等记载。五典是指少昊、颛顼、高辛、唐（尧）、虞（舜）五帝所写的书，主要言常理。五端是指石菖蒲、艾叶、石榴花、蒜头、山丹花五种植物。五礼是指吉礼（祭祀之事）、凶礼（丧葬之事）、军礼（军旅之事）、宾礼（宾客之事）、嘉礼（冠婚之事）。五玉是指璜（一种佩戴的饰物）、琮（一种内园外方的玉器）、璧（一种中央穿孔的扁平状圆形玉器）、珪（一种长条形，上尖下方的玉器）、璋（一种扁平长方形的玉器）。五器是指公、侯、白、子、男五等爵朝聘的礼器。五载是指五年。五刑是指墨刑（古代最轻刑罚，在犯人脸上刻字染墨作为犯罪的标志）、劓刑（割掉鼻子）、荆刑（把脚砍掉）、宫刑（阉割男性生殖器、妇人幽闭）、大辟（死刑）。五品又称为五常、五教，是指父义、母慈、兄友、弟恭、子孝。五服是指甸服（以天子为中心，周围方圆5百里的区域）、侯服（甸服外5百里的区域）、绥服（侯服外5百里的区域）、要服（绥服外五百里的区域）、荒服（要服外五百里的区域）。五流是指对犯有五刑的罪者，施以流放。

我国最古老的军事著作《孙子兵法》也出现许多以五计数的条目，如五事、五则、五危、五间、五兵法、五火攻、五绝涧等。五事是指道（君主与民众的目标相同，意志统一，可以同生共死，而不惧怕危险）、天（昼夜、阴晴、寒暑等四时更替）、地（地势的高低，路程的远近，战场的广阔和狭窄）、将（将领足智多谋，勇敢果断，赏罚有度，军纪严明）、法（组织严密，责任明确，管理严格，人员编制，资源保障，物质调配）。五则是指作战中的五个原则（我十倍于敌就实施围歼，五倍于敌实施进攻，两倍于敌要努力战胜敌军，势均力敌则分散各个击破，兵力弱于敌人则避免作战）。五危是指将领有五种致命的弱点，一为必死可杀（坚持死拼硬打，可能招致杀身之祸）、二为必生可虏（临阵畏缩，贪生怕死，可能被俘虏）、三为忿速可侮（性情暴躁易怒，可能受敌轻侮而失去理智）、四为廉洁可辱（过分洁身自好，珍惜声名，可能会被羞辱引发冲动）、五为爱民可烦（由于爱护民众，受不了敌人的扰民行为而不能采取相应的对敌措施）。五间是指五种间谍的运用，一为乡间（利用敌人的同乡做间谍）、二为内间（收买敌方官吏做间谍）、三为反间（让敌方间谍为我所用）、四为死间（通过我方间谍将假情报传给敌方，诱使敌人上当）、五为生间（侦察敌方能活着回来报告敌情的人）。五兵法是指度（估算土地的面积）、量（物质资料的容积）、数（统计兵源的数量）、称（比较双方军事的综合实力）、胜（得出胜负的判断）。五火攻是指五种火攻的方法，一火烧敌军人员、二火烧敌军粮食、三火烧敌军辎重、四火烧敌军仓库、五火烧敌军运输设施。五绝涧是指溪谷深峻，水流其间，包括天井（类似于盆地）、天牢（高山环绕，易进难出）、天罗（林密草深，难以出入）、天陷（地势低洼，道路泥泞）、天隙（两山相向，涧道狭窄）。

《管子》归纳土地和物产，列出五务、五位、五沃、五壤、五隐、五浮、五沙、五剽、五殖、五犹等众多的"五"。所谓五务，一为君主择臣任官（君主能够择臣任官，政事就不乱）、二为大夫任官治事（大夫任官治事，措施就可以及时）、三为官长负责其事而严守职责（官长分工任事而严守职责，行动就可以协调）、四为士人修养品德而攻治才艺（士人能够修身学艺，贤良人才就可以出现）、五为平民则从事农耕种植（平民从事农耕种植，财用就充足了）。五位是指五行所处的方位，水代表北方、火代表南方、木代表东方、金代表西方、土代表中央。五沃是指土质肥沃的五种土壤。五壤是指青赤黄白黑五种颜色的土壤。五隐是指肥沃的上等黑土壤。五浮是指细润的上等土壤。五沙是指细碎的中等土壤。五剽是指白色粉末的中等土壤。五殖是指湿时黏结成粗块，干时龟裂而坚硬的下等土壤。五犹是指恶臭的下等土壤。以上可以看出，在涉及自然、社会生活、军事、土壤等多个领域，古人习惯于把事物分成五类。

春秋后期，崇尚"五"已成为一种普遍现象。例如味有五味、音有五音、祭品有五畜、神有五行之官、谷有五谷、龟卜有五兆、身体器官内有五脏、外有五窍等。社会生活的各个领域，几乎都与数字"五"相关。《左传》云："先王之济五味，和五声也，以平其心，成其政也。"《道德经》也讲："五色，令人目盲；五音，令人耳聋；五味，令人口爽。"

后世学者认为，对"五"的重视来源于对数的早期应用。如郭沫若先生曾根据甲骨文字指出"数生于手"，一手有五指，是古人计数的最天然工具，故崇尚"五"。世界上许多原始民族的计数方法，也指出五以内的数均与手有关，所以以五为基数的计数法是一种普遍现象。

从古至今，以"五"为基数的分类，大多具备实际意义。像五方，来源于对天地自然的观测，虽然在理论上，从某一点为中心向四周可以有无限种方向，但四方是最简洁的坐标。与天象观测对应将四方固定下来，可以方便人们寻找方向。五声，则是古代音律的规定，古人以此为音乐的基准。五色青、赤、黄、白、黑，最早见于《尚书·皋陶谟》，现代有人根据物理学认为，可见光可为红、橙、黄、绿、青、蓝、紫七色，而黑色是光被全部吸收给视觉造成的印象，白色是多种颜色的光混合所产生的视觉效果。实际上古代的五色是一种色彩学的概念。色彩学中把红、黄、蓝称为三原色，这三种颜色的不同搭配可以组成其他各种色彩，所以说红、黄、蓝加上黑与白，构成了最常见的色彩。所以古代五色之分有其实用的一面，只不过古人将青与蓝相混而已。

（二）木火土金水五行的来源

关于木火土金水五行的来源：第一种说法认为，它的前身是"六府"，并引用《左传·鲁文公七年》晋郤缺对赵宣子引用当时的《夏书》"水、火、金、木、土、谷，谓之六府"作证，认为六府去掉"谷"就是五行。现存《尚书·大禹谟》也有"水、火、金、木、土、谷"的记载。五行学说与六府说有关,这是无疑的。所谓府,可能与古代分管各类材用的库府有关。例如,《礼记·曲礼下》中说:"天子之六府,曰司土、司木、司水、司草、司器、司货,典司六职。"这里的六府提示了六府应该是库府名称,如《书经集传》说:"六者,财用之所自出,故曰府。"金、木、水、火、土和谷,是与古代农耕社会密切相关的基本物资。

第二说法认为,五行来源于五材。五材是由五方观念发展而来的。学者胡厚宣在《论殷代五方观念及"中国"称谓之起源》中说:"殷代确有五方之观念,则可由卜辞证之。如帝乙帝辛时卜辞有曰;已巳王卜贞图岁商受年,王田占曰:吉,东土受年,南土受年,西土受年,北上受年。此卜商与东南西北四方受年之辞也。商者,亦称中商。……中商而东南西北并贞,则殷代已有中东南西北方五之观念明矣……然则,此即后世五行说之滥觞"。这种先有五方观念,再将日常用品归纳为五材的说法,现在虽无更确凿的证据来论证。但从与阴阳五行学说起源有关的"河图'"来看,已明显地列出了中间和四方五个方位。这五个方位虽然没有标明即是东南中西北,但已与天一生水、地二生火等五行结合在一起了。因此,胡氏所谓五方"即后世五行说之滥觞"也不为过。《尚书·洪范》所说的五行特性"水曰润下,火曰炎上,木曰曲直,金曰从革,土爱稼穑",直观地看,反映的也是农业生产耕作的过程。宋代胡瑗解释说:"夫润万物莫如水,燥万物莫如火,木可揉而曲直,金可范而成器,土则兼载四者,而生殖其中也。故人之饮食必待水火而烹饪,宫室必待金木而斲朴,土稼穑之利,欲百谷之生,未有不在乎土也。故五行万物,人用之由出也。"至于谷,在物质来说是次生级的层次,是耕作的产物。正如《书经集传》引葛氏曰:"《洪范》五行,水火木金土而已。谷本在木行之数,禹以其为民食之急,故别而附之。"由于金、木、水、火、土在生产生活中的重要性,在西周末年已被抽取出来称之为"五材",突出了它们作为"材料"的含义。如《左传》襄公二十七年,宋国大夫子罕言:"天生五材,民并用之,废一不可。"《左传》昭公十一年晋国大夫叔向对韩宣子讲:"譬之如天,其有五材,而将用之。"杜预注:"金木水火土五者为物,用久则必有弊尽。"另外,《国语·郑语》史伯答郑桓公之问时讲:"先王以土与金、木、水、火杂,以成百物。"可见"五材"被认为是构成万物的五种代表性的基本素材。汉代伏胜《尚书大传》说"水火者,百姓之所饮食也;金木者,百姓之所兴生也;土者,万物之所资生,是为人用",反映了这种思想。这样,在以"五"为基准的种种分类中,虽然有五色、五方、五味、五声等不同,但都不如五材金、木、水、火、土更具体更重要,因而逐渐成为以五类归纳的各种范畴的代表。

随着历史的发展,人们认识的提高,逐渐意识到水火土金木五材,可以化合成各种事物。并在当时"气"为万物本源论的影响下,进一步把五种物质的属性,加以抽象推演,以五行之间的相互滋生,互相制约的理论,用来说明整个物质世界的发展变化,从而使最初的五行,逐渐抽象化,概念化,上升为理论,形成了五行学说。例如《尚书·洪范》说:"水曰润下,火曰炎上，木曰曲直，金曰从革，土爰稼穑。"这里记载的五行，已开始摆脱原初的五种物质，从属性上抽象化了。据记载《左传·鲁昭公二十九年》即蔡墨答魏献子的"五行之官"的说法以前，五行根本没有上升到学说的地位。大约自此以后，经过《管子》《吕氏春秋》和《礼记》等，五行学说开始形成了。

不管其起始动机如何，从实际的用法来看，五行较之五材，体现出变动、运行的特点，同时更抽象化，适于广泛指代。所以五行作为以金、木、水、火、土为代表的对事物分五类的称谓，逐步确定成为现在我们熟悉的形态。

（三）五行的次第

《尚书·洪范》说："五行：一曰水，二曰火，三曰木，四曰金，五曰土。"这种排序与后来的五行相生的次序"木、火、土、金、水"不同，也与五行相胜的次序"水、火、金、木、土"不同。历代学者为这一次序赋予了不同的解释。最常见的是将之与《周易·系辞》的生成之数相联系。如《尚书正义》说："《周易·系辞》'天一，地二，天三，地四，天五，地六，天七，地八，天九，地十。'此即是五行生成之数。天一生水，地二生火，天三生木，地四生金，天五生土，此其生数也。如此则阳无匹，阴无耦，故地六成水，天七成火，地八成木，天九成金，地十成土。"为什么生成数是这种顺序呢？可以从易卦原理解释，也从五种物质特点推论。如《尚书正义》曰："又数之所起，起于阴阳。阴阳往来，在于日道。十一月冬至日南极，阳来而阴往。冬，水位也，以一阳生为水数。五月夏至日北极，阴进而阳退。夏，火位也，当以一阴生为火数。但阴不名奇，数必以偶，故以六月二阴生为火数也。是故《易说》称乾贞于十一月子，坤贞于六月未，而皆左行，由此也。冬至以及于夏至，当为阳来。正月为春木位也，三阳已生，故三为木数。夏至以及冬至，当为阴进。八月为秋金位也，四阴已生，故四为金数。三月春之季，四季土位也，五阳已生，故五为土数，此其生数之由也。又万物之本，有生于无，著生于微，及其成形，亦发微著为渐。五行生后，亦以微著为次。五行之体，水最微，为一；火渐著，为二；木形实，为三；金体固，为四；土质大，为五。亦是次之宜。"

近代梁启超也说《尚书·洪范》中的五行数字不过将物质区为五类，言其功用及性质耳，何尝有丝毫哲学或术数的意味！庞朴先生认为《尚书·洪范》只是从民生日用角度看待五材，是不会留意于编排五者关系的，如果一定要找出关系的话，只能说《尚书·洪范》所列是一种并无内在逻辑的并列。这是不成为关系的关系，也是五材之间的最早关系。

（四）五行的相生

传说伏羲时有龙马负河图而出，故河图与洛书一样有神圣的意义。把五行之数代入河图，按顺时针方向正好是五行相生之序。河图、洛书记载虽久，但两者真正的图样都是到宋代才见到的，很难认为五行相生理论就是导源于此。

推论五行相生说的原理，似乎应该与季节推移有关。金木水火土与四时（或五时）相配的记载在诸子书中很普遍，而且配法也都基本一致。如《吕氏春秋》曰："孟春之月……其日甲乙……其音角……其数八。其味酸……祭先脾……衣青衣……食麦与羊……盛德在木。""孟夏之月……其日丙丁……其音徵……其数七。其味苦……祭先肺……衣赤衣……食椒与鸡……盛德在火""孟秋之月……其日庚辛……其音商……其数九。其味辛……祭先肝……衣白衣……食麻与犬……盛德在金。""孟冬之月……其日壬癸……其音羽……其数六。其味咸……祭先肾……衣黑衣……食黍与彘……盛德在水。"

但在用四季历配合五行时，因土无法单独列纲，只得把中央土附属于《季夏纪》，文中曰："中央土：其日戊己……其音宫……其数五。其味甘……祭先心…衣黄衣…食稷与牛。"

这个木、火、土、金、水的排序符合后世的五行相生之序，可能相生说就从季节的这种自然过渡而衍生，只是当时无"相生"之名。

但由于早期文献并无明确记载五行"相生"之辞，所以顾颉刚先生提出："五行相生说，始见于董仲舒书。这是指西汉董仲舒著《春秋繁露》首次明确提到"五行相生"。董仲舒《春秋繁露》中的"五行对第三十八""五行大义第四十二"都提到"木生火，火生土，土生金，金生水，水生木"，第五十八章则直接名为"五行相生"，第五十九章为"五行相胜"。董仲舒还将相生和相胜结合起来，他说："天地之气，合而为一，分为阴阳，判为四时，列为五行。行者，行也，其行不同，故谓之五行。五行者，五官也，比相生而间相胜也，故为治，逆之则乱，顺之则治。"

（五）五行的相克

五行相克据传与洛书有关。洛书在古代带有神秘含义，但实际上也不过是一种九宫图的数字排列。把《尚书·洪范》中数字与五行的关系代入洛书图中，可以看到，逆时针方向就是五行相克的顺序。不过，现代认为洛书并非如古人所说的是大禹时代的发明，因此，"是九宫图的发明导致了五行与数字配对，还是对五行及与其对应的数字导致了九宫图的发明，这是一个悬而未决的问题"，我们并不能就此将洛书作为五行相克理论的来源。

汉学家葛瑞汉认为，相克关系大概来源于对工匠日常处置的五种基本原料的观察，与水、火、金、木或土相抗衡，几乎没有理由不同意其对抗的物质是最需要用来筑坝、熄灭、熔化、砍断或挖掘的……注意到在每一种情况下都有单一的和不同的回答以及在封闭的圆圈中'克'是相互衔接的，人们似乎在这些基础材料所特有的运动过程中发现了一个与天上的周期循环相对的地上的规律。

一个理论的创立总应有其功用和目的。文献中反映出，在春秋战国时期已有应用金、木、水、火、土之间相克（相胜）的理论用来解释一些自然现象。如《左传》昭公三十一年晋史墨答赵简子"辛亥日食"问题时说："庚午之日，日始有谪。火胜金，故弗克。"晋赵殃子救郑，遇水适火，史墨说："水胜火，伐姜则可。"史墨具有巫官的性质，或许正是巫师们创立了五行相克循环的理论。只是文献中找不到完整的记载，也少见类推到其他系统中去，至少说明在邹衍之前并没有广为人们接受。现在可知的较完整的五行相克理论，是战国时邹衍的"五德终始说"。正是由于邹衍的宣扬，五德终始似乎成了支配朝代更替的神秘力量，五行相克理论也就随之大行于世。

三、五行学说的唯物辩证观点

（一）五行的各自特性

木曰曲直：曲者，屈也；直者，伸也。屈直是指树木的枝条具有生长、柔和，能屈又能伸的特性。所以，凡具有生长、升发、条达、舒畅等性质的事物和现象，皆归属于木。

火曰炎上：炎者，燃烧、炎热也；上者，上升也。炎上是指火具有炎热、上升的特性。所以，凡具有温热、向上、光明、活动等性质的事物和现象，皆归属于火。

土爱稼穑：爱者，曰也；稼者，即种植谷物；穑者，指收割谷物。稼穑是指人类种植和收割谷物的农事活动。所以，凡是具有承载、受纳、生化性质的事物和现象，皆归属于土。

金曰从革：从者，顺也；革者，变革也。从革是指金通过变革而具有刚柔相济的特性。凡具有沉降、肃杀、收敛等性质的事物和现象，皆归属于金。

水曰润下：润者，滋润也；下者，下行也。润下是指水具有滋润向下的特性。所以，凡具有滋润、下行、寒凉、闭藏性质的事物和现象，皆归属于水。

（二）五行的主要哲学观点

五行的主要哲学观点包括：①世界是由木火土金水五种基本物质所组成；②宇宙中的一切事物皆由木火土金水五种基本物质"相杂"和"相合"而化生的；③所有一切事物都可以按照五行的属性进行归类；五行相生相克是世界各种物质普遍联系的法则。

五行学说除了认为宇宙的一切事物都是由木、火、土、金、水五种属性的物质构成外，还认为这五种物质之间相互资生，相互制约的不断运动，促使事物的产生和发展，所以五行具有元素论的性质。

五行学说认为宇宙中一切事物是由木火土金水五种基本物质相互"杂合"而产生的。古人的看法是土与木火金水相互结合，形成万事万物。木生于土中，土是木的载体，且供给木以营养，木才能生长、开花、结果，木离开土的承载，则不能生存。土与木杂合，产生各种各样的草木植被。火有地上之火和地下之火，无论哪种火，都发生在土地之中或土地之上，离开了土，火也就不存在了。金属都储藏在土中，土中埋藏了大量的各种金属矿藏，从土中提起矿物冶炼，则产生金、银、铜、铁、锡等金属。江河湖海皆漂浮在地球的表面，水总是在地上流动，水分不断地从地上升腾，雨水又不断地下降到地面，水的升升降降一刻也离不开大地。地上有木和水，地下有金，火生于土上，因此土与木火金水相杂合能生成万物，其道理正是如此。

五行学说，把自然界各种事物，根据它们抽象化的属性，分别归属于木、火、土、金、水五行。《内经》中的五行归类有两种方法。

第一种方法，即取象比类法。所谓取象就是从事物的形象（形态、作用、性质）中找出能反映本质的特有征象；比类即以五行各自的属性为基准，与某些事物特有的征象相比较，以确定其五行的归属。如东方：日出东方，与木之生发特性相似，则东方归属于木；南方：南方炎热，与火之炎上特性类似，则南方归属于火；西方：日落西方，与金之沉降特性相似，则西方归属于金；北方：北方寒冷，与水之冰寒特性相似，则北方归属于水；中央：土肥物茂，与土之乘载特性相似，则中央归属于土。

第二种方法，推演归纳法。即根据已知的某些事物的五行归属，推演归纳其他相关的事物，从而确定这些事物的五行归属。如肝属木，肝合胆，主筋，开窍于目，其华在爪，则胆、筋、爪、目属于木；心属火，心合小肠，主脉，开窍于舌，其华在面，小肠、脉、舌、面属于火；脾属土，脾合胃，主肉，开窍于口，其华在唇，胃、肉、口、唇属于土；肺属金，肺合大肠，主皮，开窍于鼻，其华在毛，大肠、皮、鼻、毛属于肺；肾属水，肾合膀胱，主骨，开窍于耳，其华在发，膀胱、骨、耳、发属于肾。

五行学说运用"生克制化"的理论，来说明事物在运动、变化过程中的联系法则。这种联系法则，提示人们要认识事物，就必须全面研究事物所包含的五个方面及其相互关系，才能把握事物的本质及其运动规律。这就体现了从事物内部的结构关系及其本体去认识、分析事物的辩证法观点。五行学说还认为凡归属于五行结构中的不同事物之间，也必然存在着联系关系。例如自然界五时的气候变化，与人体内在的五脏系统结构之间，就具有资生和抑制的联系关系，从而把人与自然界构成一个整体。五行学说的这种观念，要求人们在研究一个客体的五行结构同时，还必须研究该客体与其周围环境之间的相互作用和相互影响。上述从事物内部的结构关系及其整体上去认识事物，在研究一个客体的同时，还必须与该客体周围环境之间的联系，这就是五行学说整体观的主要内容。

五行学说的生克制化，并不是指五种实物，而是已经从事物的本质抽象出来的理性知识，成为分析事物相互关系的一种理论。正如黄元御《四圣心源·五行生克》说："其相生相克，皆以气而不以质也，成质则不能生克矣。""气"，这里是指作用而言，五行学说运用生克制化的理论在于说明事物在发展变化过程中的动态平衡。所以黄元御又说："相克者，制其太过也。木性发散，敛之以金气，则木不过散；火性升炎，伏之以水气，则火不过炎；土性润湿，疏之以木气，则土不过湿；金气以敛，温之以火气，则金不过收；水性降润，渗之以土气，则水不过润，此皆气化自然之妙也。"可见五行之间的既相生又相克，是维系事物在正常发展过程中动态平衡的主要因素。

五行学说的生克制化理论，运用于一事物与其周围事物之间的关系，可以说明生物相互之间的生态平衡。《内经》中之所以将五谷、五果、五畜、五菜等，分别归属于五行，可能就是这个意思。

五行学说的整体观和动态平衡观，正是五行学说的唯物辩证观点的集中反映。正如郭沫若在《十批判》书中说："在神权动摇的时代，学者不满足于万物为神所造的那种陈腐的观念，故而有无神论出现，有太一、阴阳等新观念产生。对这种新的观念犹嫌其笼统，还要更分析入微，还要更具体化一些，于是便有原始原子说的金、木、水、火、土的五行出现。万物的构造，求之这些实质的五个大元素，这思想应该算是一大进步。"

五行学说的基本内容

一、事物的属性归类

五行学说，将自然界各种事物和现象，包括人体在内的各种脏腑、组织、器官，采用取类比象的方法，按其不同的性能、作用等分别归属于木、火、土、金、水五行，形成联系人体内外环境的五行结构系统，用以解释和说明事物在发展过程中，以及人体在生命活动过程中的相互联系、互相制约的控制法则。

其归属的方法，正如《素问·阴阳应象大论》说："东方生风，风生木，木生酸，酸生肝，肝生筋，筋生心，肝主目。其在天为玄，在人为道，在地为化。化生五味，道生智，玄生神，神在天为风，在地为木，在体为筋，在脏为肝。在色为苍，在音为角，在声为呼，在变动为握，在窍为目，在味为酸，在志为怒。"

"南方生热，热生火，火生苦，苦生心，心生血，血生脾，心主舌。其在天为热，在地为火，在体为脉，在脏为心，在色为赤，在音为徵，在声为笑，在变动为忧，在窍为舌，在味为苦，在志为喜。"

"中央生湿，湿生土，土生甘，甘生脾，脾生肉，肉生肺，脾主口。其在天为湿，在地为土，在体为肉，在脏为脾，在色为黄，在音为宫，在声为歌，在变动为哕，在窍为口，在味为甘，在志为思。"

"西方生燥，燥生金，金生辛，辛生肺，肺生皮毛，皮毛在肾，肺主鼻。其在天为燥，在地为金，在体为皮毛，在脏为肺，在色为白，在音为商，在声为哭，在变动为咳，在窍为鼻，在味为辛，在志为忧。"

"北方生寒，寒生水，水生咸，咸生肾，肾生骨髓，髓生肝，肾主耳。其在天为寒，在地为水，在体为骨，在脏为肾，在色为黑，在音为羽，在声为呻，在变动为栗，在窍为耳，在味为咸，在志为恐。"

《内经》除上述《阴阳应象大论》的记载外，《金匮真言论》《五运行大论》以及《五常政大论》等篇，均有有关五行归属的论述，兹将其归纳列于表下。

事物属性归类表

自然界												五行	人 体								
五实	五果	五虫	五谷	五畜	五音	五臭	五味	五色	五化	五气	五时	五方		五脏	五腑	五体	五官	五华	五志	五神	五声	五变
核	李	毛	麦（麻）	鸡（犬）	角	臊	酸	苍	生	风	春	东	木	肝	胆	筋	目	爪	怒	魂	呼	握
络	杏	羽	黍（麦）	羊（马）	徵	焦	苦	赤	长	热	夏	南	火	心	小肠	脉	舌	面	喜	神	笑	忧
肉	枣	倮	稷	牛	宫	香	甘	黄	化	湿	长夏	中	土	脾	胃	肉	口	唇	思	意	歌	哕
壳	桃	介	稻	马（鸡）	商	腥	辛	白	收	燥	秋	西	金	肺	大肠	皮	鼻	毛	忧	魄	哭	咳
濡	栗	鳞	豆	彘	羽	腐	咸	黑	藏	寒	冬	北	水	肾	膀胱	骨	耳	发	恐	志	呻	栗

注：关于五畜五谷的五行分属《内经》各篇小有出入，本表是以《金匮真言论》为主。

这种"五行"归纳事物的方法，基本上已经不是木、火、土、金、水的本身，而是按其特点，抽象地概括出不同事物的属性。如木性的特点是升发、柔和，凡是具有这种特性的便概括称之为"木"；火的特点是阳热、上炎，凡是具有这种特性的便概括称之为"火"；土性的特点是长养、变化，凡是具有这种特性的便概括称之为"土"；金性的特点是清肃、坚劲，凡是具有这种特性的便概括称之为"金"；水性的特点是寒润、下行，凡是具有这种特性的则概括称之为"水"。因此，医学上所沿用的五行，实际上是五种不同属性的抽象概括。

事物经过这种属性归类，便形成了《内经》理论体系，即五脏为主体，外应五方、五时、五气，内系五腑、五体、五官、五窍、五华五个功能活动系统，以此法阐明人体生命活动的整体性，及其与周围之间的统一性。

二、五行的生克乘侮

生克乘侮，是五行学说用来解释事物之间相互联系的一种理论，也是事物在发展变化过程中概括出来的相互作用的规律。

（一）相生相克

相生，就是相互资生，相互促进的意思。五行学说认为自然界各种事物在其运动、发展、变化过程中。不是彼此各自孤立，而是相互影响，相互联系着的，相生就是这种联系的表现之一。五行相生的次第是：木生火，火生土，土生金，金生水，水生木。正如《白虎正义》说："木生火者，木性温暖，火伏其中，钻灼而出，故木生火；火生土者，火热故能焚木，木焚而成灰，灰即土也，故火生土；土生金者，金居石依山，津润而生，聚土成山，山必有石，故土生金；金生水者，少阴之气，润燥流津，销金亦为水，所以山石而从润，故金生水；水生木者，因水润而能生，故水生木也。"

上述这种说法，仅是说明了相生理论产生的原理，实际上上升为理论后，相生已成为事物运动变化的一种促进、影响关系的理论，也就是所谓"以气不以质"也。例如用相生理论来解释四时寒暑变化，《素问·脉要精微论》说："彼春之暖，为夏之暑；彼秋之忿，为冬之清肃"。忿，谓秋气清肃；怒，为冬气凛冽。春暖为夏暑之渐，夏暑为春暖之盛，故春木之暖资生夏火之暑。秋忿为冬怒之渐，冬怒为秋忿之盛，故秋金之忿资生冬水之怒，这就是木生火，金生水的含义。

根据五行相生的次第，又演化出"生我"和"我生"的母子关系。生我者谓之母，我生者谓之子（图 3-1）。

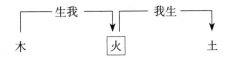

图 3-1　木火土生我、我生关系图

图 3-1 所示，从火言，则生火者为木，故木为火之母；火生者为土，故土为火之子；从木言，则火又为木之子；从土言，则火又为土之母，这就是木、火、土三者的母子关系。五行母子说，始自《难经》。《七十五难》说："南方火，火者，木之子也；北方水，水者，木之母也。水胜火，子能令母实，母能令子虚，故泻火补水，故令金得平木也。"

相克，就是互相克伐，相互制约的意思。相克是事物在其运动、发展、变化过程中，相互联系的另一表现。相克的次第是：木克土，土克水，水克火，火克金，金克木。正如《素问·宝命全形论》说："木得金而伐，火得水而灭，土得木而达，金得火而缺，水得土而绝。万物尽然，不可胜竭。"金坚能伐木，木壮则土裂，土厚则水阻，水多能灭火，火焚能灼金，这也仅是说明五行相克理论产生的原始含义，上升为学说以后实际上和五行相生一样，已成为事物运动变化的一种相互制约关系的理论。如四时气候更迭变化，要保持气候变化的正常，五时之间还必须具有相互制约的关系。《素问·金匮真言论》说："所谓得四时之胜者，春胜长夏，长夏胜冬，冬胜夏，夏胜秋，秋胜春，所谓四时之胜也。"这里的"胜"，就是克伐、抑制的意思。

根据五行相克关系的次第；又演化为"所胜"与"所不胜"的关系。五行的每一行都具有"我克"与"克我"两方面，我克者谓我所胜，克我者谓我所不胜。以金为例。其所胜、所不胜关系如图3-2所示。

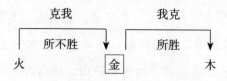

图3-2 火金水克我、我克关系图

图3-2中，火克金，故火为金之所不胜；金克木，故木为金之所胜。

相生和相克，是事物发展不可分割的两个方面，没有生，就没有事物的发生和成长；没有克，就不能维持正常协调下的变化和发展。因此，必须是生中有克，克中有生，才是事物发展的正常现象。正如张介宾说："造化之机，不可无生，亦不可无制，无生则发育无由，无制则亢而为害。"

事物的相生和相克，就是相反相成的，无论某一方失常，都会导致生克动态平衡的关系破坏，影响事物的正常发展和变化。《素问·六微旨大论》说："亢则害，承乃制，制则生化，外列盛衰，害则败乱，生化大病。"亢害承制，说明了五行的相生相克，是事物处于动态平衡的重要因素。这种在不平衡中求得平衡，而平衡又被新的不平衡所代替的动态平衡运动，不断推动着事物的变化和发展。因此，有胜才有复，才是正常的，有胜无复则为害。《素问·至真要大论》又说："胜至则复，复已而胜，不复则害。"在五行相生相克中，某一环节的动态平衡被破坏，势必出现太过（亢）或不及，都会给事物的发展变化带来危害，这就必须再一次调整，使之出现新的平衡，从而恢复其常态。

（二）相乘相侮

五行的生克制化，反映出事物发展的正常关系，但在某种情况下，还能出现相乘相侮的反常现象。这种反常现象，对事物来说，是事物发展过程中的反常变化，对人体来说，就是病理的现象。

相乘，就是趁虚而入的意思；相侮，就是恃强凌弱的意思，相乘和相侮，都是由于五行中某一行的太过或不及，致使制约超过了正常限度，事物之间失去正常协调关系的反常现象。《素问·五运行大论》说："气有余，则制己所胜而侮所不胜；其不及，则己所不胜侮而乘之，己所胜轻而侮之。"以木为例，其乘侮如图 3-3 所示。

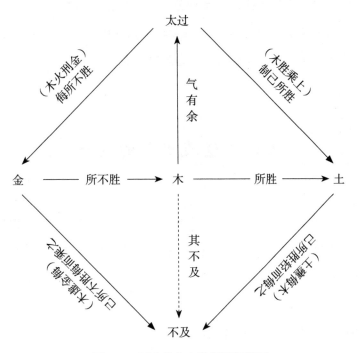

图 3-3　以木为中心的相乘相侮图

又《素问·六节藏象论》说："未至而至，此谓太过，则薄所不胜，而乘所胜也，命曰气盈。至而不至，此谓不及，则所胜妄行，而所生受病，所不胜薄之也，命曰气迫。""薄"，是迫害、侵犯的意思，也以木为例，其气盈、气迫如图 3-4 所示。

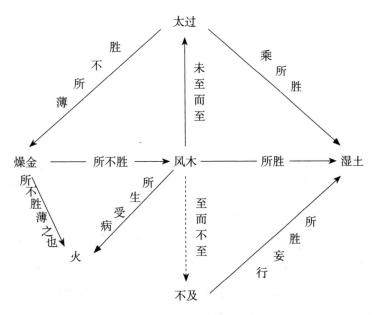

图 3-4　以木为中心的气盈、气迫图

上图说明大过的发病规律，不仅可以反侮其所不胜之胜，而且还要乘其所胜之胜；不及的发病规律，不仅所胜之胜妄行而反侮，即便是我生之脏，亦有受病的可能。

上述相乘和相侮，都是事物变化的反常现象。乘，是相克的过盛而危害被克者；侮，则是受克者之气有余而反侮其克者。《素问·六节藏象论》所说的"所生受病"，说明了不及之气的所生之脏，也可能受病，这是由于所不胜之气迫害的缘故。

五行学说在中医的应用

五行学说和阴阳学说一样，渗透到医学领域，与中医学相结合，不仅促进了《内经》理论体系的形成，而且运用事物属性的五行分类方法和生克乘侮的规律，具体地解释人体生理、病理现象，并指导着临床诊断与治疗。

一、说明五脏的生理功能及其相互关系

《内经》将人体五脏分别归属于五行，从而运用五行的特性来阐明五脏的生理功能。如《尚书·洪范》说："木曰曲直"，是说木性可曲可直，条顺畅达，有生长、生发、条达、舒畅的特性，肝属木，故肝具有调畅情志、舒通气血的功能。"火曰炎上"，是说火性具有温热、炎上的特性，心属火，故心阳有温煦的功能。"土爱稼穑"，是说土性敦厚，有生化、承载、受纳万物的特性，脾属土，故脾有运化水谷精微营养全身脏腑组织的功能。"金曰从革"，是说金有沉降、清肃、收敛的特性，肺属金，因此肺气有肃降的功能。"水曰润下"，是说水具有滋润、下行、寒凉、闭藏的特性，肾属水，故肾有藏精、主水液的功能。

五脏的功能活动不是孤立的，而是相互联系的。五脏五行的分属，不仅阐明五脏的功能特性，而且还运用五行相生相克的理论，来阐明五脏相互之间在功能上的相互联系。如《素问·阴阳应象大论》说："筋生心""血生脾""肉生肺""皮毛生肾""髓生肝"。这里的筋、血、肉、皮毛、髓，也就是指肝、心、脾、肺、肾。肝生心就是木生火，如肝藏血以济心火；心生脾就是火生土，如心阳以温脾土；脾生肺就是土生金，如脾化生水谷精微上输于肺以充养肺金；肺生肾即金生水，如肺气肃降下行以助肾水；肾生肝即水生木，如肾精以滋肝血等。这种五脏相互滋生的关系，就是用五行相生的理论来阐明的。

五脏之间既有相生的联系，还有相克的关系，才能保证五脏功能活动的正常。例如《素问·五脏生成》说：心"其主肾也"，肺"其主心也"，肝"其主肺也"，脾"其主肝也"，肾"其

主脾也"。水能克火，肾克心，是指肾水滋润上行以制约心火过亢，故肾为心之主。如肾水上济于心，可防止心火的上炎。火克金，心克肺，心火的温煦有利于肺气的宣发和肃降，故心为肺之主。如心火的阳热，可抑制肺气清肃太过。金克木，肺克肝，肺气清肃下降可抑制肝气的过度升发，故肺为肝之主。如肺气清肃下降，可抑制肝阳上亢。木克土，肝克脾，肝木条达能制约脾土，故肝为脾之主。如肝气条达，可疏泄脾气的壅滞。土克水，脾克肾，脾能制约肾水，故脾为肾之主。如脾气运化，能防止肾水泛滥。上述五脏相互间的制约关系，就是用五行相克来说明的。

人的生命活动是与天地阴阳五行之气的运动分不开的。正如《素问·生气通天论》说："其生五，其气三，数犯此者，则邪气伤人，此寿命之本也。"这种人与外界环境，四时五气以及饮食五味等的关系，也是运用五行属性归类法来阐明的。例如《素问·六节藏象论》说："天至广不可度，地至大不可量，大神灵问，请陈其方。草生五色，五色之变，不可胜视；草生五味，五味之美，不可胜极，嗜欲不同，各有所通。天食人以五气，地食人以五味。五气入鼻，藏于心肺，上使五色修明，音声能彰。五味入口，藏于肠胃，味有所藏，以养五气，气和而生，津液相成，神乃自生。"

天以五气饲人，一般认为即臊气入肝，焦气入心，香气入脾，腥气入肺，腐气入肾。地以五味饲人，《素问·宣明五气》所说："五味所入：酸入肝，辛入肺，苦为心，咸入肾，甘入脾"。上述五气、五味与人体五脏"各有所通"的关系，体现出五行属性的归属方法。总之，五行学说应用于生理，就在于说明人体脏腑组织之间，以及人体与外在环境之间相互联系的统一性。

二、说明五脏的病理变化及其相互关系

（一）发病

五脏外应五时，所以六气发病的规律，一般是主时之脏受邪发病。如《素问·咳论》说："五脏各以其时受病，非其时各传以与之。人与天地相参，故五脏各以治时，感于寒则受病，微则为咳，甚则为泄为痛。乘秋则肺先受邪，乘春则肝先受之，乘夏则心先受之，乘至阴则脾先受之，乘冬则肾先受之。"

主时之脏受邪发病，仅是一般的规律；但也有所胜和所不胜之脏受病的。一般来说，所胜致病则病轻，所不胜致病则病重。故《素问·六节藏象论》说："苍天之气，不得无常也，气之不袭，是谓非常，非常则变矣。……变至则病，所胜则微，所不胜则甚，因而重感于邪则死矣。"

情志分属五脏，所以情志发病，也与其主志之脏有关。《素问·阴阳应象大论》说："人有

五脏化五气，以生喜怒悲忧恐."由于五志是五脏之气所化，所以五志致病，一般也是主志之脏先受病，如《素问·阴阳应象大论》说："怒伤肝""喜伤心""思伤脾""忧伤肺""恐伤肾"。

（二）传变

五脏病的传变，常依循生克的规律相传变。按照相生关系传变有母病及子和子病及母两种情况：其一，母病及子是指疾病的传变，由母脏传至子脏。如肾属水，肝属木，水能生木，故肾为母脏，肝为子脏。若肾水不足，不能滋养肝木，肝阴亦虚，导致肝阳上亢，此为母病及子。其二，子病及母是指疾病的传变，由子脏传及母脏。如肝属木，心属火，木能生火，故肝为母脏，心为子脏。若心血不足，肝血无所藏而亏虚，形成心肝血虚证，此为子病及母。

按照相克关系传变的有相乘和相侮两种情况：就相乘而言，有太过和不及之分。太过者，如木旺乘土，临床上出现胸胁苦满、脘腹胀痛、泛酸、腹泻等症状；不及者，如土虚木乘，临床上引起头晕乏力、纳呆嗳气、胸胁胀满、腹痛泄泻等症状。就相侮来说，也有太过和不及之分。太过者，如木火刑金，可以出现急躁易怒、面红目赤、咳逆上气、咯血等；不及者，如土虚水侮，可能引起脾土虚衰不能制约肾水，肾水泛滥可见全身水肿。

又以外感病为例，《素问·玉机真脏论》说："今风寒客于人，使人毫毛毕直，皮肤闭而为热，当是之时，可汗而发也；弗治，病入舍于肺，名曰肺痹，发咳上气；弗治，肺即传而行之于肝，名曰肝痹；弗治，肝传之脾，病名曰脾风；弗治，脾传之肾，病名曰疝瘕；弗治，肾传之心，病名曰瘛；弗治，满十日，法当死。"肺传肝，即金克木；肝传脾，即木克土；脾传肾，即土克水；肾传心，即水克火，这都是依循五行相克的规律而传变，也就是所谓"传其所胜"。

五志、五味太过而伤五脏，其病传变规律也多是如此。以五味所伤为例，如《素问·五脏生成》说："是故多食咸，则脉凝泣而变色；多食苦，则皮槁而毛拔；多食辛，则筋急而爪枯；多食咸，则肉胝皱而唇揭；多食甘，则骨痛而发落，此五味之所伤也。"苦入心，心气太过则火克金，故皮槁而毛拔；辛入肺，肺气太过则金克木，故筋急而爪枯；咸入肾，肾气太过则水反侮土，故肉胝皱而唇揭；甘入脾，脾气太过则土克水，故骨痛而发落。上述五味所伤致病的传变，都是"传其所胜"。

（三）预后

五行学说的乘侮关系，还用来预测疾病的预后，如《素问·玉机真脏论》说："五脏受气于其所生，传之于其所胜，气舍于其所生，死于其所不胜。病之且死，必先传行，至其所不胜，病乃死。此言气之逆行也，故死。肝受气于心，传之于脾，气舍于肾，至肺而死；心受气于脾，传之于肺，气舍于肝，至肾而死；脾受气于肺，传之于肾，气舍于心，至肝而死；肺受气于肾，传之于肝，气舍于脾，至心而死；肾受气于肝，传之于心，气舍于肺，至脾而死。此皆逆死也，一日一夜五分之，此所以占死生之早暮也。"肝受病气于心，是子病传母；传之于脾，是传其所胜，气合于肾，是子病犯母；至肺而死，是死于其所不胜（余脏仿此）。这种根据乘侮之所胜、所不胜来推测疾病预后的方法在《内经》中有很多的记载，值得进一步研究。

三、用于疾病的诊断

五行学说用于指导四诊。如面青，喜酸，青和酸属木，肝属木，青和酸见于肝病；面赤，喜苦，赤和苦属火，心属火，赤和苦见于心病；面黄，喜甘，黄和甘属土，脾属土，黄和甘见于脾病；面白，喜辛，白和辛属金，肺属金，白和辛见于肺病；面黑，喜咸，黑和咸属水，肾属水，黑和咸见于肾病。

用于推断病情。一方面根据五色的生克关系推断病情，主色胜客色，其病为逆，如长夏肝病面不见黄色而见青色；客色胜主色，其病为顺，如长夏肝病面见黄色而无青色。五脏主色和客色如下。

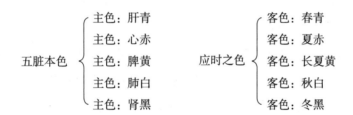

五脏本色 { 主色：肝青 / 主色：心赤 / 主色：脾黄 / 主色：肺白 / 主色：肾黑 }　　应时之色 { 客色：春青 / 客色：夏赤 / 客色：长夏黄 / 客色：秋白 / 客色：冬黑 }

另一方面，根据色脉之间的生克关系推断病情。

{
青—弦：若见浮脉（金客木），为逆；见沉脉（水生木），为顺
赤—洪：若见沉脉（水客火），为逆；见弦脉（木生火），为顺
黄—缓：若见弦脉（木客土），为逆；见洪脉（火生土），为顺
白—浮：若见洪脉（火克金），为逆；见缓脉（土生金），为顺
黑—沉：若见缓脉（土克水），为逆；见浮脉（金生水），为顺
}

人之五脏，天地之五色、五音、五味等分别归属于五行，这种五脏系统的结构层次，为诊断奠定了理论依据。故《素问·移精变气论》说："上古使僦贷季，理色脉而通神明，合之金木水火土，四时八风六合，不离其常变化相移，以观其妙，以知其要，则色脉是矣"。

机体受自然气候的影响，在色脉上反映出不同的变化，这种变化可以用五行学说加以分析归纳，就是《素问·脉要精微论》所说的"微妙在脉，不可不察，察之有纪，从阴阳始，始之有经，从五行生，生之有度，四时为宜"。所以，只有了解五行的变化规律，才有可能做到正确判断和处理疾病。故《素问·脉要精微论》又说："补泻勿失，与天地如一，得一之情，以决死

生。是故声合五音，色合五行，脉合阴阳。"

《内经》认为四时五行之逆从贵贱，亦是脏器虚实，疾病轻甚的重要因素之一，如《素问·脏气法时论》说："合人形以法四时五行而治，何如而从。何如而逆，得失之意，愿闻其事。岐伯曰：五行者，金木水火土也。更贵更贱。以决死生，以决成败，而定五脏之气，间甚之时，死生之期也。"

五脏在面部各有其所属的区域，各区域所表现出的色泽，是五脏精气的反映，所以可以诊断疾病所在的脏腑及其性质。如《素问·举痛论》说；"五脏六腑固尽有部，视其五色，黄赤为热，白为寒，青黑为痛，此所谓视而可见者也。"又如《灵枢·五阅五使》说："肺病者，喘息鼻张；肝病者，眦青；脾病者，唇黄；心病者，舌卷短，颧赤；肾病者，颧与颜黑。"

四、用于疾病的治疗

运用五行生克乘侮的理论，还可以指导辩证立法，进行正确的治疗。因为某一脏的病变，既可以通过生克乘侮关系传变到他脏，也可以由他脏传来。因此，治疗时除治本脏病变外，还应考虑与他脏的关系，进行补泻以控制其传变。

五行在临床上可以指导脏腑用药。青色、酸味药入肝，如白芍味酸入肝经，可滋补肝阴；赤色、苦味药入心，如朱砂色赤入心经，可镇心安神；黄色、甘味药入脾，如党参味甘入脾经，可健脾益气；白色、辛味药入肺，如石膏色白入肺经，可清泄肺热；黑色、咸味药入肾，如生地黄色黑味咸入肾经，可滋养肾阴。

五行还可以控制疾病的传变。以肝为例，当肝气有余时，一则木旺乘土（制己所胜），即泻肝之时兼补脾气；二则木旺侮金（侮所不胜，即泻肝之时兼养肺阴。当肝气不足时，一方面木虚土侮（己所胜轻而侮之），即补肝之时兼泻脾土湿热；二方面木虚金乘（己所不胜而乘之），即补肝之时兼清肺热。

根据五行相生的规律确定治则。在确定治则方面，有虚则补其母、实则泻其子之分。所谓虚则补其母是指一脏之虚证，不仅要补益本脏的虚衰，同时要补益其母脏，通过相生作用而促使其病变恢复正常。如肝的阴血不足，除了要滋补肝血外，还要滋补肾精，即水生木，虚则补其母。所谓实则泻其子是指一脏之实证，不仅要泻除本脏的实邪，同时还要泻除子脏的实邪，通过相生作用而达到清泻本脏实邪。如肝火炽胜，除了清泻肝火，还要清泻心火，即木生火，实则泻其子。

根据五行相生的规律确定治法。如滋水涵木法，即滋补肾阴以养肝阴的方法（水生木），又称滋补肝肾法。临床多用于肾阴亏虚导致肝阴不足，或肝阳上亢之证。益火补土法，即温肾阳以补脾阳的方法（火生土），又称温补脾肾法，常用于肾阳虚衰而致脾阳不振之证。培土生金法，即补脾气以补肺气的方法（土生金），又称补益脾肺法，可用于肺气虚弱之证。金水相生法，即补肺阴以滋肾阴的方法（金生水），又称滋养肺肾法。用于肺肾阴虚之证。

根据五行相克的规律确定治则。在确定治则方面有抑强和扶弱之别。所谓抑强是指用于太过引起的相乘或相侮，太过相乘者如木旺乘土，肝气横逆，导致肝脾不调或肝胃不和，所以治疗原则以疏肝平肝为主；太过相侮者如土反侮木，脾胃湿热（寒湿），引起肝气不能疏泄，因此治疗原则以运脾祛邪为主。所谓扶弱是指用于不及引起的相乘和相侮，不及相乘者如土虚木乘，脾胃虚弱肝气乘虚而入，导致肝脾不和，所以治疗原则以健脾益气为主；不及相侮者如土虚水侮，脾虚弱，不能制水反而遭到肾水反克，出现脾虚水泛证，因此治疗原则以健脾利水为主。

根据五行相克的规律确定治法。如抑木扶土法是指疏肝与健脾相结合治疗肝旺脾虚的方法（木克土），又称为疏肝健脾法或平肝和胃法。这里有两种情况，一种情况是木旺乘土，其治法以抑木为主，扶土为辅，或者平肝为主，和胃为辅；另一种情况是土虚木乘，其治法以扶土为主，抑木为辅，或者和胃为主，平肝为辅。又如培土制水法是指以健脾利水治疗水湿停聚的方法（土克水），又称敦土利水法。主要用于脾虚不能运化，水湿泛滥而导致的水肿胀满之证。再如泻南补北法是指泻心火与补肾水相结合治疗心肾不交的方法（水克火），又称为泻火补水法，或滋阴降火法。一则用于心火独亢于上，不能下交于肾，治疗方法以泻心火为主，滋肾水为辅；二则用于肾水不足于下，不能上济于心，治疗方法以滋肾水为主，泻心火为辅。还如佐金平木法是指补肺与泻肝相结合治疗肺虚肝旺的方法（金克木）。一则肺虚肝旺，肝木又乘脾土，见泛酸嘈杂、脘腹胀痛等，治法宜辅佐肺金以制肝木，从而达到健脾的目的；二则肝旺侮肺，可见胁肋灼痛、咳嗽、咯血等，治法宜辅佐肺金，清泻肝火。

根据五行理论指导针灸的治疗。十二经脉在肘膝以下的五俞穴与木火土金水五行相配，阴经木配井穴（井为水的源头）、火配荥穴（荥为涓涓细流）、土培输穴（输为水灌注之处）、金培经穴（经为通畅之河道）、水配合穴（合为百川汇合入海）。如肝虚证，根据虚则补其母的原则，针刺时可取肝经合穴曲泉外，还须取胃经合穴阴谷；肝实时，根据实则泻其子的原则，针刺时可以取肝经荥穴行间外，还须取心经荥穴少府。

根据五行理论用情志之间的相互制约的关系可以达到治病的目的。如悲胜怒，悲为肺志属金，怒为肝志属木，金能克木，故悲能胜怒；恐胜喜，恐为肾志属水，喜为心志属火，水能克火，故恐能胜喜；怒胜思，怒为肝志属木，思为脾志属土，木能克土，故怒能胜思；喜胜悲，喜为心志属火，悲为肺志属金，火能克金，故喜能胜悲；思胜恐，思为脾志属土，恐为肾志属水，土能克水，故思能胜恐。

总之，五行学说运用于治疗，既可以分析病情，了解五脏之气的虚实，又可以指导辨证，作出正确的治疗。《难经》所谓"虚则补其母，实则泻其子"，以及《金匮》所谓"见肝之病，知肝传脾，当先实脾"等，都是根据五行生克乘侮所制定的治疗原则。后世据此作了进一步发展，制订出"滋水涵木""培土生金""益火补土""金水相生""抑木扶土""培土制水""泻南补北""佐金平木"等很多具体治法，大大丰富了治疗方法的内容，有效地指导了临床实践。

五行学说的现代研究

一、五行学说属于特殊科学方法论的范畴

方法论是人们认识世界、改造世界的一般方法，是人们用什么样的方式、方法来观察事物和处理问题。概括地说，世界观主要是解决世界"是什么"的问题，方法论主要解决"怎么办"的问题。方法论可以分为三个不同的层次：①一般科学方法论。一般科学方法论具有普遍的性质，是解决物质永恒运动和普遍联系的普适性方法。如哲学中的辩证唯物主义就是典型的一般科学方法论。②特殊科学方法论。特殊科学方法论具有跨学科的性质，是一般科学方法论与具体科学方法论之间的桥梁和杠杆。如信息论、控制论、系统论、耗散结构论、协同论、突变论等。③具体科学方法论。具体科学方法论是指一门具体科学所使用的方法论。如物理学方法论、化学方法论、生物学方法论等。

（一）五行蕴含了"系统结构"规律

1. 五行与五方、五季、五化的关系

人们生活在自然界中，为了自己的生存，必须认识自然界，掌握自然界运动变化的规律，从而适应自然和改造自然。古人在长期直接观察的基础上，发现自然界的运动变化呈现周期循环的形式，最突出的表现在以下三个方面：第一，空间的五方结构。认为太阳从东方升起，循天而过，至西方降落，周而复始，天天如此。由于太阳从东方向西方无限循环运动，于是出现了昼夜的周期更替。太阳的升降运动是人们所认识的第一个循环运动，如果我们把太阳升起的地方作为一个端点，太阳降落的地方作为一个端点，将两点连接起来，形成一条直线。然后在这条直线的中心分别向相反的方向各做一条垂直线，形成南极和北极，于是出现了一个东南西北四方的二维空间。但是，古人认为太阳是围绕地球旋转的，地球是各方的中心点，单独作为一方。因此，我们所处的空间是一个四极五点的二维空间结构。第二，时间的五季结构。古人认为自然界春夏秋冬的四时变化也是一种循环运动，并以年为周期。四时的变化与地球的公转

有关，地球位于周天 0 度时，节气从立春至谷雨，即春天已立，阴气渐衰，阳气萌动，万物发陈生长；地球位于周天 90 度时，节气从立夏至大暑，即夏天已立，阳气最盛，万物蕃秀华实；地球位于周天 180 度时，节气从立秋至霜降，即秋气已立，阳气日衰，阴气日盛，万物保持平容，不再生长；地球位于周天 270 度时，节气从立冬至大寒，即冬气已立，阴气盛极，万物闭藏。由于方位有东西南北中五方结构，故在四季之中加入一个"长夏"，这样四季就变成了春、夏、长夏、秋、冬五季结构。方位与季节是什么关系呢？古人通过对北斗星的观察，发现斗柄指向东方时，则为春季；指向南方时，则为夏季；指向西方时，则为秋季；指向北方时，则为冬季。可见方位和季节是一种相对应的关系，东方对应春季，南方对应夏季，西方对应秋季，北方对应冬季。第三，植物的五化循环。植物存在着生、长、化、收、藏的五化循环，从发芽、生长、茂盛、结果到凋谢，年年如此。而植物的五化与时间上的五季也是相互对应的，即春季植物发芽，夏季植物生长，长夏植物茂盛，秋季植物结果，冬季植物凋谢。可见植物五化中的生对应于春，长对应于夏，化对应于长夏，收对应于秋，藏对应于冬。

　　古人将整个世界作为一个大宇宙，认为宇宙皆由物质所组成，并根据各种不同物质的特性，又将其分为五类不同的物质，即木、火、土、金、水等。《尚书·洪范》说："水曰润下，火曰炎上，木曰曲直，金曰从革，土爰稼穑。"指出了木、火、土、金、水五类物质的特点，即水的特点向下，无孔不入；火的特点向上，性质炎热；木的特点其主干笔直向上生长，其枝叶呈弯曲状态；金的特点冶炼而成，能够切割各种物质；土的特点播种植物，收获各种植物果实。根据水的特点进一步引申，凡是具有寒凉、滋润、向下、闭藏、终结等特性的事物和现象，均属于水。所以，五方中的北方、五季中的冬季、五化中的藏都属于五行的水，形成了同构关系。同理，根据火的特点引申，凡具有温热、光明、活动、升腾等特性的事物和现象，均属于火。因此五方中的南方、五季中的夏季、五化中的长都属于五行的火，也是一种同构关系。以此类推，凡具有生长、兴发、条达、舒展等特性的事物和现象，均属于木。因此五方中的东方、五季中的春季、五化中的生都属于五行的木，形成一种同构关系。凡具有肃杀、敛降、切割、变革等特性的事物和现象，都属于金。因此五方中的西方、五季中的秋季、五化中的收都属于五行的金，亦形成同构关系。凡具有承载、生长、化生、孕育等特性的事物和现象，都属于土。因此五方中的中央、五季中的长夏、五化中的化都属于五行的土，也是一种同构关系。

　　2. 五行与五脏系统

　　古代医家认为世界是一个大宇宙，人是一个小宇宙，大小宇宙之间存在着相互收受和同气相求的关系。若将宇宙作为一个大系统，其下则包括五个子系统，即木系统、火系统、土系统、金系统、水系统。具有生发、条达特点的小系统，叫做木系统；具有炎热、向上特点的系统，叫做火系统；具有长养、化育特点的系统，叫做土系统；具有清静、收杀特点的系统，叫做金系统；具有润下、寒凉等特点的传统，叫做水系统。若将人作为一个系统，根据大小宇宙同气相求的原理，人这个系统中也包含五个子系统，即木系统、火系统、土系统、金系统、水系统。由于肝气通于木，在人体中的木系统又称为肝系统；心气通于火，在人体中的火系统又称为心系统；脾气通于土，在人体中的土系统又称为脾系统；肺气通于金，在人体中的金系统又称为肺系统；肾气通于水，在人体中的水系统又称为肾系统。肝系统、心系统、脾系统、肺系统、肾系统合之称为"五脏系统"。由此可见，人体五脏系统是由自然界五行推演而来的。

3. 人体系统的层次结构

人体系统的组成要素包括具有一定形态结构的组织器官和组成这些组织器官的基本物质以及沟通人体上下内外的经络等，即脏腑、经络、精气神。脏腑包括五脏（肝、心、脾、肺、肾）、六腑（胆、小肠、胃、大肠、膀胱、三焦）、五体（筋、血、肉、皮、骨）、五官（目、舌、口、鼻、耳）、五华（爪、面、唇、毛、发）、奇恒之腑（脑、髓、骨、脉、胆、女子胞）；经络包括经脉（十二经脉、奇经八脉、十二经别、十二经筋、十二皮部）、络脉（十五络脉、浮络、孙络）、腧穴等；精气神包括精（精、血、津、液）、气（元气、宗气、营气、卫气）、神（神、魂、魄、意、志、思、虑、智）等。

上述人体系统的全部要素通过经络连接成一个整体，经络是要素之间的结构联络网。经脉众贯上下，是主干；络脉联络交错，是分支。十二经脉分布络属相应的脏腑，构成脏腑表里相合关系，使脏之气行于腑，腑之精归于脏。每条经脉源出于一个脏腑，通上达下，由里往外，这样将脏腑和体表组织紧紧连接起来。奇经八脉从正面与侧面，将十二经脉维系在一起。通过经络的起、止、上、下、循、行、出、入、侠、贯、属、络、交、连、支、布等，使人体系统的各要素有机地结合起来，相互协调，形成一个有机的整体。

各要素由于生理和病理的特殊相关性组成五脏子系统。以肝为例，在生理上，肝之余气泄于胆，聚合而为胆汁；肝气通于目，肝和则能辨五色；肝主筋；肝荣在爪；肝藏魂。在病理上，肝病可以及胆，胆病可以及肝，如肝胆湿热；肝血不足，则视物不清；肝阴虚，则肢体麻木、震颤拘挛、爪甲薄弱变形；肝不藏魂，魂无所附，则见梦游或梦话。由于这些要素在生理和病理方面的特殊相关性，使它们独自成为一个系统，即上面我们所说的肝系统，而肝、胆、筋、爪、目、魂等则是肝系统的组成要素。同样道理，心、小肠、血、舌、面、神等组成心系统，脾、胃、肉、口、唇、意等组成了脾系统，肺、大肠、皮、鼻、毛、魄等组成了肺系统，肾、膀胱、骨、耳、发、志组成了肾系统。

由于人体各要素的排列组合，形成了人体的四个不同的层次结构。

第一层次：母系统——人体系统。

第二层次：子系统——肝系统、心系统、脾系统、肺系统、肾系统。

第三层次：组织器官——五脏、六腑、五体、五官、五华。

第四层次：基本物质——精、气、血、津、液。

4. 人体系统与自然环境的关系

中医将人和自然界视为一个统一体，认为人是自然界运动变化的产物，自然界中存在人类赖以生存的各种有机条件和无机条件。人与自然界存在共同的规律，自然界的四时气候、地理环境等对人体的生理和病理有着重要的影响，人顺应自然界的变化规律，就能增进健康，预防疾病的发生。这些论点，集中起来就是"天人相应"的观点。现代科学的大量事实证明"天人相应"的观点是非常科学的，特别是量子力学和宇宙学向微观和宏观不断开拓，进一步揭示了万物相关的观点，揭示了天人整体观的内涵。

5. 五脏系统的功能大于各组成部分功能之和

系统论的整体观原理认为，整体大于各组成部分功能之和，即系统的功能不是各要素功能简单量的相加，而具有更高层次上的综合功能。比如肝系统中的肝有代谢、储存糖原、解毒、分泌胆汁的作用，而肝系统的功能则是主疏泄、主藏血；心系统中的心通过有节律的收缩和舒张，维持和推动血液在体内的循行，而心系统的功能则是主血脉、主藏神；脾系统中的脾参与体内的免疫反映，而脾系统的功能主运化、主统血；肺系统中的肺为气体交换的器官，而肺系统的功能主气、主宣降；肾系统中的肾能排泄体内的代谢产物、调节体液维持水电解质的平衡，而肾系统的功能则主藏精、主水液。可见，五脏系统的功能和组成五脏系统各要素的功能是不同的，五脏系统的功能大于各要素功能的和。

由上得之，自然界大宇宙具有五行结构，人体小宇宙也具有五行结构，而且相互之间是通应和收受的关系。人体系统是由若干要素所组成，这些要素通过经络连接成一个系统整体，而且这些要素经过排列组合形成了严格的层次结构。五脏子系统的功能大于各组成部分功能之和。我们通过对人体系统的研究，总结出一个规律，即"系统结构"规律。这个规律揭示了任何系统均由一定量的要素组成，各要素通过排列组合形成严格的层次结构，任何系统皆具有更高层次的功能，并与外界环境始终保持密切的联系。

（二）五行蕴藏了"信息反馈"规律

1. 五行与通信系统模型

信息论的创始人申农，对通讯系统提出以下模型（图3-5）。

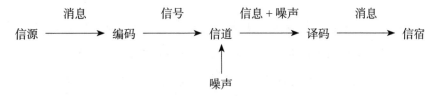

图3-5 申农通信系统模型图

其中，信源是信息的来源，编码是把消息变化成信号的措施，信道是承担信息的传递，译码是把信号复制成消息，信宿即信息接受者，噪声是通讯中的干扰。信源是指所包含的信息到底是多少，要作定量描述，即信源所发出的信息量；编码是把信息完全转化为信号，不得有遗漏；信道是指最多能传递多少信息，即信息的容量，要求以最大的速率传递最大的信息量；译码是如何将信源的信息充分表达，信道的容量被充分利用；信宿是信息接受者能受到多少或提取多少由信源发出的信息量；噪声是指在通讯过程中，信息的传递总会受到噪声的干扰，因此在通讯时往往要使用一套抗干扰的滤波理论和抗干扰的方法，从而提高通讯的传输效率和可靠性。

五行之间的关系体现了一种系统通讯模型。以肾水和肝木的关系为例，五行学说认为肾水能生肝木，肾水作为信源，通过编码后成为肾阴，肾阴通过经络这一信息通道，再译码为肝阴，最后由肝信宿接受。

2. 经络是人体系统的信息通道

在一个系统内，信息产生作用时，通常要经过一个信号的记录、保存、传送和应用的过程。举一个例子，胃肠痉挛的患者，临床上可能出现剧烈的腹痛。中医根据"肚腹三里留"的治疗原则，在足三里穴位施以针灸，针后患者往往感到有一股气从足三里出发，沿着大腿逐步向腹部传递，当此气达到痛处时，痉挛立即缓解，腹痛消除。在这个例子中，可以把针刺看作信源，经过足三里穴的加工后，产生了能够在经络中传递的信号，又以足阳明胃经为信道，将信号送至胃肠信宿，从而使处于异常状态下的胃肠发生改变，达到治愈疾病的目的。人作为一个系统，在生命的每一瞬间都有成千上万的信息变化过程在发生，无论这些信息变化过程如何复杂，而信息的传递总是在经络中进行的，不过有的人呈显性表现，有的人呈隐性表现而已。

经络凭借四通八达的信息传递网，可以把整体的信息传递到每一个局部去，从而使每一个局部成为整体的缩影，形成生命全息现象。比如舌，中医通过大量的观察认为，心经之别络系舌本，脾经散舌下，肝经络于舌，肾经夹于舌，因此各脏腑的生理病理变化的信息皆可通过相应的经络传递到舌。反之，通过对舌的形态、色泽、质地等的变化，也可以洞析内脏的生理病理变化。具体来说，舌尖红为心火亢盛，舌中起芒刺为胃肠有热，舌两边见瘀点瘀斑为肝经有瘀血。

3. 经络中的信息量如何量度

由于经络是人体系统的信息传输道，那么人体的每一个腧穴既可以看成输入端，也可以看成是输出端。若在某时刻 t，因某种信息刺激，使 X 个输入端处于兴奋状态，我们定义 X 为输入 s 的信号量。输入的 X 信号经过加工后，使输出端有 Xs 个处于兴奋状态，则 Xs 表示输出的信息量。对于另一种信号 Y 的信息量，也是同样定义。而信号的加工需要一定的时间，若用 X（t）、Y（t）表示某一时间 t 输入的信息量，假如 s 对信息加工时间为一个单位，则从 s 输出

Xs、Ys 的时间为 t+1，用 Xs（t+1）、Ys（t+1）表示。那么从 s 输出的信号量与输入 s 的信息量之间的关系可表示如下。

$$Xs（t+1）=Sx \cdot X（t）$$

$$Ys（t+1）=Sy \cdot Y（t）$$

其中, Sx 和 Sy 称为 s 对 X 和 Y 信号的传递系统，可以是常数，也可以是 X、Y 及 t 的函数，并且和通道 s 的特征及信号类别有关。

对于有 A 个输入端和 A 个输出端的通道来说，若在某一时刻 t，同时输入 X、Y、Z 等几种不同的信号，显然它们的信息量 Xt、Yt、Zt 的总和不会超过 A。

$$X（t）+Y（t）+Z（t）< A$$

A 就是经络的信号容量，这和信息论中通道容量概念类似。

4. 大力提高经络信息传输的最大效率

为了使刺激信号在经络通道中最大限度的传递（以得气为标准），可以采用以下方法：①选择敏感点。一般来说，患者发生疾病时，在体表的一定部位会出现相应的敏感点，敏感点可以为一个或者多个。若是多个的话，则进行比较和筛选，选取最佳的敏感点。在敏感点输入针刺信号，最容易得气，临床上就可以获得满意的效果。②邻近取穴。病变局部或相邻穴位，与病变的经络信息通道距离比较近，在这些部位输入针刺信号，比较容易得气。③多通道取穴。我们可以在几条不同的经络通道上同时取穴，使同一信号在不同的经络通道中传输，最终使之得气，气至病所。④同一经络通道重复传输。我们可以使用各种针刺方法，在同一穴位处，不停地输入不同的信号，使信号源源不断传输到病变部位，这样临床效果就比较好。

5. 五行的反馈控制原理

反馈是控制论的核心问题。所谓反馈，就是施控系统把信息输送出去，又将其作用结果的信号返送回来，并对信息的再输出发生影响，起到控制作用的过程。反馈有正反馈和负反馈之分，正反馈就是反馈信号使系统的行为更加偏离控制的目标，使系统趋向于不稳定的状态；负反馈则是反馈信息使系统的行为对控制目标的偏离减小，使系统趋向于稳定状态。

五行除了对事物的属性进行归类，形成五个同构系统外，它们之间还存在着相生、相克的关系。相生的次序是木生火、火生土、土生金、金生水、水生木；相克的次序是木克土、土克水、水克火、火克金、金克木。五行中的每一行都包含着生我、我生、克我、我克四个方面，五行的相生和相克，可视为信息的输入和输出。五行中的每一行既是控制系统，又是被控对象。所谓生和克，实际上就是代表控制信号和反馈信号两个方面。如果生代表控制信号，则克代表反馈信号，反之亦然。以脾肺二脏为例，脾土有赖于火的温煦，脾土健旺则运化水湿的功能增强，痰无从生；痰不生，则有利于肺金的肃降，肺金亦健。这里反映的是相生关系，脾土接受心火的控制信号，又将控制信号输入到肺金。在正常情况下，脾土是不会过旺的，因为肺金能克肝木，肝木又能克脾土。这里反映的是相克关系，肺金将反馈信号经肝木传入脾土。五行中的每一行，可以同时发出相生和相克两种相反的控制信息，因此五行可表现为正反馈和负反馈两种形式。当某一行发出相生的信息，另一行接收到的也是相生信息，或某一行发出相克的信息，另一行接到的也是相克信息时，则此种反馈是加强的正反馈；当某一行发出相生的信息，另一行接到的则是相克的信息，或某一行发出相克的信息，另一行接到的是相生的信息时，则此种反馈为减弱的负反馈。五行的生克制化则以负反馈为主，通过五行负反馈调节，保持了五行的稳定。

由上所述，五行中存在一个完整的反馈控制机制。人体五行脏之间的关系是通过经络联系在一起。经络是人体气血运行网，其中气为信息，血为气的载体，也是信息的载体。五行脏之间的反馈，无论是正反馈或负反馈，其中的信息都是通过经络进行传输的，而且这种传输信息量是可以量度的，通过抗干扰还可以极大的提高经络的通过信息量。在这里，我们发现五行之间的联系，存在"信息反馈"规律。

（三）五行孕育了"稳定交换"规律

五行是一种内稳定器模型。内稳定器的概念，是由控制论专家艾什比首先提出来的，是用来模拟那些结构复杂而又能自动保持稳定的系统，所以内稳定器又称为超稳定系统（图3-6）。

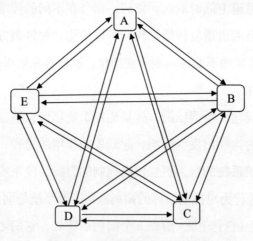

图3-6　五行内稳定系统模型图

内稳定器有两个显著的特点：第一，如果系统中的某一部分如A，对平衡态发生较小的偏移，这时其他子系统对A发生作用，帮助A回到平衡态。但是，如果A偏移过大，在短时间内通过其他子系统的相互作用，不能使A回到平衡态，那么应用A的影响，其他的一个或几个子系统也可能偏移平衡态。第二，只要系统处于非稳定态，系统就会不断运转，主动寻找稳定态，最终恢复和达到稳定状态。

如果我们将A、B、C、D、E分别看成是木、火、土、金、水五个同构系统，或肝、心、脾、肺、肾五个脏系统，那么这五个脏系统通过反馈联系，按五行生克制化的规律进行调节和控制，自动保持稳态。如肾之精以养肝，肝藏血以济心，心之热以温脾，脾化生水谷精微以充肺，肺清肃下行以助肾；肺气清肃下降可以抑制肝阳的上亢，肝的条达可以疏泄脾土的壅郁，脾的运化可以制止肾水的泛滥，肾水上滋于心可以防止心阳独亢，心火的阳热可以制约肺气肃降太过等。五脏系统相生相克，相反相成，运行不息，使人体的各种功能活动维持相对的稳定，所以说五行是一种内稳定器模型。

五行或五脏的稳态，是人体健康的表现。人体在整个生命活动中，总要受到各种干扰，稳态处于经常的波动，人体通过自我调节使这种波动不会超出一定的阈值，并保持在一个相对的稳定域内。但是，当致病因素是干扰超过一定的限度，人体的稳态就会遭到破坏，发生各种病变，由生理转为病理。此时必须通过输入外部信息的手段进行治疗，促使病态系统回复到稳态。如临床上的"虚则补其母，实则泻其子""疏肝健脾，清肝泻肺""见肝之病，知肝传脾，当先实脾"等，皆是促使人体由非稳态向稳态转化的重要治疗原则和方法。

二、五行学说孕育了现代大健康理念

世界是物质的，世界上的一切事物都是由物质组成的，世界的真正统一性在于物质性。物质的存在有三种状态，即气态、液态和固态。物质是由实物和场构成的，任何一个物体既有实物结构，又有场结构。场包括电场、磁场、引力场。物质具有一定的层次结构，包括宇观、宏观和微观。物质是运动的，物质运动的形式有机械的、物理的、化学的、生物的、社会的、思维的等。物质运动具有一定的规律，即对立统一规律、质量互变规律、否定之否定规律等。时间和空间是物质运动的存在形式，时间是指物质运动的顺序性和持续性，空间是指物质运动的位置关系和广延性（广泛的无限延续）。首先，从物质运动变化的顺序性来看，根据物质运动变化的时间顺序，世界的整个发展过程可以分为无机自然界阶段、生物阶段、人体阶段、社会阶段、思维阶段5个不同但又密切联系的发展演化阶段。虽然每一个阶段都有各自不同的特点，但都是按照一定的次序，由简单到复杂、由低级到高级不断发展，任何一个阶段都不可能任意跨越。其次，从物质运动变化的连续性来看，无机自然界阶段、生物阶段、人体阶段、社会阶段、思维阶段5个不同阶段的形成和发展是连续的，前一阶段是后一阶段的基础，后一阶段是前一阶段发展的必然结果。再次，从物质运动变化的空间位置来看，如果我们将物质运动变化的5个阶段进行切割，形成了无机自然界板块、生物板块、人体板块、社会板块、思维板块5个相对独立而又紧密联系的板块，组成了立体的空间结构，而且确定了各自不同的空间位置，维持了物质的统一性和系统层次性。从世界物质运动变化的时空来看，发展阶段为五，空间板块为五，这是不以人们意志为转移的定数。可见，"五"这个数是我们认识世界和宇宙的出发点，无论自然界事物如何复杂多变，我们都可以从这五个发展阶段和五个空间板块进行认识、探讨和研究。因为一切事物的存在和变化都离不开这两个"五"的缘故。如果以世界物质运动变化的5个发展阶段和5个空间板块作为研究对象，于是形成了自然科学、生物科学、人体科学、社会科学、思维科学等"五"大科学体系。运用五大科学体系研究人类的健康，进一步形成了自然环境健康学、生物健康学、人体健康学、社会健康学、思维健康学等"五"大健康学。在五大健康学思想指导下，又形成了"五"大健康产业链，即自然环境健康产业链、生物健康产业链、人体健康产业链、社会健康产业链、思维健康产业链等"五"大健康产业链。其中，自然环境健康产业链包括各种环保产业；生物健康产业链包括农业种植业、林业、畜牧业、水产业、食品加工业等；人类健康产业包括化妆品产业、保健品产业、化学药品原料药产业、化学药品制剂产业、生物制剂产业、医疗器械产业、卫生材料产业、中药饮片产业、中成药产业等；社会健康产业包括文化产业、旅游产业、体育产业；思维健康产业包括感觉健康产业、记忆健康产业、思维健康产业、心理健康产业、行为健康产业等。共计五大健康产业链，23 类健康产业。从世界物质运动变化的"五"个发展阶段、"五"个空间板块，到"五"大科学体系，再到"五"大健康学、"五"大健康产业链，使我们获得了划时代的启发，从此提出了大健康的理念，揭示了这种理念的深刻含义，找到了大健康理论的基本架构。可见，对这五个"五"的认识具有重要的现实意义和深远的历史意义。

阴阳五行学说对《内经》理论体系的影响

马克思主义认为，任何自然科学都离不开哲学的影响和支配。在春秋战国时期，作为哲学的阴阳五行学说已经盛行，并且渗透到各个学科，促进了各学科的飞跃发展，形成了各学术流派的"诸子蜂起，百家争鸣"。当时的医学家，在总结经验上升为医学理论的过程中，也很自然的接受了这一哲学思想，从而使古代哲学范畴的阴阳五行学说渗入到医学领域中来，对促进《内经》理论体系的形成，和奠定这一理论体系的学术思想，起到了极为重要的作用。

一、促进《内经》理论体系的形成

理论来自实践，反过来又指导实践，医学理论当然也不例外。古代医家，在长期与疾病作斗争的过程中，累积了不少实践经验，但这些经验只是初步的、感性的、直观的。人们为了满足求知欲，就有必要把这些经验进行综合分析，使之上升为理论，进一步揭开生命这一"黑箱"

的奥秘。在春秋战国时期，正当医学家们总结经验之时，也正是阴阳五行学说昌盛流行之际，这就很自然地运用它来把丰富的经验总结成系统的理论，从而促使了《内经》的产生和理论系统的形成，由此可见，属于古代唯物辩证法的阴阳五行学说与《内经》理论体系的形成有着不可分割的关系。

二、推动了《内经》理论学术思想的发展

阴阳学说，主要是用对立统一的观点来解释自然万物的变化和发展；五行学说，主要是运用联系控制的法则，来解释事物在发生发展运动过程中相互间的联系关系。古代医学家们，正是运用这种思想方法，认识到人体就是一个存在着复杂的对立统一体，这一统一体是由各种相互对立的形态结构组成的，人的生命现象，就是这一统一体内的相互对立的两种对抗势力相互作用的表现，从而建立了生命就是对立运动的学术观点。

另一方面，在五行学说的影响下，认识到人的生命活动，既不是内在脏器的孤立活动，也不是与外在周围环境毫不相关，而是人体中的各种脏器，具有相生相克的联系控制关系，与周围有关事物，特别是自然界四时节气的变化，也同样存在着资生、制约的联系控制关系，这就使《内经》理论体系的形成具备了理论基础，形成了"天人相应"的人体内外环境统一的"整体"观念。

三、成为《内经》理论体系的重要内容之一

阴阳五行学说，渗透到医学领域以后，不仅确立了《内经》理论体系的学术思想，促使了这一理论体系的形成，而且还融合到理论体系中去，成为这一理论体系的重要内容。例如证候中的阴证、阳证，五脏中的肾阴、肾阳、肝阴、肝阳、心阴、心阳等。

总之，由于《内经》理论体系，运用阴阳五行学说的对立统一和联系控制思想，来认识人体和分析疾病，并且还把阴阳五行融合到理论体系中去，因而使古代的这一唯物辩证法观点，贯穿在整个理论体系的各个方面，成为独特的中医理论体系中的重要组成部分。

第4章 脏腑学说

概　述

脏腑学说是《内经》理论体系的核心，是中医辨证论治的基础，脏腑学说、经络学说、精气神学说三者共同构成了《中医藏象学》。"藏象"一词始见于《内经》，《素问·六节藏象论》说："帝曰：藏象何如？"王冰注："象谓所见于外，可阅者也。"所以，"象"即指现象，也就是直接被我们的感官所感知的事物的外部征象。任何事物都是本质与现象的统一体，有其现象，也就有其本质，现象是表面的、显露的，本质是内部的、隐蔽的、深刻的。事物的本质总要通过一定的现象表现出来，所谓"有诸内必形诸外"。张介宾对"藏象"解释说："象，形象也。藏居于内，形见于外，故曰藏象。"由此可见，"象"是"藏"的外在反映，"藏"是"象"的内在本质，两者结合起来就叫做"藏象"。中医学所说的"藏象"，实际上就是人体生命本质与现象的统一，而"藏象学说"就是研究生命本质与现象诸种联系的一门学问。由于这诸种联系又集中体现在物质代谢、形态结构、生理功能、病理变化四个方面，因此，"藏象"的实质应该是关于人体物质代谢、形态结构、生理功能、病理变化四者的高度概括，是一个综合性的概念。所以"藏象学说"也就是研究人体物质代谢、形态结构、生理功能、病理变化及其相互联系的学说。

藏象学说包括脏腑、经络和精气神等基本内容。其中后两部分又各具有它自己的特殊含义，可自成一个独立的体系，故另立篇章进行论述。本章仅着重介绍脏腑方面的内容。

在《内经》成书以前，古代医家对脏腑这一概念的认识是不明确的，且存在较大的争端。如《素问·五脏别论》说："余闻方士，或以脑髓为脏，或以肠胃为脏，或以为腑，敢问更相反，皆自谓是，不知其道。"说明在《内经》成书以前，医家们对脏腑的认识存在着不同的看法。至《内经》成书以后，对脏腑的认识才逐渐统一起来。根据《内经》的记载，一般认为，脏腑乃内脏的总称，包括五脏、六腑和奇恒之腑。所谓五脏，即指肝、心、脾、肺、肾；六腑，即指胆、小肠、胃、大肠、膀胱和三焦；奇恒之腑，即指脑、髓、骨、脉、胆、女子胞。五脏有化生和贮藏精微物质的功能，六腑有受纳、腐熟和运化水谷、传化和排泄糟粕的功用。如《素问·五脏别论》说："所谓五脏者，藏精气而不泻也，故满而不能实。六腑者，传化物而不藏，故实而不能满也。"至于奇恒之腑,形态中空,与腑相近,名之曰腑;但就其功能来说,又主藏阴精,有异于腑而雷同于脏,所以称为"奇恒之腑"。正如《素问·五脏别论》说:"此六者,地气之所生也,皆藏于阴而象于地,故藏而不泻,名曰奇恒之腑。"

人体是一个有机联系的统一整体,人体的各组成部分之间,在物质代谢上是相互联系的,在形态结构上是不可分割的,在生理功能上是互相协调的,在病理变化上是互为影响的,从而体现出物质与代谢的统一,结构与功能的统一,局部与整体的统一。《内经》综合了这些统一,从朴素的系统论观点去认识和研究脏腑的功能结构的。如《素问·六节藏象论》说:"心者,生之本,神之变也,其华在面,其充在血脉。肺者,气之本,魄之处也,其华在毛,其充在皮。肾者,主蛰,封藏之本,精之处也,其华在发,其充在骨。肝者,罢极之本,魂之居也,其华在爪,其充在筋。脾、胃、大肠、小肠、三焦、膀胱者,仓廪之本,营之居也,名曰器,能化糟粕,转味而入出者也,其华在唇四白,其充在肌。"又如《灵枢·本输》说:"肺合大肠,心合小肠,肝合胆,脾合胃,肾合膀胱。"《灵枢·五阅五使》也说:"鼻者,肺之官也;目者,肝之官也;口唇者,脾之官也;舌者,心之官也;耳者,肾之官也。"这些论述明确地指出了心、小肠、血脉、面、舌、神等,存在着内在的生理和病理的联系。由于这些生理和病理的特殊相关性,使它们自成为一个系统,称为"心系统",而心、小肠、血脉、面舌、神等皆是心系统的组成成分。同样道理,肝、胆、筋、爪、目、魂等组成了"肝系统";脾、胃、肉、唇、口、意等组成了"脾系统";肺、大肠、皮、毛、鼻、魄等组成了"肺系统";肾、膀胱、骨、发、耳、志等组成了"肾系统"。心系统、肺系统、脾系统、肺系统、肾系统等合称"五脏系统"。

五脏系统与五脏有着根本的区别,这种区别主要表现在两个方面。

第一,结构层次。从形态结构上看,中医所说的脏腑都是一些实质性的脏器,与现代解剖学所指的脏器基本是一致的。我国古代医家很早就提出了关于"解剖"的概念,如《灵枢·经水》说:"夫八尺之士,皮肉在此,外可度量切循而得之,其死可解剖而视之。其脏之坚脆,腑之大小,谷之多少,脉之长短,血之清浊,气之多少,皆有大数。"可见,《内经》时代的医家们为了探索人体生理病理的机制,早已进行了大量的尸体解剖,并且通过尸体解剖作了大量的观察和详细的记录,这些记录可见于《灵枢·肠胃》及成书稍迟的《难经·四十二难》等篇章中。《内经》和《难经》有关脏腑位置、容量、重量、长度等的描述,绝不是主观唯心的杜撰,完全是建立在实践的基础上的,是我国古代解剖学的重要文献资料,也是我国解剖学发展史上的一项重大成就。如从分析食管与肠道的比例来看:《内经》认为,食管长一尺六寸,而小肠长三丈二尺,回肠长二丈一尺,广肠长二尺八寸,肠道合为五丈五尺八寸。所以,食管与肠道的比例当是 16∶558=1∶35。德国斯氏解剖学记载食管为 25 厘术,小肠 750 厘米,大肠 175 厘米,肠道合为 925 厘米。因此,食管与肠道的比例是 25∶925=1∶37。比较两者,十分近似,这就足以说明古代医家对脏腑的观察与测量是何等的精细。由此看出,中医学所说的脏腑与现代医学脏器的名称是相同的，从解剖学角度视之，脏腑的部位、外部形态与现代医学也大致相符合。

五脏系统虽然以五脏作为其中心要素，但除了五脏以外，还包括了各种各样的其他要素，比如心系统，除包括心脏要素外，还包括小肠、血脉、面、舌、神等其他要素。这样五脏系统的结构范围就远远超出了五脏。所以，从结构而言，五脏系统具有比五脏更高的层次结构和更复杂的等级水平。这就是两者在结构层次上的区别。

第二，功能特点。系统的功能绝不是各组成部分功能简单的相加，而且具有在更高层次上的综合功能。既然五脏子系统在结构层次上和五脏不同，所以五脏子系统和五脏在功能上也就截然有别。关于五脏的功能，现代医学认为，肝脏有代谢、储存糖原、解毒、分泌胆汁的作用；心脏有节律的收缩与舒张，能够推动和维持血液在体内的循行；脾脏参与体内的免疫反应；肺脏为气体交换的器官；肾脏能排出体内的代谢产物，并调节体液以维特水电解质的平衡等。中医对于五脏子系统功能的认识却有着自己的独特之处，认为肝系统主疏泄、主藏血；心系统主血脉、主藏神；脾系统主运化、主统血；肺系统主气、主宣降；肾系统主藏精、主水等。可见，中医脏腑的生理指的是五脏系统的综合功能而说的，并不局限于现代解剖学上的五个具体脏器，这就是五脏系统与五脏在功能上的区别。

必须说明，中医的五脏系统与西医正常人体解剖学中所说的系统含义是不同的。一般来说，现代医学解剖中的系统，如神经系统、呼吸系统、循环系统等，基本上是一个解剖学的概念。其中每一个系统均由若干器官所组成，每一器官又由各种组织所构成，每一种组织中又包含了众多的细胞，一层包孕着一层，形成了结构上的纵向层次关系。而中医的肝、心、脾、肺、肾五脏系统不单纯是一个解剖学上的概念，更重要的是一个生理和病理方面的概念。例如心系统，除了包括循环系统中的心脏这一实体外，还包括一部分神经系统，尤其是大脑方面的某些功能。所以，中医说的心系统绝不能与现代医学说的系统等同起来。至于如何取两家之长，相互补充，实现统一，这是基础医学今后研究的重要课题。

另外，人生活于自然界，无时无刻不和自然环境密切接触。人们通过长期的生活观察，已经认识到机体的内在环境和外在环境是一个统一的整体，从而确立了"天人相应"的观点。其中自然界四时寒热温凉气候的变化对人体生理病理的影响最显著，而且四时之气与五脏系统存在着相互收受、相互通应的关系。收受，是说两者同气相求，各有所归，如《素问·六节藏象论》说心"为阳中之太阳，通于夏气"，肺"为阳中之太阴（应为少阴），通于秋气"，肾"为阴中之少阴（应为太阴），通于冬气"，肝"为阳（应为阴）中之少阳，通于春气"，脾"此至阴之类，通于土气（长夏）"。隆盛之阳为太阳，初生之阳为少阳，隆盛之阴为太阴，初生之阴为少阴。它既是五脏的阴阳属性，也是四时气候的阴阳消长。这种各有收受的理论，充分体现了《内经》四时五脏阴阳这一重要学术思想，实际上也是一种朴素的系统论思想。

心 系 统

心系统的组成包括心、小肠、脉、面、舌、神等。

一、对心系统中主要脏器的解剖认识

（一）心的解剖位置及外部形态结构

心的解剖位置。《灵枢·师传》说："五脏六腑，心为之主，缺盆为之道，骺骨有余，以候髑骬。"意指五脏六腑皆禀命于心，心为五脏六腑之主宰。而五脏六腑所系的十二经脉皆上出于缺盆，所以缺盆为五脏六腑之气血运行之要道。髑骬，俗称蔽心骨，亦名鸠尾，即今之胸骨剑突端。说明了心脏的位置在胸腔之中，胸骨之后。《素问·平人气象论》说："虚里，贯膈络肺，出于左乳下，其动应衣，脉宗气也。""虚里"，乃胃气所出之大络，位居左侧乳头下，其动应于手。实际上指的就是现代医学所说的"心尖搏动区"。明代赵献可在《医贯·形景图说》对心的外部形态作了形象的描绘："肺之下为心，心有系络，上系于肺，……其中窍数多寡各异，各不相同，上通于舌，下无透窍。心之下有心包络，即膻中也，……心即居于其中。"可见心脏的解剖位置在胸腔之中，肺之下，心包络之内，不是处于正中的位置，而是稍微向左偏移的。可见，中医所说的心与现代医学心的位置基本吻合。

心的外部形态结构。《难经·四十二难》说："心重十二两，中有七孔三毛，盛精汁三合。"指出心的内部并不是一个密闭的实体，其中有多个孔窍，与心脏之外的器官保持着联系。明赵献可在《医贯·形景图说》中说："肺之下为心，其象尖长而园，其色赤。……象如仰盂。"指出心在肺位之下，外部形态结构呈尖圆形，表面为红赤之色。心脏之外还有一层包络，为心的宫城，而心居于包络之中。清代《友渔斋医话》也载："心为赤帝，为神明之府。象如倒悬莲蕊，色如缟映朱。心者，纤也。所纳纤微，无不贯注。重十二两，居肺管之下，膈膜之上，附着脊之第五椎，心外有赤黄裹脂，是为心包络。中有七孔三毛。"上述古籍记载心色为红，心的重量是12两，且大小以同身寸法称量。心脏形态是尖圆形，像倒悬莲蕊，未开的莲花，心脏通过血管与肺系统、肝系统、脾系统和肾系统相联系，心外有心包以及脂肪包裹。其记载与西医关于心的形态是近似倒置的圆锥形，重量250克左右，大小与本人拳头大小相当，心外有心包包裹的描述基本一致，且心脏上连出入心的大血管的数量与"七孔"记载也基本相同。

心的大小与疾病的关系。如《灵枢·本脏》说："心小则安，邪弗能伤，易伤以忧；心大则忧不能治，易伤于邪；心高则满于肺中，悗而善忘，难开以言；心下则脏外，易伤于寒，易恐以言；心坚则脏安守固，心脆则善病消瘅热中。心端正则和利难伤，心偏倾则操持不一，无守司也。"指出心脏小则神气安定，外邪不易伤害，但其收敛之故，易出现悲忧的情志变化。心脏大的则神气疏展，不易出现忧伤，但是因为其疏展而易伤于外邪。心的位置偏高，压迫肺脏使肺气壅塞，引起胸闷易忘，遇事难以语言开导。心的位置偏低，心阳不振，易感受寒邪，同时经不起语言的恐吓。心脏坚实则神气安定；心脏脆弱则内守不固，心火易动，导致消瘅或中焦热证。心脏端正，血脉通利，不易受到伤害；心脏偏倾，则操守不坚，遇事没有主见。另外，根据皮肤的粗细，可了解心脏的大小；胸骨剑突的隐显，掌握心脏位置的高低；胸骨剑突的长短，知道心脏的坚实或脆弱；胸骨剑突的端正与否，可鉴别心脏位置举中或偏倾。如《灵枢·本脏》说："赤色小理者，心小；粗理者，心大。无髑骬者，心高；髑骬小、短、举者，心下。髑骬长者，心下坚；髑骬弱小以薄者，心脆。髑骬直下不举者，心端正；髑骬倚一方者，心偏倾也。"

（二）小肠的解剖位置及外部形态结构

《灵枢·肠胃》说："小肠，后附脊，左环回周迭积，其注于回肠者，外附于脐，上回运环反十六曲，大二寸半，径八分分之少半，长三丈三尺。回肠，当脐左环，回周叶积而下，回运环反十六曲，大四寸，径一寸寸之少半，长二丈一尺。"《灵枢·平人绝谷》中，还对肠胃之长及其总容量予以记述，称"肠胃之长，凡五丈八尺四寸，受水谷九斗二升一合合之大半，此肠胃所受水谷之数也"。这两段指出小肠是一个位于腹部而中空屈曲的管状器官。

《难经·四十二难》指出："小肠大二寸半，径八分分之少半，长三丈二尺，受谷二斗四升，水六升三合合之大半。回肠大四寸，径一寸寸之少半，长二丈一尺。受谷一斗，水七升半。……小肠重二斤十四两，长三丈二尺，广二寸半，径八分分之少半，左回叠积十六曲，盛谷二斗四升，水六升三合合之大半。"《内经》和《难经》详细记载了人体小肠的管径、长度和位置，小肠是消化管的重要组成部分。所有记载表明小肠是一个位于腹部而中空屈曲的管状器官，上接胃的下口幽门，下续大肠阑门。

二、心系统的生理与病理

（一）主血脉

血，指血液；脉，指经脉，为血液运行的通道。心主血脉包括以下六个意思：第一，心、血、脉三者共同组成一个密闭的系统。如《素问·脉要精微论》"夫脉者，血之府也"；《素问·阴阳应象大论》"心生血"、心"在体为脉"均指出了心与血、心与脉、血与脉之间的相互关系。第二，在心气的推动下，血液在脉管内不停地运行，周流不息，并将血液输送到全身各组织器官。如《灵枢·营卫生会》"往复不已""周流不休"；《素问·痿论》"心主身之血脉"；《素问·六节藏象论》"心者，其充在血脉"。此三句均指出血为水谷之精微所化生，其中含有丰富的营养物质，运行于脉道之中而奉养全身。第三，血液之所以在全身流行不止，环周不休，主要是依靠心气的推动作用。故心气旺盛则血液沿着一定方向运行不息，通达周身，从而将血中的营养物质供应全身各组织器官。如《素问·五脏生成》说："诸血者，皆属于心。"第四，心气不足，血不充盈，血脉空虚，就会出现心悸、脉细弱等症；严重者，运行乏力，血流不畅，心血郁阻，可出现肤色青黑之候。如《灵枢·经脉》谓："手少阴气绝，则脉不通，脉不通则血不流，血不流则毛色不泽。故其面黑如漆柴者，血先死。"第五，心火内炽，气盛动速，血行逆常，也可引起脉数，肤赤，甚者血溢脉外。如《素问·痿论》说："心热者，色赤而络脉溢。"第六，由于心脏有规律的搏动，与心脏相连的血管也会产生相应的搏动，这就是脉搏，在人体的颈部、腕部、足背部可以触摸到人迎脉、寸口脉、趺阳脉等，根据这些脉象可以诊断人体气血的盛衰。如《素问·刺志论》说："脉实血实，脉虚血虚。"

（二）主神明

神有广义和狭义之分，广义的神，指人体生命活动的总称；狭义的神，指人的精神意识和思维活动，以及这些活动所反映出来的聪明智慧。

广义的神，物质基础是精气。如《灵枢·本神》谓："故生之来谓之精，两精相搏谓之神。"说明神由先天之精化生的，当胚胎形成之际，生命之神也就产生了。虽然神生成于先天之精，但必赖于后天水谷精气的充养，因此《灵枢·平人绝谷》说："故气得上下，五脏安定，血脉和利，精神乃治。故神者，水谷之精气也。"水谷之精气充足，五脏和调，神的生机才能旺盛。由此可见，先天之精气是神的源泉，后天之精气是神的给养。故当人体精气充足，血脉充盈时，则精神充沛，面色红润，目光炯炯；反之，精气亏损，血脉空虚时，可见精神萎靡不振，面色无华，目无神采等。正因为神反映了整个人体生命活力的盛衰，因此神存则生，神去则死。故《素问·移精变气论》说："得神者昌，失神者亡。"

心主"神明"，主要是指狭义的神而言。《素问·八正神明论》说："请言神，神乎神，耳不闻，目明心开而志先，慧然独悟，口弗能言，俱视独见，适若昏，昭然独明，若风吹之，故曰神。""慧然独悟""俱视独见""昭然独明"等，均是指人的聪明智慧而言。

因为心主血，而血液是神志活动的主要物质基础，所以气血充足，则神志清晰、思维敏捷、反应迅速。因此，临床所见神智活动的各种异常现象，如癫狂、昏迷、妄言、喜笑无常、悲不自胜、如丧神守等精神情志的紊乱，主要责之于心，是心神失守所致。如《素问·调经论》说："心藏神，神有余则笑不休，神不足则悲。"阳盛则神旺，故多喜而笑；阳衰则阴乘之，故多忧而悲。《素问·脉要精微论》也说："衣被不敛，言语善恶，不避亲疏者，此神明之乱也。"这是由于心不藏神，神明将脱之故。此外，在临床上所见到的心悸、失眠、健忘、多梦，或神识昏迷、谵言妄语等证候。前者多属心血不足，神不守舍；后者常是邪热扰乱心神，以致心的功能发生紊乱，不能主神明的表现。

心是人体生命活动的主宰，在脏腑中居首要地位。各脏腑必须在心的统一指挥下才能相互协调，共同维持正常的生命活动。所以，《内经》非常强调心功能的重要性，比之为君主。如《素问·灵兰秘典论》说："心者，君主之官也，神明出焉。故主明则下安，主不明则十二官危。"十二官之所以危，就是由于心不明，而脏腑相使之道闭塞不通的缘故。因此在病理上，若心有病则往往会影响全身各脏腑，故《灵枢·口问》说："心动则五脏六腑皆摇。"

三、心系统中各要素之间的联系

（一）心合小肠，小肠为受盛之腑

小肠在幽门处与胃相通，在阑门处与大肠相接。其主要功能是受盛化物，分泌清浊。也就是说，饮食物受纳于胃，经胃腐熟以后，通过幽门，下注于小肠，小肠接受胃中的水谷，进一步加以消化并发挥分泌清浊的作用。其清者为津液，由脾吸收再转输到全身各组织器官；其浊者为糟粕，通过阑门而下行于大肠，无用的水液则渗入膀胱。《素问·灵兰秘典论》指出："小肠者，受盛之官，化物出焉。"正因为小肠有分泌清浊的功能，故小肠有病，既影响消化机能，还会导致大小便的异常。

手少阴心经属心而络于小肠，小肠的经脉属小肠而络于心，因此心与小肠通过经脉的相互络属而构成了表里关系。在病理上，如心经实热，可"移热于小肠"，引起尿少、尿赤、排尿灼热等小肠实热的病症。而小肠有热，亦可循经脉上熏于心，出现心烦不寐、口舌生疮等病症。

（二）心主脉

《灵枢·决气》说："壅遏营气，令无所避，是谓脉。"指出脉能约束和促进血液沿着一定的轨道和方向循行。故《素问·脉要精微论》说："脉者，血之府也。"脉为血之府，而血能将营养物质输送到全身各部，所以脉间接地起着将水谷之精微输送到全身的作用。

心之所以能主脉，一是因为心与脉在结构上直接相连，息息相通，所说"心之合脉"讲的就是这个意思；二是脉中的血液循环往复，运行不息，主要依靠心气的推动，因此心不仅主血，而且也主脉。三是血与脉皆由心所主。如《素问·痿论》说："心主身之血脉。"因此，心的功能正常，则血脉流畅；心的功能异常，则血流壅滞。在临床上，心气虚，不能鼓动血液的运行，则脉道不利，气血瘀阻，就会出现发绀、肝脾肿大等症。

（三）心华在面

由于面部的血液循环比较丰富，所以心气的盛衰，血液的多少，常可从面部的色泽反映出来。如《素问·六节藏象论》说："心者，……其华在面。"心功能健全，血脉充盈，循环通畅，则面色红润光泽，奕奕有神；反之，心气不足，血脉空虚，则面无血色，㿠白不华；若心气虚衰，血行障碍，脉道不通，则面色发绀。所以《灵枢·决气》说："血脱者，色白，夭然不泽。"

（四）心开窍于舌

《素问·阴阳应象大论》说："心主舌""在窍为舌"。心开窍于舌，主要是因为心经之别络上系于舌，因而心的气血上通于舌。正因为如此，所以心的生理功能和病理变化都能影响到舌。舌主味觉，当人的心情舒畅时则食能知味，故《灵枢·脉度》说："心气通于舌，心和则舌能知五味矣。"舌为心之窍，所以察舌可以测知心的病变。如心血不足则舌质淡白，心火上炎则舌尖红，心血瘀阻则舌质发生瘀斑瘀点等。再如，心神失养，则舌强、语言謇涩不利。故《素问·风论》谓："心风之状，……病甚则言不可快。"《灵枢·五阅五使》也说："心病者，舌卷短。"可见，若心有了病变，很容易从舌体上反映出来，所以后世有"舌为心之苗"的说法。

（五）心藏神

神魂魄意志，分属五脏，故五脏又称为五神藏。《灵枢·本神》说："故生之来谓之精，两精相将搏谓之神。"神舍于脉，脉为心主，所以心的病变常表现为神的失常。如《灵枢·本神》所说："心藏脉，脉舍神，心气虚则悲，实则笑不休。"又说："是故怵惕思虑则伤神，神伤则恐惧流淫而不止。""恐惧者，神荡惮而不收。"这不仅从病理上指出了心与神的关系，而且还说明了神是各种情志活动的主宰。怒动于心则肝应，思动于心则脾应，悲动于心则肺应，恐动于心则肾应。

四、心系统与大自然的收受关系

心系统与大自然的收受关系在《内经》中有着详细的论述。如《素问·六节藏象论》说："心者，为阳中之太阳，通于夏气。"《素问·金匮真言论》说："南方赤色，入通于心，开窍于耳，藏精于心，故病在五脏，其味苦，其类火，其畜羊，其谷黍，其应四时，上为荧惑星，是以知病之在脉也，其音徵，其数七，其臭焦。"《素问·阴阳应象大论》也说："南方生热，热生火，火生苦，苦生心，心生血，血生脾，心主舌，其在天为热，在地为火，在体为脉，在脏为心，在色为赤，在音为徵，在声为笑，在变动为忧，在窍为舌，在味为苦，在志为喜。"这些记载说明了心系统与南方、热、火、夏季、赤色、苦味、徵音、焦、羊、黍等存在相互通应的联系，是互相收受的。

由于地球绕太阳公转，在公转中地球所处的轨道位置不同，因而产生了一年春、夏、秋、冬不同季节的变化。夏季，地球离太阳较近，从太阳获得的能量最多，所以夏季阳气最盛，称为太阳。太就是盛的意思，阳盛则生热，热极生火。另一方面，由于心系统是由好几个不同的要素所组成，而心是其中的中心要素，位于膈上之胸腔中，位居尊高，属阳，所以心为阳中之太阳，与夏季、热、火等有着必然的联系。五脏配五方，心位于南方，南方属丙丁火，故南方入通于心。"徵"为火之音；凡物火变则为"焦"。所以"南方""徵""焦"等与心系统也是相互通应的。

在临床实践中，邪热扰心，心火内炽的患者，会出现面色红赤的现象。所以《素问·痿论》说："心热者，色赤。"治疗心火亢盛多用苦寒之品，如黄连之属清泻心火。因此从病理及治疗方面反映了"赤色""苦味"与心系统存在着密切联系。

总之，古人通过长期的生活观察和丰富的临床实践，认识到心系统与自然界之间有着相互收受的关系。

肝系统

肝系统的组成包括肝、胆、筋、爪、目、魂等。

一、对肝系统中主要脏器的解剖认识

（一）肝的解剖位置及外部形态结构

肝的解剖位置。《灵枢·本脏》说："广胸反骹者，肝高；合胁兔骹者，肝下。……膺腹好相得者，肝端正；胁骨偏举者，肝偏倾也。"胁下之骨谓之"骹"，反骹者，言肋骨高而张；兔骹者，言肋骨低而合。故广胸反骹则肝位高，合脉兔骹则肝位低。又肝脉上循于膺之期门，下行于腹之章门，在内别出而贯膈，故膺腹相得则肝端正。说明肝的位置与肋骨相对应，其高下端正偏倾等，受肋骨的影响最著。关于肝的解剖部位，元代滑伯仁说得更具体。他说："其脏在右胁右肾之前，并胃著脊之第九椎。"肯定了肝的位置是在膈下右胁之前。

肝的外部形态结构。《难经·四十一难》指出"肝独有二叶";《难经·四十二难》说:"肝重四斤四两,左三叶,右四叶,共七叶。"明朝章潢也说:"状如马肝,色赤紫。"说明了肝为赤紫色,左右分叶的器官。

肝的大小与疾病的关系。《灵枢·本脏》认为:"肝小则脏安,无胁下之病;肝大则逼胃迫咽,迫咽则苦膈中,且胁下痛。肝高则上支贲切,胁挽为息贲;肝下则逼胃胁下空,胁下空则易受邪。肝坚则脏安难伤;肝脆则善病消瘅易伤。肝端正则和利难伤;肝偏倾则胁下痛也。"指出肝小则脏气安定,不会发生胁下的病痛。肝大则压迫胃脘,牵扯咽道,导致食不下咽的膈中病,引起两胁下痛。肝的位置偏高,向上支撑膈部,并紧贴胁部发生闷胀感觉,成为息贲病。肝位偏下,逼近胃脘,致胁下空虚,邪气容易侵入。肝脏坚实,则脏气安定不易受邪。肝脏脆弱,则肝阳易动,郁热于内而发消瘅病。肝的位置端正,条达舒畅,不易受邪;肝的位置偏倾,气机不利,则胁下疼痛。另外,根据皮肤的疏密,可以推断肝的大小;胸部的宽度,判断肝位置的高低;胸胁的发育,知道肝的坚实或脆弱;胸腹的比例,了解肝的端正或偏颇。如《灵枢·本脏》认为"青色小理者,肝小;粗理者,肝大。广胸反骹者,肝高;合胁兔骹者,肝下。胸胁好者,肝坚;胁骨弱者,肝脆。膺腹好相得者,肝端正;胁骨偏举者,肝偏倾也。"

(二)胆的解剖位置及外部形态结构

胆附于肝之短叶间《灵枢·本输》记载。"肝合胆,胆者精之府"。《难经·四十二难》说:"胆在肝之短叶间,重三两三铢,盛精汁三合。"可见,胆的位置在肝叶之间,依附于肝,为一囊状器官,内盛精汁。《难经·四十二难》又说:"胆,……长三寸,……状如瓶"指出胆的形状如瓶,长三寸。

从《内经》和《难经》关于胆的记载来看,认为胆位于肝叶之间,依附于肝,为一囊状器官,内盛精汁,这与西医关于胆的位置的描述是一致的。

二、肝系统的生理与病理

(一)主疏泄

疏泄,指疏散宣泄的意思。肝主疏泄即指肝喜条达而恶抑郁的特性。肝的疏泄功能,主要关系着人体气机的调畅。具体表现在以下几个方面。

1. 情志活动

人的精神情志活动除为心所主外,还与肝的疏泄功能有直接关系。《素问·灵兰秘典论》说:

"肝者，将军之之官，谋虑出焉。"这是用"将军"刚强躁急的特性来比喻肝主疏泄的功能。所以当肝主疏泄功能正常时，气机调畅，气血流通，则心情舒展。若肝失疏泄，气机不调，就可以引起抑郁或亢奋等情志活动的异常变化。肝气抑郁，则见恐惧胆怯，多疑善虑；肝气亢奋，则见急躁善怒，头昏目晕等症。故《灵枢·本神》说："肝气虚则恐，实则怒。"惊恐和恼怒，反映了肝的阴阳两方面不同的病理特点。当人受到外界的精神刺激，尤其是多怒等，引起肝主疏泄的功能失常，则会出现肝气郁结，抑不得伸，见胸胁胀痛等症。这是因为肝不能遂其条达之性，尽其疏泄之能的缘故。如《素问·脏气法时论》说："肝病者，两胁下痛。"后世在这一基础上还创立了"暴怒伤肝"的理论。

2. 消化功能

脾胃之气的升降及胆汁的分泌，都受到肝的影响。肝主疏泄是保证脾胃之气的升降和胆汁分泌的重要条件。若肝失疏泄，肝气横逆，木壅侮土，伤及脾胃，升降失职，则可见呕逆、腹胀或腹泻等症。故《灵枢·经脉》说："肝所生病者，胸满、呕逆、飧泄。"因为木之性在于疏泄，食气入胃，全赖肝木之气以疏泄之，而水谷乃化，今肝不能疏泄，水谷不化，故产生飧泄水满之证。肝之余气泄于胆而为胆汁，胆汁进入肠道以帮助食物的消化。肝的功能正常，胆汁才能正常的分泌和排泄，促进脾胃的消化功能，有利于食物的消化和吸收。若肝气郁结，胆汁的分泌和排泄发生障碍，出现胁痛、口苦、食纳不佳等。胆汁逆流，外泛于皮肤，可引起黄疸。

3. 水液代谢

水液代谢的调节主要是由肺、脾、肾、三焦、膀胱等共同完成的。但与肝也有关系。因肝主疏泄，调畅气机，有通利三焦，疏通水道的作用。倘若肝失疏泄，气机不畅，经脉不利，水液不行，则可引起水肿。《内经》虽然没有直接言此，而张仲景认为："肝水者，共腹大不能自转侧，胁下腹痛。"即指此而说的。

（二）主藏血

《素问·调经论》说："肝藏血。"肝藏血是指肝具有贮藏和调节血液的作用。人体各部分的血液量，随着不同的生理情况而增减，当人睡眠时，机体需要的血量减少，则大量的血就归藏于肝。如《素问·五脏生成》谓："人卧血归于肝。"当人活动时，机体需要的血量增加，则大量的血由肝出走，以满足机体的需要。王冰说："肝藏血，心行之。人动则血运于诸经，人静则血归于肝藏，肝主血海故也。"当肝藏血的功能失常时，可因肝血不足，见两目昏花，筋肉拘挛，屈伸不利，妇女月经量减少等症。如《素问·脏气法时论》谓："肝病者，虚则目䀮䀮无所见。"也可因肝气郁滞，血亦随之而瘀，见胸胁刺痛，甚至经闭、癥瘕等。还可因大怒伤肝，肝气上迫，血随气逆，发为目赤、眩晕之症。肝气郁结，还能郁而化火，藏血失职，血逆妄行，可出现吐血、衄血，乃至妇女崩漏不止等证候。

三、肝系统中各要素之间的联系

（一）肝合胆，胆为中精之腑而主决断

1. 肝合胆

胆在肝之短叶间，与肝相连；足厥阴肝经属肝而络胆，足少阳胆经属胆而络肝，通过经络的互相络属，使肝胆构成表里关系。胆内盛藏的精汁，是肝之余气分泌于胆聚合而形成的，而胆汁的排泄又有赖于肝的疏泄作用。正因为肝胆部位相连，表里相关，功能相应，所以肝与胆在病理上的关系也就非常密切，因而肝病常影响及胆，胆病常影响及肝。如肝的疏泄不利，影响胆汁的分泌与排泄，出现胁肋疼痛、黄疸等症状；又如胆的功能失常，胆汁阻滞，影响肝的疏泄，出现肝气郁结的证候。由于肝病及胆，胆病及肝，互为影响，终则导致肝胆俱病，临床所见肝胆湿热证就是其例。

2. 胆为中精之府

《灵枢·本输》说："胆者，中精之府。"胆中所藏精汁为清净之汁，与其他传化之腑所盛之浊质不同，所以胆既属六腑，又属奇恒之腑。精汁色黄味苦，疏泄下行，注入肠内，可以帮助饮食物的消化。所以当肝气上逆时，可出现口苦或呕吐苦水等症。

3. 胆主决断

《素问·灵兰秘典论》说："胆者，中正之官，决断出焉。"中正即不偏不倚，决断即决定果断。胆的决断功能，对于防御和消除某些精神刺激，以维持和控制气血的运行，确保脏器之间的协调关系，有着重要的作用。如《素问·经脉别论》说："勇者气行则已，怯者则着而为病也。"因为人的勇怯与胆主决断有关，故临床上某些惊悸、虚怯、失眠等情志活动的病变，常从胆治，可收其效。

（二）肝主筋

《素问·宣明五气》说："肝主筋。"《素问·痿论》也说："肝主身之筋膜。"筋也就是筋膜，主要功能是联络关节，主司运动。筋主司运动的功能，有赖于肝血的滋养。肝散其精以养筋，筋得其养乃运动灵活，强健有力。故《素问·经脉别论》说："食气入胃，散精于肝，淫气于筋。"若肝血虚，不能供给筋以充分的营养，则筋的活动能力就会减退。如老年人的动作迟钝，运动失灵，皆与肝不养筋有关。所以《素问·上古天真论》说："丈夫七八，肝气衰，筋不能动。"临床很多筋的病变皆与肝的功能有关，如肝血不足，血不养筋，则出现肢体麻木，手足震颤，屈伸不利的血不养筋之症。又如邪热劫伤肝血，则发生四肢抽搐、牙关紧闭、角弓反张等肝风内动之证。所以《素问·至真要大论》说："诸暴强直，皆属于风""诸风掉眩，皆属于肝"。

（三）肝华在爪

筋为肝所主，爪为筋之余，因此肝的虚实常可反映于爪甲。肝血充足，筋强力壮，爪甲坚韧；肝血亏虚，筋弱无力，爪甲软薄，枯无光泽，严重者引起变形或脆裂。所以《素问·五脏生成》说："肝之合筋也，其荣爪也。"《素问·六节藏象论》也说："肝者，罢极之本，魂之居也，其华在爪，其充在筋。"

（四）肝开窍于目

《灵枢·大惑论》说："五脏六腑之精气，皆上注于目而为之精，精之窠为眼，骨之精为瞳子，筋之精为黑眼，血之精为络，其窠气之精为白眼，肌肉之精为约束，裹撷筋骨血气之精，而与脉并为系，上属于脑，后出于项中。"说明五脏之精气，通过血脉皆运注于目，目与五脏都有内在的联系，但主要的是肝，因为肝主藏血，其经脉又系于目之故。目为肝之窍，目之所以发挥正常的生理功能，主要依靠肝血的濡养，因此《素问·五脏生成》说："肝受血而能视"。《灵枢·脉度》也说："肝气通于目，肝和则目能辨五色矣。"临床上若肝血不足，则双目干涩，视物模糊；肝火上炎，则目赤肿痛；肝风内动，可见目睛上吊等。

（五）肝藏魂

《灵枢·本神》说："随神往来者谓之魂。"指出魂是在神的指挥下所反映的一种精神活动现象。魂舍于血，藏于肝中，所以《灵枢·本神》又说："肝藏血，血舍魂。"《素问·六节藏象论》还说："肝者，罢极之本，魂之居也。""罢"本同疲，这里可作抑制或松弛解；"极"可作亢奋或紧张。因此，也可以说魂是在神的指挥下表现的兴奋和抑制的作用。若肝不藏魂，兴奋和抑制则发生失调，就会导致梦游、梦语或种种幻觉，故《灵枢·本神》说："肝悲哀动中则伤魂，魂伤则狂妄不精。"

四、肝系统与大自然的收受关系

人是大自然的产物，人的生命活动不仅受到自身规律的支配，同时也受到自然界规律的支配。如《素问·宝命全形论》说："人以天地之气生，四时之法成。"《素问·六节藏象论》也说："天食人以五气，地食人以五味。……气和而生，津液相成，神乃自生。"这说明了人与自然界有着密切的关系。自然界的运动变化，直接或间接地影响人体，而人体对这些影响，在生理或病理上也会作出相应的反应，所以《灵枢·岁露论》说："人与天地相参也，与日月相应也。"人与大自然的相应关系，就是"收受"关系。如《素问·六节藏象论》说：肝"此为阳（应为阴）

中之少阳，通于春气。"《素问·金匮真言论》说："东方青色，入通于肝，开窍于目，藏精于肝，其病发惊骇，其味酸，其类草木，其畜鸡，其谷麦，其应四时，上为岁星，是以春气在头也，其音角，其数八，是以知病之在筋也，其臭腥。"《素问·阴阳应象大论》亦说："东方生风，风生木，木生酸，酸生肝，肝生筋，筋生心，肝主目，其在天为玄，在人为道，在地为化。化生五味，道生智，玄生神，神在天为风，在地为木，在体为筋，在脏为肝，在色为苍，在音为角，在声为呼，在变动为握，在窍为目，在味为酸，在志为怒。"指出了肝系统与东方、风、水、春季、青色、酸味、角音、腥、鸡、麦等有一定的内在联系。证之于临床，有人在探索精神病的发病规律时，发现春季三、四月间其发病率最高，认为春天为精神病的多发季节，俗话说："菜花黄，痴子忙"。精神病之所以好发于春季，中医认为春三月为肝木主令之时，肝主疏泄，与人的精神情志活动有关，故精神病多发于春天。又如在临证中，见舌质两边有青紫色者，多认为此乃肝经有瘀血之征。再如五味子、白芍等品，因其味酸，故而有补肝、敛肝之效，这些都是古代医家在临床实践中总结出来的宝贵经验，至今仍有着重要的意义。

脾系统

脾系统的组成包括脾、胃、肉、唇、口、意等。

一、对脾系统中主要脏器的解剖认识

（一）脾的解剖位置及外部形态结构

《素问·太阴阳明论》说："脾与胃以膜相连耳。"《难经·四十二难》也说："脾重二斤三两，扁广三寸，长五寸，有散膏半斤。"张介宾在《类经图翼》中更明确地指出："形如刀镰，与胃同膜而附其上之左，俞当十一椎下。"据这些记载，可知脾位于胃的左侧，与胃相连，是一个形如刀镰的扁广器官。从解剖的角度看，与现代医学所指脾脏基本相同。

脾的大小与疾病的关系。如《灵枢·本脏》说："脾小则脏安，难伤于邪也；脾大则苦凑䏚而痛，不能疾行。脾高则䏚引季胁而痛；脾下则下加于大肠，下加于大肠，则脏苦受邪。脾坚则脏安难伤；脾脆则善病消瘅易伤。脾端正则和利难伤；脾偏倾则善满善胀也。"指出脾小则脏气安定，不容易被邪气所伤；脾大则两胁空软处疼痛，不能疾步行走。脾的位置高则两胁空软处牵连季胁疼痛；脾的位置低则向下加临大肠之上，容易被邪气所伤。脾脏坚实则脏气安和，不易受伤；脾脏脆弱则脾失健运容易引起消瘅病。脾脏位置端正则脾气安和通利，不易受伤；脾的位置偏斜则脏气不利，运化失职，引起腹胀满。另外，根据皮肤纹理的粗细，可以推断脾的大小；口唇的外翻和低垂，确定脾的位置高低；口唇的坚实和疏松，了解脾的坚实和脆弱；口唇的端正与否，测知脾的位置。如《灵枢·本脏》说："黄色小理者，脾小；粗理者，脾大。揭唇者，脾高；唇下纵者，脾下。唇坚者，脾坚；唇大而不坚者，脾脆。唇上下好者，脾端正；唇偏举者，脾偏倾也。"

（二）胃的解剖位置及外部形态结构

《灵枢·肠胃》说："胃纡曲屈，伸之，长二尺六寸，大一尺五寸，径五寸，大容二斗五升"，说明胃是腹腔中的一个形状曲屈的器官。

二、脾系统的生理与病理

（一）主运化

脾主运化的功能主要表现在运化水谷精微和运化水湿两个方面。

1. 运化水谷精微，为气血化生之源

胃有消化水谷的功用，而水谷精微的吸收和输布，却有赖于脾。脾与胃，在饮食物的消化、吸收及输布津液的过程中，既相互协调，又各有所司。《素问·太阴阳明论》说："帝曰：脾与胃以膜相连耳，而能为之行其津液，何也？岐伯曰：足太阴者，三阴也。其脉贯胃属脾络嗌，故太阴为之行气于三阴。阳明者，表也，五脏六腑之海也，亦为之行气于三阳。脏腑各因其经而受气于阳明，故为胃行其津液。"这指出脾气散津的作用是通过经络实现的。足太阴脾经，络于食道上口，所以能吸收胃中水谷之津液，输送至三阴经。脾胃两经表里相通，密切相连，故津液由脾吸收后，还可通过阳明经而输于三阳经。简言之，水谷精微依靠脾的运化作用而输送到全身各组织器官，以营养五脏六腑、四肢百骸、皮毛筋骨等。由于饮食水谷是人出生后营养物质的主要来源，也是生成气血的物质基础，所以说脾是"后天之本"和"气血化生之源"。脾的运化功能强健，习惯上称为"脾气健运"，只有脾气健运，则饮食水谷精微的消化、吸收与运输的功能才会旺盛。若脾气不足，失其健运，不能磨谷消食，则饮食停滞，传导失职，可见腹胀、飧泄之症。所以《素问·脏气法时论》说："脾病者，虚则腹满、肠鸣、飧泄、食不化。"

2. 运化水湿

脾能运化全身水湿之气，促进水液的环流与排泄，与肺、肾、三焦、膀胱等共同维持体内

水液代谢的平衡。若脾虚不能健运，津液失其正常的运行敷布，就会引起水湿潴留的各种病变，或凝聚而为痰饮，或溢于肌肤而为水肿，或流注肠道而为飧泄，故《素问·至真要大论》说："诸湿肿满，皆属于脾。"反过来，水湿停滞，阻遏阳气，又会影响脾的运化功能，这就是习惯上所说的湿困脾土，也是《素问·宣明五气》所谓"脾恶湿"的主要依据。

脾主运化的功能，主要依赖脾气的作用，而脾气的功能特点总是以上升为主。脾之所以能将水谷精微上输于肺，再通过心肺的作用而将化生的气血以营养全身，就是因为脾有升清作用的缘故。若脾气不升，甚至下陷，就会引起脱肛、久泄或内脏下垂等病症。

（二）主统血

《灵枢·本神》说："脾藏营。"因为营与血皆行于脉中，都有营养全身的功能，所以这里说的"营"实际上寓含"血"的意思。《难经》还说："脾主裹血，温五脏。"其中的"裹"就是统摄或控制的意思。说明通过脾气的统摄作用，才能使血液运行于经脉之中，不致溢于脉外。如脾气虚弱，失其统摄之权，不能裹护血液，血液就会散溢脉外，发生便血、崩漏、紫斑等各种出血疾患。

三、脾系统中各要素之间的联系

（一）脾合胃，胃为五谷之腑

胃居于膈，上接食道，下通小肠。上口为贲门，即上脘；下口为幽门，即下脘；上、下脘之间名为中脘，三个部位统称为"胃脘"。饮食由口而入，经过食道，从而纳于胃中，故《灵枢·本输》说："胃者，五谷之腑。"说明胃的主要功能是受纳腐熟五谷。《灵枢·海论》说"胃者水谷之海"及《灵枢·胀论》所说"胃者太仓也"，都是这个意思。纳于胃中的水谷，经过胃的腐熟与消磨，下传于小肠。其精微通过脾的运化以供养周身。所以，《灵枢·五味》指出："胃者，五脏六腑之海也，水谷皆入于胃，五脏六腑皆禀气于胃。"脾胃所消化的饮食精微是后天营养的源泉，故与胃合称"后天之本"。由于胃有受纳腐熟水谷的作用，所以胃的病变，多反映为食物积滞而不得通畅的胃脘胀满、反胃等症。正因为胃气的重要性，故医生们在诊脉时，往往以胃气之有无作为判断疾病预后凶险的依据。

脾与胃以膜相连，足太阴脾经属脾络胃，足阳明胃经属胃络脾，两经脉相互络属，从而构成表里关系。胃主受纳，其气主降；脾主运化，其气主升。胃降则糟粕得以下行，脾升精气才能上输；胃为阳腑而喜湿恶燥，脾为阴脏而喜燥恶湿。脾与胃纳运结合，升降相因，燥湿相济，以维持人体饮食物的消化吸收功能。在病理上，由于胃受纳腐熟水谷，为脾的运化打下基础；脾的正常运化，又使胃中受纳的水谷逐步被消磨掉，以期重新接受新的饮食物，同时脾所运化的水谷精微营养全身之后，又为胃的受纳腐熟功能提供了能源。所以，胃的受纳功能失常可影响脾的运化，脾失健运也可影响胃受纳的功能，临床上胃不受纳而致的食后饱胀与脾失健运而致的食欲减退，往往同时并见。这就是脾胃在纳运方面互相影响的缘故。另一方面，脾升则使水谷精微上归心肺而布化全身，胃降则使水谷下移小肠而保持肠胃的虚实更替。若脾气不升，运化失职，湿浊中阻，胃气不得下行，可出现纳呆、腹胀，甚至嗳气、呕吐等症；反之若胃气不降，影响脾的升清作用，使水谷精微不能敷布全身，可导致面黄肌瘦、倦怠乏力等症。再一方面，在湿与燥的关系上，胃只有在津液充足的条件下，才能受纳腐熟水谷；反过来，脾也只有在不被湿困的前提下，才能不断运化吸收水谷之精微。若湿困脾土，便会出现便溏、苔腻之症；相反，胃失却津液的滋润，则会发生脘腹胀闷、不思饮食等症。总之，脾与胃的纳运、升降、燥湿相辅相成，方能共同完成饮食物的消化与吸收的任务。

（二）脾主肌肉和四肢

《素问·痿论》说："脾主身之肌肉"，脾主肌肉，是说肌肉的壮实和衰萎与脾的功能关系极为密切。这是因为脾可将水谷之精微输送到全身，以生养肌肉的缘故。所以脾病，运化失职，可见肌肉消瘦之症，故《素问·阴阳应象大论》有"脾生肉"之说。四肢为诸阳之本，但亦必须得到脾所输送的营养，才能活动自如，轻劲有力，所以，《素问·太阴阳明论》说："脾病而四肢不用，何也？岐伯曰：四肢皆禀气于胃，而不得至经，必困于脾，乃得禀也。"这就是说，手足赖以活动的清阳之气，虽然源于胃中饮食所化，但必经脾之转输乃得。若脾失健运，营养物质不能很好地吸收、转运、输布，四肢不得水谷之气，可见四肢无力，甚至痿废不用。这是因为气生于精，精生于谷的缘故，所以《灵枢·本神》说："脾气虚则四肢不用。"

（三）脾华在唇

《素问·六节藏象论》说："脾者，其华在唇四白。"《素问·五脏生成》也说："脾之合肉也，其荣唇也。"说明唇为脾之外候，脾气健旺，营养充足，则唇色红润光泽；反之，脾虚久病，化源不足，唇色多呈苍白或萎黄不华，故《灵枢·五阅五使》说："脾病者，唇黄。"

（四）脾开窍于口

《素问·阴阳应象大论》说："脾主口""在窍为口"。《灵枢·脉度》进一步指出："脾气通于口，脾和则口能知五谷矣。""和"即指脾的运化功能协调，口味正常，食欲旺盛。反之，若脾虚不能健运，则口淡无味，食欲不振。临床所见湿困脾土则口中黏腻；脾热患者，往住自觉口中有甜味，这就是脾病反映在口的例证。因此，临床根据口味的变化，对脾病的诊断有一定的参考意义。

（五）脾藏意

意是意识、回忆。《灵枢·本神》说："心之所忆谓之意。""意"是人类特有的功能，是"神明"分析综合活动的产物，脾病往往影响到意，如《灵枢·本神》说："脾愁忧而不解则伤意，意伤则悗乱。"说明意藏脾中，由脾所主，脾病意伤则出现闷郁烦乱、意识不健全等证候。

四、脾系统与大自然的收受关系

脾系统与大自然的收受关系在《内经》中论述较多，如《素问·金匮真言论》说："中央黄色，入通于脾，开窍于口，藏精于脾，故病在舌本，其味甘，其类土，其畜牛，其谷稷，其应四时，上为镇星，是以知病之在肉也，其音宫，其数五，其臭香。"《素问·阴阳应象大论》也说："中央生湿，湿生土，土生甘，甘生脾，脾生肉，肉生肺，肺主口。其在天为湿，在地为土，在体为肉，在藏为脾，在色为黄，在音为宫，在声为歌，在变动为哕，在窍为口，在味为甘，在志为思。"这些论述说明了脾系统与中央方位、湿、土、黄色、甘味、宫音、香、牛、稷等皆有内在联系。脾能运化水湿，但又恶湿，若脾为湿困，运化失职，可引起胸腹痞满、食少体倦、大便溏薄、口干多涎、舌苔滑腻等症。反映了脾与湿的关系。此外，脾为后天之本、气血化生之源，脾气虚者则出现倦怠乏力、饮食不振等症。临床治疗脾气虚多选用人参、党参、黄芪、白术、扁豆、大枣、饴糖等甘味之品，这就体现了脾与甘的关系。

肺 系 统

肺系统的组成包括肺、大肠、皮、毛、鼻、魄等。

一、对肺系统中主要脏器的解剖认识

（一）肺的解剖位置及外部形态结构

肺的解剖位置。《灵枢·九针论》说："肺者，五脏六腑之盖也。"指出肺在脏腑中，其位最高。《素问·痿论》也说："肺者，脏之长也，为心之盖也。"《难经·四十二难》亦有"心肺独在膈上"的记载。后世赵献可还说："喉下为肺，两叶白莹。"从以上的论述不难看出肺的位置在人体喉之下、膈之上、胸腔之中，是一个左右分叶的白莹器官。正如《医贯》所说"喉下为肺，两叶白莹，谓之华盖，以复诸脏，下无透窍，故吸之则满，呼之则虚，一吸一呼，本之有源。"

肺的形态结构。肺叶娇嫩，状如蜂窠。《难经·四十二难》说："肺重三斤三两，六叶两耳，凡八叶"，肺得水而浮。《人体通考》也说："肺系喉管，而为气之宗。……三斤三两，空空相通。六叶两耳，脉脉朝会。……共八叶，下无窍，叶中有二十四空，行列分布诸脏清浊之气。"王清任《医林改错》记载"肺管下分两杈，入肺两叶，每杈分为九中杈，每中杈再分九小杈，每小杈长数小枝，枝之尽头处，并无空窍，其形仿佛麒麟菜"。由上可知，肺重三斤三两，是一个质地疏松如蜂巢、娇嫩白莹、得水而浮，分六叶两耳，状如麒麟的器官。

肺的大小与疾病的关系。《灵枢·本脏》说："肺小则少饮，不病喘喝；肺大则多饮，善病胸痹、喉痹、逆气。肺高则上气，肩息咳；肺下则居贲迫肺，善胁下痛。肺坚则不病，咳上气；肺脆则苦病消瘅易伤。肺端正则和利难伤；肺偏倾则胸偏痛也。"指出肺小则饮邪很少停留，不易患喘息之病；肺大则饮邪停留，容易患胸痹、喉痹、气逆等疾病。肺位高则气机逆上，引起抬肩喘息咳嗽；肺位低则胃上迫于肺，导致胁下疼痛。肺脏坚实则无咳逆上气；肺脏脆弱则气机郁滞化热而发生消瘅病。肺脏端正则宣降通利，不易受损伤；肺脏偏倾不得宣畅，则胸偏痛。另外，根据皮肤纹理的粗细，可推之肺的大小；胸廓的突出或敛缩，了解肺位的高低；肩部的厚实或瘦薄，判断肺的坚实或脆弱；胸背的匀称或歪斜，知道肺的端正与否。如《灵枢·本脏》说："白色小理者，肺小；粗理者，肺大。巨肩反膺陷喉者，肺高；合腋张胁者，肺下。好肩背厚者，肺坚；肩背薄者，肺脆。背膺厚者，肺端正；胁偏疏者，肺偏倾也。"

（二）大肠的解剖位置及外部形态结构

《灵枢·肠胃》说："广肠传脊，以受回肠，左环叶脊上下，辟大八寸，径二寸寸之大半，长二尺八寸。"《素问·灵兰秘典论》也说："大肠者，传导之官"。由此可见，大肠是腹腔中传导糟粕的空腔器官。

二、肺系统的生理与病理

（一）主气

《素问·六节藏象论》说："肺者，气之本。"指出人身上下表里内外之气皆由肺所主。肺主气包括主呼吸之气和主一身之气两个方面。

肺主呼吸之气。《素问·阴阳应象大论》说："天气通于肺。""天气"即指大自然的清气。人体通过肺，吸入自然界的清气，呼出体内的浊气，吐故纳新，使体内外的气体不断得以交换。

所以肺主呼吸之气，就是说肺有司呼吸的作用，为体内外气体交换的场所。

肺主一身之气。人身后天之气有两个来源，一为大自然之气，一为水谷之精气。体外大自然之气由肺吸入，体内水谷之精气经脾转输上归于肺，两者结合，积于胸中气海，称为"宗气"。宗气上出喉咙以司呼吸，贯心肺而布散全身，以温养四肢百骸和维持它们的正常生理活动。如《灵枢·邪客》说："五谷入于胃也，其糟粕、津液、宗气分为三隧，故宗气积于胸中，出于喉咙，以贯心脉，而行呼吸焉。"因此，肺主气的含义，不仅主呼吸之气，而且整个人身之气，皆由肺所主。所以《素问·五脏生成》说"诸气者皆属于肺"，就是指肺的这一功能而言。

正因为肺主气，司呼吸，所以肺的病理主要表现为呼吸方面的异常。如《素问·至真要大论》说："诸气膹郁，皆属于肺。"诸气膹郁则表现为咳逆、喘促、胸胁胀满等症。又如肺气不宣，则多见少气不足以息、语言无力等症。前者属实，是由于肺气失宣或肃降失职，气壅逆上所致；后者属虚，是由于肺气不足，宗气鼓动无力所致。故《灵枢·本神》说："肺气虚则鼻塞不利少气，实则喘喝胸盈仰息。"《素问·脏气法时论》也说："肺病者，喘咳逆气。虚则少气不能报息。"

（二）主肃降，通调水道

人体内水液的运行和排泄，与三焦的气化作用、肺的通调作用、脾的转输作用、肾的开合作用以及膀胱的气化作用等都有密切的关系。就肺的通调作用来说，《素问·经脉别论》谓："饮入于胃，游溢精气，上输于脾，脾气散精，上归于肺，通调水道，下输膀胱"指出肺居上焦，其气以清肃下降为顺。肺气肃降，促使水液下输膀胱，所以有"肺为水之上源"的说法。如果肺失肃降，不能通调水道，则会发生小便不利之症；水液停留，也可出现痰饮、水肿等症。

三、肺系统中各要素之间的联系

（一）肺合大肠，大肠为传导之腑

大肠包括回肠和直肠两个部分。回肠上接阑门，下接直肠，直肠下端为肛门。由小肠下注的浊物，经大肠吸收其中的水分，使之变化成有形的粪便，由肛门排出体外。所以《素问·灵兰秘典论》说："大肠者，传导之官，变化出焉。"传导即指传送糟粕的通道。如果大肠虚寒，不能吸收水分，则有肠鸣腹痛，大便溏泄之症；大肠实热，消烁水液过度，则出现大便闭结。

手太阴肺经和手阳明大肠经互相络属，两者构成了表里关系。在生理上，大肠的传导功能，须赖肺气的肃降，才能传导糟粕，使大便得以通畅。所以在病理上，肺气虚弱或痰壅肺闭，失其肃降，则可导致肺气不通发生大便困难；反之，大肠传导失常，大便不通，也会影响肺气的肃降，出现胸满喘逆等症，只要通其腑气，大便得降，则喘满自愈。

（二）肺主皮毛

肺除了有肃降的作用之外，还有宣发的功能。宣发，即宣布发散的意思。肺气宣发，使卫气和津液输布全身，起到温润皮肤肌腠的作用。《灵枢·决气》说："上焦开发，宣五谷味，熏肤、充身、泽毛，若雾露之溉。"上焦开发主要指肺的宣发作用而言。皮毛位于体表，为人身之藩篱，具有抵抗外邪的作用。皮毛之所以能抵御外邪，主要是通过卫气实现的，如《灵枢·本脏》说："卫气者，所以温分肉，充皮肤，肥腠理，司开合者也"。因为皮毛赖肺输布的卫气温养，故有"肺主身之皮毛""肺生皮毛"的说法。此外，肺司呼吸，为体内外气体交换的器官，而皮肤的汗孔也有散气的作用，因此《内经》又称汗孔为"气门"。

由于肺与皮毛在生理上密切关联，所以在病理上也常互相影响，如外邪侵袭，往往由皮毛而犯肺，从而出现恶寒、发热、鼻塞、咳嗽等肺气不宣的证候。肺气虚弱，不能宣发卫气津液于皮毛，不仅使皮毛憔悴枯槁，而且导致卫外功能的不足更易患感冒。另一方面，卫气司汗孔的开合，故肺卫气虚，肌表不固，则常自汗出；肺卫闭实，毛窍郁闭，又常见无汗等症。

（三）肺开窍于鼻

肺司呼吸，鼻为呼吸出入之门户，所以称"鼻为肺之窍"或"鼻为肺之官"。肺的功能正常，鼻道才能通利，嗅觉才能灵敏，故《灵枢·脉度》说："肺气通于鼻，肺和则鼻能知臭香矣"。由于鼻为肺窍，所以鼻又成为邪气侵犯肺脏的通路，温热邪气侵犯肺卫，多由口鼻而入，就是其例。肺与鼻的关系，在病理表现上也十分明显，如外邪袭肺，肺气不宣，可见鼻塞流涕，嗅觉失灵；肺热壅盛，则见喘息和鼻翼扇动等症。

（四）肺藏魄

《素问·宣明五气》说："肺藏魄。"魄是精神活动的一部分，启于本能的感觉和功能，是人体本身固有的各种生理反应，如耳的听觉、目的视觉、皮肤的温热痛痒、手足四肢的动作、新生儿的啼哭和吸乳动作等，都属魄的范畴。所以张介宾说："魄之为用，能动能作，痛痒由之而觉也。"由此可知，凡人的本能动作和感觉障碍，应与肺有关系，如《灵枢·本神》说："肺喜乐无极则伤魄，魄伤则狂，狂者意不存人。"肺伤魄乱，本能的动作不能控制，则发生狂躁，不能识人的症状。

四、肺系统与大自然的收受关系

《素问·六节藏象论》说："肺者，为阳中之太阴（少阴），通于秋气。"《素问·金匮真言论》亦说："西方白色，入通于肺，开窍于鼻，藏精于肺，故病在背，其味辛，其类金，其畜马，其谷稻，其应四时，上为太白星，是以知病之在皮毛也，其音商，其数九，其臭腥。"《素问·阴阳应象大论》还说："西方生燥，燥生金，金生辛，辛生肺，肺生皮毛，皮毛生肾，肺主鼻，其在天为燥，在地为金，在体为皮毛，在脏为肺，在色为白，在音为商，在声为哭，在变动为咳，在窍为鼻，在味为辛，在志为忧。"由此可见，肺系统与秋季、西方、燥、金、白色、辛味、商音、腥、马、稻等有内在的联系。比如，秋令之时，燥气最盛。此时燥邪极易侵犯人体，耗伤肺之阴津，发生干咳以及皮肤、口鼻干燥的现象，治疗时多选用沙参、麦冬、百合等养阴增液之品，既能润肺止咳，又能生津润燥，这就反映出肺系统与秋季、燥气之间是紧密联系的。又如，风寒之邪冒犯人体，客于肌表，约束肺卫，出现恶寒发热、头项强痛、脉浮等外感表证，治疗时使用麻黄、桂枝等辛味能发散的解表之药，增强肺的宣发之力，使肌表之邪从汗而解。这可以说明辛味与肺系统的关系是不可分割的，也充分证实了肺系统与大自然之间的确存在相互收受的关系。

肾 系 统

肾系统的组成包括肾、膀胱、骨髓、脑、发、耳、二阴、志等。

一、对肾系统中主要脏器的解剖认识

（一）肾的解剖位置及外部形态结构

肾的解剖位置。《素问·脉要精微论》说："腰者肾之府。"《难经·四十二难》也说："肾有两枚。"后世赵献可明示："肾有二，精所居也，生于脊膂十四椎下，两旁各一寸五分。"从以上论述，说明肾居于人体腰部的两侧，左右各一寸五分。

肾的形态结构。《难经·四十二难》说："肾……重一斤一两。"赵献可说："肾……形如豇豆，相并而曲，附于脊外，有黄脂包裹，里白外黑。"肾重一斤一两，是一个形如豇豆，有黄脂包裹，里白外黑的器官。

肾的大小与疾病的关系。《灵枢·本脏》说："肾小则脏安难伤；肾大则善病腰痛，不可以俯仰，易伤以邪。肾高则苦背膂痛，不可俯仰；肾下则腰尻痛，不可以俯仰，为狐疝。肾坚则不病腰背痛；肾脆则善病消瘅易伤。肾端正则和利难伤；肾偏倾则苦腰尻痛也。"指出肾小则脏气安定，不易被外邪所伤；肾大则常引发腰痛，不能前后俯仰，而且容易被外邪所伤。肾位偏高则背部疼痛不能俯仰；肾位偏低则腰尻疼痛，不能俯仰，同时导致狐病；肾脏坚实则精气旺盛，不会引起腰背疼痛；肾脏脆弱则阴精不足，相火旺动而出现消瘅病，且不为外邪所伤；肾脏位置端正则精气调和，不为外邪所伤；位置偏倾则发生腰尻疼痛。另外，根据皮肤纹理的致密或粗疏，可以了解肾脏的大小；耳的位置偏高或陷下，能够判断肾的位置高低；耳的厚实或瘦薄，掌握肾的坚实或脆弱；两耳端正或偏斜，知道肾脏的端正与否。如《灵枢·本脏》说："黑色小理者，肾小；粗理者，肾大。高耳者，肾高；耳后陷者，肾下。耳坚者，肾坚；耳薄不坚者，肾脆。耳好前居牙车者，肾端正；耳偏高者，肾偏倾也。"

（二）膀胱的解剖位及外部形态结构

《素问·灵兰秘典论》说："膀胱者，州都之官，津液藏焉。"《难经·四十二难》说："膀胱重九两二铢，纵广九寸，盛溺九升九合，口广二寸半。"说明膀胱是一个位居少腹，盛尿液并排泄的器官。

二、肾系统的生理与病理

（一）主藏精，为发育生殖之本

精是构成人身的基本物质，也是人体生命活动的物质基础，《素问·金匮真言论》说："夫精者，身之本也。"精有先、后天之分，先天之精禀受于父母，是繁殖生育的根本；后天之精由饮食水谷所化生，由脾吸收并灌溉五脏六腑，五脏六腑之精气满溢则下藏于肾，故《素问·上古天真论》说："肾者，受五脏六腑之精而藏之。"所以肾藏之精，实际上是包括了先、后天之精。后天之精的生成，要赖先天之精的动力；先天之精发挥其功能，又必赖后天之精充养。所以，在人的生命活动中，两者是合为一体的。

肾藏精，精能化气，肾精所化之气称为"肾气"，肾的精气是人体生长发育和生殖能力的主宰。人从幼年开始，肾的精气逐渐充盈，则有齿更发长的变化；发育到青春期，肾的精气进一步充盛，产生促进性功能成熟的"天癸"物质，于是男子能产生精子，女子出现月经并按期排卵，具备了生殖能力；待到老年，肾的精气又逐渐衰减，性功能和生殖能力随之减退乃至消失，形体也日趋衰老。《素问·上古天真论》谓："女子七岁，肾气盛，齿更发长。二七而天癸至，任脉通，太冲脉盛，月事以时下，故有子。三七，肾气平均，故真牙生而长极。四七，筋骨坚，发长极，身体盛壮。五七，阳明脉衰，面始焦，发始堕。六七，三阳脉衰于上，面皆焦，发始白。七七，任脉虚，太冲脉衰少，天癸竭，地道不通，故形坏而无子也。丈夫八岁，肾气实，发长齿更。二八，肾气盛，天癸至，精气溢泻，阴阳和，故能有子。三八，肾气平均，筋骨劲强，故真牙生而长极。四八，筋骨隆盛，肌肉满壮。五八，肾气衰，发堕齿槁。六八，阳气衰竭于上，面焦，发鬓颁白。七八，肝气衰，筋不能动，天癸竭，精少，肾脏衰，形体皆极。八八，则齿发去。"这就充分说明了肾藏精的盛衰对人的生长发育和生殖功能起着决定性的作用。

肾精所化生的肾气，分别称为肾阴和肾阳，肾阴肾阳以肾所藏的精气为基本物质。肾阴又叫"元阴"，是人体阴液之根，对各脏腑组织起到濡润和滋养的作用。肾阳又称"元阳"，为人体阳气之本，对各脏腑组织起着温煦和生化的作用。肾中阴阳犹如水火内寄于肾，所以说"肾为水火之宅"。肾阴肾阳在人体内相互制约、相互依存，以维持人体生理的动态平衡。当这种动态平衡遭到破坏，阴阳失调，就会出现一系列的病理反应。如肾阴虚少，不能制阳，则发生五心烦热，潮热盗汗，男子遗精，女子梦交等阴虚火旺的证候；又如肾阳虚衰，温煦之力不足，则引起形寒肢冷，小便频数，男子阳痿早泄不育，女子宫寒不孕等阳虚阴胜的证候。由于阴阳是相互依存的，所以当肾阴虚发展到一定的程度可以累及肾阳，肾阳虚发展到一定的程度也同样可以累及肾阴，从而导致阴损及阳或阳损及阴的阴阳两虚证候。尚须指出，若肾阳虚而无明显寒象者，习惯上称谓"肾气虚"；若肾阴虚而无明显热象者，习惯上称谓"肾精亏损"。所以肾虚之证，有"肾阴虚""肾阳虚""肾气虚""肾精亏损"等的区别，临床上应该加以分辨。

（二）主水液

《素问·逆调论》说："肾者，水脏，主津液"说明人体的水液为肾所主。肾主水液主要是指肾在调节体内水液平衡方面起着重要的作用。这种调节水液的作用，主要是通过肾阳的气化作用来实现的。正常情况下，水入于胃，由脾上输于肺，肺气肃降，水液经三焦之道下归于肾。而水有清浊之分，清者上升，浊者下降。清中有浊，浊中有清。上升于肺之水为清水，清中之清者，由肺输至皮毛；清中之浊者，从三焦下行以达于肾。归肾之水为浊水，浊中之浊者，经膀胱排出体外；浊中之清者，再通过三焦气化上升至肺，复由肺化水下降至肾。如此循环往复，以维持人体水液代谢的平衡。若肾的气化功能失常，开合不利，水液代谢发生障碍，就会出现小便不利、水肿等证。所以《素问·水热穴论》谓："肾者，胃之关也，关门不利，故聚水而从其类也。上下溢于皮肤，故为胕肿。胕肿者，聚水而生病也。"

三、肾系统中各要素之间的联系

（一）肾合膀胱，膀胱为津液之腑

膀胱的功用是排泄小便和储藏津液，如《灵枢·本输》说："膀胱者，津液之府也。"《素问·灵兰秘典论》也说："膀胱者，州都之官，津液藏焉，气化则能出矣。"膀胱位居最下，三焦水液皆归之，如同都会之地，故称州都之官。人身津液之余，入膀胱则为小便，并经膀胱的气化作用将之排出体外，所以说小便来源于津液，为津液所化。

肾与膀胱的经脉互相络属，构成表里关系。在生理上，膀胱的正常功能必须依赖肾阳的气化作用。肾阳充足，固摄有权，膀胱开合有度，尿液正常排泄。若肾阳不振，膀胱气化不利，开合失常，则引起小便不利或癃闭；膀胱受其约束，可见尿频或小便失禁等症。

（二）肾主骨，生髓，通于脑

《灵枢·经脉》说："骨为干。"说明骨具有坚硬之性，为人身的支架。骨腔是藏骨髓的所在，骨髓是肾精所化生的。此外，牙齿与骨有内在的联系，因此后人谓"齿为骨之余。"

髓藏于骨腔之中，以充养骨骼。根据髓所藏的部位不同，其名称也不一样，藏于一般骨者称为"骨髓"，藏于脊椎骨者称为"脊髓"，汇藏于脑者称为"脑髓"。

脑藏于颅骨内，上至天灵盖，下至风府穴，故《灵枢·海论》说："脑为髓之海，其输上在于其盖，下在风府。"脑不仅与脊髓直接相通，且与全身的骨髓也有关系，所以说"诸髓者皆属于脑"。脑为元神之府，与人的精神情志和思维活动有关，脑髓的充足与否，直接影响到精神情志和思维活动，故《灵枢·海论》说："髓海有余则轻劲多力，自过其度；髓海不足则脑转耳鸣，胫酸眩冒，目无所见，懈怠安卧"。可见脑髓充足，则精力充沛，劳作持久；脑髓不足，则肢体疲乏，视力与听力减退等。

在生理上，因为肾主藏精，精能生髓，髓可养骨又通于脑，所以说肾主骨生髓通于脑。如《素问·宣明五气》说："肾主骨。"《素问·阴阳应象大论》说："肾生骨髓。"因此，肾精充足，髓化生有源而旺盛，脑得其养则精神健旺、思维敏捷、聪明多智，骨得其养则骨骼强劲、动作有力、牙齿坚固，故《素问·灵兰秘典论》称"肾者，作强之官，伎巧出焉"，作强就是动作轻劲多力，伎巧就是精巧灵敏。

在病理上，肾精亏损，髓的化源不足，则可见精神疲惫、反应迟钝、骨软无力、小儿囟门迟闭等症；若肾为邪气所伤，致使肾精不足，骨髓空虚，就会出现头昏目眩、腰膝疲软，甚至足痿不用等症。如《素问·痿论》说："肾气热，则腰脊不举，骨枯而髓减，发为骨痿。"这是因为邪热伤肾，精液燥竭，不能生髓养骨，造成髓减骨枯而致骨痿。

（三）肾华在发

发为肾之外华，这是因为毛发的营养来源于血，发的生机又根于肾的缘故。肾藏精，精能化血，血能荣发，所以"发为血之余""肾华在于发"。发常随着肾气的盛衰而变化，如《素问·上古天真论》说："女子七岁，肾气盛，齿更发长"，"丈夫八岁，肾气实，发长齿更"。由于发为肾之外华，所以发的生长与脱落、润泽与枯槁，和肾所藏的精气关系极为密切。青壮年时期，肾的精气充盛，毛发光泽；待到老，肾的精气渐衰，毛发也就变白而易脱落，故《素问·五脏生成》说："肾之合骨也，其荣发也"，说明发为肾之外华。

（四）肾开窍于耳，司二阴

肾的精气上通耳窍，耳的听觉功能，依赖于肾的精气充养，《灵枢·脉度》说："肾气通于耳，肾和则耳能闻五音矣。"因为肾藏精，肾的精气充足，听觉才能灵敏。倘若肾精不足，两耳失聪，则出现耳鸣耳聋、听力减退等症。此外，老年人听力自然衰退的现象，也是因为肾中所藏精气自然衰减的缘故。

二阴指前阴生殖器和后阴肛门。前阴有排尿和生殖的作用，后阴有排泄粪便的功能。前阴虽为小便排出之道，但尿液的排泄有赖于肾的气化，若肾气不化，则小便不通；肾阳衰微，则有夜尿频数之证。此外，肾藏精。为生殖之本，若肾气亏损，则有阳痿不举、遗精早泄、宫寒不孕等证。至于大便的排泄，虽关系到脾与大肠的功能，也要受到肾的影响。肾的气化作用正常。大便才能顺利排泄，若肾阴亏虚则大便秘结；肾阳虚衰，肠寒气滞，则大便干结难下；肾气不固则久泄滑脱。

（五）肾藏志

《灵枢·本神》说："意之所存谓之志。"志就是意识和经验的存记，即指人的记忆和思虑活动。《素问·宣明五气》说："肾藏志。"因此，凡记忆力和思虑活动皆与肾有关。在病理上，若肾病志伤则记忆力就会严重减退。如《灵枢·本神》说："肾盛怒而不止则伤志，志伤则喜忘其前言。"怒本伤肝，而肾为肝之母，其气相通，故盛怒亦可伤肾。肾伤则志不藏，故记忆力减退，喜忘前言。

四、肾系统与大自然的收受关系

关于肾系统与大自然的收受关系，如《素问·六节藏象论》说："肾者，……为阴中之少阴，通于冬气。"《素问·金匮真言论》也说："北方黑色，入通于肾，开窍于二阴。藏精于肾，故病在溪，其味咸，其类水，其畜彘，其谷豆，其应四时，上为辰星，是以知病之在骨也。其音羽，其数六，其臭腐。"《素问·阴阳应象大论》也有记载："北方生寒，寒生水，水生咸，咸生肾，肾生骨髓，髓生肝，肾主耳。其在天为寒，在地为水，在体为骨，在脏为肾，在色为黑，在音为羽，在声为呻，在变动为栗，在窍为耳，在味为咸，在志为怒。"从以上的论述可以看出肾系统与冬季、北方、寒、水、咸味、黑色、羽音、猪、豆、腐等有着必然的内在联系。譬如肾藏精，为人身阳气之根。肾阳不足，不能温煦脏腑经络、四肢百骸，则出现形寒肢冷等症，治疗须用大热之品温补肾阳，就可以收到驱寒之效，说明肾系统与寒休戚相关。在临床上还可以见到，肾阴严重亏损的患者，面色常有黧黑之象，说明黑为肾的本色，肾病者常反映黑色。

总之，五脏系统与大自然的收受关系，是客观存在的现象。但是，这种收受关系的本质，主要说明人体生命活动的节奏规律，是与大自然密切相关的，这就为研究藏象学说提出了新的课题。

五脏系统在生理和病理上的联系

五脏系统在生理和病理上都各有自己的特点。但是相互之间又是密切联系着的。由于五脏之间的相互联系，从而构成了一个有机的整体，如《素问·灵兰秘典论》说："凡此十二官者，不得相失也"，说明了各系统是既分工而又相互协作的。

一、心系统与肝系统

心系统与肝系统的关系表现在血液的运行调节和情志活动两个方面。

第一，心主血，肝藏血。在正常情况下，心血旺盛，血行流畅，则肝有所藏，才能充分发挥调节血量的作用；反之，肝调节血量的功能正常，则血液才能根据心主血的需要，进行合理的调节。假若心血不足，血液运行受阻，肝无所藏，则肝血因之而虚；肝血不足，心血亦随之而损。所以临床上心悸、失眠等心血不足的病症与头晕目眩、手足震颤等肝血亏损的病症常常同时兼见。

第二，心主神明，肝主疏泄，都与精神情志活动有关。心血旺盛，神守其舍，在神的统一指挥下，肝也才能更好地发挥其主疏泄的作用；而肝的疏泄正常，肝气条达，气血和畅，心情才能舒展愉快。若神明不安，情志抑郁，可导致肝气郁结，出现胸闷腹胀、胁肋疼痛之症；肝主疏泄的功能失常，气机不调，则出现多疑善虑、郁郁不乐等情志的异常。因而在某些精神因素所致的病变中，心肝两者常相互影响。如心血虚引起的心烦失眠与肝阴虚引起的急躁易怒等精神症状常同时并见。

二、心系统与脾系统

心系统与脾系统的关系主要反映在血液的生成和运行两方面。

第一，心主血，脾生血。脾为气血化生之源，所以脾气健运，化源充足，心主之血自能充盈。若脾失健运，血的化源不足，心失血养，则不能营其主司血液运行的功能。故脾虚消化不良者，常伴有心悸健忘和脉细弱等心功能失常的病证；反过来，思虑过度，耗伤心血，脾失营血的濡养，则脾气虚弱，运化失职，终致心脾两虚，证见心悸、腹胀、纳呆、身困体倦、面色无华等。

第二，心主血，脾统血。血液之所以运行于经脉之中，固赖心气的推动，还须脾气为之统摄，方能维持正常的运行。若脾虚失其统摄之权，血不循其脉道而溢于脉外，可见衄血、便血以及妇女月经过多等各种出血病患。如出血太甚，反过来又会引起心血不足，从而形成恶性循环。

三、心系统与肺系统

《素问·灵兰秘典论》说："肺者，相傅之官，治节出焉。"指出肺有辅助"君主"之功，与心一起共同维持脏腑的生理活动。由于心主血、肺主气，所以肺的相傅作用，主要表现在气血相互为用上面。血液的运行，要有气的推动，而气必须依附于血才能通达全身。所以说"血为气之母，气为血之帅""气行则血行，气滞则血瘀"。在病理上，若肺气虚弱，宗气不足，则运血无力，循环瘀阻，从而出现胸闷、气短、心悸、唇舌青紫等症；反之，心气不足，血脉运行不畅，阻滞肺络，肺的宣降失司，可出现气喘、咳嗽之症。

四、心系统与肾系统

心系统与肾系统的关系表现是多方面的。

第一，表现在心阳和肾阴的关系方面。心居上焦，属火性；肾居下焦，属水性。在正常的情况下，心火必须下降于肾，以资肾阳，共同温煦肾阴，使肾水不寒；肾水上济于心，以助心阴，共同滋养心阳，使心阳不亢。如此阴阳相交，水火相济，保持协调，这种现象称为"水火既济"或"心肾相交"。若心阳不振，心火不能下温肾阳，以致寒水不化，上凌于心，就会出现心悸、水肿、喘咳等"水气凌心"的证候；反之，肾阴不足不能上济于心，心阳独亢，则见心悸、心烦、失眠、多梦、口干、舌红等"心肾不交"的证候。

第二，表现在心藏神与肾藏精方面。精为神之宅，神为精之象；有精则有神，望神以测精；积精可以全身，神全可以益精。即精是神的物质基础，神是精的外在表现，所以肾精充足，则心神健旺。若肾精亏损，可出现失眠、健忘等神智异常的症状。

第三，表现在精血相互资生方面。心主血，肾藏精，精血相互资生，所以心血不足与肾精亏损亦常互为因果。

第四，表现在心阳与肾阳的关系方面。肾阳为人生阳气之根，故肾阳充足，心阳也就不断地得到补充；心阳充足，血流畅旺，肾阳的物质基础又得以充实。所以心阳与肾阳相互为用，相互促进，以维持正常的生理功能。

五、肝系统与脾系统

肝主疏泄而藏血，脾主运化而统血，两者在生理和病理上密切相关。脾胃的升降和运化，有赖于肝气的疏泄。肝的功能正常，疏泄调畅，则脾胃升降适度，健运不息。若肝失疏泄，影响脾胃的运化和升降，可出现胸胁痞闷、嗳气吞酸、食欲不振等"肝脾不和"或"肝胃不和"的证候，这就是肝病及脾。反之，脾病也可累及肝，如脾气虚弱，血的化源不足，或脾不统血，失血过多，均能导致肝血不足。又如脾失健运，水湿内停，日久蕴而化热，湿热郁蒸，使肝胆疏泄不利，则出黄疸等症。

六、肝系统与肺系统

肝肺的关系主要表现在气机的升降上。肺居上焦，为阳中之阴脏，其气肃降；肝居下焦，为阴中之阳脏，其经脉贯膈注于肺，其性升发。升发与肃降，相互制约，相互协调，维持气机升降的正常运动。在病理上，若肺失清肃，燥热下行，波及肝，肝失条达，疏泄不利，除咳嗽之外，尚可见胸胁胀痛、头晕、面红目赤等症，此乃"金不制木"。反之，肝气郁结，气郁化火，循经上行，灼肺伤津，则见胁痛、易怒、咳逆、咯血等症，此乃"木火刑金"。

七、肝系统与肾系统

肝藏血，肾藏精。肝血有赖肾精的滋养，肾精也不断得到肝血所化之精的填充。由于精血相互资生，所以有"精血同源"或"肝肾同源"的说法。正因为肝肾同源，故肝肾阴阳之间，也是相互联系的，即肝血可以资助肾阴的再生，肾阴又能涵养肝阴，使肝阳不致上亢。在病理上，肾精与肝血的病变常相互影响。肾精亏损，可导致肝血不足；肝血不足，亦可引起肾精亏损。另外，肾阴不足，水不涵木，肝阴也就不足，则肝阳上亢；反之，肝火太盛，下劫肾阴，也会引起肾阴不足。

八、脾系统与肺系统

脾肺两者的关系表现在气与水津的代谢上。肺主气而脾主运化，肺气有赖于脾所化的水谷精微以充养，脾吸收的水谷精微需要肺气的宣发而输布全身，所以"脾为生气之源，肺为主气之主"。若脾气久虚，常可导致肺气不足，不能为脾输布水谷精微，可引起全身营养不良，出现面色无华、四肢乏力等症。其次，脾除了能运化水谷之精微，还能运化水湿，但这种运化水湿的作用，必须依靠肺气宣发与肃降的功能参与才能正常运行。若肺气虚衰，宣降失职，不能通调水道，以致湿停中焦，脾阳受困，出现腹胀、便溏及水肿等证；反之，脾失健运，水湿停聚，化为痰饮，上逆犯肺，影响肺的宣降，引起痰多咳喘之证，故曰"脾为生痰之源，肺为贮痰之器"。

九、脾系统与肾系统

肾为先天之本，脾为后天之本，"先天生后天，后天济先天"。脾的运化功能，必须借助肾中阳气的温煦，而肾所藏的先天之精，又需脾胃水谷精微的不断滋养，因此脾与肾，相辅相成，互相促进。在病理上，若肾阳不足，不能温煦脾阳，脾阳久虚，又损及肾阳，终致脾肾阳虚，临床可见腹部冷痛、下利清谷、五更泄泻、水肿等证。

十、肺系统与肾系统

肺系统与肾系统的关系主要表现在水和气等方面。

第一，肺主肃降，通调水道，为水之上源；肾为水脏，主水液，为水之下流。故体内水液代谢的正常与否，和肺肾二脏关系最为密切。若肺的宣降功能失职，或肾的气化作用不利，可造成水液代谢的严重障碍，出现咳逆喘息不得卧，以及水肿等症。所以《素问·水热穴论》说："故水病，下为腑肿大腹，上为喘呼，不得卧者，标本俱病。""其本在肾，其标在肺，皆积水也。"

第二，肺主吸气，肾主纳气。肾的精气充足，吸入之气才能经过肺的肃降下纳于肾。所以说"肺为气之主，肾为气之根"。若肾的精气不足，摄纳无权，气浮于上，或肺气久虚，伤及肾气，以致肾不纳气，皆可出现哮喘等症。

第三，肺肾二脏之阴相互滋生。肺阴充足，金能生水，则肾阴得其养；反之，肾阴充盈，亦能上滋肺金。在病理上，肺阴虚可伤及肾阴，肾阴虚可损及肺阴，故临床可见两颧发红、潮热盗汗、音哑干嗽、腰膝疲软等肺肾阴虚之症。

其 他

一、心包络

心包络是心的外围组织，有保护心脏的作用。邪气侵犯人体，一般都是由外至内，由表入里，由浅而深。心包络是心之外卫，故邪犯心时，常先侵犯心包络，如《灵枢·邪客》说："故诸邪之在于心者，皆在于心之包络。"心包络受邪所出现的病证与心是一致的，如温邪内陷，可见神昏、谵语等症，称为"热入心包"。然就其症状来说，实际上也就是热伤心神的反映。因而临床治疗时，其方法是一致的。

二、三焦

三焦是上焦、中焦、下焦的统称，为六腑之一。自《内经》以来，历代对三焦的看法分歧较大。目前尚未统一。但言其功能，基本上是一致的。可以归纳为以下四个方面。

（一）为人体阳气运行之通道

元阳之气发源于肾，但必须借三焦之道，以敷布周身，激发和推动各脏腑组织器官的功能活动。《难经·三十八难》指出，三焦"主持诸气"；《难经·六十六难》亦说"三焦者，原气之别使也。主通行三气，经历于五脏六腑"。说明三焦有总司人体气化，主持诸气的作用，为人身阳气运行之通道。

（二）为人体水液运行之通道

《灵枢·五癃津液别》说："三焦出气，以温肌肉，充皮肤，为其津，其流而不行者为液。天暑衣厚则腠理开，故汗出。天寒则腠理闭，气湿不行，水下留于膀胱，则为溺与气。"指出三焦不仅是阳气运行之通道，而且也是水液运行的通道。在三焦的气化作用下，津液得以散布和充养皮肤与肌肉，亦可使水液从腠理排出体外而为汗，从膀胱排出体外而为尿。故三焦有"水道"之称。另外《素问·灵兰秘典论》说："三焦者，决渎之官，水道出焉。"渎即水道。上焦不治则水泛高原，中焦不治则水留中脘，下焦不治则水乱二便，故三焦气治，脉络通而水道自利，所以说三焦为水液运行之通道。

（三）为人体之孤腑

《灵枢·本输》说："三焦者，中渎之府也，水道出焉。属膀胱，是孤之府也。"其中的"孤"，即独一无二之意，是说十二脏腑之中，唯三焦独大，诸脏不可与之相匹，是人体最大的传化之腑。三焦在上合心包络而通心火，在下属膀胱而合肾。通上极下，形同六合无所不包。所以说三焦是脏腑之外，躯体之内，包罗诸藏的大府，为五脏六腑之外卫。

（四）划分人体之部位

《灵枢·营卫生会》说："上焦出于胃上口，并咽以下，贯膈而布胸中。中焦亦并胃中，出上焦之后。下焦者，别回肠，注于膀胱而渗入焉。"可见，上焦是指胃上口以上，即胸中的部位，包括心与肺。中焦是指胃腑所在的部位，包括脾与胃。下焦是大肠膀胱所在的部位，包括肝、肾、大小肠及膀胱等。

由于原气通过上、中、下三焦而运行于周身，且通过不同的部位时将发挥不同的气化作用，所以上、中、下三焦生理功能是有区别的。正如《灵枢·营卫生会》说："上焦如雾，中焦如沤，下焦如渎。"雾，就是形容轻清的水谷精气所呈现的弥漫状态。上焦主宣发输布，即通过心肺的输布作用，将饮食物的水谷精气布散于全身，以温养肌肤、筋骨，通调腠理。所以《灵枢·决气》说："上焦开发，宣五谷味，熏肤、充身、泽毛，若雾露之溉，是谓气。"沤，就是将水谷腐熟为乳糜状态的形容。中焦主腐熟水谷，即指脾胃消化饮食、吸收精微、蒸化津液以及使营养物质化生为营血的作用，故《灵枢·营卫生会》说："中焦，此所受气者，泌糟粕，蒸津液，化其精微，上注于肺脉，乃化而为血，以奉生身，莫贵于此。"渎，是沟渠、水道的意思。形容水浊不断地向下疏通，向外排泄的状态。此功能主要指肾和膀胱的泌尿作用，同时还包括肠道的排便功能。因此《灵枢·营卫生会》说："故水谷者，常并居于胃中，成糟粕而俱下于大肠，而成下焦。"

总之，三焦是人体上焦、中焦、下焦三个部位的总称。是人体阳气和水液运行的通道，是划分人体部位的方法和每个部位所属脏腑生理功能的概括。

三、命门

命门乃"生命之门"，是人体赖以生存的根本。关于命门的具体部位，历来就有几种不同的看法。有人认为，命门居两肾之间。如《内经》说："七节之旁，中有小心。"这里说的"小心"指的就是命门。因为心为君火，命门为相火，君火相火相对而立，故小心是与心相对而言的。张介宾解释道："命门居两肾之中，即人身之太极，由太极以生两仪，而水火具焉。"赵献可更具体指出："命门即两肾各一寸五分之间。当一身之中，是为真君真主，乃一身之太极。"所有这些，皆认为命门的部位就在两肾之中。也有人认为，左肾右命门，如《难经·三十六难》说："肾两者，非皆肾也。其左者为肾，右者为命门"。指出人身其他脏器都是一个，唯独肾有两枚。然此二者非皆肾。其左为肾，右为命门，认为命门即是右肾。还有人认为，命门为无形之气。如孙一奎提出，命门是两肾之间的原气，阴精阳气妙合而凝，无一定的形状。凡此种种，不一一列举。根据藏象学说的特点，对于命门，我们不能简单地从解剖学去认识，更重要的是从生理功能方面加以认识。

至于命门的功能，主要体现在与其他脏腑的关系之中。《难经·三十六难》说"命门者，诸神精之所舍，原气之所系也。男子以藏精，女子以系胞。"《难经·八难》亦说："十二经脉者，皆系于生气之原。所以生气之原者，谓十二经之根本也，谓肾间动气也，此五脏六腑之本，十二经脉之根，呼吸之门，三焦之原。"由此可见，命门在人的生命活动中是十分重要的。它的具体功能可归纳如下。

（一）命门与肾

元阳为先天之真火，元阴为先天之真阴。所以，命门与肾的关系，就是阴阳互根、水火相济的关系。人的生长发育和生殖功能为肾所主，命门之气与肾相通，故命门通过肾起到重要的作用。"男子以藏精，女子以系胞"，讲的就是这个道理。

（二）命门与心

心肾的经脉，彼此贯通。心为君火，命门真阳为相火之源，两者在性质上同气相求，相得益彰。心得命门之助才能有效地发挥其主神明的作用，使精神焕发。

（三）命门与脾

命门为先天，脾为后天。后天脾土的生化，赖先天命火之温养；但先天真阳，又需后天不断地供养，才不致匮乏。"补脾不若补肾"与"补肾不若补脾"两种不同的观点，揭示了先天与后天不可分割的关系。

（四）命门与肺

命门为"呼吸之门"，清气虽然由肺吸入，但必须纳之于命门。若命门火衰，不能纳气，在临床上则出现咳喘气促等症状。

（五）命门与三焦

命门为三焦相火的发源地，命门阳气通过三焦之道而布达全身。若命门阳衰，三焦气化失司，水道不通，继而发为痰饮、水肿之症。

（六）命门与十二经脉

命门阳气为"十二经脉之根"，督脉为诸阳脉之所汇，有统摄全身阳气的作用。命门阳气通过督脉而达于十二经脉，再遍布全身。

由上所述，可见命门的功能是多方面。所以说命门为"五脏六腑之本""元气之根"，也是有一定道理的。

四、女子胞

女子胞即是胞宫，位于小腹，有主月经和孕育胎儿的功能，故又名子宫。

胞宫的络脉，与肾相系。冲任二脉均起于胞中，所以胞宫与肾及冲任二脉的关系最为密切。《素问·上古天真论》说："女子……二七而天癸至，任脉通，太冲脉盛，月事以时下。"该句是说女子到了十四岁左右，肾中精气充盈，冲脉旺盛，血海盈满，任脉通畅，阴血下注胞宫，故发生月经，初具生育能力。如果肾气虚弱，冲任二脉气血不足，就会出现月经不调、闭经或不孕等病证。另外，正常的月经，有赖于血的供给，而心主血、肝藏血、脾统血，所以胞宫主月经的功能还与心、肝、脾三脏有关。当心肝脾的功能失调时，就会影响胞宫的功能。如心脾两虚，气血不足，可见月经量少，后期而至，甚至闭经等；脾虚下陷，不能摄血，可见崩漏；肝气郁结，疏泄失职，则引起月经不调。

女子胞在尚未受孕的时候，主行月经。一旦有孕之后，则能孕育和保护胎儿，而胞宫中胎儿的营养主要靠冲任二脉供给。所以冲任亏损，不能滋养固摄胞宫，就会出现胎漏、小产等病证。在临床上，多用补益冲任之法，养育胎儿，以收安胎之效，也就是这个道理。

第5章　经络学说

经络学说是中华民族先祖传承至今的文化瑰宝，是中医理论的核心内容之一，在千百年的临床实践活动中发挥着非常重要的作用，已经成为世界医学界关注的焦点。

概　述

本节概述了经络学说的主要内容，介绍了经络概念的形成，简述了经络的含义、结构、生理和病理特点，并展示了近代关于经络实质研究的部分内容。

一、经络概念的形成

经络，是我国劳动人民在长期与疾病做斗争的实践中逐步发现完善的。我们祖先在从事生产实践时，既要同自然环境做斗争，还要为战胜自身的疾病付出巨大代价，当身体的某处有了病痛，就会不知不觉地用手去揉按或捶击，以使病痛得到缓解；有时偶然发现体表某处被火烧灼或被乱石荆棘刺伤，结果使身体某部的疾患得以减轻或消失，这种现象的多次重复，逐渐积累了一定的经验，进一步从无意识的刺激发展到有目的地去刺激体表的一定部位来解除体内疾病的痛苦，或者用火灼炙某一部位的皮肤，以取得镇痛的效果。这样，人们对穴位开始有了初步的认识。

石器工具的运用，对经络的认识有了进一步的提高。当时采用锋利的小石块，用以刺激皮肤或放血而达到治疗疾病的目的，这就是最原始的针具，称之为"砭石"。到了殷商青铜器时期，随着生产力发展，具备了制作金属针的可能性，古代真正的针刺术从此才开创了新的纪元。金属针的使用，刺激的部位更为集中，由较大的面局限到较小的点，针刺的深度可深可浅，运用自如，使针刺的疗效大大提高。通过反复的临床实践，逐步摸索出不同针刺点治病的特殊作用，为了方便记忆，于是给常用的针刺点定位定名，穴位的名称也就由此而产生了。

　　针刺局部的穴位，还可以产生明显的针感传导现象，这种针刺时出现的特殊感觉和反应叫作"得气"，因此穴位又称"气穴"。《灵枢·邪气脏腑病形》说："中气穴，则针游于巷。"巷即通道，所以游于巷可以理解为针刺后出现的感觉传导现象。这种针刺感应现象出现与否，直接关系到治疗效果，故《灵枢·九针十二原》指出："刺之要，气至而有效"。临床经验证明，针刺时施以捻转提插等手法，可以使针感加强或向某一特定的部位传导。伴随实践经验的积累，对穴位治疗的作用的认识不断深化，而且新的穴位又不断地被发现，在此基础上，人们对已知的穴位进行分析与归类，发现许多治疗作用大同小异的穴位，往往成行分布在一定的部位上，而且这些分布在一定部位上的穴位，能够治疗一定脏器的疾病。如手太阴肺经的穴位，一般都能治疗肺脏、支气管、咽喉部位的疾患。临床又进一步证实，具有类同治疗作用穴位的分布与针感传导线路常常相一致，这样使人们认识到穴位和穴位之间有一条联系的途径。另外，古代医家还注意到有的人生病时，在体表的一定部位往往发生皮疹、皮下硬结、压痛点等一些特殊的表现，如腹泻患者，在足太阴脾经阴陵泉穴可出现压痛点；心胸有疾的患者，在手厥阴心包经的郄门穴可发生压痛现象等。人体背部的脏腑俞穴，多是通过体表按诊而被发现的。从这种反应点与内脏疾病关系来看，它们之间必有一定的联系通路。古代医家就是在观察穴位的基础上，发现穴位之间的联系，产生了线的认识，探索出线路之间复杂的内在联系。这样通过一番由点到线的认识，以及同类归经、经上布点的归纳与总结，于是形成了经络的概念。在漫长的历史长河中，这种实践探索是必不可少的。

　　伴随着中华文明的诞生与不断发展，我们的先民"仰观天文，俯察地理，中知人事"，在和大自然的斗争过程中，不断深化对人体自身生命的主动体察和探知，并逐渐形成并确立了"以内求法"为主导的生命认知方法，逐步完成了由原始自发的经络穴位感知的经验积累到主动系统的生命探索实践的转变，最后实现了对人体经络腧穴的系统发现和认识的不断深化。1993 年四川绵阳永兴镇双包山 2 号汉墓出土的涪水经脉木人则成为人体经脉的最早实物证据。从长沙马王堆汉墓出土的帛书《十一脉灸经》（迄今发现最早的、较全面记载了人体十一条经脉循行路线及所主疾病的著作）到《灵枢·经脉》，经络理论又产生了一次发展和跨越，实现了系统阐述和集中呈现。《素问·调经论》指出："五脏之道，皆出于经隧，以行气血。"《灵枢·经别》记载："夫十二经脉者，人之所以生，病之所以成，人之所以治，病之所以起，学之所始，工之所止也。"《灵枢·经脉》中记载，"经脉者，所以能决死生，处百病，调虚实，不可不通。"这些记载都表明古人对于经络在人体生命中的重要作用以及实践价值有了高度的认识。

二、经络的含义

　　经络，是经脉和络脉的总称。经，路径的意思。经脉是经络的纵行干线。络，网络的意思。

络脉是经脉的分支，纵横交错，网络全身，无处不在。经络是运行全身气血的通路，具有联络脏腑肢节，沟通上下内外，调节阴阳气血的作用。经络中的经气，本源于脏腑之气，所以经气的虚实，与脏腑之气的盛衰是密切相关的。

三、经络的结构

经络是由经脉和络脉组成的。经脉分正经与奇经两大类，为经络的主要组成部分。正经有十二，即手足三阴经和手足三阳经，合称"十二经脉"。奇经有八，即督、任、冲、带、阴跷、阳跷、阴维、阳维，合称"奇经八脉"。络脉有别络、浮络、孙络之别。别络较大，共有十五，其中十二经脉与任、督二脉各有一支别络外，再加上脾之大络，合称"十五别络"。别络有本经别走邻经之意，其功能是加强表里阴阳两经的联系与调节作用。络脉之浮行浅表部位的称为"浮络"；络脉最小的分支称为"孙络"。此外，还有十二经别、十二经筋和十二皮部。十二经别是十二经脉别处的正经，也属于经脉范围，其作用除了加强表里两经联系之外，并能通达某些正经未能到达的器官与形体部位，以补正经之不足。十二经筋，是十二经脉循行部位上分布于筋肉的总称，有连接百骸、维络固身、主司关节运动的作用。十二皮部，是十二经脉在体表一定皮肤部位的反应区。由于十二皮部的分区，基本上和十二经脉在体表的循行部位相一致，因此它们都是按照十二经脉命名的。

四、经络的生理

经络是人体各组成部分之间的结构联络网，分为经脉和络脉两类。经脉纵贯上下，是主干；络脉连缀交错，网络全身，是分支。因此经脉仿佛大地之江河，络脉好似原野之小溪。十二经脉分别络属相应的脏腑，构成脏腑表里相合关系，使脏之气行于腑，腑之精归于脏。每条经脉源出于一个脏器，由里往外，通上达下，手三阴经由胸走手，手三阳经由手走头，足三阳经由头走足，足三阴经由足走腹，这样把脏腑和体表各组织紧密地连接起来。奇经八脉也从正面与侧面，纵向与横向，将十二经脉维系在一起。通过经络的起、止、上、下、循、行、出、入、挟、贯、属、络、交、连、支、布、散，把人体的五脏六腑、四肢百骸、五官九窍、皮肉筋脉等组织器官有机地结合，相互协调，形成一个统一的整体。

经络是人体各组成部分之间的气血运行通路。人体气血，循环不休，周流不息，以营养全身各组织器官，主要依靠经络实现的。《灵枢·本脏》说："经脉者，所以行血气而营阴阳，濡筋骨，利关节者也。"由于经络能将营养物质输送到全身各处，从而保证了全身各组织器官正常的功能活动。例如营气之和调于五脏，洒陈于六腑，则为五脏藏精、六腑传化的功能提供了物质基础。

　　经络不仅有运行气血营养物质的功能，而且还有传导信息的作用，所以经络也是人体各组成部分之间的信息传导网。在一个系统内，信息产生作用时，通常要经过一个讯号的记录、保存、传送和应用的过程（图 5-1）。

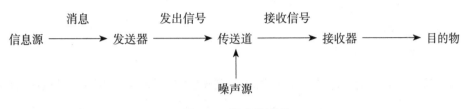

图 5-1　信息传输图

　　"信息源"产生信息，并将之传送到发送器；"发送器"以某种方式作用于信息，从而产生适合于传送道传递的讯号；"传送道"是把讯号从发送器传送到接收器的媒介；"接收器"则将接收到的讯号又经过加工变成目的物能够利用的消息；"目的物"代表接收者；"噪声源"表示一种干扰因素，妨碍正常传导的进行。经络是中医学的伟大发现，从信息的观点看，可以将经络视为人体内讯号的传递道。举一个例子，胃肠痉挛的患者，通常出现剧烈的腹痛，中医根据"肚腹三里留"的治则在足三里处施针，针后病家往往感到有一股气从足三里出发，沿大腿并逐渐向腹部传递，当此气达到痛处时，痉挛慢慢缓解，疼痛也就消失。在这个例子中，可以把针刺看作信息源，通过足三里的加工后，产生能够在经络中传递的讯号。以足阳明胃经为通道，将信号送到胃肠，使处于异常状态下的胃肠道发生改变，从而达到疾病痊愈的目的。人体作为一个自动调节系统，在生命的每一瞬间有成千上万的信息交换过程在发生，无论这些信息变化过程如何复杂，而信息的传递总是在经络中进行的，不过有的人呈"显性表现"，有的人呈"隐性表现"，尤其在病理的情况下显性表现更突出，针灸治疗中的"得气"就是信息在经络中传递的重要标志。信息不是物质，但必须以物质作为其"载体"，即"运载工具"。如果把在经脉中运行的气血作为信息的载体，按照"气为血之帅，血为气之母"的道理，那么可以把气作为"信息"。由此可见，经络中的气有三种意义：一指精微物质，二指功能活动，三指信息。

　　经络凭借四通八达的信息传导网，可以把整体的信息传递到每一个局部去，从而使每一个局部成为整体的缩影。比如："舌"，现代解剖学认为它是一个有横纹肌组成的肌性器官，舌内分布有丰富的神经血管。中医学经过长期大量的临床观察认为，心经之别络系舌本，舌为"心之苗"；脾经散舌下，舌乃"脾之外候"；肝经络于舌；肾经挟于舌。因此体内各脏器的生理病理变化的信息皆可通过相应的经络传送到舌，相反地通过对舌质的形状、质地、色泽等的观察，又可以洞悉内脏的生理病理变化。譬如，舌尖红为心火亢盛；舌中芒刺说明胃肠有热；舌边瘀斑是肝经有瘀血的佐证等。此外，人体的其他部位，如面、耳、鼻、手、足都可以反映整体，所以用面针、耳针、鼻针、手针、足针能够治疗某些全身的疾患，其道理也就在于此。

总之，经络"内属于脏腑，外络于肢节"，既能运行气血，又能传递信息。故人体所以能组成一个有机的整体，就是通过经络联结实现的。

五、经络的病理

经络发生病变之后，必然表现出一定的临床证候。关于每一经脉的证候特点，将在经脉和络脉节中阐述，这里着重介绍经络的病理机制。由于经络在生理上具有联系内外、运行气血、传递信息的作用，因而在病理上，主要表现为联系功能、气血运行及信息传导的异常。而这些异常变化，是与经络所络属的脏腑、经脉所循行的部位、经脉的通达与否、经气的虚实多寡、经气的厥逆暴乱以及经气的终绝衰亡都有密切的关系。

（一）络属脏腑

十二经脉与五脏六腑皆有一定的络属关系，因此十二经有病，就会影响到相应的脏腑，出现脏腑的各种证候。如脾之经脉入腹属脾络胃，故脾经病变，则引起呕吐、腹痛、腹胀、善噫等症。又如肾之经脉从肾上贯肝膈，入肺中，循喉咙，挟舌本，故肾经有病，发生咳唾带血，喝喝而喘的证候。所以，临床分析经络的病理变化，就必须与其所络属的脏腑联系起来。

（二）循行部位

十二经脉各有不同的循行路径，所以十二经脉的病候，常反映在十二经络循行的不同径路上，如手阳明大肠经起于大指次指之端，循臂入肘，上肩，其支者从缺盆上颈贯颊，入下齿中，还出挟口，交人中。所以当手阳明大肠经有了病变，就可能出现齿痛、颈肿、肩前臑痛、大指次指不用等症；若经气有余，则该经所循行的部位，还可以出现"热肿"的病证。

（三）经气通达

经脉的循行，依赖经气的通达以沟通表里内外，若经气郁滞不畅，则可出现不同的临床证候。如手太阴肺经因受风寒所束而经气不畅，则会出现咳逆、无汗等症。又如手太阴脾经为湿热阻滞，则可出现黄疸等。除六淫之邪可影响经气的通畅外，情志的变化也常常影响到经气的通达。如长期抑制，戕伤肝木，肝之经气失其条达，就可出现胁痛之症。又如思虑过度则伤脾，脾之经气失畅，常可出现不思饮食的症状。另外，经气不畅还将波及诸窍，如肝经郁热化火，则表现为目赤；肾经不能上充于耳，则出现耳鸣、耳聋等。

（四）经气虚实

《灵枢·经脉》说："胃足阳明气盛则身以前皆热，其有余于胃，则消谷善饥，溺色黄；气不足则身以前皆寒栗，胃中寒则胀满。"说明经络的病理反应虽然复杂，均不出此虚实两端。《素问·五脏生成》又说："头痛巅疾，下虚上实，过在足少阴、巨阳，甚则入肾。"因足太阳膀胱之脉从巅直络脑，并络肾属膀胱，而肾和膀胱相表里。在肾虚的情况下，不能引巨阳之气，于是太阳之气逆于上，故头痛而为巅疾，若病甚则入肾。《灵枢·经脉》还说："足阳明之别，实则狂癫，虚则足不收，胫枯。"这是由于阳明为多气多血之经，受邪则阳热气盛而为癫狂之疾。如阳明气血不足，不能濡养足胻，每致痿躄不用，故《素问·痿论》有治痿独取阳明之说。由于经气虚实是经络病理的主要表现，故每经病证总的治疗原则仍是"实则泻之，虚则补之。"

（五）经气厥逆

在生理情况下，经气的运行，是阴阳顺接，气血和调。如在病理的情况下，由于病理因素的影响，经脉气血运行逆常，则能使经脉所属脏腑及其循行部位发生病变。如《素问·厥论》说："帝曰：愿闻六经脉之厥状病能也。岐伯曰：巨阳之厥，则肿首头重，足不能行，发为眴仆。"厥是逆行的意思。足太阳之脉起于目内眦，上额交巅入脑络，故经气上逆则为肿首、头重、眴仆之症；其下行之脉合腘中，贯腨内，逆于上则虚于下，故为足不能行。《灵枢·经脉》又说："足太阴之别，厥气上逆则霍乱。足厥阴之别，其病气逆则睾肿、卒疝。"前者由于足太阴之别入络肠胃，经气上逆，则肠胃功能紊乱，清气不升，下为暴泄，浊气不降，上为呕逆。后者由于足厥阴之别络，循经上睾，结于茎，经气厥逆，乃发为睾肿，卒疝。此外，凡气血的上逆或下陷，莫不由于经脉厥逆所致。所以在治疗时，除了考虑有关脏腑的病机外，还应注意对经气的调治，《灵枢·刺节真邪》所说"治厥者，必先熨调和其经"就是这个道理。

（六）经气终绝

经气衰竭，是疾病濒死的征兆。由于各经循行的途径不同及其所属脏腑的功能不同，所以各经经气终绝所出现的证候亦各有特点，如《素问·诊要经终论》说："太阳之脉，其终也，戴眼，反折，瘛疭，其色白，绝汗乃出，出则死矣。"足太阳膀胱经之脉，起于目，行于营。其气外营一身之表，故太阳经气终绝则目失其系而戴眼，筋失所养而拘挛，卫外不固而绝汗出。由于经脉之气相互贯注，故一经气绝，则十二经之气亦随之而绝。此外，根据经气终绝的症状，可以测知疾病的严重程度，这对于诊断和判断预后都有一定的意义。

六、近代关于经络实质的研究

近年来，关于针灸作用原理的研究，基本上是从两个方面进行的：一是从传统中医理论经络学说入手，着重进行经络现象、穴位与针感、经穴与脏腑关系等的研究；一是从现代医学神经体液学说入手，重点观察针灸对机体各系统功能的影响，研究其作用方式和联系途径等。

早在五十年代末六十年代初，全国比较集中地观察了皮肤电现象，主要是测量经穴上的皮肤电阻，当时称之为经络测定，在五年左右的时间里就有300多篇文章从不同生理情况和病理情况以及体外环境改变等方面做了大量的观察。通过这段时间的研究，初步看到在经穴上有低电阻的趋向，因此有人认为皮肤的良导现象即是经络通路的客观证据。但由于仪器不稳定，影响因素较多，各地测试结果很不一致；因而未能形成统一的看法。在同一时期，不断有人对经络进行了另一方面的探索，陆续报道了沿十四经和奇经八脉循行出现的感传现象。这些报道进一步引起了人们的注意。

从五十年代中期开始有人用现代解剖学、组织学等方法探索经络。特别是经过六十年代初期的大量工作之后，在细胞水平上并没有找到经络、穴位的特殊结构，而见到的只是已知的神经、血管、淋巴管、肌肉、肌腱、结缔组织和感受器而已。因此，有些人认为经络可能是功能现象，包括某些现今已知的功能，也包括目前科学水平尚未发现和人们尚未理解的功能和人体各部联系的规律。

至1972年有些单位以低频电脉冲刺激十二经井穴方法进行经络普查，在1000人中查出具有不同程度的感传阳性人数为18.3%，并看到7例十二经皆有感传的显著型的人。全国二十几个省、市、自治区用统一的方法和标准相继做了17万例的调查，据28个地区和单位对63 228人的统计，感传出现率为5.6%～45.2%不等，多数在10%～30%之间。通过对循经感传现象的调查与深入研究，学术界肯定了循经现象是客观存在的。这一肯定为循经感传研究奠定了可靠的基础，使经络研究跨入了一个新的阶段。循经感传的最基本的特征是循经。从国内观察中，一致看到感传的路线与《灵枢·经脉》所载经脉在体表的循行路线基本一致，在四肢基本吻合，在躯干常有偏离，至头部则往往迂曲交会、路线不清，其中大多数两侧呈对称性。循经感传的另一个特征是感传从受刺激的穴位开始向相反的两个方向沿经循行，还经常见到有回流现象。感传的循行速度较慢，一般约每秒钟20厘米。当循经感传出现后，在感传的路线上施加压迫（每平方厘米500～800克的压力），多可将感传阻滞，在阻滞之近端往往有胀感出现。有人用多次重复刺激的方法激发感传，可使感传从无到有、从短到长、从弱到强；还有人报道用入静的方法诱发感传，感传出现率可达85%。伴随循经感传现象出现的还有各脏腑器官的功能变化，以及感传趋向有病部位的"气至病所"现象。少数例在循经感传出现时还可看到循经的白线、红线、出血条痕、丘疹和皮丘带。通过对循经感传现象的大量观察，发现了一些规律。

在不同的性别、年龄、种族的人群中循经感传现象是普遍存在的，而在患者的人群中尤其多见。不仅国内如此，在国外如莫桑比克的调查中也同样看到循经感传现象的出现。这种感传现象和针灸临床上常见的短程、长程、单经、多经的针感现象计算在内就更多了，说明循经感传现象是带有普遍性的。

一般在临床上，感传阳性率是高低不等的。临床上不出现感传，并不等于没有感传，有的报道认为这是"隐性存在"，是传而未感。北京的研究结果表明隐性循经感传现象和显性感传一样也是客观存在的，具有高敏感和高电导（低阻）的特性。

许多单位在循经感传研究中，看到有并经、交会、偏离、表里经连传、同名经连传等现象。因此有的人把传统的经络循行路线图看成是一个模式图或示意图，把这个路线看成是功能路线。

不少资料表明，循经感传出现在患者中远较健康人为多。病经感传出现率显著高于无病之经，当感传出现后，多有向病所汇聚的特点。

当循经感传至某一脏腑器官后，常可伴有该器官的反应。如感传到眼，视力可以得到改善；感传到胃脘部，有胃热或饥饿感；感传至面，可使下颌关节功能紊乱的患者开口度增大；感传至胸前，有心区舒适感；感传至头，可引起睡眠。

国内有些单位还报道了"循行性异感"和"循行性疼痛"，也有的以"循行性感觉病"为名描述了所见到的病例。对于循经皮肤病的报道引起了人们的注意，形象地反映了经络的循行路线，验证了经络的存在。

一些有关皮肤痛阈研究的报道中认为感传线上镇痛区分布的特征是首先从本经经过的部位开始，再逐渐向身体其他部位扩展。也有些地区对循经感传与针刺镇痛效果的关系进行研究，认为感传程度和镇痛效果之间呈平行关系。

总之，通过研究认为经络是人体内部客观存在的一种结构，是有物质基础的。根据《内经》有关经络形态、循行分布、生理功能、病理现象等方面的记述，不难看出经络是一个大的概念，似乎包括了现代医学中的血管系统、神经系统、神经体液调节系统的部分形态和生理功能及病理现象。

近年来，由于针刺麻醉获得了新的成就，对经络实质的研究工作有了很大的进展。目前关于经络实质问题的研究，可概括如下。

1. 经络实质与神经、血管的关系

针刺"得气"时的酸、麻、胀、痛及触电感，往往沿着经络循行的路线扩散，成为循经行走的经络现象。中医经络学说对"得气"的解释称为"经气来至"，持这方面意见的，认为"得气"是经络的功能。并抓住这一关键问题，通过"得气"感觉，进一步分析研究经络的实质。研究

"得气"的资料表明，给下半身神经功能丧失而截瘫的患者进行针刺，无论刺什么穴位，手法多强，患者都不会产生"得气"感觉，而针刺其上肢穴位时，患者就产生"得气"感觉，说明"得气"和神经系统有着密切的关系。又如半身麻痹的患者，针刺其腿部穴位，同样不能"得气"。用局麻药物注射穴位深部，使该处神经暂时麻痹，然后在该穴位扎针，亦不能"得气"。从以上实验结果证明，针刺"得气"，是和神经系统的功能完整与否有着密切的关系。

经络穴位形态学方面的研究发现，在人体全身三百多个穴位中，一半的穴位下面有神经直接通过，另一半穴位附近（0.5 厘米内）有神经通过。针刺穴位，有的刺在神经干上，有的刺在皮肤、肌肉、肌腱感受器或血管感受器。通过实验和临床实践认为，针刺都要通过神经感觉末梢传入中枢神经，再通过传导和反射，实现针刺所期望达到的作用。

经络穴位与血管关系也很密切，穴位附近有动、静脉干或较大分支通过者达 90% 以上，说明穴位与血管的关系仅次于周围神经。四肢上的经络循行与周围神经和其伴行的血管分支大体上一致。在躯干部分，各经络穴位主治病证作用的分区情况，大体上符合神经节段的划分。

2. 经络与中枢神经功能的关系

针刺感应路线有时可以在身体跨越若千节段行走等现象，有人认为这是神经中枢在功能上排列在一起的特殊的皮质上发生兴奋的结果。人体上任何一点受到刺激，都可在中枢发生一个兴奋点。在中枢内可能存在一些功能上相互关联的细胞，只要其中一点兴奋就可波及其他细胞，以此解释针刺一个穴位可以引起感应路线的原因。至于内脏有病，针刺远道穴位能发生作用，这可能是针刺穴位时在中枢所产生的兴奋点与某一些内脏调整中枢间发生一定的联系或是相关重叠的结果。

3. 经络与神经体液调节功能的关系

神经体液学说在解释针灸原理作用中有不少的研究，认为神经是指神经末梢到大脑皮质的完整系统；体液是指来自内分泌腺或体内任何组织细胞的，可以借血液循环运行或自行渗透浸润的一切化学物质或代谢变化的总称。实验证明：患急性阑尾炎时，针刺可使血液内糖皮质激素含量增加，针灸还能促进垂体前叶分泌卵泡雌激素和黄体生成素，影响排卵等。其具体的调节途径，可能通过神经，也可能通过神经与体液的综合活动而达到效应器官。有时针刺效应的潜伏期是比较长的，效应也往往比较持久。

4. 经络与机体生物电的关系

根据皮肤电阻与皮肤电位的研究，发现当器官活动增强时，相应经络原穴电位增高，器官摘除或经络路线通过地方的组织破坏，则相应经络原穴位电位降低，甚至达于零。因此认为，原穴的电位变化是依脏器存在和活动情况以及经络通信而决定的，并提出"经络实质是人体内电的通路"的看法。

经　脉

经脉是人体经气运行的通道，人体就是通过经脉把内在的脏腑与外在的形体、肢节以及众多的腧穴联系成一个有机整体。本节分别介绍了十二经脉、奇经八脉、十二经别、十二经筋、十二皮部的循行规律、分布特点和相关病证等内容。

一、十二经脉

（一）概说

1. 十二经脉的名称分类

十二经脉，有手经、足经、阴经、阳经之分，根据各经所联系内脏的阴阳属性以及在肢体循行部位的不同，具体分成手三阴经、手三阳经、足三阴经、足三阳经四组（表 5-1）。

表 5-1　十二经脉的名称分类

	阴经（属脏）	阳经（属腑）
手	太阴肺经	阳明大肠经
	厥阴心包经	少阳三焦经
	少阴心经	太阳小肠经
足	太阴脾经	阳明胃经
	厥阴肝经	少阳胆经
	少阴肾经	太阳膀胱经

2. 十二经脉的流注次序

《灵枢·营气》载："故气从太阴出，注手阳明，上行至面，注足阳明，下行至跗上，注大指间，与太阴合，上行抵髀。从脾注心中，循手少阴出腋下臂，注小指之端，合手太阳，上行乘腋出䪼内，注目内眦，上巅下项，合足太阳，循脊下尻，下行注小指之端，循足心注足少阴，上行注肾。从肾注心，外散于胸中，循心主脉，出腋下臂，出两筋之间，入掌中，出中指之端，

还注小指次指之端，合手少阳，上行注膻中，散于三焦，从三焦注胆，出胁，注足少阳，下行
至跗上，复从跗注大指间，合足厥阴，上行至肝。从肝上注肺，上循喉咙，入颃颡之窍，究于
畜门。其支别者，上额循巅下项中，循脊入骶，是督脉也，络阴器，上过毛中，入脐中，上循
腹里，入缺盆，下注肺中，复出太阴。此营气之行，逆顺之常也。"说明了十二经脉分布在人体
内外，其经气的运行是循环贯注的，即从手太阴肺经开始，依次传至足厥阴肝经，再传至手太
阴肺经，首尾相贯，如环无端。所以《素问·举痛论》说"经脉流行不止，环周不休。"其流注
次序如图5-2所示。

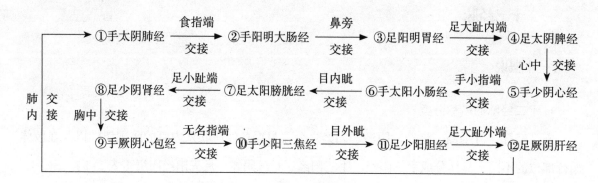

图5-2 十二经脉的流注次序

十二经脉不仅有一定循行路线，而且经与经之间也有着密切的联系。其联系的方式有以下
三种情况：第一，阴经与阳经相互交接，即阴经与阳经在四肢部衔接。如手太阴自腕后与手阳
明交接，手少阴在小指与手太阳交接，手厥阴自掌中与手少阳交接，足阳明从跗上与足太阴交
接，足太阳从足小趾斜趋足心与足少阴交接，足少阳从跗上与足厥阴交接。第二，阳经与阳经
交接，即同名的手足阳经在头面交接。如手足阳明都通于鼻旁，手足太阳均通于目内眦，手足
少阳皆通于目外眦。第三，阴经与阴经交接，即异名的手足阴经在胸部交接。如足太阴与手太
阴交接于心中，足少阴与手厥阴交接于胸中，足厥阴与手太阴交接于心中，足少阴与手厥阴交
接于胸中，足厥阴与手太阴交接于肺中等。

3. 十二经脉的走向规律

关于十二经脉的走向规律，《灵枢·逆顺肥瘦》作了高度的概括，说："手之三阴，从脏走
手；手之三阳，从手走头；足之三阳，从头走足；足之三阴，从足走腹。"这就指出了手三阴经
脉循行的起点是胸部，经臑臂走向手指之端；手三阳经脉从手指端，循臂臑而上行于头面部；
足三阳经脉，从头面部下行，经躯干和下肢而止于足趾间；足三阴经脉，从足趾间上行而止于
胸腹部。这样构成了一个阴阳相贯，首尾无端的闭环径路，如图5-3所示。

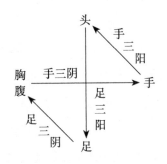

图 5-3　十二经脉的走向规律

4. 十二经脉的表里关系

手足三阴三阳十二经脉，内系五脏（包括心包络）六腑，阴经系脏，阳经系腑。脏脉属脏络腑，腑脉属腑络脏，从而构成脏腑阴阳表里相合关系。如《素问·血气形态》说："足太阳与少阴为表里，少阳与厥阴为表里，阳明与太阴为表里，是为足阴阳也。"十二经脉的这种阴阳表里关系，使其在生理上相互联系，在病理上互为影响。

5. 十二经脉的分布特点

头部：头为诸阳之会，手足六阳经脉皆会于头。它的分布特点是：手足少阳经行于头部两侧，手足阳明经行于面部，足太阳经行于后头顶及后颈部，手太阳经行于两颊部。

躯干：手足三阴经行于胸腹，手足三阳经行于腰背（唯足阳明经行于身前）。

四肢：四肢经脉分布的一般规律是，阴经行于四肢的内侧，阳经行于四肢的外侧。分布在上肢内侧的情况是：太阴在前，厥阴在中，少阴在后。分布在上肢外侧的情况是：阳明在前，少阳在中，太阳在后。分布在下肢内侧的情况是：内踝上八寸以上，厥阴在前，太阴在中，少阴在后；八寸以下，太阴在前，厥阴在中，少阴在后。分布在下肢外侧的情况是：阳明在前，少阳在中，太阳在后。十二经脉在四肢的分布如表 5-2 所示。

表 5-2　十二经脉的分布

四 肢	位　置	内侧（里）	外侧（表）
手	前	太阴经（肺）	阳明经（大肠）
手	中	厥阴经（心包）	少阳经（三焦）
手	后	少阴经（心）	太阳经（小肠）
足	前	（踝上八寸）厥阴太阴（脾）	阳明经（胃）
足	中	太阴厥阴（肝）	少阳经（胆）
足	后	少阴经（肾）	太阳经（膀胱）

6. 十二经脉的气血多少

十二经脉的气血多少，在《内经》中可见于三处。一见于《素问·血气形志》："夫人之常数，太阳常多血少气，少阳常少血多气，阳明常多气多血，少阴常少血多气，厥阴常多血少气，太阴常多气少血，此天之常数。"二见于《灵枢·五音五味》："夫人之常数，太阳常多血少气，少阳常多气少血，阳明常多血多气，厥阴常多气少血，少阴常多血少气，太阴常多血少气，此天之常数也。"三见于《灵枢·九针论》："阳明多血多气，太阳多血少气，少阳多气少血，太阴多血少气，厥阴多血少气，少阴多气少血。"三者所述，略有出入，一般都以《素问·血气形志》的评述为准。因为十二经脉虽有气血多少的差异，但通过表里相合的关系，从而相互取得协调。例如太阳经多血少气，则少阴经少血多气；少阳经少血多气，则厥阴经多血少气。凡阳经有余则阴经不足，阴经不足则阳经有余，这是经脉气血多少的自然规律。唯其中阳明是气血化生之源，故气血皆多。

十二经脉的气血多少，对临床治疗有一定的指导意义。如《素问·血气形志》说："刺阳明，出血气；刺太阳，出血恶气；刺少阳，出气恶血；刺太阴，出气恶血；刺少阴，出气恶血；刺厥阴，出血恶气也。"恶血即不宜出血，恶气即不宜出气。太阳和厥阴，因其均为多血少气之经，故宜出血，不宜出气；少阳、少阴、太阴，因其皆为多气少血之经，故宜出气，不宜出血；阳明多气多血，故宜出气，亦宜出血。

（二）十二经脉的循行部位

《灵枢·经脉》对十二经脉的循行路线有具体的描述，在经络循行径路上，凡经脉的开始叫"起"，连于该经的脏腑叫"属"，与该脏腑表里相通的叫"络"，沿着走的叫"循"，从下向上的叫"上"，从上向下的叫"下"，走过他经的周围叫"行"，通过肢节的旁边叫"过"，穿过中间的叫"贯"，并行于两旁的叫"挟"，彼此相交的叫"交"，巡绕四周的叫"环"，到达另一边的叫"抵"，从外往里的叫"入"，由深到浅的叫"出"，一直走的叫"直"，平行的叫"横"，半横的叫"斜"，两支相并的叫"合"，另出分支的叫"别"，进而又退的叫"却"，去而又来的叫"还"。

1. 手太阴肺经

【原文】

肺手太阴之脉，起于中焦，下络大肠，还循胃口，上膈属肺。从肺系横出腋下，下循臑内，行少阴心主之前，下肘中，循臂内上骨下廉，入寸口，上鱼，循鱼际，出大指之端。其支者，从腕后直出次指内廉，出其端（《灵枢·经脉》）。

【循行】

手太阴肺经，从中焦起向下联络大肠，由大肠向上又循至胃的上口贲门处，通过横膈膜，入属肺脏，再由喉横出至腋下的前面（中府穴），沿上臂前缘下行，走手少阴和手厥阴二经的前方，下发肘中，顺前臂内侧上骨的下缘，至寸口，前行至鱼际，出拇指的前段。其支脉，从腕后分出，直行食指内侧（拇指侧）尖端，与手阳明大肠经相交。

2. 手阳明大肠经

【原文】

大肠手阳明之脉，起于大指次指之端，循指上廉，出合谷两骨之间，上入两筋之中，循臂上廉，入肘外廉，上臑外前廉，上肩出髃骨之前廉，上出于柱骨之会上，下入缺盆，络肺，下膈，属大肠，其支者，从缺盆上颈，贯颊，入下齿中，还出挟口，交人中，左之右，右之左，上挟鼻孔（《灵枢·经脉》）。

【循行】

手阳明大肠经，起于食指桡侧端，沿食指上缘，通过第一、二掌骨之间，入腕上拇指后凹陷处，从两筋中间，沿前臂上方，至肘外侧，再沿上臂外侧前缘，上肩，出肩峰前缘，与诸阳经相会于柱骨大椎穴上，前入锁骨上凹，入胸络肺，经膈膜下行属大肠，其之脉，从锁骨上凹经颈贯通颊部，入下齿龈，回转绕至上唇，左脉向右，右脉向左，交叉于人中，分别挟于鼻孔两旁，与足阳明胃经相交。

3. 足阳明胃经

【原文】

胃足阳明之脉，起于鼻之交頞中，旁约太阳之脉，下循鼻外，入上齿中，还出挟口，环唇，下交承浆，却循颐后下廉，出大迎，循颊车，上耳前，过客主人，循发际，至额颅。其支者，从大迎前下人迎，循喉咙，入缺盆，下膈属胃络脾；其直者，从缺盆下乳内廉，下挟脐，入气街中。其支者，起于胃口，下循腹里，下至气街中而合。以下髀关，抵伏兔，下膝髌中，下循胫外廉，下足跗，入中指内间。其支者，下膝三寸而别，下入中指外间。其支者，别跗上，入大指间，出其端（《灵枢·经脉》）。

【循行】

足阳明胃经，起于鼻旁，挟鼻上行，相交于鼻根部，旁行入目内眦，交足太阳经脉。向下循鼻外侧入上齿龈中，复出环绕口唇，下交承浆穴，分别沿下颌后下方，出大迎穴，沿颊车，过耳前，沿发际交额颅。其分出的支脉，从大迎前下至人迎，循喉咙入缺盆，下过膈膜，直至胃肠，与脾相络。其直行的脉，从缺盆下行于乳的内缘，再向下挟脐而入于腹股沟处的气街穴。又一支脉，从胃下口分出，下走腹内深层，至气街，与直行之脉会合，再由此下行至髀关，过伏兔，沿三寸处分出，走中趾外侧。又一支脉，从足背分出入足大趾，出大趾尖端，与足太阴脾经相交。

4. 足太阴脾经

【原文】

脾足太阴之脉，起于大指之端，循指内侧白肉际，过核骨后，上内踝前廉，上腨内，循胫骨后，交出厥阴之前，上膝股内前廉，入腹属脾，络胃，上膈，挟咽，连舌本，散舌下，其支者，复从胃别上膈，注心中（《灵枢·经脉》）。

【循行】

足太阴脾经，起于足大趾内侧端，沿大趾内侧赤白肉际，上行过内踝的前缘，沿小腿内侧上行，在内踝上八寸处，交出足厥阴肝经之前，上行膝股内侧的前缘，达腹内，入属脾脏，联系胃腑，从胃上膈膜，挟咽喉上连于舌根，散布于舌下。其支脉，又从胃别行上膈膜，注于心中，与手少阴心经相交。

5. 手少阴心经

【原文】

心手少阴之脉，起于心中，出属心系，下膈，络小肠。其支者，从心系上挟咽，系目系。其直者，复从心系却上肺，下出腋下，下循臑内后廉，行手太阴、心主之后，下肘内，循臂内后廉，抵掌后锐骨之端，入掌内后廉循小指之内，出其端（《灵枢·经脉》）。

【循行】

手少阴心经，起于心中，出属心系，下过膈膜，联络小肠。其分出的支脉，从心系上挟食道，连于目系。其直行的脉，从心系上行肺部，横出腋下，沿上臂内侧，从手太阴和厥阴两经的后方，下抵肘中，直达掌后（小指侧）锐骨，入掌内后方，沿小指内侧端，与手太阳小肠经相交。

6. 手太阳小肠经

【原文】

小肠手太阳之脉，起于小指之端，循手外侧，上腕，出踝中，直上循臂骨下廉，出肘内侧两筋之间，上循臑外后廉，出肩解，绕肩胛，交肩上，入缺盆，络心，循咽，下膈，抵胃，属小肠。其支者，从缺盆，循颈上颊，至目锐眦，却入耳中。其支者，别颊，上䪼，抵鼻，至目内眦，斜络于颧（《灵枢·经脉》）。

【循行】

手太阳小肠经，起于小指外侧端，沿手背外侧至腕，过锐骨，顺前臂外缘，出肘后内侧两筋之间，上循臑外侧后缘，出肩关节后面，绕肩胛，会于大椎，向前入缺盆，行膻中，联络心脏，沿食道下膈至胃，下行，属小肠。有一支脉，从缺盆沿颈上颊，至目外眦，转入耳内。又一支脉，从颊分出，经眼眶下缘，直抵目内眦，与足太阳膀胱经相交。

7. 足太阳膀胱经

【原文】

膀胱足太阳之脉，起于目内眦，上额交巅。其支内，从巅至耳上角。其直者，从巅入络脑，还出别下项，循肩膊内，挟脊抵腰中，入循膂，络肾，属膀胱。其支者，从腰中下挟脊贯臀，入腘中。其支者，从髆内左右，别下贯胛，挟脊内，过髀枢，循髀外从后廉下合腘中，以下贯腨内，出外踝之后，循京骨，至小趾外侧（《灵枢·经脉》）。

【循行】

足太阳膀胱经，起于目内眦，上行额部，交于巅顶。由此分出一支脉，从巅顶两侧下行至耳上角。其直行的脉，从巅顶向后行至枕骨处，进入颅内，络于脑，复出于外，下项，下行会于大椎，挟脊柱两旁直抵腰中，络肾，属膀胱。又从腰中分出一支脉，挟脊下行，穿过臀部，直入膝腘窝中。又一支脉，从后颈分出，下经肩胛内侧，从附分穴夹脊下行至髀枢，经大腿后侧于膝腘窝中与前一支脉会合、过委中，出踝骨后方，沿足背外侧至小趾外侧端，与足少阴肾经相交。

8. 足少阴肾经

【原文】

肾足少阴之脉，起于小指之下，邪走足心，出于然谷之下，循内踝之后，别入跟中，以上端内，出腘内廉，上股内后廉，贯脊属肾，络膀胱。其直者，从肾上贯肝膈，入肺中，循喉咙，挟舌本。其支者，从肺出络心，注胸中（《灵枢·经脉》）。

【循行】

足少阴肾经，起于足小趾下，斜走足心，出内踝后凹陷处，入足跟，上沿小腿内侧，至膝腘内侧，上股内侧后缘，贯脊而入属于肾脏，下行联络膀胱。直行的脉，由肾上行连肝贯膈，入于肺中，沿喉咙上挟于舌根。另一支脉，从肺出来，络心，注于胸中，与手厥阴心包经相交。

9. 手厥阴心包经

【原文】

心主手厥阴心包络之脉，起于胸中，出属心包，下膈历络三焦。其支者，循胸出胁，下腋三寸，上抵腋下，循臑内，行太阴少阴之间，入肘中，下臂，行两筋之间，入掌中，循中指出其端。其支者，别掌中，循小指次指出其端（《灵枢·经脉》）。

【循行】

手厥阴心包络经，起于胸中，出属心包络，下过膈膜，顺序联络上中下三焦。有一支脉从胸分出，横行至腋下三寸处，又上抵腋下，再沿上臂内侧，行于手太阴和手少阴两经之间入肘中，又行前臂两经之间入掌中，循中指出其端。又一支脉从掌中分出，沿无名指出其尺侧端，与手少阳三焦经相交。

10. 手少阳三焦经

【原文】

三焦手少阳之脉，起于小指次指之端，上出两指之间，循手表腕，出臂外两骨之间，上贯肘，循臑外上肩，而交出足少阳之后，入缺盆，布膻中，散络心包，下膈，循属三焦，其支者，从膻中上出缺盆，上项，系耳后直上，出耳上角，以屈下颊至䪼。其支者，从耳后入耳中，出走耳前，过客主人前，交颊，至目锐眦（《灵枢·经脉》）。

【循行】

手少阳三焦经，起于无名指尺侧端，上行无名指外侧，循手臂至腕关节外缘，走前臂两骨之间，穿过肘部，沿上臂外侧上肩，交出足少阳经之后，行入缺盆，布膻中，散心包络，下过膈膜，循属于上中下三焦，有一支脉从膻中分出，上出缺盆，与大椎穴交会，上项连于耳后，直至耳上角，弯曲下行，绕颊至目眦下。又一支脉，从耳后分出，入耳中，走出耳前，过客人穴前方，再至目外眦，与足少阳胆经相交。

11. 足少阳胆经

【原文】

胆足少阳之脉，起于目锐眦，上抵头角，下耳后，循颈行手太阳之前，至肩上，却交出手太阳之后，入缺盆。其支者，从耳后入耳中，出走耳前，至目锐眦后。其支者，别锐眦，下大迎，合于手少阳，抵于頔，下加颊车，下颈，合缺盆，以下胸中，贯膈，络肝，属胆、循胁里，出气街，绕毛际，横入髀厌中。其直者，从缺盆下腋，循胸，过季胁，下合髀厌中，以下循髀阳，出膝外廉，下外辅骨之前，直下抵绝骨之端，下出外踝之前，循足跗上，入小指次指之间。其支者，别跗上，入大指之间，循大指歧骨内出其端，还贯爪甲，出三毛（《灵枢·经脉》）。

【循行】

足少阳胆经，起于目外眦，上至头角，下至耳后，折回上行，经头额至眉上，又向后折至风池穴，下行至肩上，又交叉到手少阳经的后面，入缺盆。有一支脉，从耳后入耳内，出于耳前，至目外眦的后方。又一支脉，从目外眦分出，下大迎，折行至目眶下，又折向后下方，过颊，下颈，与前脉合于缺盆，入里下行胸中，过膈膜，联络肝脏，入属胆腑，复沿胁里，下出气街，绕阴毛处，横入环跳穴。直行的经脉，从缺盆下腋，沿胸部过季胁，与前一支脉在环跳穴相会，沿大腿的内侧，下行至膝外缘，过膝、胫至外踝之前方，沿足背行出于第四趾的尖端。又一支脉，由足背分出，走大趾中间，沿大趾次趾侧的骨缝，走出大趾尖端，再回走穿过爪甲，至甲后三毛处，与足厥阴肝经相交。

12. 足厥阴肝经

【原文】

肝足厥阴之脉，起于大指丛毛之际，上循足跗上廉，去内踝一寸，上踝八寸，交出太阴之后，上腘内廉，循股阴，入毛中，环阴器，抵小腹，挟胃，属肝，络胆，上贯膈，布胁肋，循喉咙之后，上入颃颡，连目系，上出额，与督脉会于巅。其支者，从目系，下颊里，环唇内。其支者，复从肝，别贯膈，上注肺（《灵枢·经脉》）。

【循行】

足厥阴肝经，起于足大趾爪甲后丛毛中，沿足背上至内踝前缘，行至内踝上八寸处，交出足太阴脾经之后，上膝腘窝内缘，沿股内侧中线进入阴毛中，绕阴器，至小腹，挟胃上行属肝，下络于胆，再向上过膈膜，分布于胁肋，沿喉咙后方向上，经鼻之内窍上连目系，出额部，与督脉会合于头顶。有一支脉，从目系下至面颊深层，环绕口唇。又一支脉，从肝分出，过膈膜，进入肺中，与手太阴肺相交。

二、奇经八脉

奇经八脉是督脉、任脉、冲脉、带脉、阴维脉、阳维脉、阴跷脉、阳跷脉的总称。奇，异也，是指异于十二正经而言。主要表现在以下两个方面，一是与脏腑没有直接相互"络属"的关系，二是相互之间又没有表里配合，所以称为"奇经"。

督脉行于背，统督诸阳；任脉行于腹，任养诸阴；冲脉行于腹侧，为十二经之海；带脉横绕腰腹，有总束诸经之用；跷脉起于足，乃阴阳二气相交之通路；维脉亦起于足，有维系全身阴阳表里的意思。

奇经八脉的主要生理功能，是调节正经的气血，凡十二经脉中气血满溢时流蓄于奇经；不足时，则奇经予以调节补充。正如《难经·二十八难》说："奇经八脉者，……比于圣人图设沟渠，沟渠满溢，流于深湖，故圣人不能拘通也。"

奇经八脉相互之间也是联系着的。冲、任、督三脉皆起于胞中，同出于会阴，任脉行于前，督脉行于背，冲脉并足少阴挟脐而上，所以有一源而三歧的说法。八脉之中，任、督二脉，上行而相接于唇内，所以合之则为一，分之则为二；冲、任二脉皆会于脐下；阴阳跷同会于目；阳维会督于顶；阴维会任于颈。八脉之中，除任、督二脉有自己的腧穴外，其他六脉的腧穴均寄列于正经；冲脉之穴输会于足少阴，带脉之穴输会于足少阳，阳跷之穴输会于足三阳、手太阳、手阳明，阴跷之穴输会于足少阴，阳维之穴输会于手足少阳、足太阳，阴维之穴输会于足三阴等，所以它们都是连接正经的腧穴而自成通路。

八脉的具体功能、循行部位和主要病症如下。

1. 督脉

【功能】

督，即总管、统率的意思。督脉的功能主要是"总督诸阳"。手足三阳经多交会于大椎穴，带脉出于督脉的第二腰椎处，阳维脉也交会于督脉的风府、哑门穴，所以说十二经脉的手足三阳均会于督脉。可见，督脉有统摄全身阳气的重要作用，称为"阳脉之海"。

【原文】

督脉者，起于少腹以下骨中央。女子入系廷孔，其孔，溺孔之端也。其络循阴器，合篡间，绕篡后，别绕臀，至少阴，与巨阳中络者合少阴，上股内后廉，贯脊，属肾。与太阳起于目内眦，上额交巅，上入络脑，还出别下项，循肩髆，内挟脊，抵腰中，入循膂，络肾。其男子循茎下至篡，与女子等，其少腹直上者，贯脐中央，上贯心入喉，上颐环唇，上系两目之下中央（《素问·骨空论》）。

【循行】

督脉起于胞中，下出会阴，后行于腰背正中，循脊柱上行，经颈部进入脑内，再回出上至头顶，沿头部正中线，经额部、鼻部、上唇，至上唇系带处。第一支脉，在尾骨端与足少阴经、足太阳经的脉气会合，贯脊，属肾。第二支脉，从小腹直上贯脐，再向上贯心，至咽喉与冲任之脉会合，到颐下部，环绕口唇，联系两目下部的中央。第三支脉，与足太阳同起于目内眦。上行到前额。于头顶左右交叉，入脑，回出并沿着肩胛、脊柱两旁，达于腰部，络于肾。

【病证】

脊柱强直，角弓反张，大人癫病，小儿惊厥，以及嗌干、痔、遗尿、癃闭等。

2. 任脉

【功能】

任脉有总调人身阴气的作用。任，担任的意思，即受纳手足三阴经的脉气。由于任脉布于胸腹正中，在中极、关元与三阴经交会，在天突、廉泉与阴维脉交会，在阴交穴与冲脉相交会。这样，任脉与全身所有阴经相连，总任一身阴经之气，为"阴脉之海"。另外，任脉起于胞中，维系胞胎，与女子经带胎产的关系甚密，故王冰说"任主胞胎"。

【原文】

任脉者，起于中极之下，以上毛际，循腹里，上关元，至咽喉，上颐，循面，入目。（《素问·骨空论》）

【循行】

任脉起于胞中，下出会阴，经阴阜，沿腹正中线上行，通过胸部、颈部，到达下唇内，环绕口唇，上至龈交，分行至目下。

【病证】

疝气，带下，少腹肿块，月经不调，不孕，流产等。

3. 冲脉

【功能】

冲脉上行至于头，下行至于足，贯穿全身，成为气血的要冲，故名之"冲脉"。冲、任、督三脉同起于胞中，冲脉在前与任脉并行于胸中，后通督脉。督任两脉通会于十二经脉，冲脉上行则"渗诸阳"，下行则"渗诸阴"，因此容纳了十二经脉的气血，成为十二经之海。冲脉与足阳明"合于宗筋，会于气街"，又"注足少阴之大络"。足阳明胃为后天之本，气血化生之源；

足少阴肾乃先天之本，元气之根，而五脏六腑的功能活动既要靠先天之气的激发和推动，又必须依赖后天水谷的滋养和补充，冲脉既联先天，又联后天，所以冲脉又是五脏六腑之海。妇女血室与冲脉密切相关，所以冲脉又为血海，《素问·上古天真论》所说的"太冲脉盛，月事以时下""太冲脉衰少，天癸竭"等，指出了冲脉为血海的道理。

【原文】

冲脉者，起于气街，并少阴之经，挟脐上行，至胸中而散。(《素问·骨空论》)

冲脉、任脉，皆起于胞中，上循背里，为经络之海。其浮而外者，循腹右上行，会于咽喉，别而络唇口(《灵枢·五音五味》)。

冲脉者，为十二经之海，其输上在于大杼，下出于巨虚之上下廉(《灵枢·海论》)。

夫冲脉者，五脏六腑之海也，五脏六腑皆禀焉。其上者，出于颃颡，渗诸阳，灌诸精；其下者，注少阴之大络，出于气街，循阴股内廉，入腘中，伏行骭骨内，下至内踝之后属而别；其下者，并行于少阴之经，渗三阴；其前者，伏行出跗属，下循跗，入大指间，渗诸络而温肌肉(《灵枢·逆顺肥瘦》)。

冲脉者，十二经之海也。与少阴之大络起于肾下，出于气街，循阴股内廉，斜入腘中，经胫骨内廉，并少阴之经，下入内踝之后，入足下；其别者，斜入踝，出属跗上，入大指之间，注诸经，以温足胫(《灵枢·动输》)。

冲脉者，经脉之海也，主渗灌溪谷。与阳明合于宗筋，阳明揔宗筋之会，会于气街，而阳明为之长，皆属于带脉，而络于督脉(《素问·痿论》)。

【循行】

冲脉起于胞中，出会阴之后，在腹股沟中央部与足少阴经相合并，沿腹前壁挟脐两旁而上行，散步于胸中，再会聚于咽喉，并与任脉合，环绕口唇，到目下中央。其脉气布散头面手足三阳经及五官七窍，有渗透灌溉之功，谓之"渗诸阳"。有一分支，下出会阴沿股内侧下行入腘窝，循胫骨内侧到内踝，其中的一个小支入足底，对足三阴经起渗透作用，谓之"渗诸阴"；另一小支斜入足背，进入大指间与足厥阴肝经相交。又一分支，沿腹腔后壁，上行于脊柱内。

【病证】

月经不调，经闭，崩漏，乳少，吐血，气逆等。

4. 带脉

【功能】

带脉环身一周，络腰如束带，约束诸脉。足之三阴、三阳以及阴阳二跷脉必受带脉约束，所以带脉不和，则出现下肢痿软、瘫痪等。此外，带脉为病，多见于妇人带下，而带下之患，因脾失健运，湿浊不化，下注所致，因此，《傅青主女科》有"带下俱是湿症，而以带名者，因带脉不能约束而有此病，故以名之。……脾气健而湿气消，自无白带之患"的解释。

【原文】

带脉者，起于季胁，回身一周（《难经·二十八难》）。

【循行】

带脉起于季胁，斜向下行到带脉穴，绕身一周。并于带脉穴处，再向前下方沿髂骨上缘斜行到少腹。

【病证】

带下、子宫脱垂、腹部胀满、下肢痿软等。

5. 阳跷脉、阴跷脉

【功能】

跷，轻健跷捷的意思。阴阳二跷，阳入于阴，阴出于阳，交于目锐眦，所以跷脉有濡养眼目，司眼睑开合的作用。阳跷脉交会于足三阳、手阳明、手少阴，交通左右两侧的阳经的脉气；阴跷脉交会于足少阴、足太阴，交通左右两侧阴经的脉气，因此阴阳跷脉又有协调一身左右阴阳经气的功能。

【原文】

跷脉者，少阴之别，起于然骨之后，上内踝之上，直上循阴股，入阴，上循胸里，入缺盆，上出人迎之前，入頄，属目内眦，合于太阳、阳跷而上行（《灵枢·脉度》）。

阳跷脉者，起于跟中，循外踝上行，入风池。阴跷脉者，亦起于跟中，循内踝上行，至咽喉，交贯冲脉（《难经·二十八难》）。

【循行】

跷脉均起于足跟，左右成对。阳跷脉经外踝，沿下肢外侧上行，经腹部，沿胸部后外侧，过肩，经颈外侧，上挟口角，达目内眦，与阴跷脉会合，再沿足太阳膀胱经上额，与足少阳胆经会于项后，阴跷脉经内踝，沿下肢内侧后方上行，过前阴，上沿腹胸进入缺盆，出结喉旁，上行至目内眦，与阳跷脉会合。

【病证】

阳跷为病，肢体外侧肌肉拘急而内侧肌肉弛缓，目内眦赤痛，不眠，癫狂；阴跷为病，肢体内侧肌肉拘急而外侧肌肉弛缓，嗜睡，喉痛等。

6. 阳维脉、阴维脉

【功能】

维，维系的意思。阳维脉交会于手足三阳和督脉，有维络诸阳的作用；阴维脉交会于足三阴和任脉，有维络诸阴的功能。所以，阴阳相维，则全身阴阳气血皆调。

【原文】

阳维起于诸阳会也，阴维起于诸阴交也（《难经·二十八难》）。

【循行】

阳维脉发于足跟金门，上出外踝，沿足少阳经上行，过髋枢，循胁肋后上行，与手足太阳及跷脉会于腋后，上肩又与手足少阳相合，上颈与督脉相会，入风池，沿足少阳经上头循额，而络于肩上。阴维脉起于小腿内侧，沿骨内侧上行，入腹，与足太阴经会于腹侧，又与足厥阴经会于胁肋，循胸入乳，与任脉会于颈部。

【病证】

阳维脉病常见寒热反复发作。阴维脉病则患胸痛、心痛、胃痛等症。

三、十二经别

十二经别是十二经脉别行的正经，从躯体的深部沟通了阴阳两经的表里关系。它的分布都是从四肢正经别出，进入体腔，然后表里两经并行，经过互为表里的脏腑。其中足三阳经别均通过心，再浅出体表而上头面；阴经经别则合入阳经经别，分别注入六阳经脉。上述十二经别的离合出入构成了十二经别的"六合"。十二经别为内行路线，没有确定的穴位。近代从经络感传现象中发现有十二经别传导的实例，说明十二经别是客观存在的，并成为经络学说中不可缺少的部分。关于十二经别的作用可以概括如下。

第一，加强互为表里的两条经脉在体内的联系；加强体表与体内、四肢与躯干的联系；加强十二经脉对头面部的联系，弥补六阴经未上头面的不足。

第二，扩大十二经脉的主治范围。经别虽然没有腧穴，但在临床上，与十二正经腧穴的主治范围是相一致的。例如足太阳膀胱经不循达肛门，可是取该经的承山穴，能够治疗痔疮，这是因为足太阳的经别"其一道下尻九寸，别入于肛"的缘故。

1. 足太阳与足少阴经别（一合）

【原文】

足太阳之正，别入于腘中，其一道下尻五寸，别入于肛，属于膀胱，散之肾，循膂，当心入散；直者，从膂上入于项，复属于太阳，此为一经也。足少阴之正，至腘中，别走太阳而合，上至肾，当十四椎，出属带脉；直者，系舌本，复出于项，合于太阳，此为一合（《灵枢·经别》）。

【循行】

足太阳经别，在腘窝部从足太阳别出，其中一条在骶骨下五寸处别行入肛门向里连属膀胱，散于肾，沿脊柱两旁上行到心；直行的另一条，从脊柱两旁继续上行，浅出项部，注足太阳经。

足少阴经别，在腘窝部从足少阴经脉别出，和足太阳的经别并行，上至肾，在第二腰椎处归属带脉，注入足太阳经别。

2. 足少阳与足厥阴经别（二合）

【原文】

足少阳之正，绕髀入毛际，合于厥阴；别者，入季胁之间，循胸里属胆，散之上肝贯心，以上挟咽，出颐颔中，散于面，系目系，合少阳于外眦也。足厥阴之正，别跗上，上至毛际，合于少阳，与别俱行，此为二合也（《灵枢·经别》）。

【循行】

足少阳经别，在大腿外侧从足少阳经别出，绕大腿前侧入外阴，同足厥阴经别会合，上行入季胁之间，沿胸腔归属于胆，布肝，贯心，挟食道，浅出下颌、口旁，散布于面，联系眼球后面，在目外眦部注入足少阳经。

足厥阴经别，在足背从足厥阴别出，向上到外阴，和足少阳经别并行。

3. 足阳明与足太阴经别（三合）

【原文】

足阳明之正，上至髀，入于腹里，属胃，散之脾，上通于心，上循咽出于口，上颃颡，还系目系，合于阳明也。足太阴之正，上至髀，合于阳明，与别俱行，上结于咽，贯舌中，此为三合也（《灵枢·经别》）。

【循行】

足阳明经别，在大腿前从足阳明经别出，入腹腔属胃，散于脾，向上连心，沿食道浅出口腔，上达鼻根及眼下，注入足阳明经。

足太阴经别，在大腿前从足太阴经别出，和足阳明经别并行，向上结于咽喉，通贯舌之中。

4. 手太阳与手少阴经别（四合）

【原文】

手太阳之正，指地，别于肩解，入腋走心，系小肠也。手少阴之正，别入于渊腋两筋之间，属于心，上走喉咙，出于面，合目内眦，此为四合也（《灵枢·经别》）。

【循行】

手太阳经别，在肩关节从手太阳经别出，向下入腋窝，行于心，联系小肠。

手少阴经别，从腋窝两筋之间别出，入胸腔，归属于心，上走喉咙，出于面，在目内眦与手太阳经相合。

5. 手少阳与手厥阴经别（五合）

【原文】

手少阳之正，指天，别于巅，入缺盆，下走三焦，散于胸中也。手心主之正，别于渊腋三寸，入胸中，别属三焦，出循喉咙，出耳后，合少阳完骨之下，此为五合也（《灵枢·经别》）。

【循行】

手少阳经别，在头部从少阳经别出，至头顶，向下入锁骨上窝，下走三焦，散于胸中。

手厥阴经别，在腋窝处从手厥阴经别出，上胸腔，别属三焦，到达喉咙，出耳后，于乳突下与手少阳经会合。

6.手阳明与手太阴经别（六合）

【原文】

手阳明之正，从手循膺乳，别于肩髃，入柱骨下，走大肠，属于肺，上循喉咙，出缺盆，合于阳明也。手太阴之正，别入渊腋，少阴之前，入走肺，散之大肠，上出缺盆，循喉咙，复合阳明，此六合也（《灵枢·经别》）。

【循行】

手阳明经别，在肩髃处从手阳明经别出，于第七椎入体腔，下走大肠，属于肺，上沿喉咙，出锁骨上窝，注于手阳明本经。

手太阴经别，从手太阴经别出，至腋窝处行手少阴经别之前，入胸走肺，散于大肠，向上出锁骨上窝，沿喉咙，合于手阳明经别。

四、十二经筋

十二经筋，是十二经脉之气，结、聚、散、络于筋肉关节的体系，是十二经脉的附属部分。它们的循行，同十二经脉的体表通路基本一致，但其走向规律，都是从四肢末端走向头身，皆不入通内脏。其中，足三阳经筋起于足趾，循股外上行借于面部；足三阴经筋起于足趾，循股内上行结于腹部；手三阳经筋起于手指，循胛外上行结于头部；手三阳经筋起于手指，循臑内上行结于胸部。由于经筋受十二经气的灌输，又循行于四肢肌肉关节，所以具有联络百骸、维络筋肉、主司关节的功能。因而常见的软组织损伤、风湿关节痛以及运动神经发生障碍而引起的肌肉痉挛或瘫痪，都属于经筋病的范围。

1.足太阳经筋

【原文】

足太阳之筋，起于足小趾，上结于踝，邪上结于膝，其下循足外侧，结于踵，上循跟，结于腘；其别者，结于踹外，上腘中内廉，与腘中并上结于臀，上挟脊上项；其支者，别入结于舌本；其直者，结于枕骨，上头下颜，结于鼻；其支者，为目上纲，下结于烦；其支者，从腋后外廉，结于肩髃；其支者，入腋下，上出缺盆，上结于完骨；其支者，出缺盆，邪上出于烦。（《灵枢·经筋》）。

【循行】

足太阳经筋，起于足小趾，上结聚于外踝，再斜行结于膝。沿足外侧结于足跟，又沿跟腱上行结于腘部。有一支从外踝分出，结聚于小腿外侧，上行腘内侧，与腘部的另一支并行上结于臀部，挟脊旁上行至后项。其中有一小分支从项入内，聚于舌根。具直行者由后项结于枕骨，行头，下额，结聚于鼻。又有一小分支形成目上纲。背部的分支，从腋后的外侧结于肩髃，另一支进入腋下，向上出锁骨上窝，上结于乳突，又一支从缺盆分出，斜上结于鼻旁。

【病证】

足跟肿痛，腘挛急，脊背反折、项筋拘急，肩不能举，缺盆中扭结而痛，不能左右摇动。

2. 足少阳经筋

【原文】

足少阳之筋，起于小指次指，上结外踝，上循胫外廉，结于膝外廉；其支者，别起外辅骨，上走髀，前者结于伏兔之上，后者结于尻；其直者，上乘䏚季胁，上走腋前廉，系于膺乳，结于缺盆；直者，上出腋，贯缺盆，出太阳之前，循耳后，上额角，交巅上，下走颔，上结于頄；支者，结于目外眦为外维（《灵枢·经筋》）。

【循行】

足少阳经筋，起始于第四趾，上结于外踝沿胫骨外侧，结于膝外侧。其分支另起于腓骨处，上循大腿外侧，向前结于伏兔，向后结于骶部。其直行者向上经季胁，走腋前方，联系胸侧和乳部，结于缺盆。又直行者上出缺盆，走太阳经筋的前方，沿耳后，上额角，交会于头顶，走下颔，结于鼻旁，分支结于外眦。

【病证】

第四趾及膝转筋，另外季胁、缺盆、胸，乳、颈等部位均有拘急感。

3. 足阳明经筋

【原文】

足阳明之筋、起于中三指，结于跗上，邪外加于辅骨，上结于膝外廉，直上结于髀枢，上循胁，属脊；其直者，上循骭，结于缺盆；其支者，结于外辅骨，合少阳；其直者，上循伏兔，上结于髀，聚于阴器，上腹而布，至缺盆而结，上颈，上挟口，合于頄，下结于鼻，上合于太阳，太阳为目上网，阳明为目下网；其支者，从颊结于耳前（《灵枢·经筋》）。

【循行】

足阳明经筋，起始于第二至四趾，结于足背，斜向外循腓骨，结于膝外侧，向上接大转子，沿胁肋，属脊椎。其直行者，上沿胫骨，结于膝部，分支结于腓骨，合足少阳经筋，又直行者沿伏兔结于股骨前，聚于阴部，向上布腹胸，结于缺盆，挟口旁，会于鼻旁，下方结于鼻部，上方合于足太阳经筋，其分支，从面颊结于耳前。

【病证】

足中三趾、胫、伏兔部转筋，腹部拘急，向上牵引缺盆和脸颊，则见口僻、目不能闭等。

4.足太阴经筋

【原文】

足太阴之筋，起于大指之端内侧，上结于内踝；其直者，络于膝内辅骨，上循阴股，结于髀，聚于阴器，上腹，结于脐，循腹里，结于肋，散于胸中；其内者，着于脊（《灵枢·经筋》）。

【循行】

足太阴经筋，起始于足大趾内侧端，向上结于内踝，直行向上结于胫骨内侧，沿大腿，结于腹前，聚于阴器，上腹结脐，沿腹内结于肋骨，散布于胸中，附着于脊椎。

【病证】

足大趾和内踝转筋疼痛，膝内辅骨，阴股、脐、两胁及脊内等处作痛。

5.足少阴经筋

【原文】

足少阴之筋，起于小指之下，并足太阴之筋邪走内踝之下，结于踵，与足太阳之筋合而上结于内辅骨之下，并太阴之筋而上循阴股，结于阴器，循脊内挟膂，上至项，结于枕骨，与足太阳之筋合（《灵枢·经筋》）。

【循行】

足少阴经筋，起于足小趾下边同足太阴经筋斜走内踝下方，结于足跟，与足太阳经筋会合，向上结于胫骨内踝下，同足太阴经筋一起向上，沿大腿内侧，结于阴部，循脊两旁肌肉上后项，结于枕骨，与足太阳经筋会合。

【病证】

本经循行和结聚的部位，可有转筋和疼痛的现象，另外可见癫痫、瘛疭、腰脊强直不能俯，腹内拘急不能仰等。

6.足厥阴经筋

【原文】

足厥阴之筋，起于大指之上，上结于内踝之前，上循胫，结内辅骨之上，上循阴股，结于阴器，络诸筋（《灵枢·经筋》）。

【循行】

足厥阴经筋，起始于足大趾之上，向上结于内踝前方，上走结于胫骨内踝上，循大腿内侧，结于阴部，联络各经筋。

【病证】

足大趾、内踝、股内侧转筋疼痛等。

7. 手太阳经筋

【原文】

手太阳之筋，起于小指之上，结于腕，上循臂内廉，结于肘内锐骨之后，弹之应小指之上，入结于腋下；其支者，后走腋后廉，上绕肩胛，循颈出走太阳之前，结于耳后完骨；其支者，入耳中；直者，出耳上，下结于颔，上属目外眦。本支者，上曲牙，循耳前，属目外眦，上颔，结于角（《灵枢·经筋》）。

【循行】

手太阳经筋，起始于小手指上，结于腕背，沿前臂内侧，结于肱骨内上踝，进而结于腋下，其分支走腋后侧，绕肩胛，循颈旁出足太阳经筋之前，结于乳突，分支进入耳中。其直行者出耳上，向下结于下颔，上属目外眦另一支从下颔角部，沿耳前，属目外眦，上额，结于额角。

【病证】

手小指、肘内、臂内侧、腋下、腋后、肩胛、颈部、下颔等处疼痛。

8. 手少阳经筋

【原文】

手少阳之筋，起于小指次指之端，结于腕，上行臂，结于肘，上绕臑外廉，上肩走颈，合手太阳；其支者，当曲颊入系舌本；其支者，上曲牙，循耳前，属目外眦；上乘颔，结于角（《灵枢·经筋》）。

【循行】

手少阳经筋，起于第四手指端，结于腕背，沿前臂外侧结于肘尖，绕上臂外侧，上肩，走颈，会合手太阳经筋。其分支，由下颔入系舌根，另一支从下颔角，沿耳前，属目外眦，经额结于额角。

【病证】

其循行和结聚部位出现转筋，还有舌卷。

9. 手阳明经筋

【原文】

手阳明之筋，起于大指次指之端，结于腕，上循臂，上结于肘外，上臑，结于肩髃。其支者，绕肩胛，挟脊；其直者，从肩髃上颈；其支者，上颊，结于頄；直者，上出手太阳之前，上左角，络头，下右颔（《灵枢·经筋》）。

【循行】

手阳明经筋，起于第二手指端，结于腕背，沿前臂循行肘外侧，沿前臂外侧，结于肩髃部；分支绕肩胛，夹脊旁。其直行者，从肩髃上颈，其分支走面颊，结于鼻旁；上行者走手太阳经筋前方，上额角，络头部，达对侧下颔。

【病证】

在循行和结聚的部位有转筋和疼痛的见证，同时可见肩不能举、颈项强直等。

10. 手太阴经筋

【原文】

手太阴之筋，起于大指之上，循指上行，结于鱼际后，行寸口外侧，上循臂，结肘中，上臑内廉，入腋下，出缺盆，结肩前髃，上结缺盆，下结胸里，散贯贲，合贲下，抵季胁（《灵枢·经筋》）。

【循行】

手太阴经筋，起于大拇指上，沿指上行结于鱼际，行寸口外侧，沿前臂结于肘中，经上臂内侧入腋下，出锁骨上凹，结于肩髃前，上结于缺盆，下结于胸里，分散过膈，会膈下，到达季胁。

【病证】

在经过和结聚的部位发生转筋，严重者胁下拘急，甚至吐血等。

11. 手厥阴经筋

【原文】

手心主之筋，起于中指，与太阴之筋并行，结于肘内廉，上臂阴结腋下，下散前后挟胁；其支者，入腋，散胸中，结于臂（《灵枢·经筋》）。

【循行】

手厥阴经筋，起于中指，与手太阴经筋并行，结于肘内侧，循上臂内侧，结于腋下，出前后散布于胁部；分支进入腋内，布胸中，结于膈。

【病证】

在所经过和结聚的部位出现转筋，同时可有胸痛症状。

12. 手少阴经筋

【原文】

手少阴之筋，起于小指之内侧，结于锐骨，上结肘内廉，上入腋，交太阴，挟乳里，结于胸中，循臂，下系于脐（《灵枢·经筋》）。

【循行】

手少阴经筋，起于手小指内侧，入腋内，交手太阳经筋，行乳里，结于胸，沿膈向下，联系于脐部。

【病证】

在本经循行和结聚的部位；有转筋和疼痛的症状发生。

五、十二皮部

皮部是十二经脉在体表的分部。如《素问·皮部论》说:"皮者,脉之部也。"又说:"凡十二经络脉者,皮之部也。"关于十二皮部的具体分区,内经中没有记载,仅仅提出了总的原则,《素问·皮部论》说:"欲知皮部,以经脉为纪者,诸经皆然"。从近代经络感传现象观察,刺激某些穴位,感传路线呈带状分布,甚至出现较宽的过敏带和麻木带,这些都与皮部的分区有着密切关系的。由于皮部居于人体的最外层,是机体卫外的屏障。所以在病理上,邪气可通过皮肤而深入络脉、经脉乃至脏腑,如《素问·皮部论》指出:"邪客于皮,则腠理开,开则邪入客于络脉;络脉满,则注于经脉;经脉满,则入舍于脏腑也"。相反地,内脏有病,亦可通过经脉、络脉反应于皮部。由此可见,皮部与内脏是息息相关的。

络　脉

经络是经脉的分支部分,遍布全身内外。《灵枢·经脉》说:"经脉十二者,伏行于分肉之间,深而不见;诸脉之浮而常见者,皆络脉也。"《灵枢·脉度》也说:"经脉为里,支而横者为络,络之别者为孙。"指出经脉和络脉的区别是:经脉属里,位置深而不能见;络脉属表,位置浅而常见。

《灵枢·小针解》说:"节之交三百六十五会者,络脉之渗灌诸节者也。"说明络脉起始之处,都是从穴位别出的。其中手太阴之络出于列缺,手少阴之络出于通里,手厥阴之络出于内关,手太阳之络出于支正,手阳明之络出于偏历,手少阳之络出于外关,此六者皆起于手腕之上;足太阳之络出于飞扬,足少阳之络出于光明,足阳明之络出于丰隆,此三者皆起于外踝之上;足太阴之络出于公孙,足少阴之络出于大钟,足厥阴之络出于蠡沟,此三者皆起于内踝;任脉之络出于鸠尾,督脉之络出于长强,脾的大络出于大包,此三者皆起于躯干部。十五络脉的功能除了加强表里两经的联系外,还和孙络一起,联系经脉和腧穴,输布气血于周身,并为经气到达经筋和皮部起输散作用。

1. 手太阴络脉

【原文】

手太阴之别,名曰列缺,起于腕上分间,并太阴之经直入掌中,散入于鱼际。取之去腕半寸,别走阳明也(《灵枢·经脉》)。

【循行】

手太阴络脉，从列缺穴别出，起于腕关节上方，在腕后半寸处别走手阳明经；其支者与手太阴经并行，入手掌，散布于大鱼际。

【病证】

实证：手腕、手掌灼热；虚证：呵欠、短气、尿频、遗尿。

2.手少阴络脉

【原文】

手少阴之别，名曰通里，去腕一寸半，别而上行，循经入于心中，系舌本，属目系，取之去掌后一寸，别走太阳也（《灵枢·经脉》）。

【循行】

手少阴络脉，从通里穴别出，在腕关节后一寸处别走手太阳经；其支者在腕后一寸半处别而上行，沿本经进入心中，向上联系舌根，归属于眼球。

【病证】

实证：胸膈胀满；虚证：不能说话。

3.手厥阴络脉

【原文】

手心主之别，名曰内关，去腕二寸，出于两筋之间，循经以上系于心，包络心系（《灵枢·经脉》）。

【循行】

手厥阴络脉，从内关穴分出，在腕关节后二寸处，出于两筋之间，沿本经上行，维系心包。

【病证】

实证：心痛；虚证：心烦。

4.手太阳络脉

【原文】

手太阳之别，名曰支正，上腕五寸，内注少阴；其别者，上走肘，络肩髃（《灵枢·经脉》）。

【循行】

手太阳络脉，从支正穴分出，在腕关节后五寸处，向内注入手少阴经；其支脉上行经肘部，网络于肩髃。

【病证】

实证：关节纵缓，肘部痿废；虚证：皮肤生疣。

5. 手阳明络脉

【原文】

手阳明之别，名曰偏历，去腕三寸，别走太阴；其别者，上循臂，乘肩髃，上曲颊偏齿，其别者，入耳合于宗脉（《灵枢·经脉》）。

【循行】

手阳明络脉，从偏历穴分出，在腕关节后三寸处，走向手太阴经；其支者，向上沿臂膊，经肩髃，行致下颌角，布于牙齿。分支进入耳中，与各主要经脉会合。

【病证】

实证：龋齿、耳聋；虚证：齿寒。

6. 手少阳络脉

【原文】

手少阳之别，名曰外关，去腕二寸，外绕臂，注胸中，合心主（《灵枢·经脉》）。

【循行】

手少阳络脉，从外关穴分出，在腕关节后二寸处，绕行于臂外侧，进入胸中，同手厥阴经会合。

【病证】

实证：肘关节拘挛；虚证：肘关节不能收缩。

7. 足太阳络脉

【原文】

足太阳之别，名曰飞扬，去踝七寸，别走少阴（《灵枢·经脉》）。

【循行】

足太阴络脉，从飞扬穴分出，在外踝上七寸处，走向足少阴经。

【病证】

实证：鼻塞、流涕、头痛、背痛；虚证：流涕、鼻出血。

8. 足少阳络脉

【原文】

足少阳之别，名曰光明，去踝五寸，别走厥阴，下络足跗（《灵枢·经脉》）。

【循行】

足少阳络脉，从光明穴分出，在外踝上五寸处，走向足厥阴经，向下联系足背。

【病证】

实证：足厥冷；虚证：下肢痿痹。

9. 足阳明络脉

【原文】

足阳明之别，名曰丰隆，去踝八寸，别走太阴；其别者，循胫骨外廉，上络头项，合诸经之气，下络喉嗌（《灵枢·经脉》）。

【循行】

足阳明络脉，从丰隆穴分出，在外踝上八寸处走向足太阴经，其支脉沿胫骨外缘，向上联络头项，与各经的脉气相合，向下联络咽喉。

【病证】

实证：癫狂；虚证：胫部肌肉萎缩。本络脉脉气厥逆，可见喉痛，突然音哑。

10. 足太阴络脉

【原文】

足太阴之别，名曰公孙，去本节后一寸。别走阳明；其别者，入络肠胃（《灵枢·经脉》）。

【循行】

足太阴络脉，从公孙穴分出，在第一跖趾关节后方一寸处，走向足阳明经；其支者进入腹腔，联络肠胃。

【病证】

实证：腹绞痛；虚证：腹胀。本络脉脉气肤逆可见霍乱吐泻。

11. 足少阴络脉

【原文】

足少阴之别，名曰大钟，当踝后绕跟，别走太阳；其别者，并经上走于心包，下外贯腰脊（《灵枢·经脉》）。

【循行】

足少阴络脉，从大钟穴分出，在内踝后绕过足跟，走向足太阳经；其支者，与本经相并上行，到心包下，外行通腰脊。

【病证】

实证：小便癃闭；虚证：腰痛。

12. 足厥阴络脉

【原文】

足厥阴之别，名曰蠡沟，去内踝五寸，别走少阳；其别者，循胫上睾，结于茎（《灵枢·经脉》）。

【循行】

足厥阴络脉，从蠡沟穴分出，在内踝五寸处走向足少阳经；其支者过胫骨，上睾丸结聚在阴茎处。

【病证】

实证：阳强不倒；虚证：阴茎部位暴痒。本络脉脉气厥逆可见睾丸肿胀、疝气等。

13. 任脉之络

【原文】

任脉之别，名曰尾翳，下鸠尾，散于腹（《灵枢·经脉》）。

【循行】

任脉之络，从鸠尾穴分出，自胸骨剑突下行，散于腹部。

【病证】

实证：腹部皮肤作痛；虚证：腹部皮肤瘙痒。

14. 督脉之络

【原文】

督脉之别，名曰长强，挟膂上项，散头上，下当肩胛左右，别走太阳，入贯膂（《灵枢·经脉》）。

【循行】

督脉之络，从长强穴分出，挟脊柱两旁，过项散于头上；下行的络脉，从肩胛向左右别走足太阳经，入脊柱两边的肌肉。

【病证】

实证：脊柱强直；虚证：头沉重摇晃。

15. 脾之大络

【原文】

脾之大络，名曰大包，出渊腋下三寸，布胸胁（《灵枢·经脉》）。

【循行】

脾之大络，从大包穴分出，出腋下三寸处，脉气散布于胸胁。

【病证】

实证：遍身疼痛；虚证：四肢关节无力。

腧　穴

腧穴是人体脏腑经络之气输注出入的所在，分布在一定的经脉循行道路上。腧穴有广义和狭义的区别：广义的腧穴，是十四经经穴、奇穴、阿是穴的总称；狭义的腧穴是指背部的俞穴和五输穴而言。由于腧穴是脏腑经脉之气输注的部位，所以与人体的脏腑、组织器官有着内在的密切联系。当内脏有病时，可以在相应的腧穴上产生压痛等反应，这种反应不仅有助于临床诊断，而且在反应点上施以针灸，往往可以收到良好的治疗效果。

一、腧穴的分类

（一）按经络分类

1. 经穴

经穴，就是分布在十四经循行路线上的腧穴，是十四经之脉气注输出入的场所。《内经》认为人有三百六十五腧穴，以应周天三百六十五日之数，但全书所载腧穴总计却不足此数，仅有一百六十个穴位。晋皇甫谧在《内经》的基础上，对腧穴作了补充，在其所著《甲乙经》一书中，记载的腧穴已达三百四十九个。随着医学的不断发展，新的穴位也时有发现，到目前为止全身经穴已有三百六十一个。兹将历代重要书籍所载穴位的数目如表 5-3 所示。

表 5-3　历代重要书籍所载穴位数目表

	内经 （秦汉以前）	甲乙经 （晋）	铜人、发挥 （宋、元）	针灸大成 （明）	针灸学 （最近）
单穴	25	49	51	51	52
双穴	135	300	303	308	309
总穴数	160	349	354	359	361
总穴数（双侧）	295	649	657	667	670

而且，在十四经中，各经所属的腧穴数目也多少不一，如表 5-4 所示。

表 5-4　各经所属腧学数目表

经名	手太阴肺经	手阳明大肠经	足阳明胃经	足太阴脾经	手太阴心经	手太阳小肠经	足太阳膀胱经	足少阴肾经	手厥阴心包经	手少阳三焦经	足少阳胆经	足厥阴肝经	督脉	任脉	合计
穴数	11	20	45	21	9	19	67	27	9	23	44	14	28	24	361

至于每个腧穴的具体名称、部位所在、取穴方法、主治特点、针刺方式等在此不一一赘述，可参考有关针灸学书籍。

2. 奇穴

奇穴是在十四经腧穴确定之后逐步发现的，后世医家未全部将其列入经络系统，但这些穴位对某些疾病有特殊的治疗作用，故称为经外奇穴，简称奇穴。有关常用奇穴的名称及分布等可参见有关针灸专书。

3. 阿是穴

阿是穴，是指既无定位、又无定名，即"以痛为腧"，且在痛处按压时有舒快之感的腧穴。

（二）按腧穴性质分类

1. 五输穴

"五输穴"即"井、荥、输、经、合"穴，是十二经分布于肘膝以下的五个特定腧穴。古人把经脉中气血的运行，用自然界水流的动向作比喻，分别冠以井、荥、输、经、合的名称，来说明经气在运行过程中每穴所具有的特殊作用。如《灵枢·九针十二原》说："所出为井，所溜为荥，所注为输，所行为经，所入为合。"经气所出，如水的源头，故称"井"；经气流过之处，如刚出的泉水潺潺细流，故称"荥"；经气所灌注之处，如水流由浅入深，故称"输"；经气所行经的部位，像水在通畅的河道中流过，故称"经"；经气最后汇集，如百川汇合入海，故称"合"。由于五输穴代表经脉原气流行的不同阶段，而经脉之气是和内脏息息相关的，所以针刺五输穴并配合五行的生克变化，可以治疗内脏的许多疾病。关于五输穴的名称如表5-5所示。

表5-5　各经的五输穴

	井 （所出）	荥 （所溜）	输 （所注）	经 （所行）	合 （所入）
手太阴（肺）	少商	鱼际	太渊	经渠	尺泽
手少阴（心）	少冲	少府	神门	灵道	少海
手厥阴（心包）	中冲	劳宫	大陵	间使	曲泽
足太阴（脾）	隐白	大都	太白	商丘	阴陵泉
足少阴（肾）	涌泉	然谷	太溪	复溜	阴谷
足厥阴（肝）	大敦	行间	太冲	中封	曲泉
足阳明（胃）	厉兑	内庭	陷谷	解溪	足三里
足太阳（膀胱）	至阴	通谷	束骨	昆仑	委中
足少阳（胆）	足窍阴	侠溪	足临泣	阳辅	阳陵泉
手阳明（大肠）	商阳	二间	三间	阳溪	曲池
手太阳（小肠）	少泽	前谷	后溪	阳谷	小海
手少阳（三焦）	关冲	液门	中渚	支沟	天井

2. 原穴

原穴最先载于《灵枢·九针十二原》和《灵枢·本输》中，十二经各有一个原穴，其中六阴经的原穴与五输穴中的"输穴"相同。原穴大部分分布在四肢腕踝关节附近。"原"即本源、原气之意。原气起源于肾间，通过三焦，散布于五脏六腑、十二经脉，所以原穴是人体原气作用表现的部位（表 5-6）。

表 5-6　十二原穴

经名	手太阴	手阳明	足阳明	足太阴	手少阴	手太阳	足太阳	足少阴	手厥阴	手少阳	足少阳	足厥阴	膏	肓
穴名	太渊	合谷	冲阳	太白	神门	腕骨	京骨	太溪	大陵	阳池	丘墟	太冲	鸠尾	气海

3. 络穴

络穴首见于《灵枢·经脉》，是十五络脉由经脉别出处的腧穴。全身十二经脉及任督脉各有主络一条，加上脾之大络，共十五络，因此络穴也有十五个。由于十五络的主要作用是沟通表里两经之间的联系，因此络穴则是表里经脉脉气出入的枢纽。络穴都分布在四肢肘膝以下，其名称如表 5-7 所示。

表 5-7　十五络穴

经名	手太阴	手阳明	足阳明	足太阴	手少阴	手太阳	足太阳	足少阴	手厥阴	手少阳	足少阳	足厥阴	任脉	督脉	脾大络
穴名	列缺	通里	内关	外关	支正	偏历	光明	飞扬	丰隆	公孙	大钟	蠡沟	鸠尾	长强	大包

4. 俞募穴

"俞"有转输的意思，指经脉之气由此而转输于彼；"募"有募结的意思，指经脉之气结聚于此。俞募穴皆分布在人体的躯干。俞穴是脏腑经气输注于背部的腧穴，募穴是脏腑经气结集于胸腹部的腧穴，它们是经络前后联系的体现（表 5-8）。

表 5-8　各脏腑俞募穴表

脏腑	肺	肾	心	肝	脾	心包	小肠	大肠	胃	膀胱	胆	三焦
俞穴	肺俞	肾俞	心俞	肝俞	脾俞	厥阴俞	小肠俞	大肠俞	胃俞	膀胱俞	胆俞	三焦俞
募穴	中府	京门	巨阙	期门	章门	膻中	关元	天枢	中脘	中极	日月	石门

5. 郄穴

郄有间隙的意思，是经气所深聚的部位。由于十二经脉的经气皆出于四关，所以郄穴也都在四肢，十二经脉各有一郄穴。另外阴阳二跷、阴阳二维，其脉皆起于下肢，故也各有一郄穴，共计十六郄穴（表5-9）。

表5-9 十六郄穴

经名	手太阴肺经	手阳明大肠经	足阳明胃经	足太阴脾经	手少阴心经	手太阳小肠经	足太阳膀胱经	足少阴肾经	手厥阴心包经	手少阳三焦经	足少阳胆经	足厥阴肝经	阴跷脉	阳跷脉	阴维脉	阳维脉
穴名	孔最	温溜	梁丘	地机	阴郄	养老	金门	水泉	郄门	会宗	外丘	中都	交信	跗阳	筑宾	阳交

6. 八会穴

八会穴出于《难经·四十五难》，是人体脏、腑、气、血、筋、脉、骨、髓之气会聚之处（表5-10）。

表5-10 八会穴

脏	腑	气	血	筋	脉	骨	髓
章门	中脘	膻中	膈俞	阳陵泉	太渊	大杼	悬钟

7. 下合穴

"下"指下肢而言，"合"有汇合的含义，下合穴乃六腑相合于下肢阳经的腧穴，和六腑关系特别密切（表5-11）。

表5-11 六腑下合穴

胃	大肠	小肠	胆	膀胱	三焦
足三里	上巨虚	下巨虚	阳陵泉	委中	委阳

8. 八脉交会穴

八脉交会穴是十二经脉在四肢肘膝以下与奇经八脉脉气相会的八个腧穴，是"灵龟八法"施术的基础，又名"八法穴"（表5-12）。

表 5-12　八脉交汇穴表

公孙	冲脉	合于胃、心、胸
内关	阴维脉	
后溪	督脉	合于目内眦、颈、项、耳、肩、膊、小肠、膀胱
申脉	阳跷脉	
临泣	带脉	合于目锐眦、耳后、颊、颈、肩
外关	阳维脉	
列缺	任脉	合于肺系、咽喉、胸膈
照海	阴跷脉	

9. 交会穴

交会穴是指两经或数经交会的腧穴，全身共有 103 个，大多数分布在躯干和头面部。由于这些腧穴是经脉之间相互沟通的联络点，在临床上能兼治交会经脉的疾病。例如地仓穴属足阳明胃经，位在口角旁，但能治疗瘫痪病，这是由于它和阳跷脉交会的关系。现将十四经交会穴整理如表 5-13 所示。

表 5-13　十四经交会穴表

经　名	交会穴	交会经脉
手阳明	臂臑	手足太阴之会
	肩髃	手阳明、跷脉之会，一说手太阳、阳明、阳跷之会
	巨骨	手阳明、阳跷之会
	迎香	手足阳明、阳跷之会
足阳明	承泣	阳跷、任脉、足阳明之会
	巨髎	阳跷、手足阳明之会
	地仓	手足阳明、阳跷之会，一说手足阳明、阳跷、任脉之会
	下关	足阳明、少阳之会
	头维	足少阳、阳明之会，一说足少阳、阳维之会
	人迎	足阳明、少阳之会
	气冲	冲脉所起
足太阴	三阴交	足太阴、少阴、厥阴之会
	冲门	足太阴、厥阴之会
	府舍	足太阴、厥阴、阴维之会
	大横	足太阴、阴维之会
	腹哀	足太阴、阴维之会

（续表）

经　名	交会穴	交会经脉
手太阳	臑俞	手足太阳、阳维、跷脉之会
	秉风	手太阳、阳明、手足少阳之会
	颧髎	手少阳、太阳之会
	听宫	手足少阳、手太阳之会
足太阳	睛明	手足太阳、足阳明、阴跷、阳维之会
	大杼	足太阳、手太阳之会，一说督脉别络、手足太阳之脉之会
	风门	督脉、足太阳之会
	上髎	足太阳、少阳之络
	中髎	足厥阴、少阳之所结会
	下髎	足厥阴支别者与太阳少阳所结
	附分	手足太阳之会
	跗阳	阳跷之郄
	申脉	阳跷脉所生
	仆参	足太阳、阳跷脉所会
	金门	阳维所别属
足少阴	横骨	冲脉足少阴之会
	大赫	冲脉足少阴之会
	气穴	冲脉足少阴之会
	四满	冲脉足少阴之会
	中注	冲脉足少阴之会
	肓俞	冲脉足少阴之会
	商曲	冲脉足少阴之会
	石关	冲脉足少阴之会
	阴都	冲脉足少阴之会
	通谷	冲脉足少阴之会
	幽门	冲脉足少阴之会
	照海	阴跷脉所生
	交信	阴跷之郄
	筑宾	阴维之郄
手厥阴	天池	手足厥阴、少阳之会
手少阳	臑会	手少阳、阳维之会，一说手阳明、手少阳二络气之会
	天髎	手少阳、阳维之会

（续表）

经　名	交会穴	交会经脉
手少阳	翳风	手足少阳之会
	角孙	手太阳、手足少阳之会
	和髎	手足少阳、手太阳之会
足少阳	瞳子髎	手太阳、手足少阳之会
	上关	手足少阳、足阳明三脉之会
	颔厌	手足少阳、阳明之会
	悬颅	手足少阳、阳明之会
	悬厘	手足少阳、阳明之会
	曲鬓	足太阳、少阳之会
	天冲	足太阳、少阳之会
	浮白	足太阳、少阳之会
	窍阴	足太阳、少阳之会
	完骨	足太阳、少阳之会
	本神	足少阳、阳维之会
	阳白	手足阳明、少阳、阳维五脉之会
	头临泣	足太阳、少阳、阳维之会
	目窗	足少阳、阳维之会
	正营	足少阳、阳维之会
	承灵	足少阳、阳维之会
	脑空	足少阳、阳维之会
	风池	足少阳、阳维之会
	肩井	手足少阳、足阳明、阳维之会
	日月	足太阴、少阳、阳维之会
	环跳	足少阳、太阳二脉之会
	带脉	足少阳、带脉之会
	五枢	足少阳、带脉之会
	维道	足少阳、带脉之会
	居髎	阳跷、足少阳之会
	阳交	阳维之郄
足厥阴	章门	足厥阴、少阳之会
	期门	足太阴、厥阴、阴维之会

（续表）

经　名	交会穴	交会经脉
任脉	承浆	足阳明任脉之会，一说任督手足阳明之会
	廉泉	阴维、任脉之会
	天突	阴维、任脉之会
	膻中	足太阴、少阴、手太阳、少阳、任脉之会
	上脘	任脉、足阳明、手太阳之会
	中脘	手太阳、少阳、足阳明、任脉之会
	下脘	足太阴、任脉之会
	阴交	任脉冲脉之会
	关元	足三阴、任脉之会，一说三阴、阳明、任脉之会
	中极	足三阴、任脉之会
	曲骨	任脉、足厥阴之会
	会阴	任、督、冲三脉所起
督脉	神庭	督脉、足太阳、阳明之会
	水沟	督脉、手足阳明之会
	龈交	任、督、足阳明之会
	百会	督脉足太阳之会，一说督脉、足太阳、手足少阳、足厥阴俱会于此
	脑户	督脉、足太阳之会
	风府	足太阳、督脉、阳维之会
	哑门	督脉、阳维之会
	大椎	手足三阳、督脉之会
	陶道	督脉、足太阳之会
	长强	足少阴、少阳之所结合

二、腧穴的作用

（一）输注气血

《灵枢·九针十二原》说："节之交，三百六十五会，知其要者，一言而终，不知其要，流散无穷。所言节者，神气之所游行出入也，非皮肉筋骨也。"这里的"节"指的就是穴位，说明不要把穴位仅仅视伏藏于皮肉筋骨中孤立和静止的点，而应当看成是经络之气相互联系及其变化的孔穴和通道。《素问·气穴论》也说："分肉之间，溪谷之会，以行营卫，以会大气。"大气是指宗气，所以腧穴是宗气、营气、卫气注输出入的处所。经脉中的气血，必须通过腧穴的传输，才能灌注络脉，渗濡四肢百骸、皮毛筋骨中去，如《灵枢·小针解》说："节之交，三百六十五会者，络脉之渗灌诸节者也。"

（二）反应疾病

临床上，脏器有病，往往会在一定的腧穴上发生压痛，或皮肤色泽改变，或温热刺激的敏感度降低等异常的变化。如《灵枢·九针十二原》说："五脏有疾也，应出十二原，二（应为而）原各有所出，明知其原，睹其应，而知五脏之害矣。"近代关于穴位皮肤导电量试验说明，内脏有病时，五输穴、原穴、俞穴、募穴、郄穴等常可见到导电量的改变，说明体表的腧穴可以在不同程度上反应内部脏器的疾病。

（三）防治疾患

通过针灸刺激一定的穴位，激发经脉之气的运行，进而调理气机，使疾病痊愈。如《灵枢·九针十二原》说："刺之要，气至而有效。"通过穴位不但可以治疗疾病，而且可以预防某些疾病，例如支气管哮喘，多好发于冬季，若采用"先其时"的方法，即在夏天经常进行灸治，扶植正气。增强机体抗病能力，就可以在冬季不发作或少发作，即使发作症状也会减轻。

三、十四经腧穴的主治特点

各经腧穴的主治特点，是以每一经若干腧穴的共同作用为基础的。这种共同作用，又是与每一经的循行分布相联系的。各经既有其特点，同时与附近诸经又往往有共同之处，或两经相同，或三经相同。十四经的主治特点如表 5-14 所示。

表 5-14　十四经主治特点表

经　名		本经主治	两经相同主治	三经相同主治
手三阴	手太阴	肺、喉病		胸部病
	手少阴	心病	神志病	
	手厥阴	心、胃病		
手三阳	手太阳	后头、肩胛病、神志病	耳病	眼病、咽喉痛、热病
	手少阳	侧头、胁肋病		
	手阳明	前头、鼻、口齿病		

（续表）

经　名		本经主治	两经相同主治	三经相同主治
足三阴	足太阴	脾胃病		腹部病、妇科病
	足少阴	肾病、肺病、咽喉病	前阴病	
	足厥阴	肝病		
足三阳	足太阳	后头、背腰、肛肠病		神志病、热病
	足少阳	侧头、耳病、胁肋病、胆病	眼病	
	足阳明	前头、口齿、咽喉、胃肠病		
督脉		中风昏迷急救、发热、头面病	神志病、脏腑病、妇科病	
任脉		回阳、固脱，有强壮作用		

四、取穴方法

取穴的准确与否，直接影响临床治疗效果。要想取穴做到基本准确，患者和医生之间，务须密切合作，首先要求患者有一定的姿势，如坐、卧、屈肘、横肱、张口、环足等；二则医生必须采用一些具体的方法，仔细揣摩，方可准确取穴。具体取穴方法可以归纳如下。

（一）骨度分寸法

骨度的记载，最早见于《灵枢·骨度》，是古人经过实地测量而制订的。通过骨度的计算，可以在任何长短肥瘦的不同人体上取得准确的腧穴位置。这种取穴方法，临床使同相当广泛，头身四肢均可适用，是临床常用的简便取法。根据《灵枢·骨度》的记载，制成如表5-15所示。

表5-15　骨度折量寸表

部　位	起止处	折量寸	度量法	说　明
头颈部	前发际至后发际	12	直寸	用在头部前额及后项。若前发际不明者，可自眉心上量到后发际作15寸，后发际不明者，可至大椎穴量至前发际作15寸，前后发际均不明者，可至眉心量自大椎作18寸
	眉心至前发际	3	直寸	
	后发际至大椎	3	直寸	
	两完骨之间	9	横寸	用在头部，两法可结合应用
	两头维之间	9	横寸	
	结喉以下至天突穴	4	直寸	用在颈部
	两人迎穴之间	3	直寸	

部　位	起止处	折量寸	度量法	说　明
胸腹胁部	天突至歧骨	9	直寸	用在胸部（每隔一肋折作 1.6 寸）
	歧骨至脐	8	直寸	用在上腹部（鸠尾骨折作 0.5 寸）
	脐中央至横骨上廉	5	直寸	用在下腹部
	两乳之间	8	横寸	用在胸部和腹部
	两缺盆之间	8	横寸	用在折量妇女时，亦为胸腹部的横寸标准
	腋窝以下至季肋	12	直寸	用在侧胸部
	季肋以下至髀枢	9	直寸	用在侧胸部
上肢	腋横纹头至肘横纹	9	直寸	用在上臂
	肘横纹至腕横纹	12.5	直寸	用在前臂
下肢	横骨上廉至内辅骨下廉	18	直寸	用在大腿内侧
	内辅骨下廉至内踝中	13	直寸	用在小腿内侧
	髀枢至膝中	19	直寸	用在大腿外侧
	膝中至外踝中	16	直寸	用在小腿外侧
	足肿至跗端	12	直寸	用在足部

（二）手指同身寸法

手指同身寸法是以患者本身的手指作为标准来取穴的方法。常用的有两种：一种是中指同身寸法，即以患者的中指中节内侧两端横纹的间距作为一寸，可以用于四肢部取穴的直寸和背部取穴的横寸，手指同身寸法是以患者本身的手指作为标准为取穴的方法。另一种是横身同身寸法，令患者将食指、中指、无名指、小指并拢，以中指中节横纹处为准，四指横量相当三寸，又称为"一夫法"，这两种方法均出自《千金方》。

（三）解剖标志法

这种取穴方法是以人体的解剖部位为标志，作为取穴的依据，而且也很准确，有以下两种。

固定标志：人体的五官、毛发、爪甲、乳头、腋窝、骨骼等皆有一定的位置，因此可以利用来作为取穴的标志。例如：取神阙则认脐中，取少商则认大指爪甲内角，取胸部穴以肋骨间隙为依据，取督脉经穴以脊椎棘突为标准等。

活动标志：当人体活动时，随着骨骼和肌肉的变位，往往可以发生某些特殊的标志，利用这些标志，其取穴的准确度也很高。比如：屈肘时在肘横纹上取曲池，垂手中指端处取风市，在腓肠肌部人字纹下取承山等，均属此法之例。

第6章　精气神学说

精气学说是我国古代学者所创造的一种朴素的唯物主义理论，精气学说的基本思想认为，宇宙万事万物都是由精气所组成。精气的运动变化具有一定的规律，并由神所主宰。根据"天人相应"的观点，人是自然界发展到一定阶段的产物，所以认为精气也是构成人体的最基本物质，这些物质在人体内总是不断运动变化着的，其运动变化有一定的规律，正因为这些物质有规律的运动和变化，于是产生了脏腑一系列的功能活动，所以说精气是脏腑功能活动的物质基础，同时又是脏腑功能活动的产物，并指出人体脏腑的功能活动是由神所主宰。

神指的是精神活动，包括两个部分，即思维过程和心理活动。精神活动以五脏的精气作为物质基础，精神活动反过来又可以调节五脏的功能，体现了中医的形神整体观念。五脏功能失常，精气衰竭，则导致精神活动异常。由于不良的精神刺激，使精神活动发生异常，也会引起五脏功能发生紊乱而患病。

概　述

精、气、神称为人身之"三宝"。精是人体形成之本，生长发育之源；气是构成人体的基本物质，是人体生命活动的原动力；神是人体生命的主宰，统领人的精神意识思维活动。精气神三者，原来属于中国古代哲学的范畴，具有朴素的唯物主义特性。后来在建立中医理论体系的过程中，古代医家引进了精气神的重要内容，结合人体的具体情况和临床实践，创立了中医特有的精气神学说。

一、中国古代哲学对精气神的认识

（一）中国古代哲学对精的论述

1.“道”生精，精由“道”生

“道”是先秦哲学比较著名的一种思想，“道”的含义，最先指道路而言，《说文解字》载：“道，所行道也。”作为哲学范畴则是春秋时期的老子第一个提出了的。如《老子·第一章》说：“道可道，非恒道。名可名，非恒名。无，名万物之始也；有，名万物之母也。故常无欲，以观其妙；常有欲，以观其所徼。此两者同出而异名，同谓之玄。玄之又玄，众妙之门。”在这里，“道可道”的第一个“道”指的是宇宙的本原和实质，引申为原理、原则、真理、规律等；第二个“道”是指解说、表达的意思。“恒”指一般的、普通的。“名可名”的第一个名指的是“道”的形态；第二个名指的是说明的意思。“无名”指的无形；“有名”指的有形。“母”指的母体、根源。“恒”指经常。“妙”即微妙的意思。“徼”即边际、边界，引申为端倪的意思。“玄”即深黑色，引申为玄妙深远的意思。“门”指一切奥妙变化的总门径，在此比喻宇宙万物的唯一原“道”的门径。这段话的意思是讲“道”是可以用语言来表达的，“名”也是可以说明的。无形是天地的初始，有形是万物的根源。所以经常无意识地观察无形之物的微妙，有意识地观察有形之物的端倪。有形和无形都来源于“道”，构成了“道”的两种不同的形态，虽然名称不同，指的是同一个道理。无论从无形的奥妙到有形的奥妙，或从有形的奥妙到无形的奥妙，“道”是洞察一切奥妙变化的门径。可见，“道”分为两端，一为无形的气，二为有形的精。道可以生精，精由道而生，体现了古代“道”的唯物主义特点。

又如《老子·二十五章》云：“有物混成，先天地生。寂兮寥兮独立而不改，周行而不殆可以为天地母。吾不知其名，字之曰道。”其中“混成”，即浑然一体，形容“道”的原始混沌状态。“寂”指寂静无声；寥指无形空虚。“独立”即独自长存，是指“道”的绝对性；“不改”即不变，是指“道”的永恒性。此段经文讲的是宇宙中存在一个浑然一体东西，在天地形成之前就已经产生，无声也无形。它的存在永恒不变，可以看作是天地的母亲。我不知道它的名字，就叫作“道”。提示天地之精是由“道”产生的，这种思想包含了世界是物质的这一唯物主义的成分。

再如《老子·四十二章》说：“道生一，一生二，二生三，三生万物。万物负阴而抱阳，冲气以为和。”这里说的“道”，其意义更加深刻，诠释了“道”的宇宙观和世界观问题。认为天地在未分之前，整个宇宙的发展变化过程经历了太易－太初－太始－太素－太极五个不同阶段。所谓太易，是指虚无的宇宙状态，无气无形无质；太初，是指混沌的宇宙状态，有气而无形无质；太始，是指原始的宇宙状态，有气有形而无质；太素，是指物质的宇宙状态，有气有形有质；太极，是指天地未分前的宇宙状态，有阴阳二气，有形有质。从太易到太极是一个渐进的过程，是从无到有的过程，太易、太初、太始、太素、太极只是渐进过程中的各种不同形态而已。如《列子·天瑞》说："夫有形者生于无形，则天地安从生？故曰有太易，有太初，有太始，有太素。太易者，未见气也；太初者，气之始也；太始者，形之始也；太素者，质之始也。"如果从现代科学的角度来看：太易，未有气，相当于宇宙大爆炸后的冷却阶段；太初，始有气，相当于宇宙元素的形成；太始，始有形，相当于宇宙天体的形成；太素，始有质，相当宇宙行星的形成；太极，阴阳生，相当于宇宙阳气和阴精的生成。可见，"道"包括了从太易到太极的全过程，"一"指的是太极，"二"指的是阳气和阴精，"三"指的是阳气、阴精及冲和之气，"万物"是指世间的万事万物。由此，说明了精由"道"所生，"道"可以生精，先有"道"后有精，"道"是精的物质基础，精是"道"发展变化的必然趋势。这就是道家哲学思想的精髓所在，反映了古代朴素的唯物主义世界观，而且这种观点渗透到中医，为中医"精气学说"的形成奠定了重要的基础。

2. 精流行于天地之间，不断地运动，产生万物

《吕氏春秋·下贤》说："精充天地而不竭，神覆宇宙而无望，莫知其始，莫知其终，莫知其门，莫知其端，莫知其源，其大无外，其小无内。"《吕氏春秋·木生》也说："精通乎天地，神覆乎宇宙。其于物无不受之，无不裹之。"指出精充满于天地而永不衰竭，神覆盖宇宙而无边无际，对于外物没有不接受的，没有不包容的。但是没有人知道它的开始，知道它的终结，知道它的门径，知道它的开端，知道它的源头，它大得没有什么可以超乎其外，小得没有什么可以深入其内，这就是无尚珍贵的"道"。一句话，就是指精流行于天地之间，并充满整个宇宙。

另外，《吕氏春秋·尽数》还说："流水不腐，户枢不蠹，动也。形气亦然，形不动则精不流，精不流则气郁。"意思是讲流动着的水不会腐败发臭，转动的门轴不会被虫腐蚀，这是因为它们不断运动的结果。形体和精气也是这样，形体不运动则精气不流通，精气不流通则气血就会郁阻。指出精气总是处在不停地运动之中，精具有不断运动的特性。

再如，《吕氏春秋·圜道》说："何以说天道之圜也？精气一上一下，圜周复杂，无所稽留，故曰天道圜。何以说地道之方也？万物殊类殊形，皆有分职，不能相为，故曰地道方。"这里的"圜"，即圆通。"精气"，即精。为什么天道是圆的呢？由于阴精与阳气相互交替上升下降，循环往复，周而复始，不会停止，所以说天道是圆的。为什么说地道是方的呢？由于天下万物种类不同，形状不同，有不同的名称和职责，相互之间不能替代，所以说地道是方的。可见，阴精与阳气沉浮于天地之间，不断地升降运动，循环不息，周流不止，相互交感，于是产生了世界万物。

总而言之，道生精，精生万物，精是"道"生万物的中间环节。老子构建了"道－精－物"的宇宙发生模式，是我们认识自然界运动变化的重要哲学思想，至今仍然有着不可磨灭的学术价值。

3. 精学说来源于"水地说"

在自然界中，能够为我们肉眼所观察到的事物，包括阳光、空气、水、植物、土壤等，这五者是人类赖以生存的必要条件。然而五者中，古人认为水和土最为重要，因为自然界的万物是在水中或土地中产生，并依靠土的栽培和水的滋养，从而发育、生长、壮大，直至死亡，故把水和土并列为自然界万物生成的本原。如《管子·水地》说："水者，万物之本原也，诸生之宗室也。""地者，万物之本原，诸生之根菀也。"这就是古代最早的"水地说"，"水地说"是古人对自然界万物生成本原的朴素认识，水为土地之经脉，又为土地之精华，引申出"精"的概念，进一步将土地生万物演化为精生万物。所以，认为精学说来源于"水地说"。

（二）中国古代哲学对气的讨论

1. "道"生气，气由"道"生

前面已经提到"道"是指宇宙发生发展变化的全过程，包括太易、太初、太始、太素、太极五个不同的发展阶段，每一个阶段都不可逾越，前一阶段是后一阶段的基础，后一阶段是前一阶段发展的必然结果。当宇宙发展到太极阶段时，又分为两端，一端为阳气，一端为阴精，阳气和阴精相互交感，产生冲和之气，三者结合从而产生世间万事万物。可见，宇宙的发生模式，除了"道－精－物"模式之外，还存在一个"道－气－物"模式，两个模式完整地描述了宇宙发展变化的全部面貌。这就是老子一再强调的"道生一，一生二，二生三，三生万物"的唯物主义哲学观点。庄子继承了老子的哲学思想，并发展了老子"道－气－物"的宇宙生成模式，认为道变而生气，气化而生形体，形体俱而生命存，于是有了具有生命的人。人死了，生命终止，形体分解，复归于气，合而于道。如《庄子·知北游》说："人之生，气之聚也；聚则为生，散则为死。……故曰通天下一气耳。"

2. 气是一种流动的无形的细微物质

气是不断流动的，而且有一定的次序和规律。如《国语·周语上》说："夫天地之气，不失其序，若过其序，民之乱也。阳伏而不能出，阴迫而不能蒸，于是有地震。今三川实震，是阳失其所而镇阴也。阳失而在阴，川源必塞。源塞，国必亡。"指出气的流动有一定的次序，如果这种次序发生混乱或颠倒，民间就会发生骚乱。阳气潜伏不得外出，阴气受压而不能蒸腾，可能导致地震等严重的后果。

气是肉眼看不见的无形的细微之物。东汉哲学家王充继承和发展了先秦以来的气一元论，建立了天道自然无为的唯物主义宇宙观。他在《论衡·祀义》中说："夫天者，体也，与地同。天有列宿，地有宅舍，宅舍附地之体，列宿着天之形。"以地体类推天体，形象地揭示了天与地的物质性，将天与地统一于物质之中，这种物质就是"气"。《论衡·谈天》又说："天地，含气之自然也。"《论衡·言毒》还说："万物之生，皆禀元气。"指出万物是由物质性的元气所产生的，元气存在于广袤的大自然之中，是一种无形无状，肉眼不可见的细微物质。

3. 气学说的来源

气的最初含义是云气，如《说文解字》说："气，云气也。"古人通过对大自然的长期观察，发现了天空中的白云，体验到了风的流动，云在风的鼓动下，或升或降，或聚或散，漂浮不定，变化无穷，天地间的这种升降聚散之气，就是云气。风吹云聚，可导致雷鸣闪电和雨水，雨水又可以滋润万物。自然界的有形之物皆由风云等无形之物所造就。如《老子·四十章》说："天下万物生于有，有生于无。"通过联想和推理，萌生了一个理性概念，进一步抽象为"气"，认为它是宇宙中存在的一种无形而运动不息的细微物质，是宇宙万物构成的本原。由于它的升降聚散运动，推动了万物的萌生与变化。于是产生了对"气"最一般认识，出现了"气"的概念

（三）中国古代哲学对神的研究

《吕氏春秋·下贤》说："神覆宇宙而无望。"《管子·内业》云："一物能化谓之神。"《荀子·天论》载："万物各得其和以生，各得其养以成，不见其事，而见其功，夫是之谓神。"显而易见，神并不是客观事物以外的不可测的东西，而是以客观事物为基础，表现为事物在发展过程中的一种巨大的内在力量。这种力量存在于宇宙之中，由于它的推动和促进，万物得以生长，虽然我们看不见，但是通过对事物运动变化的观察和体验，则能感觉到神的存在。

二、《内经》中的精气神

（一）《内经》中的精

《内经》认为精是构成人体的基本物质，人的一切功能活动都是以精作为物质基础。精是人体可见的固态或液态物质，包括精、血、津、液等。《内经》中的精包括多种含义，归纳起来主要有先天生殖之精和后天水谷之精。

先天生殖之精。古人通过对自己身边最直接的观察和体会，认识到男女之精的相互结合，则产生新的生命个体，这是古人对精的最原始的认识。如《素问·上古天真论》说："丈夫，……二八，肾气盛，天癸至，精气溢泻，故能有子。"《灵枢·天年》也说："以母为基，以父为楯。"可见，父母发育到一定年龄，肾中的精气溢泻，结合在一起，产生最原始的生命个体。所以我们说生殖之精是构成人体的原始物质。原始胚胎在母体中的发育，也是依靠先天之精的推动，按照遗传的线路，生出五脏六腑、皮脉肉筋骨等，最后发展为一个完整的个体。如《灵枢·经脉》说："人始生，先成精，精成而脑髓生，骨为干，脉为营，筋为刚，肉为墙，皮肤坚而毛发长。"

后天水谷之精。《素问·灵兰秘典论》说："脾胃者，仓廪之官，五味出焉。"水谷由食道下行到胃，经过胃的受纳和腐熟，脾的消化和吸收，肺的宣发和肃降，将其中的精微物质输送到全身各个脏腑，成为脏腑之精。水谷中的精微物质我们称之为"水谷之精"。若饮食水谷摄入不足，水谷之精必然亏损，从而引起气血化源不足。故《灵枢·五味》说："谷不入，半日则气衰，一日则气少矣。"

（二）《内经》中的气

《内经》所讲的气非常复杂，据统计在《内经》162 篇文章中，单纯提到"气"的有近八百处，以气组成的复合气名有近两千处，这就说明了气在《内经》中的重要性。

1. 气是构成人体的基本物质

《素问·天元纪大论》说："在天为气，在地成形，形气相感而化生万物矣。"《素问·六节藏象论》也说："气合而有形，因变以正名。"均指出自然界的万物由气聚合而成，由于聚合的形式不同，出现了千差万别的事物。人是天地之气相互感应的产物，也是宇宙万物的一个组成部分，故《素问·宝命全形论》说："天地合气，命之曰人"。由此可见，气是组成人体形态结构的基本物质之一。

2. 人体之气分成三个不同的层次

第一层次为全身之气。全身之气由三个部分组成，一为先天之精化生是元气，二为水谷之精化生的水谷之气，三为自然界吸入的清气。

第二个层次为元气、宗气、营气、卫气。元气由先天之精所化生，故称为先天之气；宗气由水谷之气和自然界的清气相结合，并积于胸中气海；全身之气分布到脉内，发挥化血、营养等作用，则为营气；全身之气分布到脉外以及体表皮肤腠理，起到保卫肌表、抗御外邪的作用，则为卫气。

第三个层次为脏腑之气和经络之气。全身之气分布到脏腑和经络，形成脏腑之气和经络之气。如脏腑中的肺气、心气、脾气、肝气、肾气，经络中的十二经脉之气、奇经八脉之气等。

3. 气的升降出入运动

《素问·六微旨大论》说："出入废则神机化灭，升降息则气立孤危。故非出入，则无以生长壮老已；非升降，则无以生长化收藏。是以升降出入，无器不有。故器者，生化之宇，器散则分之，生化息矣。"本条意指出入的功能废止了则神机毁灭，升降的作用停息了则气立孤危。因此，没有出入，也就不会有发生、成长、壮实、衰老与灭亡；没有升降，也不会有发生、成长、变化、受敛与闭藏。所以升降出入，是所有物体都具备的，物体就像生化之器，若器物的形体不存在了，则升降出入就要分离。在人体，气的升降出入体现于五脏之中，如肝气升发，肺气肃降；心火下降，肾水上升；脾气主升，胃气主降等。

(三)《内经》中的神

《内经》言神有一百多处，有十几种含义，解释起来也比较复杂，仁者见仁，智者见智。为了简化起见，可从两个方面加以认识。

1. 神为人体生命活动的主宰

人体的生命活动包括形态结构、物质代谢、生理功能等三个方面，五脏六腑、形体诸窍都有一定的组织结构，在人体中具有一定的位置，且具有各自不同的形状。精气血津液等各种物质的新陈代谢，如生成、吸收、输布、排泄等都有一定的规律。人体的五脏六腑、皮脉肉筋骨、眼耳鼻舌口诸窍，分别发挥各种生理功能。这三种生命活动能够正常地运行，必须有一种力量进行调节和控制，这个调节控制的力量就是神，具体地说就是心神。各形体组织的稳定结构，精气血津液的运行有序，脏腑经络生理功能的协调，都必须依赖神的统帅。所以《素问·灵兰秘典论》说："心者，君主之官也，神明出焉。"《灵枢·天年》也说："黄帝曰：何者为神？岐伯曰：血气已和，营卫已通，五脏已成，神气舍心，魂魄毕具，乃成为人。"

2. 神指人的整个思维过程

人的思维活动是一个完整的过程，包括五个不同的阶段，即感觉、记忆、思维、心理、行为等。

感觉是人脑对直接作用于感觉器官的刺激物的个别属性的反应，由感觉对象、感觉器官、感觉传递、感觉中枢四部分组成。首先，感觉对象就是指客观事物的表象，有四个特点：①直接作用于人的感觉器官；②从空间上看，是感觉器官能够直接触及的范围；③从时间上看，是此时此刻作用于感觉器官的事物，而不是过去或将来的事物；④只涉及事物的个别属性，而非事物的本质和规律。其次，感觉器官包括眼、耳、鼻、舌、身等。眼的感觉为视觉，眼可以看到 0.39～0.77 微米的光波；耳的感觉为听觉，耳能听到物体振动所发出的 20～20 000 赫兹的声波，而且能够分辨声音的高、低、强、弱以及声源的位置、距离和移动；鼻的感觉为嗅觉，通过嗅觉可以分辨物体的气味；舌的感觉为味觉，通过味觉可以分辨物质的酸、苦、甘、辛、咸的性质；身的感觉为触觉，触觉又有痛觉、温觉、压觉之分。再次，感觉传递是指连接感觉器官的传入神经，是感觉的路径和通道，能够为感觉器官感受到的客观事物的表象传送到人的大脑。最后，感觉中枢是客观事物的表象在大脑存储的部位。

记忆是人脑通过对经历过的事物的识记、保持、再认、回忆的过程。识记，即对映像的识别和记住，包括无意识记和有意识记。无意识记是事前没有确定识记的内容，却在头脑中留下了印象；有意识记是事先有明确的识记目的和计划，经过努力，运用一定的方法的识记。保持，即映像的储存，它处在一个动态的变化之中。有时储存的东西随着时间的推移不断减少，甚至消失了；有时储存内容相互混淆，识记发生模糊；有时内容又变得更加丰富和充实了。再认，是指过去经历过的事物再次呈现时仍然被认识。回忆，是指过去经历过的事物在头脑中再次重现并加以确认的过程。记忆包括瞬时记忆、短时记忆、长时记忆。瞬时记忆，即指信息在一个极短的时间内保存下来；短时记忆，即保持在 1 分钟以内的记忆，起到少量信息临时仓库的作用；长时记忆，是指信息经过充分的和有一定深度的加工后，在头脑中长期地保留下来，是一种永久性的储存。

思维是人脑借助语言、表象和动作对客观事物的概括和间接的反应。这里所说的思维属于狭义思维的范畴，包括抽象思维、形象思维、创造性思维三部分。首先，所谓抽象思维是以概念为基本单元，以抽象为基本思维方法，以语言、符合为基本表达工具的思维形态。抽象思维具有四个重要特点：①概念性。客观事物无法进入人们的大脑，只能以概念的形式进入大脑，并以它作为基本单元进行抽象思维活动。任何科学理论都是以概念为基本构成成分，通过一系列的判断、推理建立起来的。②抽象性。即从个别的、偶然的、外部的表面现象，抽取出事物普遍的、必然的、内在的本质和规律。抽象可分为三个层次：一是表征的抽象，即事物表面特征的抽象；二是本质和规律的抽象，即抽象的结果是科学的概念、定律、原理等；三是哲学的抽象，即抽象的产物为哲学规律和范畴。③逻辑性。其含义：一是遵守逻辑规律；二是推理的严密性；三是论证要有说服力；四是条理性和系统性；五是线性（按照一定的程序和步骤，一步一步地进行，既不重复，也不跳跃）。④语言符合性。概念必须借助词语才能表达出来和巩固下来，语言是人类使用最成功最有效的符号系统，抽象思维之所以获得成功，既依靠人的自然语言，也要依靠人工语言—符合系统。其次，所谓形象思维，是人们在认识世界的过程中，对事物表象进行取舍时，用直观形象的表象来解决问题的思维方法。形象思维也具有四个特点：①形象性。反应的对象是事物的形象，其形式有意象、直感、想象，其表达工具是能为感官所感知的图形、图像、图示和其他形象性的符合。②粗略性。对问题的反应是粗线条的，对问题的把握是笼统的，对问题的分析是定性的或半定量的。③想象性。致力于对已有形象进行再加工，从而获得新形象产品，其优点是富于想象和创新。④非逻辑性。由一个形象跳跃到另一个形象，或由几个形象合成为一个形象，其结果有待逻辑证实和实践检验。再其次，所谓创新性思维，是一种具有开创意义的思维，即开拓人类认识新领域、新成果的思维方法。它同样具有四个特点：①创新性。一是独创性，即独立于他人，没有现成规律、方法可循；二是新颖性，不论方法和结果，没有雷同。②突破性。指突破理论权威、现成规律、现有方法和思维定式的束缚。③开拓性。它认识的对象是人类尚未认识、征服的领域，而且被后来的实践所证实的。④综合性。对已有成果的综合，是多种思维形态、多种思维方式、多种思维方法的综合应用。

心理是在思维的基础上，对客观现实的一种主观反应。人的心理活动可以从语言表达、面部表情、身体动作、生理变化四个方面反映出来，类似人体信息的输出。第一，语言表达。语言是信息交流的工具，利用语言可以表达内心的体验，如口头语言中语音的音调、节奏、速度等可以表达不同的心理活动。第二，面部表情。面部表情是由面部眼、眉、鼻、口等颜面肌肉变化所形成的，是鉴别心理活动的重要标志。第三，身体动作。身体动作是除面部以外身体其他部分的表情动作，可以协助和补充语言表达或面部表情等心理活动。第四，生理变化。生理变化是指人的心理活动出现异常波动时，往往会出现许多生理反应，如愤怒时心跳会加快、呼吸变得急促。

行为是在思维的基础上，自觉地确定目标和采取行动，以期实现预定目标的过程，也可以看作人体信息的输出。人的行为由五个基本要素组成，即行为主体、行为客体、行为环境、行为手段、行为结果。行为主体是指具有认知、思维能力，并有情感、意志等心理活动的人；行为客体是指人的行为目标指向；行为环境是指行为主体和客体发生联系的客观环境；行为手段是指行为主体作用于行为客体所应用的工具和使用的方法；行为结果是指行为主体预想行为与现实行为之间相符合程度。人类的行为包括本能行为和社会行为两个方面。所谓本能行为是不需要学习和练习就可以产生的、与生俱来的固有行为，如摄食行为、排泄行为、性行为、睡眠行为、攻击与自我防御行为。本能行为是维持生命和延续后代所必须具备的行为，主要由遗传基因决定，基因通过调控大脑和激素水平来调控行为。所谓社会行为是指人处在社会环境中，而表现出来的行为，而且这种行为要受到社会的约束。社会行为包括行为社会化和社会控制两个方面。所谓行为社会化，是指个体作为自然人向社会人的转变，同时还贯穿其一生的自我教育过程。行为社会化包括以下几个方面：①生活技能社会化。在人的整个成长过程中，学习并获得维持生存和改善生活的各种职业技能，从而自食其力、独立生活。②角色社会化。充分认识自己所扮演的社会角色和所处的社会地位，形成与社会角色相统一的自我，如情感、态度、行为等的一致。③观念社会化。认同社会主导的价值，包括思想体系、社会价值、人生观、世界观等。④行为社会化。按照社会行为规范塑造自身行为，如法律、道德、宗教、习俗、礼节往来、交通规则、集体规章制度等日常行为。所谓社会控制，是指社会组织体系通过社会规范，指导和约束社会成员的价值概念与社会行为、调节和制约各种社会关系的过程。包括以下内容：①习俗控制，是人们在日常生活中逐步形成，为大多数人认同的行为准则，虽无明文规定，却是最基本、最原始的社会控制手段。②道德控制，由习俗控制发展而来，经过提炼逐步成为人类社会的规范体系。③法律控制，由国家制定的对社会成员具有约束力的社会控制手段，如宪法、法律、法规、法令、法案、条例、决议、命令等具体形式，具有威慑和惩罚作用。④宗教控制，是指以对神的崇拜和神的意旨为核心的信仰与行为的总和，主要表现为教规和宗教仪式。⑤纪律控制，由国家机关或社会团体规定其成员必须自觉遵守的行为规则，具有一定的约束力。⑥舆论控制，是指社会大众对社会生活中有争议的事情或现象发表意见，改变少数人的想法和行为，使之与大众保持一致。

《内经》时代，人们对思维活动过程进行过认真的探讨。如《灵枢·本神》说："天之在我者德也，地之在我者气也，德流气薄而生者也。故生之来谓之精，两精相搏谓之神，随神往来者谓之魂，并精而出入者谓之魄，所以任物者谓之心，心有所忆谓之意，意之所存谓之志，因志而存变谓之思，因思而远慕谓之虑，因虑而处物谓之智。"这段经文包括七个意思：第一，"天之在我者德也，地之在我者气也，德流气薄而生者也"。德，指自然气候，包括阳光、空气等；气指地面的植物、水、土地等生存的必要条件。天赋予人的是德，即阳光和空气；地赋予人的是气，即植物、水、土地等。天地德气相互交感才有万物的生生不息。现代科学证实，阳光、空气、水、植物、土地是人类生存的五个最基本要素，充足的阳光、新鲜的空气、洁净的水源、茂密的草木、良好的土壤是人类生存、健康、长寿的必需条件，所以我们要保护好人类赖以生存的自然环境。第二，"故生之来谓之精，两精相搏谓之神"。指出生命的原始物质叫作精，父母先天之精的相互结合而形成的生命力叫作神，故精能生神，精是神的物质基础，神是精的外在表现形式。第三，"随神往来者谓之魂，并精而出入者谓之魄"。精属阴而神属阳，魄属阴而魂属阳，所以魂随神往来，魄随精出入，魂与魄是精神活动的两个组成部分。第四，"任物者谓之心"。任者，负担、支配的意思；物者，事物也。任物，即负担着支配事物的功能。就人而言，人的所有生命活动都是依靠心神负担和支配的，即"心藏神"。这里包括三个意思：一是心主血脉，血脉充沛，才能滋养神；二是大脑是神的物质基础，精神活动是大脑功能的外在表现；三是大脑能够调节和控制人的生命活动，是人体生命活动的主宰。第五，"心有所忆谓之意，意之所存谓之志"。忆，指记忆；存，指记忆久存。意志，是指记忆功能长久地存在。这与前面讲到的记忆，其意思基本相同。第六，"因志而存变谓之思"。思，即思考、思维。意思是说对储存的信息进行判断、推理、分析、综合、比较、抽象等，通过反复地思考，目的在于揭示事物的本质和规律，类似前面所讲的思维。第七，"因思而远慕谓之虑，因虑而处物谓之智"。远慕，即未来变化；处物，即处理事物。意思是说在深思熟虑的基础上，能够估计和预测未来的各种变化，从而巧妙地处理各种事物，相当于前面讲的心理和行为。总之，《内经》在探讨人类的思维过程时，已经认识到从感觉，再到记忆、思维、心理、行为五个思维阶段，得出的结论与现实思维科学的结论大体吻合。可见，《内经》是我们现阶段研究思维科学的重要文献和不可多得的资料，必须不遗余力地发掘、整理，为建立我国思维科学做出积极贡献。

三、中国古代哲学精气神与中医精气神的区别

（一）古代哲学之精与中医之精的区别

古代哲学之精认为精是构成宇宙万物的本原；中医之精认为精是构成人体各脏腑形体官窍

的基本物质，能够化气，又能化神，是气与神的生化之源。

古代哲学范围的精存在于整个宇宙之中，是由道产生的；人体之精来源于父母先天之精和后天水谷之精。

古代所说的精是一个抽象的哲学概念，来源于"水土说"；中医之精是一个具体的概念，主要来源于对生殖之精的认识。

（二）古代哲学之气与中医之气的区别

1.古代哲学的气是指存在于宇宙中的不断运动的细微物质，是宇宙万物本原；中医之气是指人体之气，既是组成人体的一种细微物质，又为人体的各种功能活动提供能量，是物质和能量的统一体。

2.古代哲学的气是由"道"所化生，中医的人体之气是由先天之精、水谷之精和大自然清气所组成。

3.古代哲学之气没有固定的层次结构，而人体的气可分为三个层次，第一层次为人体之气，第二层次为元气、宗气、营气、卫气，第三层次为脏腑之气和经络之气。

（三）古代哲学之神与中医之神的区别

1.古代哲学范畴的神，是关于宇宙万物发生发展变化的认识，是宇宙的本质和规律；中医之神是关于人体生命活动的主宰，与哲学意义上的神是有严格区别的。一个是宏观认识，一个是具体认识，虽然均为"神"字，但是意义却不一样。

2.古代哲学的神，是以客观事物为基础，表现为事物在发展过程中的一种巨大的内在力量。中医认为神是关于整个思维过程的总的概括，分为感觉、记忆、思维、心理、行为五个不同的发展阶段。

精

精是禀受于父母先天之精与后天水谷之精微相互融合而形成的一种精华物质，是构成人体和维持人体生命活动的最基本物质。一般来说，精呈液体状态，储藏于脏腑之中或流动于脏腑之间，故精包括精、血、津、液等。

一、精的来源和功能

（一）精的来源

精是与生俱来，秉受于先天，为生命的本源物质。故《灵枢·本神》说："故生之来谓之精。"《灵枢·决气》也说："两神相搏，合而成形，常先身生是谓精。"说明万物化生，必从精始，男女之精相合，便构成人之身形。所以后人将此与身俱来之精，称为"先天之精"。

人体既成之后，又赖水谷之精微以充养五脏，灌溉六腑，维持正常的生命活动，使机体不断发育、成长和壮大。水谷之精由脾胃化生后，贮藏于五脏，这种来自于后天饮食物化生的精，《内经》也称为精，即"后天之精"。故《素问·玉机真脏论》说："脾为孤脏，中央土以灌四傍。"

先天之精和后天之精是密切相关的。首先，人始生于先天之精，先天之精为后天之精的化生准备了必要的条件，人诞生以后，又需要后天之精的不断滋养。另外，藏于五脏中的精气，充盈豁达，则流归于肾，又转化为生殖之精，以繁衍后代，可见，先天之精是生身之本，后天之精是养身之源。先天之精与后天之精相互依存，相互为用，在生命活动中是不可分离的。

（二）精的功能

精是构成人体各组织器官的基本物质，也是人身原气的物质基础。如在肾系统一节中所说，精具有生殖与生长发育的能力，即指此而言。此外，精还有抵抗外邪的作用，即能抵抗不良因素的刺激而免于疾病。因此精气充盛，则卫外固密，不易受邪。相反，精气亏损，卫外功能无物质保证，阳气卫外不固，就容易受到外邪的侵犯。总之，精盈则生命力强，能适应外在环境的变化，抵抗各种不良因素的影响。精虚则生命减弱，适应能力与抗病能力也相应削减了。

二、血的生成、循行和功能

（一）血的生成

血的生成是饮食入胃，化为水谷之精微，通过脾的传输，灌注心脉，乃成为血。其过程如《灵枢·决气》说，"中焦受气取汁，变化而赤是谓血。"又如《灵枢·邪客》说："营气者，泌其津液，注之于脉，化以为血。"此外，精血互相资生，由精转化为血。如《张氏医通》说："气不耗，归精于肾而为精，精不泄，归精于肝而化精血。"

（二）血的循行

血循行于脉管之中，环周不休，运行不息。心气的推动是血液循环的基本动力。而循行于周身的血脉，皆汇聚于肺，通过肺气的作用，贯心脉而行呼吸，并布散全身，指的就是这个意思。血的循行，必须赖脾气的统摄，以及肝藏血、主疏泄功能的调节。所以说血的正常运行，是在心、肺、肝、脾等脏器的相互配合下共同完成的，因此每一脏的病变都可引起血行失常，如心气虚，运血无力，则发生"心血瘀阻"；脾气虚统摄无权，可产生便血、崩漏之症等。

（三）血的功能

血的主要功能是营养全身各组织器官。目之视、足之步、掌之握、指之摄以及皮肤的感觉等，都依靠血的供养。血行发生障碍，皮肤得不到足够的血液，可见麻木不仁，四肢得不到足够的血液，出现手足不温，严重者痿废不用。故《素问·五脏生成》说："肝受血而能视，足受血而能步，掌受血而能握，指受血而能摄。"说明内而五脏六腑，外而皮肉筋骨，必须在血液运行不息的状态下，才能得到充分营养，以维持正常的功能。正因为血脉流行供养不息，才能使筋骨关节刚劲有力，活动自如。正如《灵枢·本脏》指出的"是故血和则经脉流行，营复阴阳，筋骨劲强，关节清利矣。"

另外，血又是神的物质基础，血脉充盈才能神志清晰，精力充沛。如《素问·八正神明论》说："血气者，人之神。"《灵枢·平人绝谷》说："血脉合利，精神乃居。"相反，血虚或血热均可导致神志方面的病变，如心肝血虚可见失眠、多梦等症；血热重者，则有神昏谵语之患。

三、津液的生成、输布、排泄和功能

津液是体内各种水液的总称，但津与液两者在性质上是有区别的，清而稀者为津，浊而稠者为液。由于津稀而清，故能随三焦之气出入于分肉腠理之间；液稠而浊，不能随气往还于肌肤，而流行于筋骨关节之间。因此，《灵枢·五癃津液别》说："故三焦出气，以温肌肉，充皮肤，为其津，其流而不行者，为液。"

（一）津液的生成

津液的生成在《内经》中有明确的记载，如《素问·经脉别论》说："饮入于胃，游溢精气，上输于脾，脾气散精，上归于肺，通调水道，下输膀胱，水精四布，五经并行"，指出水液进入胃以后，游溢布散其精气，向上输送达到脾，通过脾的升清作用，又上归于肺，经过肺的肃降和治节作用，通调水道，向下输送至膀胱。如此水的精气四布，外而布散皮毛筋骨，内而濡润五脏六腑。可见，津液为水谷所化生。

（二）津液的输布

津液的输布要依靠脾的传输、肺的宣降、肾的气化等作用来共同完成，其中以肾的升清降浊功能尤为关键。《素问·逆调论》说："肾者水脏，主津液"指出肾的气化作用贯穿于水液代谢的全部过程，如胃游溢精气、脾气散精、肺通调水道、小肠分别清浊等，都是通过肾中阳气的蒸腾气化作用实现的。另外，全身的津液，通过肾的蒸腾气化作用，升清降浊，清者向上布散全身，浊者下降于膀胱，变为尿液。可知，津液通过脾、肺、肾和三焦的输布可以外达皮毛，内注脏腑，滋灌全身各组织器官。

（三）津液的排泄

身体各部多余的水液，由毛窍排出体外而为汗液，由膀胱排出体外而成尿液。若腠理闭而津不能出，则转化为水而至膀胱，则小便就会增多。汗多水津不下行，则小便会减少。所以夏季汗多尿少，冬季汗少尿多，其道理就在这里。

（四）津液的功能

《灵枢·决气》说："腠理发泄，汗出溱溱，是谓津。……谷入气满，淖泽注于骨，骨属屈伸，泄泽，补益脑髓，皮肤润泽，是谓液。"本句指出津液布散体表能温润肌肤，内注于身体则灌溉脏腑，输送于空窍可润泽目、耳、口、鼻，流注于关节以滑利关节，渗透于骨髓能补益脑髓等。津与液，一主表，一主里。津在表，以温润肌肤；液在里，以润泽空窍，滑利关节，补益脑髓，两者本属一体，又同源于水谷，故常津液并存。津液既然是人体不可缺少的物质，如果大量丧失，就会引起关节屈伸不利，头晕耳鸣，口鼻、皮肤干燥等症。故《灵枢·决气》说："津脱者，腠理开，汗大泄。液脱者，骨属屈伸不利，色夭，脑髓消，胫酸，耳数鸣。"

气

气是构成物质世界的最基本元素，宇宙中的一切事物都是由于气的运动变化而产生的。人也不例外，《内经》认为气也是构成人体的基本物质，并以气的运动变化来说明机体的各种生命现象。

气本是指流动着的细微物质，就人体而言，如呼吸之气、水谷之气等。由于这种气赋有生命力，表现为人体各种脏腑的活动，是生命力的体现，因此也有人将气直接理解为功能，如五脏之气、六腑之气、经脉之气等。

气分布在人体的不同部位，从总的来源看，不外乎肾中的精气、水谷之气和自然界吸入的清气三个方面。肾中精气来自父母，藏于肾中，为先天之精气。水谷之精气来自脾胃，为后天之精气。清气则存在于自然界之中，经肺吸入体内。所以气的生成与先天精气是否充足、后天之精是否盈盛、肺脾肾三脏的功能是否正常均有密切关系，而其中脾的作用尤为重要，如《灵枢·五味》说"故谷不入，半日则气衰，一日则气少矣"，可见后天水谷在气的生成上是举足轻重的。

至于气的功能是多方面的，概括起来有以下诸种：①温煦人体，维持体温。人体要维持正常的体温，主要依靠气的温煦作用，若气的温煦作用失于调节，则出现四末不温、畏寒怕冷等症。②激发推动，运行体液。人体各脏腑经络的生理活动，血液的循环，津液的输布，都得依靠气的激发和推动，若气虚推动乏力，脏腑经络的功能就会减退，或者发生血流瘀阻，水液留滞等疾患。③保卫肌表，防御外邪。《素问·刺法论》遗篇说"正气存内，邪不可干。"该句说明气盛体健，则能抗拒外邪的入侵，若气虚赢弱，外邪则易犯之。④固摄体液，不使溢泄。脾气可以统摄血液的流行，不使溢出脉管之外，卫气可司汗孔的开合，根据人体的需要调节汗液，肾气能节制尿液或精液有规律的排泄等。若气虚不固，可发生出血、多汗、遗尿、遗精等症状。

气在人体内不断地动变化，流行全身，无处不至，而"升降出入"是气运动的最基本形式。如《素问·六微旨大论》说"升降出入，无器不有。"各组织器官无时无刻不在进行升降出入的运动，如肺气的宣降，脾升胃降，肺主呼气、肾主纳气、心火下降，肾水升腾等。而且脏腑气机的升降出入总是处于动态平衡之中，若气的运行逆乱，升降失调，出入不利，可生种种病态，如肺失宣降、脾气下陷、胃气上逆、肾不纳气，心肾不交等。由此可见，气的升降出入对人的生命活动至关重要。故《素问·六微旨大论》说："非出入，则无以生长壮老已；非升降，则无以生长化收藏。"

由于气的来源不同，分布各异，其功能表现也不尽相同，因而又有各种不同名称，但归纳起来不外乎元气、宗气、营气、卫气四端。

一、元气的生成与功能

元气又称"原气"，是由先天之精化生而来，藏于丹田，并借三焦之道通达全身，内而脏腑，外而肌腠，无处不到。元气是人体生化动力的源泉，有激发和推动脏腑功能活动的作用，若元气充足，则脏腑功能强盛，抗病力强，健康长寿。反之，如元气不足，脏腑功能低下，抗病力弱，常生疾病。因此，注意保养和培补元气就成为摄生学说的重要原则。

二、宗气的生成与功能

吸入的大自然之气与水谷之精气相结合而积于胸中的，便是宗气。《灵枢·五味》说"谷始入于胃，其精微者，先出于胃之两焦，以溉五脏，别出两行，营卫之道。其大气之搏而不行者，积于胸中，命曰气海。出于肺，循咽喉，故呼则出，吸则入。"胃纳谷气，脾为之运化，其精微者，先出于中焦，升则行于上焦，在上焦与大自然之气相搏，结合于胸中，成为宗气。

《灵枢·邪客》明确指出："五谷入于胃也，其糟粕津液宗气，分为三隧。故宗气积于胸中，出于喉咙，以贯心脉而行呼吸焉"，说明宗气的功能是：走息道以司呼吸，凡呼吸、声音、语言等的强弱与宗气的盛衰有关；贯心脉以行呼吸，气血的运行以及肢体的寒温和活动能力等也与宗气有关。正如《灵枢·刺节真邪》说："宗气留于海，其下者注于气街，其上者走于息道。故厥在于足，宗气不下，脉中之血，凝而留止。"宗气上可出于肺以行呼吸，下可推动血液运行以注于气街，并由气街下注于足，若宗气不得下行，则两足的血脉凝滞瘀阻，出现双足厥冷等症。

原气与宗气，一藏于丹田下气海，一藏于胸中上气海，前者为先天之气，后者为后天之气。原气与宗气两者相互结合，则称为"真气"，如《灵枢·刺节真邪》说"真气者，所受于天，与谷气并而充身者也。"原气与宗气相结合，运行于经脉之中，才能充养周身，维持人的生命活动。所以运行于经脉之中的气，是原气与宗气的结合体，《素问·离合真邪论》说，"真气者，经气也"即指此而言。

三、营气的生成与功能

《灵枢·营气》载："营气之道，内谷为宝，谷入于胃，乃传之肺，流溢于中，布散于外，精专者行于经隧，常营无已，终而复始。"营气出于中焦，源于脾胃，是水谷精微所化生的营养物质，出中焦后，注手太阴肺经，循十四经之道，昼夜不息，营运全身上下内外各部，流溢于中而滋养五脏六腑，布散于外而浇灌皮毛筋骨。营气除了有营养全身的功用外，还能化生血液。如《灵枢·邪客》说："营气者，泌其津液，注之于脉，化以为血，以荣四末，内注五脏六腑。"由于营气与血，同行脉中，可分而不可离，故常"营血"并称。总之，营气是由脾胃中水谷之气所化生，分布于血脉之中，成为血液的组成部分而运营周身，有营养的作用。《素问·痹论》说："营者，水谷之精气也，和调于五脏，洒陈于六腑，乃能入于脉也，故循脉上下，贯五脏，络六腑也。"

四、卫气的生成与功能

卫气本于下焦肾中的阳气，但必须依赖于中焦脾胃化生的水谷精微不断充养，才能发挥其作用。而卫气的输布，又必须依靠肺气的宣发，因此有"卫气出于下焦，资生于中焦，宣发于上焦"的说法。卫气的性质慓悍滑疾，善于游走窜透，所以行于脉外，不受脉道的约束，内而达于肓膜，散于胸腹之中，外而循于皮肤，布于分肉之间。故《素问·痹论》说："卫者水谷之悍气也，其气慓疾滑利，不能入于脉也。"《灵枢·邪客》也说："卫气者，出其悍气之慓疾，而先行于四末分肉皮肤之间，而不休者也。"

《灵枢·本脏》说"卫气者，所以温分肉，充皮肤，肥腠理，司开阖者也。"又说："卫气和，则分肉解利，皮肤调柔，腠理致密矣。"两句均说明卫气的功能大体上包括三个方面：第一，温煦脏腑，润泽皮毛；第二，保卫肌表，抵御外邪；第三，司汗孔开合，调节体温。所以在病理上，卫气虚者，不能濡润皮毛，可见皮肤干燥，毛发失泽之症；或烦劳过度，阳气外损，阴寒之邪乘虚而入，常常易感风寒，症见发热恶寒，头项强痛，脉浮等；人以卫气固其表，司汗孔开合，若卫气不固，则津液发泄，表虚自汗。

《灵枢·营卫生会》说："人受气于谷，谷入于胃，以传与肺，五脏六腑，皆以受气，其清者为营，浊者为卫，营在脉中，卫在脉外。"营卫二气同为水谷化生，但循行线路是不一样的，营气行于脉中，卫气行于脉外。卫气虽然行于脉外，但须傍脉道而行，且其循行与昼夜变化有关，如《灵枢·卫气行》说："故卫气之行，一日一夜，五十周于身，昼日行于阳二十五周，夜行于阴二十五周。"说明白昼入寤则行于阳，黑夜入寐则行于阴。行于阳是行于体表手足三阳经脉，行于阴是行于内在五脏。卫气行阴，是从手少阳经脉注入肾，而后至心、肺、肝、脾，复还于肾，故《灵枢·卫气行》说："阳尽于阴，阴受气矣。其始入于阴，常从足少阴注于肾，肾注于心，心注于肺，肺注于肝，肝注于脾，脾复注于肾为周"，强调指出，卫气在人体内外的循环是有一定规律的，即气至阳而起，至阴而止。卫气的这种运行规律，也是人体生命节律的一个组成部分。

神

神最早是古代的一个哲学概念，是指调控宇宙万事万物发生发展变化的一种内在力量，是宇宙的主宰和规律。如《周易·系辞上》说："阴阳不测谓之神。"《荀子·天论》也说："列星随旋，日月递炤，四时代御，阴阳大化，风雨博施，万物各得其和以生，各得其养以成，不见其事，而见其功，夫是之谓神。"后来这个哲学概念渗透到中医领域，形成了中医特有的神。

一、神是人体生命活动的主宰

1. 五脏六腑功能活动由神所主

《素问·灵兰秘典论》说："心者，君主之官也，神明出焉。肺者，相傅之官，治节出焉。肝者，将军之官，谋虑出焉。胆者，中正之官，决断出焉。膻中者，臣使之官，喜乐出焉。脾胃者，仓廪之官，五味出焉。大肠者，传导之官，变化出焉。小肠者，受盛之官，化物出焉。肾者，作强之官，伎巧出焉。三焦者，决渎之官，水道出焉。膀胱者，州都之官，津液藏焉，气化则能出矣。凡此十二官者，不得相失也。故主明则下安，……主不明则十二官危。"这段的意思是讲心能够主宰全身，所以称为君主之官，人的精神意识、思维活动都由此而出。肺的治节、肝的谋虑、胆的决断、膻中的喜乐、脾胃的仓廪五味、大肠的传导变化、小肠的受盛化物、肾的作强伎巧、三焦的决渎水道、膀胱的津液气化等各种功能，都由心所主。如果君主明智顺达，下属各脏腑的功能就能正常；君主不能明智顺达，十二官就会发生危险。

2. 精气血津液可以化生神

精气血津液是神产生的物质基础。如《素问·八正神明论》说："血气者，人之神。"《素问·六节藏象论》也说："气和而生，津液相成，神乃自生。"两句均说明精气血津液不仅是构成人体的基本物质，而且也是神产生的物质基础。脏腑形体官窍充满了精气血津液等物质，在气的推动下，通过这些物质的新陈代谢，于是产生了生命活动，这种生命活动就是神。

3. 神可以通过思维、语言、表情、动作等表达出来

如果一个人的愿望长期得不到满足，天长日久，轻者引起不满或生气，严重的出现大怒或暴怒，导致神的紊乱。其一，在思维方面，可有思维联想、思维内容、思维属性的异常变化。思维联想表现为思维散漫、破裂、倒错、紊乱，思维内容表现为被害、夸大、疑病、钟情、嫉妒等妄想，思维属性表现为被洞悉感、思维插入、思维被夺等。其二，在语言方面，"登高而歌"，声音高亢，语调快速，喜欢与人争吵，语言表达不清，容易中伤人。其三，在表情方面，面部表情淡漠，眼神呆滞，不喜言笑，喜怒无常。其四，在动作方面，"弃衣而走"，狂妄不拘，甚至打人，扰乱社会秩序等。这些均为心神错乱后，在思维、语言、表情、动作等的各种表现，或者说神可以通过思维、语言、表情、动作等表达出来。

二、神代表人的整个思维过程

（一）神

中医所说的神是对生命活动及其外在表现的高度概括。神的物质基础来自父母先天之精，如《灵枢·本神》说："两精相搏谓之神"，两精是指父母双方的精；搏，即搏集、结合。该句意思是说父母双方之精相互结合，构成人体，同时神也随之产生了。另外，心主血，神产生以后必依赖血的濡养，所以心藏神。《灵枢·本神》云："心藏脉，脉舍神。"如果心血不足，神不守舍，心神外越，就会出现心悸、失眠、健忘等症状。临床上可以采用滋养心血、安定心神的治疗方法。

（二）魂

魂是精神活动的一个部分，对神的活动具有辅助作用。魂是伴随着神而产生的，《灵枢·本神》说："随神往来之谓之魂"。魂在五脏中与肝的关系最密切，《灵枢·本神》云："肝藏血，血舍魂"。由于肝能藏血，肝血充盈，魂才能安藏。若肝血亏损，魂不守舍，则出现多梦、梦游等症状。临床上可采用滋养肝血的方法治疗。

（三）魄

魄也是精神活动的一个组成部分。魄由精而产生，《灵枢·本神》说："并精而出入者谓之魄"，意思是讲精对神而言，则精为阴神为阳；魄对魂而言，则魄为阴魂为阳，故魂随神而往来，魄并精而出入。魄在五脏中属于肺，《灵枢·本神》说："肺藏气，气舍魄"。魄以肺的精气作为物质基础，肺气充足，魄有所依，则感觉灵敏、动作灵活。肺气亏虚，魄的功能失常，则表现感觉迟钝、动作迟缓。临床上采用补益肺气的方法治疗。

（四）意

意是指具有思维能力的一种心神活动，《灵枢·本神》说："心有所忆谓之意"。意与脾的关系最密切，并以脾的精气作为物质基础，《灵枢·本神》说："脾藏营，营舍意"。脾气虚弱，意的功能失常，可导致思维能力减退。临床治疗以补脾益气为主。

（五）志

志是指具有记存功能的思维活动，《灵枢·本神》说："意之所存谓之志"。志与肾的关系最密切，以肾的精气作为物质基础，《灵枢·本神》说："肾藏精，精舍志"。肾的精气虚弱，可出现记忆力衰退。

（六）思

思是指为了实现某种志向而进行的反复思考，《灵枢·本神》说："因志而存变谓之思"。

（七）虑

虑是指在思的基础上对未来做长远的预测和变化的估计，《灵枢·本神》说："因思而远慕谓之虑"。

（八）智

智是指经过深思熟虑，从而做出正确的决定，《灵枢·本神》说："因虑而处物谓之智"。

三、神表达了人的心理情志活动

（一）喜

喜，即快乐、高兴，是指一个人追求并达到所盼望的目的时产生的情绪体验。喜的程度与愿望实现、目的达到的程度有关，实现愿望或达到目的的程度越高，喜是程度也越高。喜的程度可分为五个等级，即满意、愉快、欢乐、大喜、狂喜。《内经》认为心在志为喜，心主血脉，血脉调和，故气徐缓，情志调达，喜而快乐。然而喜之太过，反过来可以伤心，心气过缓，出现涣散不收，甚至狂乱。因此《素问·举痛论》说："喜则气缓。"

（二）怒

怒，即愤怒，是指愿望得不到满足，实现愿望的行为一再受阻而引起的紧张积累所产生的情绪体验。怒的发生发展与对妨碍物的意识程度有直接关系，一般来说，人意识不到干扰他达到目标的人或事物，他的怒就不会表现出来；一旦清楚地意识到其不合理或属于恶意时，怒就会突然而起，甚至表现为攻击行为。怒也分为五个不同的等级，即轻微不满、生气、愤怒、大怒、暴怒。《内经》认为肝在志为怒，过怒可以伤肝，使肝气上逆，血随气逆，可见面红目赤，头晕头胀，严重的可出现呕血或昏厥。肝气横逆，木克脾土，出现完谷不化的泄泻证。所以《素问·举痛论》说："怒则气上。"

（三）思

思，即思考、思虑，是指人因为某种事情或实现某种愿望不断思考时而产生的情绪体验。思的程度与事情的复杂性或愿望的高低有着密切的联系，事情越复杂，期望值越高，思的程度也越高。根据思的程度可分为五个等级，即思考、考虑、过思、深思、特思。《内经》认为脾在志为思，过度思虑则伤脾，使脾气呆滞，不能运化水谷，水谷停于胃中，出现纳呆，不思饮食，腹部胀满。如《素问·举痛论》说："思则气结。"

（四）悲（忧）

悲，即悲哀、悲忧，是指人失去某种他所重视和追求的事物时产生的情绪体验。悲的程度取决于失去的事物对主体心理价值的大小，心理价值越大，悲的程度越强烈；心理价值越小，悲的程度越小。悲也可以分为五个不同的等级，即遗憾、失望、难过、悲伤、哀痛。《内经》认为肺在志为悲，过度悲忧则伤肺，肺气耗伤，可出现气短、乏力。因而《素问·举痛论》说："悲则气消。"

（五）恐（惊）

恐，即恐惧、惊恐，是指个体企图摆脱、逃避某种环境，或面临危险而又缺乏应对能力时产生的情绪体验。当人们习惯了恶劣的环境，有了面对危险因素的能力时，恐惧就不会产生。如熟悉的环境突然发生改变，危险不能掌控，失去处理办法时，就会产生恐惧。根据恐惧程度可分为五个等级，即惊奇、受惊、惊恐、大惊、暴惊。《内经》认为肾在志为恐，过度的惊恐可伤肾，肾气不固，临床可见大小便失禁或惊慌失措。故《素问·举痛论》说："恐则气下，惊则气乱。"

喜怒忧思悲恐惊都是通过语言、面部表情、行为动作等形式表现出来。

精、气、神之间的相互关系

一、精与血

精生血，血生精。由于肾精能化血，血能营养头发，所以发为肾之外华，为血之余。若肾精衰少，引起血虚，可见毛发枯槁，容易脱落，这就是精虚导致血少之故。因此，张介宾说：

"精足则血足而发盛。"另外，血液循行于周身，入于肾则补充肾精，使肾精充实，所以说血能生精。由于血能化精，故血液充盈则精足，血液虚少则精亏。故《血证论》说："男子精薄，则为血虚。"治疗肾虚精少者，每于填精药中兼以养血之品，其道理就在这里。肾藏精，肝藏血，精能生血，血可化精，相互滋生，相互转化，精血之间的关系又称为"肝肾同源"或"精血同源"。

二、精与津液

精化气，气行津液。肾藏精，肾精在肾阳的蒸动下化为元气，通行三焦，疏导津液的正常运行，以防水液停滞之患。若肾的精气虚，则三焦气化不利而津液不行，可发生口干咽燥，渴欲饮水，或水液潴留而为水肿。另外，肾精与津液是相互结合的，因此肾精也称为"精液"，临床上补精药如熟地黄、枸杞、菟丝子等多有滋养津液的作用，可见精与津液关系密切。

三、血与津液

津液入脉中化生血液，血液渗出脉外为津液。首先，中焦水谷化生的津液，进入脉中，与营气相互结合，变化为血。如《灵枢·决气》说："中焦受气取汁，变化而赤，是谓血。"其次，输布于皮肤、肌肉的津液又不断地渗入孙络，以化生和补充血液。如《灵枢·痈疽》说："中焦出气如露，上注溪谷，而渗孙络，津液和调，变化赤而为血。"若脾胃功能虚弱，水谷津液化生不足；或大汗、大吐、大泻等导致津液丧失，津液进入脉中的数量减少，血液化源亏少，导致血虚或血液流行不畅等病证。另外，血行于脉中，其中的津液可以渗出脉外而化为津液，补充脉外津液的不足。临床上，反复出血，脉中血少，不能化为津液，则可发生血耗津伤的病证。严重者出现血脱津伤，引起津枯血燥的证候。《灵枢·营卫生会》说："夺血者无汗，夺汗者无血。"

四、精与气

精能化气，气能摄精。《素问·阴阳应象大论》说："精化为气"，说明精藏于肾，为阴，在肾阳的蒸腾下，化为元气，通过三焦，升腾于上，布达周身，奉养各脏腑组织，推动脏腑组织的功能活动。张介宾在《类经》中注云："精化为气，谓元气由精而化也。"精盈则气盛，精少则气衰，所以临证所见失精患者有少气、懒言等症。另外，元气充于周身，流布不息，入肾中则可固护肾精，使其不致外泄。气聚则精盈，气弱则精虚，故元气亏损者，每见遗精、滑精等症。精与气，相互为用，精升以化气，气固以摄精。

五、血与气

气为血之帅，血为气之母。气为血之帅，包括三个意思：即气能生血、气能行血、气能摄血。首先，气能生血。前面论述过，血的生成与水谷津液、营气和精有关。其中水谷精微最为主要，而水谷精微的化生必须依赖脾气的作用。脾气健运，血的生化之源才能充足，气旺则血充，气虚则血少，这就是气所以生血之理由。临床上，脾气虚与心血不足常可兼见，当归补血汤中重用黄芪，补气以生血，其理就在于此。其次，气能行血。血液的运行，有赖心气的推动、肺气的输布、肝气的疏泄等。病理上，气虚或气滞，常可引起血行不利，发生瘀血现象，即所谓"气滞则血瘀"。治疗血瘀之证，往往于活血化瘀之中加入行气之品，则可提高疗效。再次，气能摄血。气能统摄血液正常地运行于脉管之中。若气虚失其统摄之权，可出现各种出血证候，治当补气摄血。

血为气之母也包括两个意思：即血能养气、血能载气。血能养气是指气的生成和功能必须依靠血的濡养，血足则气旺，血少则气虚，血虚的患者常常兼有气虚的症状，治疗时在养血中宜加入益气之品。血能载气是指气必须依附于血以布达全身，如《灵枢·营卫生会》说："营行脉中。"这里的"营"就是存在于血中的营气。临床上大失血者常常引起气脱，说明了"血为气之母"是有一定道理的。

六、津液与气

气能生津、行津、摄津；津能生气、载气。气能生津是指饮食水谷经过脾气的吸收输布、小肠的分别清浊、肾的蒸腾气化等气的推动作用，才能化生津液以布散全身。其中脾气的作用至关重要，脾气健旺则津液充足，脾虚则津液不足。气能行津是指津液生成之后，需要经过脾、肺、肾、三焦之气的推动，才能输布到脏腑形体官窍、发挥其作用。津液代谢后产生的多余水分，也要通过脏腑升降出入运动，将其变为汗液和尿液，从而排出体外。气能摄津是指津液的输布和排泄必须经过气的调节和控制，从而维持人体内津液代谢的平衡和稳定。如卫气可司汗孔的开合，不使津液过度外泄；肾气固摄下窍，膀胱正常储尿，不致外泄。如果脏腑功能衰减，气化乏力，气机郁阻，排泄障碍，外而引起多汗、多尿，内而形成痰饮、水湿等病理产物。津能生气是指水谷之津液到达脾、肺、肾之后，可以生成和补充脾气、肺气、肾气等。津能载气是指血脉之外，气的运行必须依附于津液，否则气漂浮不定而无所归。津液的大量丧失，会导致气脱之患。如发汗不当，大汗淋漓，或频繁的呕吐，或严重的腹泻，不但津液丢失，气也随之大量外脱，谓之"气随津脱"。

气能化水，水能阻气。津液的生成、输布与排泄都有凭借气的升降出入运动，也就是说离不开脏腑的气化作用。若气化失司，或发为痰饮，或发为水肿。反过来，水液停留，痰饮积聚，也能阻碍气机的流通。所以，气化失司与水液停留二者往往互为因果。

七、精与神

精可化神，神可调精。精是神的物质基础，神必须得到精的滋润才能发挥正常作用，所以精可化神。精盈则神明，精亏则神疲。人体先天之精的化生，水谷之精的运化，脏腑之精的代谢，都要受到神的调节和控制，才可发挥正常的生理功能。神安则精固，神荡则精失。

八、气与神

气可养神，神可调气。气也是神的物质基础，神必须得到气的滋养才能发挥正常功能。气充则神明，气虚则神虚。人的一身之气，元气、宗气、营气、卫气，脏腑之气和经络之气，都要受到神的统领。神明则气畅，神虚则气滞。

第7章 病因学说

病因，就是导致疾病发生的原因，又称致病因素。病因学说，就是研究致病的因素及其性质、致病特点和临床表现的学说。研究病因学的目的，了解各种致病因素的不同性质、特点、发病规律以及临床表现。对于正确认识疾病，积极主动地预防疾病和临床辨证论治，有着十分重要的意义。

概 述

一、《内经》病因学说的特点

（一）病因学说的理论基础

"四时五脏阴阳"理论，是《内经》理论体系的重点，同样也贯穿于病因学说之中，成为病因学说的理论基础。《素问·阴阳应象大论》说："天有四时五行，以生长收藏，以生寒暑湿燥风；人有五脏化五气，以生喜怒悲忧恐。"由于人体五脏阴阳通于自然界四时阴阳，人体内部的五脏功能活动也要相互生克制化，保持协调平衡，才能维持正常的生理活动。如果自然界气候反常，破坏了人与自然的统一，扰乱了五脏之气的协调，都可以导致疾病的发生。另外，情志受到长期和过度的刺激，在某种情况下，也能成为致病因素。如《素问·阴阳应象大论》又说："喜怒伤气。"这里的"喜怒"概括了人体各种情志活动。由此可见，病因学说是在"四时五脏阴阳"理论的基础上，从人与自然、形神一体的整体联系来认识致病因素。

"四时五脏阴阳"理论认为，人体存在着与自然"通应""收受"的五大功能活动系统，所以"喜怒伤气，寒暑伤形"的发病，多分别伤害五脏。如《素问·四气调神大论》说："逆春气则少阳不生，肝气内变；逆夏气，则太阳不长，心气内洞；逆秋气，则太阴不收，肺气焦满；逆冬气，则少阴不藏，肾气独沉。""内变""内洞""焦满""独沉"，就是指五时之气分别伤害

192

五脏而出现的病变。所以《素问·生气通天论》也说："四时之气，更伤五脏。"今举肝病为例，《素问·阴阳应象大论》说："怒伤肝""风伤筋""酸伤筋"，肝属木通于春，在六气为风，在五味为酸，在志为怒，在体合筋。这不仅指出风气淫胜、大怒等都伤肝而成为致病因素，产生筋的病变，而且还说明五味的酸，在太过的情况下，也能成为致病因素，伤害其所入的脏腑。所以《素问·生气通天论》说："阴之五官，伤在五味。"五官即五脏。可见，"四时五脏阴阳"的理论贯穿在整个病因学说中，成为病因学说研究、探求和认识病因的理论基础，从而体现了中医病因学中的整体观，并成为临床辨证求因的重要依据。

（二）审证求因

《内经》的病因学说认为，一切疾病的发生，都是某种致病因素影响和作用于患病机体的结果；而任何证候都是致病因素作用于机体后，患病机体产生的病态反映。由于病因的性质和致病特点不同，致病后机体的反应各异，所以表现的症状也不相同。因此，通过分析疾病的临床表现来推求病因，可以为临床针对病因治疗提供依据。这种从症状推求病因的方法，后世称为"辨证求因""审因论治"。例如重滞的症状，多属伤于湿邪，这是因为湿性重浊黏滞的缘故。又如风证都有多汗恶风的表现，这与风为阳邪，其性开泄的特点是分不开的。因此，"审证求因"是病因学说的重要理论原则之一。

（三）病因与病变互为因果

在疾病的发生发展过程中，原因和结果往往是相互作用的。在某阶段是病变的结果，而在另一阶段可能成为病因。如《素问·评热病论》"劳风病"的"唾出若涕"，这种若涕的病理产物，如果不及时排出，则又会反过来伤肺，成为新的致病因素。所以该篇又说："咳出青黄涕，其状如脓，大如弹丸，从口中若鼻中出，不出则伤肺，伤肺则死也。"又如瘀血，常因气虚、气滞或外伤出血等原因引起，但这种病理产物一旦形成，又可作为新的病因，导致其他病变，出现各种症状。如《灵枢·百病始生》说"卒然多食饮，则肠满，起居不节，用力过度，则络脉伤，……肠胃之络伤，则血溢于肠外，肠外有寒，汁沫与血相搏，则并合凝聚不得散而积成矣。"这说明离经之血变成瘀血后，又与肠外寒凝的津液结合形成新的积证。不仅如此，瘀血还能影响正常的血液运行而溢出脉外，因而造成新的出血证，这就是临床所谓"旧血不去，新血不生"的道理，这种病因病变的因果关系，是通过人体脏腑功能失调节而发生的，也是《内经》病因学说的特点之一。

二、《内经》的病因分类

导致疾病发生的原因，是多种多样的，如六淫、七情以及饮食劳伤等，在一定条件下，都能使人发生疾病。为了说明致病因素的性质及其致病特点，掌握它们的致病规律，并指导临床辨证论治，《内经》把致病因素分为阴阳两大类，如《素问·调经论》说："夫邪之生也，或生于阴，或生于阳。其生于阳者，得之风雨寒暑。其生于阴者，得之饮食居处，阴阳喜怒"。这里的"生于阴""生于阳"，按原文指阴经和阳经而言。但阴主内，阳主外，所以后世注家又引申为病因的归类法。风雨寒暑六淫之邪，从体外侵入，故曰"生于阳"；阴阳喜怒、饮食劳倦等，病生于内，故曰"生于阴"。正因为病因有生于内和生于外的不同。因而将一切疾病也就归纳为内伤病和外感病两大类。《内经》的这种病因分类法虽然比较简要，但已为中医病因学的发展奠定了基础。如汉代张仲景《金匮要略》提出："千般疢难，不越三条：一者，经络受邪，入脏腑，为内所因也；二者，四肢九窍，血脉相传，壅塞不通，为外皮肤所中也；三者，房室、金刃、虫兽所伤。"宋代陈无择在此基础上提出"三因"学说，即六淫邪气所伤为外因，五脏情志所伤为内因，饮食劳倦、跌仆金刃以及虫兽所伤等为不内外因。后世的这些发挥，可以说基本上是导源于《内经》的阴阳分类而来的。

外部因素

一、六淫

风、寒、暑、湿、燥、火为天之六气，亦称"六元"，是一年四时的主气。在正常情况下，它是气候变化的要素，不是致病因素；只有在六气太过，或非其时而有其气的情况下，才会成为致病因素，导致疾病的发生。因为这种致病因素是六气淫胜形成的，所以称为"六淫"，"淫"就是淫胜、太过的意思。故《素问·六节藏象论》说："失时反候，五治不分，邪僻内生，工不能禁也。"即言六气淫胜就能成为邪气，侵袭人体而为病。但如人的抗病能力低下，即使是正常的气候变化，也能够成为致病因素而发病。由于六淫致病，从体外入侵，病先发于表，所以六淫就成为一切外感致病因素的统称。

六淫虽然是指六气淫胜，但根据发病情况和临床证候来看，除了物理因素之外，还包括了感染性因素和某些传染性的致病因素，例如"破伤风"，中医认为是外伤后感受风毒，因而发生痉厥，角弓反张等症状。显然，这里所谓的风毒之邪，即是指外来感染而言。其他如"风温""湿温""伤寒"等外感病，也是如此。

关于六淫致病的特点，《内经》的论述散在于各篇，现概括如下。

一是六淫为病，与季节有关。由于六淫本为四时主气的淫胜，故容易形成季节性多发病。如《素问·金匮真言论》说："春善病鼽衄，仲夏善病胸胁，长夏善病洞泄寒中，秋善病风疟，冬善病痹厥。"春季的主气是风，所以易伤风，出现鼻塞、流涕、衄血之症；夏季的主气是暑，暑为阳邪，侵袭人体上部，故病胸胁；长夏的主气是湿，湿困脾土，不能运化水湿，因而易发湿性腹泻等证；秋季的主气是燥，夏伤于暑邪，秋凉之时复感于风者为风疟，症见汗出恶风；冬季的主气是寒，寒邪侵入，阻滞经络，气血不通，则手足麻木逆冷。

二是六淫为病，与工作或居处环境有关。工作或居处环境失宜，也能导致六淫侵袭而发病。如《素问·痿论》说："肉痿者，得之湿地也。"这是因为"以水为事，或居处伤湿"，造成湿邪侵袭，阻滞气血，不荣肌肉而发为肌肉麻木不仁、痿弱不用的病证。如高温作业易中暑等，也是这种情况。

三是六淫为病，常合邪致病。六淫邪气，既可单独致病，也可由两种以上邪气同时侵犯人体而致病。如风寒感冒、湿热泄泻、风寒湿痹等，因其中多兼风邪，所以《素问·风论》有"风为百病之长"的说法。

四是六淫为病，在一定条件下可以相互转化。如寒邪化热，湿邪化燥等。《素问·水热穴论》所说："人伤于寒而传为热，何也？夫寒盛则生热也"就是寒邪入里，从阳化热的例子。

五是六淫为病，由浅入深。六淫为病一般先伤肌表，然后由表入里，由浅及深。如《素问·缪刺论》说："夫邪之客于形也，必先舍于皮毛，留而不去，入舍于孙脉，留而不去，入舍于络脉，留而不去，入舍于经脉，内连五脏，散于肠胃。阴阳俱感，五脏乃伤，此邪之从皮毛而入，极于五脏之次也。"指出病邪侵入人体，首先留止于皮毛；若停留不去，则深入留止于孙络；再留而不去，就会深入留止在络脉；再留而不去，深入留止于经脉；最后内连五脏，散布于肠胃。这就是邪气经皮毛入侵，最终传到五脏，由浅入深的次序。

此外。在疾病发展过程中，由于脏腑功能的失调，也能形成类似外感六淫的证候，一般称"内生六气"。但由于内生的六气属于病机范畴，故在"病机"章中讨论。

（一）风

风为百病之长。风为春季主气，但终岁常在，四时皆有，是一种常见的外感病因。凡湿、燥、寒、热诸气多依附于风而侵犯人体，如风湿、风燥、风寒、风热等。因此，风邪实为外感疾病的先导。《素问·生气通天论》说："风者，百病之始也。"除风邪之外，其他五邪有的就不能相兼，如暑与火不能兼寒、湿不能兼燥等。

风为阳邪，其性开泄。风具有升发、向上、向外的特性，所以风邪致病常先侵犯人体上部。如《素问·太阴阳明论》说："伤于风者，上先受之。"又由于风为阳邪，使腠理开泄，故汗出、恶风是风证的重要特征。如《素问·骨空论》说："风从外入，令人振寒，汗出头痛，身重恶寒。"《素问·风论》论述的各种风证，均有汗出、恶风的共同症状，说"肺风之状，多汗恶风""心风之状，多汗恶风""肝风之状，多汗恶风""脾风之状，多汗恶风""肾风之状，多汗恶风"等。

风性主动。《素问·阴阳应象大论》说："风胜则动。"风邪致病具有动摇不定的特点，类似树木在风的吹动下不断地摇动一样。临床上风病的症状多出现眩晕、震颤、抽搐、强直、角弓反张等，反映了风的特点。

风善行而数变。风邪伤人，在表则稽留于皮毛，或逗留于肌腠之间，或游走于经脉之中；入里则犯肠胃膜原，或直达脏腑；在上可逆于巅顶；在下可伤膝胫。风善行而数变的特点反映在两个方面：一方面致病变化无常，症状变化多端，如游走行关节疼痛的"行痹"，皮肤瘙痒此起彼伏的风疹等，所以《素问·风论》说："风者，善行而数变"。另一方面发病急、传变快。故《素问·风论》又说："风者，百病之长也。至其变化，乃为他病也，无常方，然致有风气也。"意思是指风邪是引起许多疾病的重要因素，而且侵入人体之后不断变化，形成其他的疾病。虽然这些疾病的变化没有一定的规律，但是其致病的原因都是风邪。

风为木气通于肝。感受风邪可发生消化不良、腹胀、腹泻等症状，这是因风邪伤肝，肝克脾土的缘故。如《素问·气交变大论》说："岁木太过，风气流行，脾土受邪，民病飧泄，食减体重，烦冤肠鸣、腹支满"意思是讲木运太过之年，风气流行，木旺克土，脾土受邪，临床可见完谷不化的飧泄，食欲减退，身体沉重，烦闷抑郁，肠鸣腹胀满等症状。《素问·至真要大论》也说："风淫所胜，……民病胃脘当心而痛，上肢两胁，膈咽不通，饮食不下，舌本强，食则呕，冷泄腹胀，溏泄瘕水闭。……病本于脾。"指出厥阴司天之年，人们易患胃脘疼痛，向上支撑两胁，胸膈咽喉不得通畅，饮食不能下咽，舌根强直，食入则呕吐，寒泄腹胀满，便溏泄，瘕病，水闭不通等，这是厥阴司天，肝木过胜，木克脾土，引起脾虚，不能运化水湿之缘故。

临床常见的风证有伤风、风寒、风热、风湿、风痹、风疹、风水等。

（二）寒

寒为冬季的主气，故冬令多寒病，但也见于其他季节。

寒邪属阴，易伤人阳气。若寒邪束表，卫阳被郁不能温肌肤可见恶寒之症，如《素问·调经论》说"阳受气于上焦，以温皮肤分肉之间，令寒气在外，则上焦不通，上焦不通，则寒气独留于外，故寒栗"。另外，寒邪内中，伤及脾胃及小肠阳气，则多见脘腹冷痛、呕吐腹泻等症，如《素问·举痛论》说："寒气客于肠胃，厥逆上出，故痛而呕也。寒气客于小肠，小肠不得成聚，故后泄腹痛矣。"后，指后阴，即肛门；后泄，即腹泻。这段话的意思是说寒邪侵袭于胃，迫使胃气逆而上行，引起胃脘疼痛而呕吐。寒邪复袭小肠，小肠为受盛之腑，因寒而阳气不化，水谷不能停留，腹泻而疼痛。再则，若寒邪中于其他脏腑，还可引起其他脏腑的中寒证，如《伤寒论》寒邪直中少阴，脉微细、下利清谷、恶寒踡缩、手足厥冷等。临床上常把寒伤肌表者，称为"伤寒"；直中于脏腑者，称为"中寒"。

寒性收引，导致气机收敛。收引，即收缩牵引的意思。气机收敛，即寒邪侵犯人体，气机受阻而收敛，腠理、经络、筋脉因此而收缩挛急。如《素问·举痛论》说："寒则气收。"又说："寒气客于脉外则脉寒，脉寒则缩踡，缩踡则脉绌急，绌急则外引小络，故卒然而痛。"指出寒邪侵袭脉外，则筋脉受寒，筋脉受寒则筋脉收缩不伸，收缩不伸则屈曲拘急，进而牵引在外的细小络脉，内急外引，所以突然发生疼痛。《素问·举痛论》还说："寒邪客于厥阴之脉，厥阴之脉者，络阴器系于肝，寒气客于脉中，则血泣脉急，故胁肋与少腹相引痛矣。厥气客于阴股，寒气上及少腹，血泣在下相引，故腹痛引阴股。"意指寒邪侵袭足厥阴之脉，足厥阴之脉循股阴入毛中，环阴器抵少腹，布胁肋而属于肝，寒邪侵入足厥阴之脉，则血凝涩而脉紧急，故胁肋与少腹牵引疼痛。寒厥之气客于阴股，上行少腹，气血凝滞，上下牵引，故腹痛引阴股。

寒性凝滞。凝滞，即凝结阻滞不通。人体精气血津液必须依靠阳气的温煦和推动，才能维持正常的吸清呼浊、消化吸收、运行输布、解毒排泄等新陈代谢功能。如果寒邪侵入人体，阳气受到损伤，不能推动气血的运行，导致气血凝结，涩滞不通，不通则痛，故痛是寒邪致病的一大特征。如《素问·痹论》说："痛者，寒气多也，有寒故痛也。"《素问·举痛论》也说："经脉流行不止，环周不休，寒气入经而稽迟，泣而不行，客于脉外则血少，客于脉中则气不通，故卒然而痛。"稽迟，即滞留不行。这段经文说的是在正常情况下，气血在经脉中流行不止，环周不休，以营养全身各脏腑形体官窍。当寒邪乘虚侵入人体经脉之中，使经脉凝滞，气血运行不畅，故突然引起疼痛。由于寒邪侵犯的部位不同，所以疼痛的性质和症状各异。就部位而言，如寒邪袭表则周身疼痛；袭于关节则关节疼痛，屈伸不利；若寒邪深至骨髓，则发厥逆头痛；若侵犯五脏，亦可因剧痛而昏厥。就性质而言，疼痛有突然停止者，有疼痛剧烈者，有不能按压者，有跳动应手者，有牵引而痛者，有疼痛日久成积聚者，有疼痛昏厥者，有胃痛呕吐者，有腹痛泄泻者，疼痛喜热者等。临床上要根据疼痛的不同部位和性质，通过具体的分析，认真辨证论治，才能收到良好效果。我们认为，除了掌握疼痛的部位和性质外，更要知道疼痛的虚实情况。如痛而胀闭者多实，不胀不闭者多虚；痛而拒按者多实，可按者多虚；喜寒者多实，喜热者多虚；饱而甚者多实，饥而甚者多虚；脉实气粗者多实，脉虚气少者多虚；壮年新病者多实，老年久病者多虚；痛在经者脉多弦大，痛在脏者脉多沉微等。

寒邪久郁化热。寒邪侵犯肌表，则使腠理闭塞不通，卫气不得宣泄，郁而化热，临床上除了恶寒、无汗、身疼痛之外，还有发热的症状出现。如《素问·玉机真脏论》说："今风寒客于人，使人毫毛毕直，皮肤闭而为热。"这种伤于寒邪而发热的病证，后世称为急性外感热病。故《素问·热论》说："人之伤于寒也，则为热病。""今夫热病者，皆伤寒之类也。"

寒水上制心火。感受寒邪，可发生心痛，心悸，烦心谵妄，痈疡等症。这是因为寒水上制心火的缘故，如《素问·气交变大论》说："岁水太过，寒气流行，邪害心火。民病身热烦心躁悸，阴厥上下中寒，谵妄心痛，……甚则腹大胫肿，喘咳，寝汗出，憎风。"意思是说水运太过之年，寒气流行，水能克火，水气凌心，则寒水可损伤心火，人们易患身热、烦躁、心悸、谵言妄语、心痛等疾病。严重者，导致腹部肿大，下肢浮肿，咳嗽气喘，睡则汗出及恶风。《素问·至真要大论》也说："寒淫所胜。则寒气反至，水且冰。血变于中，发为痈疡，民病厥心痛，呕血、血泄、鼽衄，善悲，时眩仆，……病本于心。"意思是说太阳司天之年，寒气淫其所胜的心火，即不当寒时而寒气反至，水都结冰了，心火郁结于内，发生痈疡，人们易患心痛、呕血、血泄、衄血、喜悲伤，有时眩晕扑倒等，根本原因在于心。

寒邪伤肺。肺为娇脏，恶寒恶热，如《素问·宣明五气》说："肺恶寒。"寒邪冷饮伤肺则发生喘咳等症，如《灵枢·邪气脏腑病形》说："形寒寒饮则伤肺，以其两寒相感，中外皆伤，故气逆而上行。"指出肺主皮毛，如外感寒邪，有遇冷饮，两寒相迫则伤肺，肺失宣降而上逆，出现咳嗽气喘症状。

临床常见的寒证有风寒、寒痹、寒伤脾胃等证。

（三）暑

暑为阳邪，其性炎热。暑为夏季火热之邪，火热属阳，故暑为阳邪。暑性炎热，伤于暑则皮肤松缓，腠理开泄，出现多汗、高热、烦渴，甚至喝而喘等症状。如《灵枢·岁露论》说："暑则皮肤缓而腠理开。"《素问·生气通天论》也说："因于暑，汗，烦则喘喝，静则多言，体若燔炭，汗出而散。"可见，高热、汗出、心烦、口渴，是伤暑的主要特征。另外，汗泄不畅，汗湿郁于肌肤，多发生寒热、痤痱、疮疡等。如《素问·气交变大论》说。"炎暑流行，病寒热，疮疡，痱疹，痈痤。"

暑邪主升主散，易伤津耗气。暑邪升散，汗出过多，则耗伤津液，气随汗泄，又会伤气。如《素问·举痛论》说："炅则腠理开，荣卫通，汗大泄，气泄矣。"津伤则多见口渴、多饮、小便短赤等；气耗则多见气短、乏力、头晕之症，所以《素问·刺志论》说："气虚身热，得之伤暑"。另外，伤津耗气，还可见突然昏倒、不省人事的证候。如《素问·六元正纪大论》说："火郁之发，太虚曛翳，大明不彰，炎火行，大暑至。……故民病少气，……甚则瞀闷，懊侬，善暴死。"意指火气郁发时，太空中有赤黄之气遮避，太阳的光不甚明朗，火炎流行，大暑乃至，人们易患少气的病证，严重的则昏晕、烦闷、懊侬，临床把这种证候，称为"中暑"。

暑多挟湿。暑热季节，气候炎热，而且多雨潮湿，空气中湿度增大，暑湿熏蒸，暑多挟湿为患，其症状是在发热、烦渴的同时，兼见肢体困倦，胸闷呕恶，大便溏泄等症状。

暑邪为疟病之因。如《素问·金匮真言论》说："夏暑汗不出者，秋成风疟。"夏季暑热，热蒸汗出，有助于发泄暑热，如果汗出不透，暑热内伏，延至秋令，暑欲出而凉敛入，金火相争，故寒热往来而为疟，故《素问·生气通天论》也说："夏伤于署，秋为痎疟。"痎疟，即疟病的总称。

（四）湿

湿为长夏主气。夏秋之交，湿热氤氲熏蒸，水气上升，湿气最盛，故长夏多湿病。但亦可因涉水淋雨，居处伤湿，或以水为事等湿邪侵袭而致。

湿为阴邪，最易阻滞气机，遏抑阳气。湿性类水，故为阴邪。湿邪侵犯人体，最易阻遏气机，气化失常，脏腑升降出入运动紊乱，则见胸腹痞闷，不思饮食，大便不畅，小便短涩等。如《素问·气交变大论》说："雨湿流行，……中满食减。"由于湿邪遏阻阳气，阳气郁而不伸，又可出现四肢厥冷等症。如《素问·气交变大论》说："雨湿流行，……民病腹痛，清厥意不乐，体重烦冤。"由于阳气不伸为湿邪遏抑所致，所以在治疗上只要用利尿除湿的方法，湿去则阳气自通，故清代温病学家天士说："湿胜则阳微""通阳不在温，而在利小便"。

湿性重浊。重，即沉重、重着；浊，指秽浊。由于湿性重着，故湿邪为病，症见头重如裹，周身酸重，如《素问·生气通天论》说："因于湿，首如裹。"湿邪秽浊，易困遏清阳，导致头身重困，四肢酸沉不举，甚至肌肤不仁、筋肉不用等症。另外，湿邪留滞关节，可见关节沉重疼痛，而且疼痛的部位固定不移，如中医所说的"着痹"或"湿痹"，就是湿性重浊的反应。再有，湿邪侵入人体，可导致筋肉痿弱不用的痿证，如《素问·痿证》说："有渐于湿，以水为事，若有所留，居处相湿，肌肉濡渍，痹而不仁，发为肉痿"，指出经常被水湿浸渍，或邻水工作，水湿滞留，或居处潮湿，肌肉被湿邪侵害，久而久之肌肉麻木不仁，发生肉痿。

湿性黏滞。黏滞，即黏腻停滞。湿性黏滞，表现在两个方面：一方面湿病缠绵难愈，湿病的病程较长，且反复发作不易痊愈，如湿痹、湿疹等。此外，湿邪秽浊黏滞，可表现为排泄物浑浊黏腻，如大便黏滞不爽，妇女带下混浊黏滞，呕吐物黏滞，皮肤湿疮分泌物稠厚黏滞等。

湿为水气所化，沉重下聚，多伤人下部。如《素问·太阴阳明论》说："伤于湿者，下先受之。"所以，湿邪下注可见于痢疾、淋浊、带下、脚气等。另外，湿注下部皮肉筋脉，常见足浮肿，下肢重滞，皮肤麻木，筋肉关节疼痛等症状。如《素问·阴阳应象大论》也说："地之湿气，感则害人皮肉筋脉。"

湿困脾土。脾主湿，外湿淫胜可困脾，影响脾运化水湿的功能而产生内湿，故《素问·宣明五气》说："脾恶湿"，说明外湿与内湿是可以相互影响的。

临床常见的湿证有风湿、湿痹等证。

（五）燥

秋季天气清肃收敛，气候劲急干爆，故燥为秋季的主气，燥病多发于秋季。

燥邪干燥，易伤津液。感受燥邪，最易损伤人体的津液，导致阴津亏损，机体缺乏滋润，多见口鼻干燥、咽干口渴、皮肤干枯皲褶、毛发不荣、大便干结、小便短少等症，如《素问·阴阳应象大论》说："燥胜则干。"《素问·至真要大论》也说："燥淫所胜，……嗌干，面尘，身无膏泽。"

燥易伤肺。燥气通于肺，鼻为肺窍，故燥邪致病，多从口鼻入而伤肺，导致肺的宣降失司，引起干咳无痰，痰黏难出，痰中带血等。如《素问·五常政大论》说："燥行其政，……其病咳，……喘喝胸凭仰息，……邪伤肺也。"可见，燥邪伤肺的特征是干咳无痰或痰中带血。再如《素问·六元正纪大论》说："燥令行，……咳喘，甚则血溢。"血溢，即包括了咯血或痰中带血等症状。

燥邪爆淫，克伐肝木。燥邪为病亦常见目赤肿痛、眦角溃疡、胁肋及少腹疼痛等症，如《素问·气交变大论》说："燥气流行，肝木受邪，民病两胁下少腹痛，目赤痛，眦疡。"此乃燥金克伐肝木，肝经布胁抵少腹连目系的缘故。

燥有温凉之分。燥本秋气，为寒之渐，属于次寒，故燥邪有兼凉、兼温的不同，这就是后世区分温燥证和凉燥证的原因。夏至之前属温燥，夏至之后属凉燥。夏至为阳气上升到了极点，并开始转阴，所以夏至成了阴阳交汇的转折点，夏至前为温燥，夏至后为凉燥。

（六）火（热）

火热为阳邪，其性炎上。火热相对寒水而言，其性质燃烧燔灼，升腾向上，故为阳邪。火热为病，以发热、脉数为其特点。如《素问·平人气象论》说："人一呼脉三动，一吸脉三动而躁，尺热曰病温。"脉一息六动为数脉；尺，指尺肤，尺肤热是全身发热的反映。此外，火热为病，还多见身痛、咳喘、烦渴、尿色变黄等症。如《素问·至真要大论》说："热淫所胜，怫热至，火行其政。民病胸中烦热，嗌干，右胠胁满，皮肤痛，寒热咳喘，……溺色变。"后世根据这些特点，总结了火热邪气致病的特点是发病急、传变快，其症状多表现为发热重、恶寒轻，身痛，烦渴，口干、咳喘，尿黄等。另外，由于火性炎上，其病多发于人体上部，可见咽喉肿痛，口舌生疮，牙龈出血，口有臭味，舌红起芒刺等，严重者扰乱神明，可见狂躁妄动，神昏谵语。如《素问·至真要大论》说："诸逆冲上，皆属于火。"

火热易伤津耗气。火热阳邪，直接煎熬津液，或迫津外出，津液耗伤，出现嗌干、渴而欲饮、小便短赤、大便秘结，甚至目陷、齿枯等危症。后世治温热病强调"时刻顾其津液"，其理论即源于此。另外，阳热太盛，津液内灼外泄，气随津脱，除了津液耗损的症状外，还可兼见疲倦乏力、少气懒言等气虚症状。

火热易生风动血。《素问·五常政大论》说："赫曦之纪，……其变炎沸腾，……血流，狂妄，……其病痉。"痉病，即筋脉拘挛、抽搐的病证。由于火热燔灼肝经，耗劫阴液，筋脉失养，导致肝风内动，又称"热极生风"。临床可见高热神昏，两目上视，四肢抽搐，角弓反张等。火热入于血脉之中，迫血妄行，临床多见吐血、衄血、尿血、便血、崩漏以及斑疹等出血症状。

火热扰动心神。火热与心相通，心主神明，火热侵入营血，导致心神不安。轻者可见心神不宁，引起心烦、失眠、健忘等；严重者可见神昏谵语、狂躁不安。如《素问·至真要大论》："诸热瞀瘛，皆属于火。""诸躁狂越，皆属于火。"

火热易致疮疡。火热之邪侵入血分，腐蚀血肉，引起痈肿疮疡。如《灵枢·痈疽》说："大热不止，热胜则肉腐，肉腐则为脓，故名曰痈。"火热所导致的疮疡，其局部以红肿热痛为特点。

临床常见的外感火热证有风热、温病等。

二、疫疠

疫疠之气是一类具有强烈传染性的致病因素。《内经》又称"毒气"，后世又称"戾气""异气""乖戾之气"。由于这种邪气是从外侵袭人体而发病的，所以它仍属于外感病的致病因素。

疫疠致病发病急骤，相互传染，症状相似，病情重笃。如《素问·刺法论》说："五疫之至，皆相染易，无问大小，病状相似。"疫疠起病急骤，变化迅速，病情险恶，死亡率高，故《素问·六元正纪大论》说："疠大至，民善暴死"。

关于疫疠邪气及其致病情况。《内经》有"温""厉""温疫""温疠"和"五疫"等的记载。后世温病学派对疫疠邪气及其致病规律，有了进一步的认识。如吴又可《温疫论》说："温疫之为病，非风、非寒、非暑、非湿，乃天地间别有一种异气所感"指出疫疠之气不同于六淫。疫疠邪气的致病途径是从口鼻而入，由于毒性剧烈，传染性强，常引起大规模的流行。如《诸病源候论》说："人感乖戾之气而生病，则病气转相染易多。"各种疫邪能导致相应的证候，如大头瘟、白喉、烂喉丹痧、疫痢、天花、霍乱、鼠疫等。这些病证，实际上包括了现代医学所说的许多传染病和烈性传染病。

疫疠的发生与流行，除与社会制度、卫生条件等因素有关外，主要是由于自然气候反常，如久旱、酷热、湿雾瘴气的流行等，这些问题在《素问》七篇"大论"中多有论述。

现以 2020 年 1 月以来，我国湖北省武汉市发生的新型冠状病毒肺炎（简称新冠肺炎）为例，看看中医对疫疠是如何认识的。

这次在武汉发生的新冠肺炎，中医称之为"疫疠"，其病源为冠状病毒，以呼吸道飞沫和密切接触传播为主要的传变途径。病变以肺脏不同程度的实变为主。以发热、干咳、乏力为主要临床表现，少数患者伴有鼻塞、流涕、咽痛、肌痛和腹泻等症状。重症患者多在发病一周后出现呼吸困难，或低氧血症。危重症患者可快速进展为急性呼吸窘迫综合征、脓毒症休克、代谢性酸中毒、出凝血功能障碍及多器官功能衰竭等。临床分为轻型、普通型、重型、危重型、恢复型等。轻型临床症状轻微，核酸检测为阳性，影像学未见肺炎表现。普通型具有发热、呼吸道等症状，核酸检测为阳性，影像学可见肺部炎症表现。重型呼吸急促，每分钟超过 30 次；静息状态下氧饱和度小于 93%；动脉血氧分压／吸氧浓度小于 300mmHg；肺部影像学病灶大于50%。危重型呼吸衰竭，或出现休克，或多脏器功能衰竭。

（一）西医治疗方法

1. 轻型、普通型的治疗

(1) 卧床休息，加强支持治疗，保证充分热量；注意水、电解质平衡，维持内外环境稳定；密切监测生命体征、血氧饱和度等。

(2) 根据病情监测血常规、尿常规、CRP、生化指标（肝酶、心肌酶、肾功能等）、凝血功能、动脉血气分析、胸部影像学等。

(3) 及时给予有效氧疗措施，包括鼻导管、面罩给氧、经鼻高流量氧疗。

(4) 抗病毒治疗，可试用干扰素、洛匹那韦（利托那韦）、利巴韦林、磷酸氯喹、阿比多尔等。

2. 重症、危重症的治疗

(1) 呼吸支持：鼻导管或面罩吸氧，高流量鼻导管氧疗或无创机械通气，或有创机械通气，进行肺复张等。

(2) 循环支持：在充分液体复苏的基础上，改善微循环，使用血管活性药物，密切监测患者血压、心率和尿量的变化。在救治过程中，注意液体平衡策略，避免液体过量或不足。

(3) 肾功能衰竭和肾替代治疗：对于肾功能衰竭患者的治疗应注重体液平衡、酸碱平衡和电解质平衡，在营养支持治疗方面应注意氮平衡、热量和微量元素的补充，必要时可选择连续性肾替代治疗。

(4) 血液净化治疗：血液净化系统包括血浆置换、吸附、灌注、血液／血浆滤过等。

(5) 免疫治疗：对于双肺广泛病变及重症患者，可试用托珠单抗治疗。

(6) 康复者血浆治疗：适用于病情进展较快、重症和危重症患者。

(7) 其他治疗措施：短期内酌情使用糖皮质激素，可静脉给予血必净，使用肠道微生态调节剂。

（二）中医治疗方法

《素问·六元正纪大论》说："寒敷于上，雷动于下，寒湿之气，持于气交。民病寒湿发，……民乃厉，温病乃作，身热头痛，呕吐，肌腠疮疡，……故岁宜苦以燥之温之。"这段话包含四个意思：第一，从气候方面来看，寒气布于高空，水湿流于地下，在天为寒，在地为湿，寒气下降，湿气上升，寒湿之气持续于气交之中，上下杂合，相互交感，形成寒湿气候；第二，寒湿气候形成之后，人们易患寒湿之病，如疫疠、温病等，临床上可出现发热、头痛、呕吐、皮肤疮疡等；第三，由于寒湿为病，治疗时以温治寒、以燥祛湿，这就是寒湿病的基本治疗原则；第四，"风为百病之始"，寒湿侵入人体必以风为先导，引起寒湿夹风，出现外感风寒湿之证。今从湖北省武汉市的气候来看，2019 年 12 月以后，时为冬季，在天之气寒冷。另外，武汉地处长江和汉水之间，本来地下水湿有余，加之当年强降雨天气连绵不断，持续数月，雨水越积越多，地下水湿之气旺于往年。水湿过多，蒸腾于上，与在天寒气相搏，相互交感，不能布散，于是形成寒湿天气，从而导致"寒湿疫"的暴发。由此可见，寒湿是引起"新型冠状病毒肺炎"外部因素。另外，武汉现有居住人口 1000 余万，而患"新冠肺炎"者仅 8 万多人，占总人口的 0.8% 左右；死亡 4000 余人，病死率 5% 左右。与国际上其他国家比较而言，感染人数很少，死亡人数更少，这是什么原因呢？《素问·刺法论》载："正气存内，邪不可干。"指出疫疠的发生除了外部"疫毒"之外，人体的内在因素是最根本的。所谓人体内在因素，即人体的抗病能力和免疫能力，也就是中医所说的正气。如果正气亢盛，即使外邪侵入，正气足以对抗外邪，人也不会患病。人体的正气包括阳气和阴精，特别是阳气更为重要。如《素问·生气通天论》说："阳气者，若天与日，失其所，则折寿而不彰。"这则经文以太阳在天运中的地位作比喻，强调阳气在人体内的作用，反映了古人对阳气的重视。天之阳气，唯日为本，天无此日，则昼夜无分，四时失序，万物不彰。其在于人，则表里上下、五脏六腑、形体官窍都必须依靠阳气的温养，才能维持正常的生理功能，抵御外邪的侵袭。这次武汉患"新冠肺炎"的人以老年人居多，死亡率也较高，其原因就是老年人随着年龄的增长，身体中的阳气不断衰减，抵抗力和免疫力显著下降所致。

下面我们以湖北省襄阳中西医结合医院陈娟团队治疗新冠肺炎的临床报道为例，阐述阳气在新冠肺炎治疗中的重要作用。

一般情况：在他们收治的 30 位患者中，除个别病例外，均于 2020 年 2 月 4 日入院。其中，有 4 例重型患者。除了使用中药治疗外，西医治疗主要口服奥司他韦和阿比多尔等抗病毒药物，个别重症或危重症患者则给予一些支持疗法。

入院时症状：发热、恶寒、手脚冰凉、有汗或无汗、头痛、恶心、口苦咽干、干咳无痰或少痰，苔白腻或白厚腻。类似于中医温病的卫分症状。我们曾经做过统计，现代医学 70% 的传染病在发病初期，都表现为卫分症状，继之才向不同的方向发展。

病机分析：患者以寒湿为主，痰湿壅肺，加之阳气不足，导致"阳虚寒湿痰"的病机。寒湿之邪侵入人体，卫气与之抗争，邪正相争故发热。寒湿均为阴邪，易伤人体阳气，卫阳受损，故恶寒及手脚冰凉。卫阳受损，皮肤汗孔开泄失司，故有汗或无汗。寒湿阻滞头部经络，经络不通，不通则头痛。湿困脾土，升降失常，卫气上逆则恶心。少阳受邪则口苦咽干。肺与皮毛相表里，皮肤被寒湿之邪侵袭，肺气不能宣发，故干咳无痰或少痰。苔白腻或白厚腻主痰湿。根据华中科技大学同济医学院刘良教授所作的病理解剖提示：肺部有黏液性分泌物，指出"在治疗上如果黏液成分没有化解，单纯给氧的方式，可能达不到目的，有时候会起反作用。正压给的时候可能会把黏液推得更深更广，会加重患者的缺氧"。可见，化痰比给氧更重要，这为临床治疗提供了新的思路。

治法：温阳祛寒，除湿化痰。

处方及方解：选用小柴胡汤、柴胡桂枝汤、麻黄汤、麻黄加术汤、麻黄细辛附子汤、瓜蒌薤白半夏汤为基础方，进行合方加减化裁。小柴胡汤和解少阳，柴胡桂枝汤调和营卫、和解枢机，麻黄汤发汗解表、宣肺平喘，麻黄加术汤发汗解表、散寒祛湿，麻黄细辛附子汤温肾助阳、解表祛寒，瓜蒌薤白半夏汤通阳散结、祛痰宽胸。小柴胡汤由柴胡、半夏、人参、黄芩、生姜、大枣、甘草等组成，其中柴胡解表退热、疏肝解郁、升举阳气，半夏燥湿化痰、降逆止呕、消痞散结，人参大补元气、补脾益肺、生津、安神益智，黄芩清热燥湿、泻火解毒、止血，生姜解表散寒、温中止呕、温肺止咳，大枣补中益气、养血安神，甘草补脾益气、祛痰止咳、缓急止痛、清热解毒、调和诸药。柴胡桂枝汤为少阳、太阳两解之法，由小柴胡汤、桂枝汤各半量合剂而成，方中桂枝发汗解肌、温通经脉、助阳化气，白芍养血敛阴、柔肝止痛、平抑肝阳。麻黄汤由麻黄、桂枝、杏仁、甘草等组成，其中麻黄发汗解表、宣肺平喘、利水消肿，杏仁止咳平喘、润肠通便。麻黄加术汤由麻黄、桂枝、杏仁、甘草、白术五味药组成，其中白术健脾益气、燥湿利尿、止咳。麻黄细辛附子汤由麻黄、细辛、附子三味药组成，细辛解表散寒、祛风止痛、温肺化饮，附子回阳救逆、补火助阳、散寒止痛。瓜蒌薤白半夏汤由瓜蒌、薤白、半夏三味药组成，其中瓜蒌清热化痰、宽胸散结、润肠通便，薤白通阳散结、行气导滞。六方合用，除了重复者外，共有16味药。其中，附子温补肾阳，扶助全身之阳气，为君药。麻黄、桂枝、细辛辛温解表散寒；生姜、大枣调和营卫，助解表之力；人参、白术健脾益气祛湿，合为臣药。半夏、杏仁、瓜蒌、薤白化痰止咳，为佐药。甘草调和诸药，为使药。六方合用后，起到温补肾阳、散寒除湿、祛痰止咳的作用。在上述六方的基础上还可以酌加党参、黄芪、苍术、茯苓、僵蚕、地龙、紫苏子、白芥子、三仁汤等，增强健脾益气、祛湿化痰的功用。特别值得一提的是，陈娟团队在治疗过程中，对每一位患者自始至终都坚持使用麻黄，颇有创见。麻黄，一可开通肺气，使支气管扩张，具有明显的止咳和排痰作用；二可通畅水道，增加小便量，使水湿从下而出。全程围绕"阳虚寒湿痰"遣方用药，丝丝入扣。其中，又以温阳为重点，关键在于扶助人体阳气，提高正气水平，正胜则邪退，疾病自然痊愈。强调阳气在整个"新冠肺炎"治疗中的重要性，是一大创举。

治疗结果：经过16天的中西医结合治疗，危重症患者全部转为轻症患者，轻症患者绝大多数陆续出院。

体会：①从所用的 6 个方剂来看，小柴胡汤、柴胡桂枝汤、麻黄汤、麻黄细辛附子汤等均出自《伤寒论》，麻黄加术汤、瓜蒌薤白半夏汤出自《金匮要略》。《伤寒杂病论》为东汉张仲景所著，分为《伤寒论》和《金匮要略》两部分，《伤寒论》主要论述外感疾病，包括疫疠病证；《金匮要略》重在研究内科杂病的辨证论治。可见，《伤寒论》的辨证理论和遣方用药都是针对外感疾病的，包括我们现代所讲的普通传染病和新兴传染病，在这次武汉抗疫中得到了充分的体现。②陈娟团队认为 2019 年是土虚之年，他们在春天治疗小儿发热证，使用附子理中汤，屡见奇效。附子理中汤由附子、干姜、人参、白术、甘草五味药组成。其中附子回阳救逆、补火助阳、散寒止痛，干姜温中散寒、回阳通脉、温肺化饮，人参、白术、甘草健脾益气。各药合用，重在助阳补气，意在提高小儿体内的阳气，正气得复，发热自愈。③自 2019 年 10 月以来，他们在治疗脾虚或阳虚的患者中，均加入 10～15 克的附子，意在扶助人体的正气。惊奇地发现，3600 位使用过附子的患者，在新冠肺炎流行期间，没有一个受到新冠病毒的感染。此乃正气使然，充分地体现了中医治未病的重要思想。④他们在治疗新冠肺炎同时，取麻黄 30 克、桂枝 45 克，自己亲自连续服用 3 天，不仅没有发汗，也没有其他的不适。此举精神可嘉，令人钦佩，可谓当代小神农。说明只有通过亲身体验，充分了解和掌握药物的特性，然后再用于临床，才能做到心中有数。⑤对于恢复期的患者可以重用党参、黄芪等补气药，健脾益气，增进食欲，强化后天之本，有利于患者的康复，也值得借鉴。⑥有患者反映，一旦痰咳出以后，呼吸困难就会得到很大的改善，说明治疗新冠肺炎，化痰是非常重要的一环，特别对于重症型和危重型患者尤其重要，这和现代医学病理解剖的解释是相吻合的。因此他们对所有的患者都会用到一味中药那就是麻黄，目的在于宣肺化痰。⑦有的患者的舌苔入院时为黄腻，出院后其舌苔仍然为黄腻。我们考虑这部分患者入院前，可能有胃肠道疾病。据我们临床观察，胃肠道疾病的人舌苔基本为黄腻苔，所以新冠肺炎的患者入院前后舌苔均为黄腻，就可以理解了。⑧认为使用中药颗粒剂与中药汤剂的效果，其疗效差别不大。

内部因素

一、七情

七情，即喜、怒、忧、思、悲、恐、惊七种情志活动。在生理情况下，七情是人体对外界事物的反应，属于正常的精神活动。只有突然而剧烈的精神刺激，或情志变动过于持久时，才能使气血功能紊乱成为致病因素。如《灵枢·口问》说"大惊卒恐，则血气分离，阴阳破败，经络厥绝，脉道不通，阴阳相逆，卫气稽留，经脉虚空，血气不次，乃失其常。"指出大惊失色或突然恐惧等精神刺激，导致气血分离而不能协调，阴阳失去平衡，经络闭塞，脉道不通，阴阳逆乱，卫气不能正常输布，经脉空虚，气血不能正常运行，人体的功能失常就会得病。因此，七情在一定条件下也是人体重要的致病因素之一。又如《灵枢·百病始生》说"夫病之始生也，皆生于风雨寒暑，清湿喜怒。"这里的喜怒是概括七情而言的。正因为七情是重要的致病因素，所以临床上审视患者的精神状态和情志的变动，是诊察病情的主要内容之一。如《素问·疏五过论》说："凡欲诊病者，必问饮食居处，暴乐暴苦，始乐后苦，皆伤精气，精气竭绝，形体毁沮。"意思是说在临床诊治疾病的时候，一定要问患者的饮食和居住环境，是否有精神上突然的欢乐或痛苦，或先有快乐，后再痛苦，如此苦乐不均，就会损伤人体的精气，使精气耗竭，形体败坏。

七情致病，不同于六淫。六淫病起于外，一般是由表入里，而七情为病则病生于内，直接损伤五脏之气。所以《灵枢·百病始生》说："喜怒不节，则伤脏，脏伤则病起于阴也。"阴，即指内而言。《灵枢·寿夭刚柔》也说："风寒伤形，忧恐忿怒伤气。气伤脏，乃病脏。"指出由于喜怒忧恐等七情刺激，首先要影响人体内部气机的运行，气机的运行受到干扰，则波及五脏，使内脏受到损伤。由于七情的这种致病特点，所以是引起内伤病的主要因素之一。

《内经》的"四时五脏阴阳"理论认为，情志活动以五脏精气为物质基础，因而五脏病变能导致情志的变化。反过来，情志的异常变动又影响五脏的功能活动，导致疾病的发生。如《素问·阴阳应象大论》说肝"在志为怒，怒伤肝"；心"在志为喜，喜伤心"；脾"在志为思，思伤脾"；肺"在志为忧，忧伤肺"；肾"在志为恐，恐伤肾"。《灵枢·本神》还具体论述了七情太过损伤五脏之神的各种病变及其严重性，说："是故五脏主藏精者也，不可伤，伤则失守而阴虚，阴虚则无气，无气则死矣"，指出五脏主藏精而不能泄，更不能损伤，损伤则精失所藏就会导致阴虚，阴虚不能化生阳气，人无阳气则死。这种七情生于五脏又伤五脏的理论在疾病的诊断治疗中有重要的指导意义。

心为五脏六腑之大主，"精神之所舍"。情志活动虽分属五脏，但总统在心。因此心在七情致病过程中起主导作用，只有在心神先伤或心神活动失调，各脏之志无所统制与协调的情况下，才分别伤及五脏。所以《灵枢·口问》说："心者，五脏六腑之主也，……故悲哀愁忧则心动，心动则五脏六腑皆摇。"指出心是整个脏腑的主宰，人的悲哀忧愁等情志变化，首先影响到心神，心为之不安，就会影响其他五脏六腑。

七情致病，主要使脏腑气机失常，气血运行紊乱。如《素问·疏五过论》说："离绝菀结，忧恐喜怒，五脏空虚，血气离守。"离，离别；绝，绝望；菀，同郁；菀结，即思虑怨恨，情态不舒。这段话是说患者由于亲近之人分离而怀念不绝，情志郁结难解，导致忧恐喜怒，从而使五脏空虚，气血不能调和而离守，提醒医生在治疗疾病时要密切注意患者的情志变化。另外，《素问·举痛论》也说："怒则气上，喜则气缓，悲则气消，恐则气下，惊则气乱，……思则气结。"指出因为情志的变化可以引起气机的逆乱，或气上，或气缓，或气消，或气下，或气乱，或气结等。

（一）怒

怒为肝志。微怒能帮助肝气发泄，防止气血郁滞。但是怒之太过，则反伤肝，使肝气疏泄太过而上逆为病。如《灵枢·邪气脏腑病形》说："若有所大怒，气上而不下，积于胁下则伤肝。"肝藏血，肝气上逆则血随气升，多见面红目赤、胁痛、气粗等症，重者可损伤血络引起呕血吐血，或横逆克脾而出现飧泄诸症。如《素问·举痛论》说："怒则气逆，甚则呕血飧泄。"如果气血上逆，蒙蔽清窍，还能发为昏厥。故《素问·生气通天论》说："阳气者，大怒则形气绝，而血菀于上，使人薄厥。"指出人的阳气，在大怒时就会上逆，血随气升而瘀积于上，与身体其他部位阻隔不通，使人发生昏厥不省人事。

怒不仅伤肝，由于肝肾同源，还能伤肾。如《灵枢·本神》说："肾盛怒而不止则伤志，志伤则喜忘其前言，腰脊不可以俯仰屈伸。"肾藏志，大怒不止则伤志，志伤精衰，不能生髓养骨荣脑，就会出现健忘、腰脊痿弱不能俯仰屈伸等病症。

（二）喜

喜为心志。喜能缓和紧张情绪，使心气畅达，气血和缓，有利于健康。但如暴喜，则伤心，使心气过缓，甚至于涣散不收。故《素问·举痛论》说："喜则气和志达，荣卫通利，故气缓矣。"这里所说的"气缓"，即指喜太过而导致的心气涣散不收。心气涣散，不能奉养心神，可出现心悸、失神，甚至狂乱等症状。正如《灵枢·本神》所说："喜乐者，神惮散而不藏。"《灵枢·癫狂病》也说："狂者多食，善见鬼神，喜笑而不发于外者，得之有所大喜。"这里的神散不藏和狂，都是由于大喜过度所致。

另外，心肺同居上焦。过喜亦可伤肺，也可导致狂乱的病症，如《灵枢·本神》说："肺，喜乐无极则伤魄，魄伤则狂"。

（三）思

思为脾志。思虑过度最易伤脾而引起脾气郁结，中焦气滞则见脘腹痞塞，不思饮食，腹胀腹泻，甚至肌肉消瘦等。故《素问·举痛论》说："思则心有所存，神有所归，正气留而不行，故气结矣。"这里心神的"存""归"，指心神引导气血归聚一处，从而导致脾气郁结。

此外思虑太过也耗伤心血。心血虚弱，神失所养则出现心悸、怔忡、失眠、健忘等症，如

《灵枢·本神》说："心怵惕思虑则伤神，神伤则恐惧自失。"恐惧自失即心悸怔忡，心神不定。

（四）悲忧

悲忧为肺志。悲忧太过能伤肺，使肺气抑郁，出现太息、胸膈满闷塞痞等症。所以《灵枢·本神》说："愁忧者，气闭塞而不行。"《素问·通评虚实论》也说："隔塞闭绝，上下不通，则暴忧之病也。"气闭郁过久则化火，火烁则消耗精气，常出现气乏形瘁的病证。如《素问·举痛论》所说："悲则心系急，肺布叶举，而上焦不通，荣卫不散，热气在中，故气消矣。"指出悲伤太过则心系急迫，但悲为肺志，悲伤肺叶张举，上焦因之闭塞不通，营卫之气不能布散，热郁闭于其中，消灼和耗损肺气，这就是气消。

此外，悲忧也可以伤心、脾、肝等脏。心肺同居上焦。过于悲忧亦可使心系拘急，包络阻绝不通，出现心悸、精神恍惚，甚至尿血、脉痿等症。如《灵枢·邪气脏腑病形》说："忧愁恐惧则伤心。"《素问·痿论》说："悲哀太甚，则胞络绝，胞络绝则阳气内动，发则心下崩，数溲血也。"两段经文意指悲哀太甚则心气内伤，心包之络脉阻绝不通，阳气不能外达而鼓动于内，导致络破血溢，流于膀胱，经常尿血。另外，悲忧伤脾则中焦气机滞塞，运化失健，就会出现脘腹满闷烦乱，四肢痿弱不用等。如《灵枢·本神》说："脾愁忧不解则伤意，意伤则悗乱，四肢不举。"再有，悲忧太过伤肝，则见精神失常，甚至筋脉拘挛、阴囊上缩等症。如《灵枢·本神》说："肝悲哀动中则伤魂，魂伤则狂妄不精，不精则不正，当人阴缩而挛筋，两胁骨不举。"意思是说悲哀太过会伤魂，魂伤就会发狂，妄事而不精专，神志紊乱，行为无常轨。因为肝藏血，舍魂，养筋，悲忧耗伤肝血，魂不内藏，筋脉失养的缘故。

（五）恐

恐为肾志。过于恐惧，首先伤肾，使肾气不固，清气于下，引起二便失禁等症状。如《素问·举痛论》说："恐则精却，却则上焦闭，闭则气还，还则下焦胀，故气不行矣。"却，退也；气不行，即气不上行而下陷，是升降不交的结果。这段话的意思是说恐惧伤肾则精气下却，精气下却升降不交，故上焦闭塞，上焦闭塞则气归于下，气郁于下则下焦胀满，这就是气下行之意。此外，肾藏精、生髓、养骨，温煦四肢，所以久恐伤肾亦多见滑精、痿厥等病证。如《灵枢·本神》所说："恐惧而不解则伤精，精伤则骨酸，痿厥，精时自下。"

过于恐惧还能损伤其他脏腑，如《灵枢·本神》说："心，怵惕思虑则伤神，神伤则恐惧自失，……恐惧者，神荡惮而不收"。怵惕，即惊恐；荡惮，动荡恐惧的意思。恐伤肾，肾气不能上交于心，心神动荡不能收摄，则现为心悸，精神失常等症状。又如《素问·经脉别论》说："有所惊恐，喘出于肺，……疾走恐惧，汗出于肝"。肝肾同源，肾为呼吸之根，恐伤肾，影响肝肺，故出现喘、汗症状。

（六）惊

突然受惊，能使心气散乱。心藏神，心神不藏，随之外越，多表现心悸、喘促、汗出、慌乱失措等症。如《素问·经脉别论》说："有所惊恐，喘出于肺，淫气伤心。""惊而夺精，汗出于心。"淫气，指妄行逆乱之气；夺精，指精神散乱。但这种变化，一般能自行调节，不致发生疾病，即所谓"勇者气行则已"。只有大惊。或惊而不已，才能伤心，使心神散乱太过，难以自行恢复，出现病变。如《素问·举痛论》说："惊则心无所倚，神无所归，虑无所定，故气乱矣。"心神散乱，多发生心悸、怔忡，甚至狂乱等病证。同时，心主血脉亦可导致经脉气血阻滞，出现肌肤麻木不仁的症状。故《素问·血气形志》说："形数惊恐，经络不通，病生于不仁。"

此外，孕妇受惊，还可以影响胎儿，造成先天性癫疾。如《素问·奇病论》说："人生而有癫疾者，……病名为胎病，此得之在母腹中时，其母有所大惊，气上而不下，精气并居，故令子发为癫疾也。"癫，即癫痫病，由气逆所生。母体受惊，则气乱而上逆，通过经脉使病变兼并，滞留于胎体，所以出生后即有癫痫病。

在疾病发展过程中，情志过激还能改变疾病的传变规律，使病情恶化。如《素问·玉机真脏论》说："然其卒发者，不必治于传，或其传化有不以次，不以次入者，忧恐悲喜怒，令不得以其次，故令人有大病矣。"之所以使病传不以次的原因，是因为任何剧烈的情志变动，都能导致相应脏气的病变，而后通过生克乘侮关系，进一步影响其他脏腑，改变病情。如过喜则心气涣散，肾气乘其虚而侮之；大怒则肝气横逆，肝气乘脾等。故《素问·玉机真脏论》又说："因而喜大虚则肾气乘矣，怒则肝气乘矣，悲则肺气乘矣，恐则脾气乘矣，忧则心气乘矣，此其道也。"这里所说的"乘"，即传的意思。本句是指过喜伤心，心气大虚，则肾气乘心；或因大怒，则肝气乘脾；或因悲伤，则肺气乘肝；或因惊恐，则脾气乘肾；或因忧愁，心气乘肺。

总之，七情为病，内伤五脏。主要是使五脏气机失常，功能紊乱而致病的。至于所伤何脏，有常有变。七情生于五脏，又各伤对应之脏，此其常；但有时一种情志也能伤及他脏，几种情志又可同伤一脏，此其变。临床应根据证候来具体分析。

二、饮食

饮食是人从自然界摄取营养物质，维持生命活动的物质基础，并非致病因素。只有在饮食失宜的情况下，才能成为致病因素，导致疾病的发生。所谓失宜，一般包括以下三方面。

（一）饮食不节

饮食以适量为宜，若过饥过饱，不加节制，均能致病。过饥，营养物质得不到及时补充，则正气衰少。如《灵枢·五味》所说"谷不入，半日则气衰，一日则气少矣。"由于长期摄食不足，或其他病变影响脾胃运化水谷的功能，则气血生化乏源，正气衰弱，抵抗力亦随之下降。如《素问·疏五过论》所说："身体日减，气虚无精，病深无气，洒洒然时惊。病深者，以其外耗于卫，内夺于荣。"指出饮食缺乏，脾生化无源，导致形肉消烁，身体日渐瘦削，气日益虚衰，精无所丛生。由于病深日久，真气耗损，阳气亏虚故恶寒，心神不足则时常发惊。病变之所以日益深重，是因为在外耗损了卫气，在内劫夺了营血之故。过饱，首先损伤脾胃。如《素问·痹论》说："饮食自倍。肠胃乃伤。"肠胃受伤，则多发生脘腹胀痛拒按，呕恶嗳气，泻下臭秽等食滞不化之症。这种病证，多见于小儿，若食滞不除，久则化热生痰。还可形成面黄肌瘦、脘腹胀大、手足心热的"疳积"证。成人如果久食过量，还常阻滞肠胃经脉的气血运行，发生下利，便血，痔疮等症。如《素问·生气通天论》所说："因而饱食，筋脉横解，肠澼为痔。"肠澼，就是下利便脓血一类疾病。同时，因食伤脾胃，久则气血生化不足，营卫不和，又能继发其他病证，外邪也容易侵袭。如痹、厥、积等证，常与饱食伤脾胃有关。如《素问·痹论》说："此亦因其食饮居处，为其病本也。"这里的"食饮"就是指饮食不节而言。

此外，在疾病过程中，饮食不节还能改变病情。如《素问·热论》说："病热少愈，食肉则复，多食则遗。"复，指疾病复发；遗，指热邪遗留不除。热病虽然稍愈，但脾胃尚虚，水谷则难化而助热，常引起病情复发；多食不化，食热与余热相合，使热邪遗留，迁延难愈。

（二）五味偏嗜

饮食五味能化生阴精，补养五脏，但是五味偏盛，又能损伤五脏。如《素问·生气通天论》说："阴之所生，本在五味，阴之五宫，伤在五味。"指出阴精的产生，来源于饮食五味，储藏阴精的五脏，也可以因为五味而受伤。因此说五味分别入五脏，以养五脏之气，如偏盛某味过久，则导致五脏之气的偏胜偏衰，扰乱五脏相互间的生克制化关系，就会发生疾病。如《素问·至真要大论》所说："夫五味入胃，各归所喜，故酸先入肝，苦先入心，甘先入脾，辛先入肺，咸先入肾。久而增气，物化之常也，气增而久，夭之由也。"这段经文指出：一是五味入胃以后，各归其所喜归之脏，酸入肝，苦入心，甘入脾，辛入肺，咸入肾。二是味入既久，能增强五脏之气，使机体达到阴阳平衡协调，这是物质生化的一般规律。三是五味补充要适可而止，有一定的度数，若长久地增补脏气，则使脏气偏盛，出现新的阴阳平衡失调，甚至引起夭亡。

五味偏嗜，可导致多种病变。如《素问·五脏生成》说："是故多食咸，则脉凝泣而变色。多食苦，则皮槁而毛拔。多食辛，则筋急而爪枯。多食酸，则肉胝皱而唇揭。多食甘，则骨痛而发落，此五味之所伤也。"凝泣，即脉道凝涩不通；胝皱，即皮肉粗厚而皱缩；唇揭，即口唇干裂掀起。这种皮、脉、肉、筋、骨的病症，实际上是过食五味，从而引起五脏病变。因此

《素问·生气通天论》说："是故味过于酸，肝气以津，脾气乃绝。味过于咸，大骨气劳，短肌，心气抑。味过于甘，心气喘满，色黑，肾气不衡。味过于苦，脾气不濡，胃气乃厚。味过于辛，筋脉沮弛，精神乃央。"肝气以津，即肝气壅盛之意；濡，即濡泽；厚，即壅实；夹，同狭。这段经文是指过食五味之后，引起的各种临床症状。其一，味过于酸。因酸味入肝，适量的酸味可以养肝，太过则肝气淫溢过盛，肝在五行属木，木盛则克土，脾属土，所有肝强则脾弱，日久则脾气绝。其二，味过于咸。因咸味入肾，过食咸味则伤肾，肾主骨，则导致全身骨骼劳困；水邪盛则侮土，脾主肌肉，故引起肌肉短缩；咸从水化，水盛则克火，水气凌心，故心气抑郁。其三，味过于甘。因甘味入脾，过于甘则滞缓上焦，故心气喘满。甘从土化，土胜则水病，肾主水，主黑色，故黑色见于外而肾气不平衡于内。其四，味过于苦。因苦味入心，苦味属火，适量的火可生土而助脾，过之则脾气受到损伤，脾不能正常濡润，运化胃中津液，使胃气呆滞而胀满。其五，味过于辛。因辛味入肺，过于辛味则肺气乘肝，肝主筋，故筋脉弛纵；辛味散气，气机逆乱，则精神耗伤。除此以外，临床上某些营养物质缺乏。如脚气病、雀盲症等，也是五味偏嗜的结果。

过食肥甘厚味也能导致疾病的发生。如《素问·奇病论》说"肥者令人内热，甘者令人中满。"过食肥甘常常蕴湿生热化痰，阻滞气血运行，轻则发为痈疡，如《素问·生气通天论》说："高粱之变，足生大丁"。高，通膏；粱，同粱；丁，同疗。重则酿为消渴、偏枯、痰厥之证，故《素问·奇病论》说："此肥美之所发也，此人必数食甘美而多肥也，肥者令人内热，甘者令人中满，故气上溢，转为消渴。"意思是指过食肥甘厚味，内热熏蒸，脾失运化，精气上泛，故口甘。久之热伤津液，导致口渴多饮，多食而瘦，小便频数。《素问·通评虚实论》也说："消瘅击仆，偏枯痿厥，气满发逆，甘肥贵人，则高粱之疾也。"

此外，多饮嗜酒也是致病因素之一。酒为熟谷之液，其性辛热慓悍，多饮则逆气上奔，发生呕吐、喘咳。故《素问·生气通天论》说："因而大饮则气逆。"若嗜酒无度，则酒毒蓄积，内蕴湿热，甚至伤肾，可导致卒中、偏枯、鼓胀、厥等病证。

（三）冷热不调

饮食冷热不调，均能损伤脾胃。如《灵枢·小针解》说："寒温不透，饮食不节，而病生于肠胃。"而过食生冷常发生腹痛、腹泻、呕吐等肠胃疾患。若久嗜热食，或寒食不化，郁而为热，热邪壅滞，亦发为肠胃痈疡。如《灵枢·上膈》所说："喜怒不适，饮食不节，寒温不时，……积聚以留，留则痈成。"

此外，常进寒冷食物还可引起喘咳症，如《素问·咳论》说："其寒食入胃，从肺脉上至于肺则肺寒，肺寒则内外合邪，因而客之，则为肺咳。"肺经起于中焦，上膈属肺，饮食之寒通过经脉上逆伤肺，与外感寒邪相合，则肺失宣降而为喘咳之症。

三、劳伤

（一）形劳

形劳，就是形体的过度疲劳。过劳最易耗气，如《素问·举痛论》说："劳则气耗，……劳则喘息汗出，外内皆越，故气耗矣"。指出汗出则卫气散越于外，喘息则肺气耗伤于内，故称"外内皆越"。气耗，则常见怠倦皆卧，懒言神疲，动则气喘等症。由于卫外失固，所以易招致外邪的侵袭，继发其他病证。过劳耗气，最易见到的是耗伤脾气，出现形衰气少及发热的症状。如《素问·调经论》说："有所劳倦，形气衰少，谷气不盛，上焦不行，下脘不通，胃气热，热气熏胸中，故内热。"指出饮食劳倦伤脾，脾主肌肉，故形气衰少。水谷入胃，均由脾气转输，脾伤不能运化水谷，上焦不能宣五谷之味，下焦不能受水谷之津，胃为阳热之腑，气留而不去，郁而生热，称为"内热"，即后世李东垣所说的"气虚发热"。

形劳所伤与五脏有密切的联系。如《素问·宣明五气》说："五劳所伤：久视伤血，久卧伤气，久坐伤肉，久立伤骨，久行伤筋，是谓五劳所伤。"心主血，久视则劳于精气而伤血，病在心；肺主气，久卧则阳气不伸而伤气，病在肺；脾主肉，久坐血脉不畅而伤肉，病在脾；肾主骨，久立腰膝过劳则伤骨，病在肾；肝主筋，久行劳于经脉则伤筋，病在肝等。又如《素问·经脉别论》说："故饮食饱甚，汗出于胃。惊而夺精，汗出于心。持重远行，汗出于肾。疾走恐惧，汗出于肝。摇体劳苦，汗出于脾。"这是以汗出症说明劳伤五脏的情况，在饮食过饱的时候，则食气蒸发而汗出于胃；惊则神气浮越，心气受伤而汗出于心；负重而远行，则骨劳气越，肾气受伤而汗出于肾；急走而恐惧，由于急走伤筋，恐惧伤肾，故肝气受伤而汗出于肝；脾主肌肉四肢，劳力过度则脾气受伤而汗出于脾。当然，五脏功能是相互关联的，伤及一脏，必然影响到其他脏，如久视伤血病在心，但肝受血而能视，久视亦能伤肝；强用其力，筋骨受伤，也关系到肝；而且血伤则气耗，精亦衰，势必影响到人体，导致气血衰少。

（二）心劳

思虑过度，暗耗心血，心神失养，常出现心悸、健忘、失眠、多梦等症。思虑过度，也可耗气，心气虚弱，血之运行无力，加之外邪侵袭，常导致恶血阻滞发为心痹，出现胸闷、心痛、喘促等症。如《素问·痹论》说："淫气忧思，痹聚在心。"淫气忧思，指思虑太过而耗伤心气，外邪则随心气虚而滞留。故《素问·五脏生成》也说："心痹，得之外疾，思虑而心虚，故邪从之。"

（三）房劳

房劳，即房事。房劳所伤，主要在肾。如《素问·生气通天论》说："因而强力，肾气乃伤，高骨乃坏。"强力，就是指勉强入房而言。肾藏精，生髓养骨，脑为髓海，所以肾伤精耗多出现腰膝酸软、眩晕、耳鸣、精神萎靡等症状。肾又主生殖，因此肾虚也能引起男子遗精、阳痿，女子月经不调、带下、崩漏等生殖功能和性功能方面的病证。如《素问·痿论》说："入房太甚，宗筋弛纵，发为筋痿，及为白淫。"白淫，指从前阴或随尿排出的白浊之物，如白带、滑精、尿白浊等。《素问·腹中论》也说："若醉入房中，气竭，肝伤，故月事衰少不来也。"醉以入房，不仅伤肾，而且伤肝，精血俱亏，故月经量少，甚至绝经。

另外，由于肾为先天之本，人称元阴元阳之所系。肾气的盛衰，关系到人生长发育衰老的过程。如果房劳过度，肾脏精气衰竭，会导致早衰。正如《素问·上古天真论》所说："醉以入房，以欲竭其精，以耗散其真，……故半百而衰也。"

（四）过逸

过度安逸，不参加体力劳动或体育锻炼，也会使气血运行不畅，脾胃呆滞。表现为食少乏力，身体软弱，精神萎靡等。由于正气衰少，抵抗力降低，所以还易感受外邪，或继发其他病证。

其他因素

一、外伤

外伤，即外力导致的机械性损伤。如跌仆坠溺、强力努伤、金刃创伤、烧烫伤、冻伤等有形之皮肉筋骨受伤，多发生肌肤瘀血肿痛、出血，或筋伤骨折、脱臼等症状。如《素问·脉要精微论》说："其色苍赤，当病毁伤，不见血，已见血，湿若中水也。"色苍赤，为瘀血之色；湿若中水，指外伤后的肌肤肿胀。《灵枢·邪气脏腑病形》说："有所堕坠，恶血留内。"血瘀常可导致气滞，如《素问·脉要精微论》说："当病坠若搏，因血在胁下，令人喘逆"。胁下瘀血阻滞，气机上逆，故见喘咳气逆症。若血瘀在腹，亦可见腹胀，二便不通之症，如《素问·缪刺论》说："人有所堕坠，恶血留内，腹中胀不得前后"。

外伤还可直接损伤内脏或大血管，引起大失血，甚至昏迷、死亡。如《素问·诊要经终论》《素问·刺禁论》等篇有刺中重要经脉血管或内脏，引起各种病证甚至死亡的记载。

二、虫兽

（一）寄生虫

寄生虫致病。主要指肠内寄生虫，多引起腹痛之症，其特征是腹痛有形往来不定，时痛时止，多涎喜唾等，如《灵枢·厥病》说："腹中有虫瘕及蛟，……心肠痛，㤥作痛脓聚，往来上下行，痛有休止，腹热，喜渴，涎出者，是蛟蛕也。"蛟，即指蛔虫之类的肠内寄生虫。

（二）兽类

后世把兽类所伤也作为致病的因素，如毒蛇、猛兽、狂犬咬伤等，轻则引起皮肤损伤，出血，疼痛等。重则全身中毒，出现发热，昏迷，精神失常等症状。

次生因素

人体在发生疾病的过程中，可能形成"气郁""血瘀""水停""痰凝"等代谢产物，而且这些产物一旦形成之后，反过来又会成为新的致病因素，导致新的疾病发生。我们引用自然科学"次生"概念，即第二次生成的意思。将"外部因素""内部因素""其他因素"称为疾病的原生因素，"气郁""血瘀""水停""痰凝"称为疾病的次生因素，也就是我们通常所说的"病理代谢产物形成的致病因素"，这样使概念更加科学和容易理解。

一、气郁

气郁的形成：气郁就是指气机郁滞，又称为"气滞"。气郁形成的原因包括三个方面：一方面为情志不舒，忧愁悲伤，思虑过度，导致气机郁滞。如《灵枢·本神》说："愁忧者，气闭塞而不行。"又如《素问·举痛论》说："思则心有所存，神有所归，正气留而不行，故气结矣。"指出思虑过度，精力过于集中，心有所存，神归一处，导致正气留结而不运行，故形成气机郁结，闭塞而不通。《素问·本病论》也说"人忧愁思虑即伤心。""人或恚怒，气逆上而不下，即伤肝也。"另一方面阴寒凝滞，或湿浊阻碍，或血瘀、水停、痰凝等，都可能引起气机郁滞。再一方面，脏气虚弱，不能推动气的正常运行，也可以出现气机郁滞。在这里忧愁思虑、阴寒湿浊、脏气虚衰皆为疾病的原生因素，气郁为疾病的次生因素。

气郁的临床特点：胸胁、脘腹或其他部位出现胀闷、胀痛，症状无定处，时轻时重，按之无形。气的运行发生障碍，气机不畅则胀闷，气滞不通则胀痛。

气郁的发生部位：心气痹阻、肺气郁滞、脾气郁滞、肝郁气滞、肾气郁滞、十二经脉气郁等。

气郁的治疗：《素问·六元正纪大论》说："郁之甚者，治之奈何？岐伯曰：木郁达之，火郁发之，土郁夺之，金郁泄之，水郁折之。"郁者，即五脏气郁；达者，舒畅条达；发者，发扬解散；夺者，即汗、吐、下疏通之意；泄者，宣泄肃降；折者，逐导渗利。这里的木火土金水代表肝心脾肺肾五脏，从理论上阐述了五脏因郁致病的治疗原则，对临床具有重要的指导意义。凡是肝气郁滞之病，宜以辛散之、疏之，以甘调之、缓之，以苦涌之、平之，使肝气舒畅条达。心气郁滞之病，宜以辛温散之，辛甘扬之，辛凉解之，使心气发扬解散。脾气郁滞之病，宜在外者汗之，在内者攻之，在上者吐之，在下者利之，使土气不致壅堵。肺气郁滞之病，宜以辛宣之、疏之、润之，以苦泄之、降之、清之，使肺气宣通肃降。肾气郁滞之病，宜以辛苦逐之、导之，以辛淡渗之、利之，使肾水之气流通不畜。

二、血瘀

血瘀的形成：血瘀是指血液内阻，血行不畅。血瘀的形成包括以下因素：①外部因素。一是外感寒邪致瘀。《素问·调经论》说："寒独留，则血凝泣，凝则脉不通。"意指外感寒邪，人体阳气耗伤，寒气独留，寒性收引，则致血脉凝涩，血流不畅，停而为瘀。二是外感热邪致瘀。外感邪热，邪热内蕴于血脉之中，煎灼津液，导致血液浓缩黏滞，脉道不通，而为血瘀。②内部因素。一是情志致瘀。《素问·生气通天论》说："大怒则形气绝，而血菀于上。"意指人体的阳气，因为大怒就会上逆，血随气升，瘀积于上，可引起昏厥不省人事。二是饮食致瘀。《素问·五脏生成》说："是故多食咸，则脉凝泣而变色。"意指过食咸味，肾水过盛而克心火，心主血脉，故血脉凝涩不畅，导致血瘀。③其他因素。一是外伤致瘀。《灵枢·贼风》说："若有所堕坠，恶血在内而不去。"意指外伤跌仆，从高处堕坠下来，血留积在内，引起血瘀。二是久病致瘀。《素问·痹论》说："病久入深，荣卫之行涩，经络时疏，故不痛。"久病之人，气虚衰弱，不能推动血液的运行，血脉滞涩瘀阻，故经络顽痹而不知疼痛。

血瘀的临床特点：①疼痛：疼痛性质为刺痛，痛处拒按。②肿块：性质坚硬，推之不移。③出血：反复出血，血色暗紫或有血块。④色舌脉：面色黧黑、唇甲青紫、皮肤紫斑、肌肤甲错、腹露青筋、舌暗紫、见瘀点瘀斑、脉细涩或结代。血瘀凝滞，不通则痛；血液凝结，则成肿块；血不循经溢于脉外，则出血不止；血行障碍，血瘀不通，故皮肤紫黑、舌瘀斑瘀点、脉涩等。

血瘀的发生部位：血瘀出现的部位不同，可出现各种病症。如心血瘀阻、肝经血瘀、血滞肌肤、胸膈血瘀、下焦血瘀等。

血瘀的治疗：外感寒邪致瘀，当温经化瘀，如《素问·调经论》说："血气者，喜温而恶寒，寒则泣不能流，温则消而去之。"意指血与气都是喜温暖而恶寒冷，因为寒冷可使气血滞涩而流行不畅，温暖则使滞涩的气血消散流行。所以治疗寒邪致瘀，必须温通经脉，散寒化瘀。外感热邪致瘀，治以清热凉血散血。情志致瘀，则疏肝理气，活血化瘀。外伤致瘀，可攻下逐瘀，如《素问·缪刺论》说："人有所堕坠，恶血留内，腹中胀满，不得前后，先饮利药。"意指人由于堕坠跌仆，瘀血停留于体内，使人腹中胀满，大小便不利，治疗时要先服用攻下通便逐瘀之药。久病致瘀，可温阳补气化瘀，如《灵枢·阴阳二十五人》说："凝涩者，致气以温之，血和乃止。"意指由于气虚推动乏力，血液凝结涩滞，可以采取温通阳气的方法，使瘀滞的气血通调，血瘀自愈。

三、水停

水停的形成：水停是指体内水液因气化失常而停聚。水停形成包括以下几个方面：①外感风邪。《素问·水热穴论》说："勇而劳甚则肾汗出，肾汗出逢于风，内不得入于脏腑，外不得越于皮肤，客于玄府，行于皮里，传为胕肿。"玄府，即汗孔。胕肿，即浮肿。意指其人逞勇而劳力过度则汗出，汗出之时适感风邪，汗孔闭塞，其汗液既不能向内入于脏腑，也不能向外透越皮肤，而停留在汗孔，流行于皮肤之中，从而引起浮肿。②外感水湿。《素问·至真要大论》说："诸湿肿满，皆属于脾。"意指久居湿地，或冒雨涉水，或湿衣裹身等，水湿之邪侵入人体，湿困脾土，脾失健运，水无所制，发为水肿。③饮食不节。过饥则营养不良，脾气失健，或过饱则湿热中阻，水湿壅滞，皆可发为水肿。④禀赋不足或劳伤。两者均可导致肾气亏虚，膀胱气化失常，水泛肌肤，发为水肿。如《素问·水热穴论》说："肾者胃之关也，关门不利，故聚水而从其类也。上下溢于皮肤，故为胕肿。"意指肾居于下焦，开窍于二阴，为胃之关，肾气亏虚，关闭不利，则水气停留，上下泛滥，留于皮肤，发为浮肿。

水停的临床特点：头面、下肢、腹部出现水肿，身体困重，小便不利，舌胖苔白滑，脉濡。如《灵枢·水胀》说："水始起也，目窠上微肿，如新卧起之状，其颈脉动，时咳，阴股间寒，足胫肿，腹乃大，其水已成矣。以手按其腹，随手而起，如里水之状，此其候也。"意指水肿病开始发生的时候，患者的下眼睑微肿，好像刚睡醒的样子，颊部的人迎脉有明显的搏动，时时咳嗽，在大腿内侧有寒冷的感觉，足胫部浮肿，腹部胀大，这时说明水肿病已经形成了。若以手按压其腹部，放手后随手而起，有如按压在裹水的袋子上一样。总之，人体气化失常，水液不能输布，泛滥于肌肤，可见头面或下肢水肿，同时身体困重。水液停聚腹部，则为腹水，腹部膨胀，按之随手而起。膀胱气化失司，水液停聚而不能下泄，故见小便不利。舌胖、苔白滑、脉濡，均为水停之征。

水停的发生部位：有眼睑浮肿的风水相搏证，全身水肿的水湿浸渍证、脾虚水泛证、肾虚水肿证，水在腹部的腹胀证。

水停的治疗：《素问·汤液醪醴论》说："平治于权衡，去宛陈莝，微动四极，温衣，缪刺其处，以复其形，开鬼门，洁净府。"可见水停的治疗包括以下几个意思：第一，治疗水停之病，应当根据具体病情，进行衡量揆度，加以平治。第二，去除水液的停聚，要干净彻底，斩草除根。第三，摇动四肢，穿衣保暖，用左取右、右取左的缪刺法等，以助肌表的阳气，使水液得以运行。第四，用发汗或利小便的方法，排出停聚的水液。

四、痰凝

痰凝的形成：痰凝是指体内水液停聚凝结。痰分为有形之痰和无形之痰，有形之痰为人们肉眼可见，而无形之痰是肉眼看不见的，但是无形之痰可以引起很多复杂的病变。我们现在所讨论的痰凝，主要讲的是无形之痰。痰凝的形成包括以下几个方面：①阳虚生痰。肾阳不足，蒸化失司，水湿停聚，久聚则生痰。②气虚生痰。肺气虚则不能宣发，通调失常，水液失于输布，聚而为痰；脾气虚不能运化水湿，水湿停聚，日久则生痰。③气郁生痰。三焦为人体的气道和水道，三焦气塞，不能运行水液，水液停聚，日久生痰，俗称"痰气郁结"。④血瘀生痰。血脉郁阻，津液不行，停聚凝结而成痰，俗称"痰瘀互结"。用一句话来说，痰乃三焦气化失司，肺、脾、肾通调、转输、蒸化无权，阳虚阴盛，津液停聚凝结而成。

痰凝的临床特点：各个部位均可出现肿块，肿块的特点固定不移，质地较硬。喉中有异物感，头晕目眩，神志错乱，形体肥胖，苔腻，脉滑数等。由于痰的特性不易流动和消散，常积聚于某一个部位而形成肿块；痰气瘀结于咽喉部，出现异物感，吐之不出，吞之不下；痰蒙心神则头晕目眩，甚至神志错乱；痰泛于肌肤，则见形体肥胖；苔腻、脉滑数为痰浊内生之象。

痰凝的发生部位：凡是容易发生结节、息肉、增生、囊肿、肌瘤、癌症、动脉粥样硬化的部位，都是痰凝的好发部位。

痰凝的治疗：温阳化痰、益气化痰、行气化痰、祛瘀化痰。

第8章　病机学说

"机"，张介宾说："发动之所由，变化之所生。"可见，疾病发生及变化的机制，叫作病机。病机学说，就是研究疾病发生、发展变化的规律及其内在机制、外在表现的系统知识。《内经》非常重视研究病机，如《素问·至真要大论》说："余欲令要道必行，桴鼓相应，犹拔刺雪污，工巧神圣，可得闻乎？岐伯曰：审查病机，无失气宜，此之谓也。"拔刺雪污，即拔除芒刺，洗涤污垢；工巧神圣，即望而知之谓之神，闻而知之谓之圣，问而知之谓之工，切而知之谓之巧。气宜，即指五脏之气所宜。这段话的意思是说，我想使这些至理要道势在必行，如鼓槌与鼓相应，如拔除芒刺和洗涤污垢那么容易，能正确运用望闻问切的各种技巧，审察病机，不要贻误五脏之气的正常功能。由此可见，掌握病机，是临床辨证论治的基础和前提。

病机学说是古代医学家在医疗实践中，通过长期的观察与体验，在脏腑、经络、精气神等理论的基础上运用阴阳五行的理论进行分析、归纳，总结出来的病理观，其中贯穿了"四时五脏阴阳"的思想。

"四时五脏阴阳"理论，强调疾病的发生是在外界致病因素作用下，人体五脏各系统、各层次结构和机能活动异常变化的整体反映。正如《素问·调经论》说："帝曰：人有精气津液，四支九窍，五脏十六部，三百六十五节，乃生百病，百病之生，皆有虚实。今夫子乃言有余有五，不足亦有五，何以生之乎？岐伯曰：皆生于五脏也。"这把错综复杂的疾病发生机制，统归于五脏的功能失调，并且认为在疾病发展过程中，由于五脏各系统之间、系统内各层次之间是相互作用和相互影响的，因而导致了疾病的复杂变化和不同转归。如风寒湿侵入人体，引起皮脉肉筋骨的痹证，但病久不去，常深入所舍的五脏，形成五脏痹证。所以《素问·痹论》说："五脏皆有合，病久而不去者，内舍于其合也。""诸痹不已，亦益内也。"指出五脏各有所合，肺之合皮，心之合脉，脾之合肉，肝之合筋，肾之合骨，如果久病而不去，邪气便内舍于所合的脏器。也就是说，病变可以循层次由表入里，逐渐深入。又如《素问·玉机真脏论》说："五脏受气于其所生，传之于其所胜，气舍于其所生，死于其所不胜。"气，指病气。所生，前指我生之脏，后指生我之脏。说明五脏病变可以相互传变，并有一定规律。如临床上肝气壅滞，克伐脾土引起的肝脾不调证；肝阳上亢，下劫肾阴引起的肾阴不足，相火妄动证等，就是例子。《素问·至真要大论》所说的"必先五脏"，就是强调掌握病机要从五脏入手，分析其偏盛偏衰及其相互的胜制关系，充分体现了人体内部整体统一的观点。

人与自然界是一个统一的整体，自然界的变化也必然影响疾病的发生、发展与转归。如《灵枢·岁露论》说："乘年之衰，逢月之空，失时之和，因为贼风所伤，是谓三虚。"岁气不及的虚年、月缺无光的黑夜和四时气候的反常，皆能削弱人体的正气，使卫外失固，因而容易受外邪的侵袭而发病。正是因为自然界阴阳消长对病变的影响，所以许多疾病常表现出朝暮轻重或四时愈甚的变化，这就是天人一体的整体观思想在病机学说中的具体体现。

发　病

疾病，就是在致病因素的作用下，使人体生命活动的稳态遭到破坏，出现形体结构损伤、气化代谢失常、脏腑功能障碍、神的调控能力减弱，从而表现为一系列临床症状和体征的变化过程。

发病，即疾病发生的过程。当人体的正气虚弱，邪气侵入人体，或正气尚不虚弱，但邪气过盛，超过了人的适应能力时，就会发生疾病。可见，正气是疾病发生的内在根本，邪气是疾病发生的外在条件。

一、邪正相争的发病特点

疾病的发生与变化是错综复杂的，但总不外乎各种致病因素作用于人体后，破坏了人体正常的生理活动，导致机体阴阳失调的缘故。因此，疾病的发生关系到致病因素和机体本身抗病能力两个方面，《内经》把这两个方面，概括为"邪"和"正"。并认为如果五脏功能正常，正气充盛，则内外调和，外邪无从侵入，疾病也就无从发生。正如《素问·刺法论》说："正气存内，邪不可干。"干，就是侵犯的意思。只有在正气虚弱，卫外无力的情况下，邪气才能乘虚侵犯。故《灵枢·百病始生》说"风雨寒热，不得虚，邪不能独伤人。卒然逢疾风暴雨而不病者，盖无虚，故邪不能独伤人。此必因虚邪之风，与其身形，两虚相得，乃客其形，两实相逢，众人肉坚。"两虚相得，即正气虚，又逢虚邪侵害。这段经文是指风雨寒热之邪，如果不是遇到身体虚弱，是不会独自伤害人体而导致疾病。突然遭到疾风暴雨而不生病的，就是因为他的身体健壮而不虚弱，故邪气不能单独伤人而导致疾病。凡是疾病的发生，必然是人体虚弱，又受到了虚邪贼风的侵袭，两虚相互结合，才会发生疾病。如果身体健壮，肌肉坚实，就不会发生疾病。《素问·评热病论》也说："邪之所凑，其气必虚。"凑，聚也，侵犯的意思。所以，正气虚弱是疾病发生决定因素，外来邪气只是构成疾病发生的条件，这就是《内经》一再强调的以内因为主的发病学理论。

《内经》强调疾病的发生以内因为主，但并不否定外邪在疾病形成中的重要作用。《灵枢·百病始生》说："夫百病之始生也，皆生于风雨寒暑，清湿喜怒"指出气候的反常变化，喜怒等情志过激，是致病的重要条件。特别是疫疠邪气，具有强烈的传染性，在疫病发生中的重要作用更是不容忽视的。所以，预防疫病除了充实正气外，还要注意"避其毒气"。

（一）正气是疾病发生的内在根本

正气是人体阴精和阳气的总概括，也可以说是人体物质和能量的总和，是人体生命活动的总表现形式。影响正气强弱的因素包括以下四方面。

1. 体质

一般来说，体壮则正气旺，能抗御邪气，虽病易愈。体弱则正气虚，易感邪气而发病。如《素问·经脉别论》说"勇者气行则已，怯者则着而为病也。"勇，这里是指体质强盛而言。体质强盛的人，气血畅行，不会发生病变；体质虚弱的人，气血留滞，容易发生病变。体质的强弱，主要与先天禀赋有关。父母的素质遗传给后代，使之具有个体性差异。如《灵枢·寿夭刚柔》说："人之生也，有刚有柔，有短有长，有阴有阳。"为了说明体质的阴阳、刚柔等特点，《灵枢》"通天""阴阳二十五人"等篇按五行和阴阳的分类法论述了体质的各种类型。这些不同的体质类型，由于"其气不同，其筋骨气血不等"，因而正气的强弱也各异，这在发病学中具有一定的意义。又如《灵枢·五变》所说："一时遇风，同时得病，其病各异。……人之有常病也。亦因其骨节皮肤腠理之不坚固者，邪之所舍也，故常为病也。"一方面是说人同时感冒风邪，同时得病，而发生的疾病却有所不同，这是体质不同的缘故；另一方面是说有的人经常生病，这是因为他的筋骨、皮肤、腠理等不够坚固，正气虚弱，外邪就会侵入和留在那里，经常发病。

2. 年龄

人体年龄的差异，在一定程度上反映出正气的盛衰。如少壮之人，正气充盛，卫外固密，能抗御邪气的侵袭。老年人五脏衰弱，气血虚涩，卫外无力，邪气容易侵犯而发病。正如《灵枢·营卫生会》说："壮者之气血盛，其肌肉滑，气道通，荣卫之行，不失其常，故昼精而夜瞑。老者之气血衰，其肌肉枯，气道涩，五脏之气相搏，其营气衰少，而卫气内伐，故昼不精，夜不瞑。"意思是指壮年人气血旺盛，肌肉滑利，气道通畅，营卫之气运行正常，所以白天精神饱满，夜晚熟睡难醒。老年人气血衰少，肌肉枯萎，气道涩滞，五脏功能不能相互协调，营气减少，卫气内扰，营卫失调，所以白天精力不充沛，夜间不能熟睡。可见，随着人年龄的增长，人的正气的盛衰亦随之而有所变化，从白天的精力和晚间的睡眠可以反映出来。

3. 居处环境与生活习惯

居处环境与生活习惯，也能引起人体生理功能的改变，影响抗病能力。如《素问·异法方宜论》所说的五方之民，由于地土高下、气候、饮食居处习惯的不同，脏腑气血活动亦存在着地区性差异，对一些疾病的发生也有影响，因而容易发生某些地方病或地区性多发病。如东方渔民多发痈疡之症，北方牧民易发内寒腹满证，临床上亦常见由于易地而处，出现"水土不服"的病证，治法中的"因地制宜"就是针对这种情况而制定的治疗原则。此外，不良的生活习惯，如起居无节等，也能耗伤正气，导致疾病的发生。

4. 天时运气

天时运气。也是影响人体正气强弱的一个重要方面。如岁气不及的虚年、日阴月空等因素，都能削弱正气，使卫外失固，易感邪气而发病。如《素问·八正神明论》指出日月阴晴盈亏对正气的影响时说："是故天温日明，则人血淖液而卫气浮，故血易泻，气易行；天寒日阴，则人血凝泣，而卫气沉。月始生，则血气始精，卫气始行；月郭满，则血气实，肌肉坚；月郭空，则肌肉减，经络虚，卫气去，形独居。"郭，同廓。意思是说当天气温和，日色晴朗的时候，人体的血液滑润流畅，卫气浮于上，血容易泻，气容易行；天气寒冷，日色阴暗的时候，人体的血液滞涩不畅，卫气沉于里。月亮初生的时候，气血运行流利，卫气则畅行；月亮正圆的时候，人体气血充实，肌肉坚固；月亮无光的时候，人体肌肉减弱，经络空虚，卫气随月而虚，唯有形骸独存。临床上某些疾病在日阴或月空时容易发生、复发或加重就是这个道理。

影响正气强弱的因素，还有精神状态、饮食营养以及劳逸等，请参阅病因学说等有关章节。

（二）邪气是疾病发生的外在条件

邪气，指的就是各种致病因素，如前面讲到的外部因素、内部因素、其他因素、次生因素等。《素问·八正神明论》将邪气分为"虚邪"与"正邪"，说："虚邪者，八正之虚邪气也。正邪者，身形若用力汗出，腠理开，逢虚风，其中人也微，故莫知其情，莫见其形。"八正，即八方之正位，包括东、南、西、北、东南、西南、西北、东北，东方婴儿风，南方大弱风，西方刚风，北方大刚风，东南方弱风，西南方谋风，西北方折风，东北方凶风，这些风能乘人之虚而致病，故谓虚邪。正邪，是指八方之正风而言，如春之东风，夏之南风，秋之西风，冬之北风，虽然为正风，但是当人体虚弱，腠理开汗出时，邪也能伤人，故为正邪。另外，《灵枢·刺节真邪》将邪气分为"虚风"和"正风"，说："邪气者，虚风也，虚风之贼伤人也，其中人也深，不能自去；正风者，其中人也浅，合而自去，其气来柔弱，不能胜真气，故自去。"指出所谓邪气，就是带有戕贼性质的能够伤人的虚风，虚风中伤人体，部位比较深，不能自己消散；正风中伤人体，部位比较浅，在体内遇到真气，致病力减弱，由于不能战胜真气，所以不用治疗邪气就自行离去了。由上可知，虚邪和虚风是指四时不正之气乘虚侵入人体，病情较重；正邪与正风是指四时正气因人体一时之虚而侵入，病情轻微。邪气作为发病的外在因素，与发病也有着密切的关系，具体反映在以下三个方面。

1. 决定发病的性质

疾病的性质包括寒热虚实四个方面，外感六淫之邪致病，起病急，病程短，疾病的性质多为表寒证或表热证，属于实证范围。内伤七情致病，发病缓慢，病程长，多伤及五脏，疾病的性质以虚证为主。

2. 影响发病的部位

由于邪气不同，疾病发生的部位也有所区别。如风邪致病，风为阳邪，其性开泄，易伤阳位，具有升发、向上、向外的特性，故风邪致病多在肺卫。又如寒为阴邪，易伤阳气，其性凝滞，常引起血脉阻滞不通，寒邪直中脾胃，脾阳受损，可见胃肠冷痛。再如湿为阴邪，易阻遏气机，其性重浊黏滞，其致病多头身沉重。正如《素问·生气通天论》说："因于湿，首如裹。"

3. 有时也处于发病的主导作用

一般情况下，致病因素在发病中处在次要位置。但是，在特殊情况下，比如邪气的致病毒力太强，超过了正气的抗御能力，这时邪气在发病中处于主导地位，起到主导作用。如疫疠、外伤、虫兽等，即使人的正气强盛，也会发生疾病。

（三）正邪相搏决定了疾病的发生与否

疾病的发生与否，取决于人体正气与邪气双方力量的对比。当正气充足，抵抗外邪的力量足够强大，即使有外邪的侵入，人体也不会发病。如《素问·刺法论》说："正气存内，邪不可干。"只有当正气虚弱，不足以抗御外邪时，外邪一旦侵袭，人体就会发生疾病。如《素问·评热病论》说："邪之所凑，其气必虚。"

二、形成不同病证的影响因素

人体受邪后，有的很快痊愈，有的发展成各种不同的病证。如《灵枢·五变》说："余闻百病之始期也，必生于风雨寒暑，循毫毛而入腠理，或复还，或留止，或为风肿汗出，或为消瘅，或为寒热，或为留痹，或为积聚。奇邪淫溢，不可胜数。……夫同时得病，或病此，或病彼。"指出疾病在开始发生的时候，由于风雨寒暑这些外邪，进入毛窍达到腠理，有的发生传变，有的滞留在一定的部位，分化出各种疾病，或形成风肿汗出，或消瘅，或寒热，或留痹，或积聚，各不相同，到处泛溢，漫延滋扰，导致各种各样的病证。人体受邪后所表现出的各种不同病证，归纳起来多与个体差异、病邪的性质、受邪的轻重以及病邪所在部位等有关。

（一）个体差异

《灵枢·五变》说："肉不坚，腠理疏，则善病风。……五脏皆柔弱者，善病消瘅。……小骨弱肉者，善病寒热。……粗理而肉不坚者，善病痹。"这是因为个体体质存在差异，受邪后发生的病证也不同。

（二）病邪的性质

病邪的性质不同，所表现的病证也不尽相同，如感受风邪，则多汗、恶风；感受暑热之邪，则身热、汗出、口渴、乏力等。

（三）受邪的轻重

一般是邪轻则病轻，邪重而病重。如《灵枢·邪气脏腑病形》说"虚邪之中身也，洒淅动形；正邪之中人也微"。指出四时反常的邪气，即虚邪贼风伤人，发病较重，可见恶寒战栗、形体振动。四时正常的风气，即正邪伤人，发病较轻浅，只是在面色上有些变异，身体其他部位没有什么变化。

（四）病邪所中的部位

病邪所中的部位不同，对发生的不同病证起着决定性的作用。如《灵枢·刺节真邪》说："虚邪之中人也，……内搏于骨，则为骨痹。搏于筋，则为筋挛。搏于脉中，则为血闭，不通则为痈。搏于肉，与卫气相搏，阳胜者则为热，阴胜者则为寒。……搏于皮肤之间，……则为痒。留而不去，则为痹。……虚邪偏客于身半，其入深，内居荣卫，……发为偏枯。"指出虚邪发生在不同的部位，就会发生不同的病证，或骨痹，或筋挛，或为痈，或寒热，或瘙痒，或为痹，或偏枯等。又如《灵枢·五邪》说："邪在肺，则病皮肤痛，寒热，上气喘，汗出，咳动肩背。……邪在肝，则两胁中痛，寒中，恶血在内，行善掣节，时脚肿。……邪在脾胃，则病肌肉痛，……热中善饥，……寒中肠鸣腹痛。……邪在肾，则病骨痛阴痹，……腹胀腰痛，大便难，肩背颈项强痛，时眩。……邪在心，则病心痛，喜悲时眩仆"。由于病邪侵犯筋骨经脉或脏腑不同，表现出不同病证。临床可根据这些病证，判断病变的部位。

（五）新旧邪气因加而发

由于某种因素，如饮食起居失调，或情志变动等，使气血运行受到影响，病邪就乘机而起与正气相搏，因而发病，这种情况《内经》称之为"因加而发"。如《灵枢·贼风》说"黄帝曰：夫子言贼风邪气之伤人，令人病焉，今有其不离屏蔽，不出室穴之中，卒然病者，非不离贼风邪气，其故何也？岐伯曰：此皆尝有所伤于湿气，藏于血脉之中，分肉之间，久留而不去；若有所堕坠，恶血在内而不去。卒然喜怒不节，饮食不适，寒温不时，腠理闭而不通。其开而遇风寒，则血气凝结，与故邪相袭，则为寒痹。其有热则汗出，汗出则受风，虽不遇贼风邪气，必有因加而发焉。"因，即原因；加，即相合。因加而发，既因于旧邪，又加之新邪，新旧邪气相合而发病。这段经文的意思是说，先生常说贼风邪气侵害人体才会发病，但是有的人并没有离开房屋或遮蔽很严密的地方，没有遇到贼风邪气的侵袭，却突然发生疾病，这是什么道理呢？岐伯答：这是平时受到邪气伤害而没有觉察，如有的人曾经被湿气所伤，湿气潜伏在分肉和血脉之中，长久滞留在体内；或者从高处坠落，跌仆损伤，瘀血积聚于体内，由于这些内部因素的存在，加之情志过度损伤、或饮食不当、或气候冷热不均等，使腠理开泄而感受风寒，新感风寒和宿积的湿邪相互搏结，引起寒痹病证。这种新旧邪气相合而发生的疾病，称之为"因加而发"。《灵枢·贼风》又说："此亦有故邪留而未发，因而志有所恶，及有所慕，血气内乱，两气相搏。其所从来者微，视之不见，听而不闻，故似鬼神。"因为有宿邪潜伏在体内而没有发作，由于情志的变化，如遇到厌恶之事，或有所相慕而不能遂心，引起体内气血紊乱，和潜伏在体内的宿邪相互结合，因此发生疾病。这种"因加而发"的认识，坚持了邪正相搏的发病学观点，否定了鬼神致病的迷信观念。同时，也进一步说明内因在发病中的重要作用。

《内经》邪正相搏的发病学理论，精辟地论述了正气不足是疾病发生的内在依据，外邪侵袭是疾病发生的重要条件，外邪只有通过机体内在因素才能发病的道理。这种具有辩证法思想的发病学观点，对于认识疾病和指导临床实践，起到重要的作用。

三、发病的类型

由于人体正气的强弱不同，邪气的种类、侵袭部位、毒力轻重等的差异，在发病的形式上则表现为不同的类型。概括起来不外乎即发、伏发、继发和复发。

（一）即发

即发，指受到外邪的侵袭后立刻发病，如外感六淫或疫疠、剧烈的情志刺激、跌仆外伤、虫兽侵害等。《素问·热论》说："伤寒一日，巨阳受之，故头项痛腰脊强。"意思是指伤寒病第一天，为太阳经感受寒邪，足太阳经脉从头下项，挟脊抵腰中，故出现头项疼痛，腰脊强直不舒。《素问·生气通天论》也说："大怒则形气绝，而血菀于上，使人薄厥。"指出因为大怒，人的阳气就会上逆，血随气升而瘀积于上，与身体的其他部位阻隔不通，使人突热发生昏厥不省人事的病证。

（二）伏发

有的疾病具有潜伏期，因此感受邪气后，经过一段时间，在某种诱因的作用下，才发生疾病。如《素问·生气通天论》所谓"夏伤于暑，秋为痎疟，……冬伤于寒，春必病温"，讲的就是这个意思。

（三）继发

继发，是指在原有疾病的基础上，继而发生新的疾病。从人体和致病因素来说，人体的正气为本，致病邪气为标；从疾病的原发和继发来说，原发病为本，继发病为标；从病因和症状来说，病因为本，症状为标；从病变的部位来说，内脏病变为本，体表病变为标等。如《素问·标本病传论》说："心病先心痛，一日而咳，三日胁支痛，五日闭塞不通，身痛体重。"意思是指心病先出现心痛，一日病传于肺而咳嗽，三日病传于肝而胁肋痛，五日病传于脾而痞闷闭塞不通，身体疼痛而沉重。在这里，心病为原发疾病，肺病、肝病、脾病则为继发疾病，后者在前者的基础上而发生的疾病，称为继发性疾病。

（四）复发

复发，是指原有的疾病已经治愈，经过一段时间，原有疾病再次复发。复发有重感致复、情志致复、饮食致复、劳伤致复等不同。如《素问·热论》说："热甚而强食之，故有所遗也。若此者，皆病已衰，而热有所藏，因其谷气相薄，两热相合，故有所遗也。"这段经文讲的是饮食致复，即病势已经衰退，但仍有余热蕴藏于内，如果勉强进食，饮食不能消化而生热，在内的余热与新产生的热相互结合，人体就会重新发热。

病理纲要

病理，就是致病因子作用于人体后的变化机制，是疾病的临床表现及其发展、转归的内在根据。由于致病的因素不同，机体的体质各异，外在环境的条件不同等，因此病变的机制是相当复杂的。尽管病变机制复杂，但亦有其规律可循。研究和掌握病变的机制及其规律，对于临床病证的分析及辨证论治具有极其重要的意义。

病变部位的表里上下，病变性质的寒热进退，病变证候的虚实变化，是研究病理的基本纲要，但是这些内容又都离不开阴阳对立统一的变化。因此掌握病变的表里、寒热、虚实、阴阳，便成为辨证论治的基本原则之一，也是后世八纲辨证的理论渊源。

一、表里出入

表里，代表病变的部位，标志着病理变化的趋势。表里，是相对的概念，亦称内外。如以整体而言，则肌肤为表，内在的脏腑组织为里；以经络与脏府而言，则经络为表，脏腑为里；以阴阳经脉而言，则三阳经为表，三阴经为里；以脏与腑而言，则六腑为表，五脏为里。但作为病理变化纲要的表证和里证，一般是指肌肤和内脏而言。

病变的部位不在表就在里。六淫邪气，从外而入，首先犯表，常见发热等正邪斗争于肌肤的症状，称为表证。七情过激、饮食、劳伤病起于里，多见腹泻等脏腑功能失常的症状，称为里证。所以《素问·太阴阳明论》说："故犯贼风虚邪者，阳受之；食欲不节起居不时者，阴受之。"这里的阴和阳，即有表里含义。以外感病来说，病在表，较为轻浅；病在里，比较深重。如《素问·痹论》说："帝曰：痹，其时有死者，或疼久者，或易已者，其故何也？岐伯曰：其入脏者死，其留连筋骨间者病久，其留皮肤间者易已。"痹病，有引起死亡的，有痛久不愈的，有容易痊愈的，这是什么道理？岐伯答：痹病如果传入五脏，导致脏气闭结者必死；留滞于筋骨之间，邪不易外出则久病难愈；留连于皮肤之间，邪轻易散则病容易痊愈。就是说，根据疾病病变部位的深浅可以说明疾病的轻重及预后。

病变的部位除在表在里外，还有在上与在下的不同。如《灵枢·百病始生》说："风雨则伤上，清湿而伤下。……清湿袭虚，则病起于下；风雨袭虚，则病起于上"。风为阳邪，轻清上升，故多从上部侵入；湿为阴邪，重浊沉聚，故常先伤其下部足胫。由于人是一个整体，病邪侵入的部位虽有上与下的不同，但通过经络可以上下传变。所以《素问·太阴阳明论》说："阴气从足上行至头，而下行循臂至指端；阳气从手上行至头，而下行至足。故曰阳病者上行极而下，阴病者下行极可上。"三阴经脉之气，由足上行至头部，再向下行循臂至手指之端；三阳经脉之气，从手上行至头部，而再下行至足部。所以阳经感受病邪之后，先上行到头部，再转向下行；阴经感受病邪之后，先在下部，再上行至头部。可见，阳病即风邪伤上的病变，阴病即湿邪伤下的病变。

在上、在下除了说明病邪侵犯的部位外，还表示病理变化的部位所在。如《素问·至真要大论》说："诸厥固泄，皆属于下，诸痿喘呕，皆属于上"。固，为二便不通；泄，为二便不固；厥，指四肢厥冷。肾为阳气之根，又司二便，所以二便不通、不固以及厥证，多为肾的病变而属于下。痿为肺热气阴两虚，不能输布精血津液所致；喘、呕为肺胃之气上逆所致，故痿喘呕病变在肺胃而属于上。

表里，还标志着病理变化发展的趋势。由于人体的脏腑组织是相互联系、表里沟通的，所以在疾病的发展过程中，病变可以由表入里，也可以由里出表。如《素问·皮部论》说："百病之始生也，必先于皮毛，邪中之则腠理开，开则入客于络脉，留而不去，传入于经，留而不去，传入于腑，廪于肠胃。"廪，聚也。这就是外感病由表入里的传变。相反，病变在里，也有出表的。如麻疹病疹毒内陷，见高热、烦喘等里证。若治疗及时、得当，亦可托邪外出肌肤，复见疹点而现表证，这是病变由里出表的例子。一般而言病变表里出入的机转，主要取决于邪正的消长盛衰。如果正气虚弱，或病邪太盛，正不胜邪，则表病可以入里标志着疾病由轻变重。反之，正气恢复，正胜邪却，则里病可以出表，说明疾病趋向于痊愈。

二、寒热进退

寒与热，是对病变性质的概括，属于人体机能病理性衰退和亢奋的病机。正如《素问·刺志论》说："气实者，热也；气虚者，寒也。"因为气实则功能亢奋而热，气虚功能衰退而寒。这里的寒热，并不单指体温异常的寒冷或发热，主要是指功能活动的病理性变化。如以脾胃消化功能来说，热则气盛，运化功能亢奋，表现为消谷善饥、大便色黄；寒则气衰，运化功能衰退，表现为腹胀、肠鸣、泄泻等症。故《灵枢·师传》说："胃中热则消谷，令人悬心善饥，脐以上皮热；肠中热则出黄如糜，脐以下皮寒。胃中寒，则腹胀；肠中寒，则肠鸣飧泄。"其他脏腑的寒热病变，也都是该脏腑功能亢奋或衰退的反映。一般来说，寒性病变多表现为恶寒喜暖，面色㿠白，口淡不渴，蜷卧肢冷，小便清长，大便溏泄等症。热性病变多表现为恶热喜凉，面色红赤，口干多饮，烦躁不宁，小便短赤，大便燥结等症。《素问·至真要大论》说："诸转反戾，水液浑浊，皆属于热；诸病水液，澄彻清冷，皆属于寒"。澄，澄清；彻，透彻；清，清稀；冷，寒冷。热蒸则液浊而色黄，寒盛则液清而冷。水液的浑浊与清冷，就是寒热病变在排出的水液（如泪、唾、涕、尿、痰涎等）方面的表现，为临床鉴别病变寒热性质的主要见证之一。

寒与热是性质相反的两种病理变化，也说是阴阳偏盛偏衰的体现，正如《灵枢·刺节真邪》所说"阳胜者则为热，阴胜者则为寒"。由于阴阳是相互制约的，所以热可因于阳胜，亦可由于阴虚，寒可因于阴胜，亦可由于阳虚。所以《素问·调经论》说："阳虚则外寒，阴虚则内热；阳盛则外热，阴盛则内寒。"后世医家以此来概括寒热的虚实病理，对于临床辨别寒证、热证具有重要的指导意义。虚实寒热的病机及其表现，如图 8-1 和图 8-2 所示。

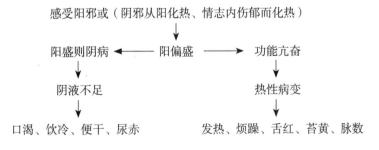

图 8-1　阳盛则热

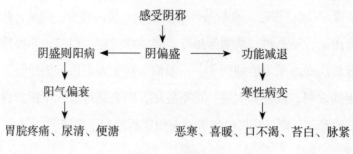

图 8-2 阴盛则寒

阴虚阳虚的寒热病变进一步发展，均可导致阴阳两虚。阴损及阳，则兼见虚寒的症状；阳损及阴，则兼见虚热的症状。此外，当疾病发展到严重阶段，阴阳两虚后可发生阴竭阳脱。阴竭则阳无所依附而散越，出现大汗淋漓，汗冷而清，肌肤凉，手足冷，脉微细欲绝的亡阳证；阳脱则阴无以气化而生源枯竭，出现汗出热而黏，肌肤热，手足温，脉细微无力的亡阴证。阴阳不能互相维系而离绝，人就要死亡。

在疾病的发展过程中，寒热病机在一定条件下可以互相转化，如《素问·阴阳应象大论》说："寒极生热，热极生寒""重寒则热，重热则寒"。由寒转热，如《素问·水热穴论》说"人伤于寒而传为热，何也？岐伯曰：夫寒盛则生热也。"寒邪外束，郁而化热，则外寒传化为内热。由热转寒，如温病持续高热，大汗不止，耗伤津液，阳随津脱，可突然出现体温下降、肢冷、面白和脉微细欲绝等寒象，这就是由热转寒的例证。寒热之所以能相互转化，体现了"物极必反"的道理。如图 8-3 和图 8-4 所示。

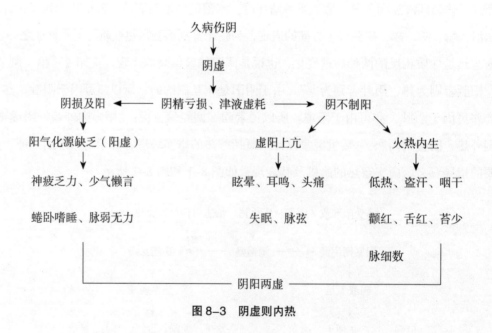

图 8-3 阴虚则内热

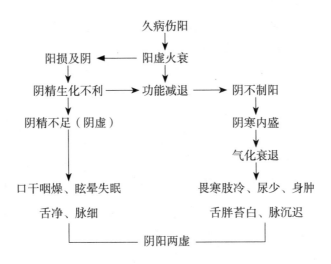

图 8-4　阳虚则外寒

病理的寒热与外在的寒热征象，在一般情况下是相应的。但在某些疾病的发展过程中，也可以出现不一致的情况，有病理属热而反见寒象的，也有病理属寒而反见热象的，这就是真假寒热的证候。内真热外假寒证，多由于热邪里盛，阳气内结拒阴于外所致，又称阳盛格阴证；内真寒外假热证，则因为阴太盛，元阳衰微，从而格阳于外，孤阳外越，又称阴盛格阳证。真假寒热的病机及其表现，如图 8-5 和图 8-6 所示。

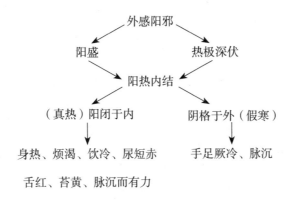

图 8-5　内真热外假寒图

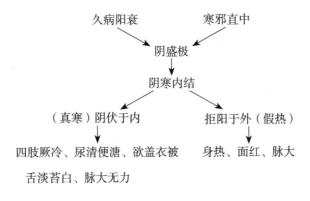

图 8-6　内真寒外假热图

此外，还可因寒热病变的部位不同，形成表热里寒、表寒里热、上热下寒、上寒下热等错杂证候。临床上必须综合分析，不可错认。

三、邪正虚实

在疾病的发展过程中，始终贯穿着邪正双方的斗争，不仅关系着疾病的发生，而且决定疾病的发展与转归。邪正斗争反映在病理变化上主要是虚实的变化，因此虚与实体现人体正气与病邪对抗消长的形势，如《素问·通评虚实论》说"邪气盛则实，精气夺则虚"。

实，主要指邪气亢盛。邪气亢盛，正气未衰，邪正相搏，功能亢奋，就是实的病理。因此，实的病变必有外感六淫或气、血、水、痰、食等邪气留滞，多见于疾病的初期或中期，病程一般较短。虚，主要指正气虚衰，不足与邪气抗争，功能衰退，或虚性亢奋，就是虚的病理。多因素体虚弱，或由病致虚，常见于疾病的后期或一般的慢性疾病中。如《灵枢·五禁》说："形肉已夺，是一夺也；大夺血之后，是二夺也；大汗出之后，是三夺也；大泄之后。是四夺也；新产及大血之后，是五夺也。"夺，剥夺、耗损的意思。

病理的虚实，均有一定征象可凭。如《素问·玉机真脏论》说："脉盛，皮热，腹胀，前后不通，闷瞀，此谓五实；脉细，皮寒，气少，泄利前后，饮食不入，此谓五虚。"泄利前后，指大便溏泄，小便失禁。五实和五虚，实际上是五脏虚实病变的见证，反映了人体五个功能活动系统的功能状态。又如《灵枢·本神》说"肝气虚则恐，实则怒；脾气虚则四肢不用，五脏不安，实则腹胀，经溲不利；心气虚则悲，实则笑不休；肺气虚则鼻窍不利少气，实则喘喝胸盈仰息；肾气虚则厥，实则胀，五脏不安。"经溲，指小便。这种五脏虚实分证的方法，对于临床虚实辨证，具有重要的指导意义。此外，《内经》还论述了气血虚实证候，气海、血海、水谷之海、髓海的有余不足证候，以及精、气、血、津液、脉的脱证等，也是临床上常见的。后世临床多以五脏结合阴阳、气血分析虚证，结合六气（包括六淫和内生六气）、痰饮、瘀血等分析实证。究其根本，都是从《内经》导源的。

邪正双方的斗争消长，不仅可以产生虚与实的病理变化，而且还能导致虚与实的相互转化。或形成虚实错杂的病变。如在某些长期、复杂的病变中，由于失治或误治，正气耗伤，实可转虚；也有的因正气本虚，不能布化，以致气、血、水、痰瘀结阻滞，又可形成虚实错杂的病变。此外。在疾病过程中，由于脏腑气血的功能紊乱，有时还会出现真假虚实的证候。如病本属实，内有实邪结聚，因而阻滞经络，气血不能外达，反见形寒肢冷、体倦神疲等类似虚损的症状，称为真实假虚；亦有本属虚，脏腑气血不足，由于运化无力反见胀满、喘逆等形同实证的病象，称为真虚假实。后世所谓"大实有羸状，至虚有盛候"，就是指的这种情况。

邪正斗争消长变化，决定疾病的转归与预后。正胜邪衰则病退，疾病就趋向于痊愈。如《素问·玉机真脏论》说："浆粥入胃，泄注止，则虚者活；身汗，得后利，则实者活。"浆粥入胃，胃气得充，泄利则止，脾肾阳回，正气恢复，故虚者活。身汗出则表邪去，二便通利则里邪除，邪气退却，故实者活。邪胜正衰则病进，病情日趋恶化，如果发展到正气衰竭，便会死亡。也有邪未太盛，正尚不虚，在一定时间内出现邪正相峙的局面。这种邪正消长斗争决定疾病发展、转归的观点，是临床上补虚泻实治疗原则的理论依据。

四、阴阳盛衰

盛衰是指在疾病过程中由于机体阴阳失去相对平衡，所出现的阴阳偏盛偏衰的病理变化。这种病理变化，既是脏腑经络气血营卫等相互关系失调的综合反应，又是表里出入、寒热进退和邪正虚实等病理机转的高度概括。一般来说。凡病属表、上、实、热者为阳。里、下、虚、寒者属阴。分言之，阳盛阴虚则热，阴盛阳虚则寒；实热属阳，里虚属阴；升泄太过，上实属阳；孤阳上越，下虚为阴。同时，在疾病发展变化过程中。内在机制的不断变化，如病变部位、病势趋向的内外出入、病变性质的寒热进退以及邪正的消长盛衰等，也无不体现了阴阳对立两方面的转化与演变。

此外，自然界阴阳消长的变化，对于人体阴阳偏盛偏衰的病理变化也有重要影响。夏季阴消阳长，助阳消阴，冬季阳消阴长，助阴消阳。因此。阳盛病冬季好转，夏季加重，"能冬不能夏"；阴盛病夏季好转，冬季加重，"能夏不能冬"。这种自然阴阳盛衰影响病理的阴阳变化，体现了天人统一的整体观念。临床上某些疾病的发生、轻重变化与季节有关，如阴精亏损、虚阳亢盛的"煎厥证"，易发于夏季，某些疾病冬至或夏至恶化。就是这个道理。

总之。运用阴阳的理论分析和归纳人体的病理变化有助于我们把握疾病的发展、变化与转归，指导辨证论治，故张介宾说"医道虽繁、可一言而蔽之，曰阴阳而已"。

疾病传变

传变，就是脏腑组织病变的传移变化，又称传化。人是一个有机整体，机体的表里上下脏腑组织之间，有经络气血相互沟通联络，因而某部病变，可以向其他部位传变，影响疾病的发展变化。古代医学家在长期的医疗实践中，运用"四时五脏阴阳"的理论，总结出疾病传变的一般规律，并用以分析疾病发展的机转、趋向与转归，形成了《内经》疾病传变的理论。这种疾病传变的理论，不仅关系到临床辨证论治，而且对于临床早期治疗，控制病变的进展，推测疾病的预后都有着重要的指导意义。

《内经》有关疾病传变的内容，归纳起来有经络传变和脏腑传变两个方面。

一、经络传变

疾病循经络系统传变，有两种形式：一是按经络层次传，一是按阴阳经脉表里传。

按经脉层次传。外感六淫之邪，先侵袭皮毛，继则逐步深入，最后伤及五脏。如《素问·缪刺论》说："夫邪之客于形也，必先舍于皮毛，留而不去，入舍于孙脉；留而不去，入舍于络脉；留而不去，入舍于经脉；内连五脏，散于肠胃；阴阳俱感，五脏乃伤，此邪之从皮毛而入，极于五脏之次也。"极，终也，到达的意思；次，即次序，可引申为规律。孙脉、络脉、经脉，标志着经络系统的不同层次，孙脉表浅，络脉较深，经脉更深。可见外邪侵袭人体。始于皮毛，经过经络逐次传至六腑、五脏，从表入里，由浅及深。这种传交过程，概括了外感疾病的一般传变规律。

按阴阳经脉表里传。按六经阴阳表里传，是经络传变的另一种形式。六经之中，三阳主表，三阴主里。三阳之中，太阳为一身之藩篱主表，阳明主里，少阳主半表半里；三阴之中，太阴居表，其次为少阴、厥阴。外邪循六经传变，由表入里，渐次深入。正如《素问·热论》所说："伤寒一日，巨阳受之；二日，阳明受之；三日，少阳受之；四日，太阴受之；五日，少阴受之；六日，厥阴受之。"巨阳，即太阳。如果六经传遍，仍得不到及时和正确的治疗，就会"三阴三阳、五脏六腑皆受病，荣卫不行，五脏不通，则死矣"。阴阳表里相合的两经脉，在循行上相互沟通，在功能上相互配合，因而病变也可以根据这种表里经关系相传。如《素问·热论》所说的"两感证"，就是属于这种传变形式。

此外，十二经脉内系脏腑，经络病久不去，可内传于所属的脏腑。如《素问·五脏生成》说："头痛巅疾，下虚上实，过在足少阴、巨阳，甚则入肾。"过，病也。足少阴为肾经，太阳为膀胱经，经病不已，内传于脏，故"甚则入肾"。

二、脏腑传变

疾病按脏腑的传变，有表里相传和五脏互传两种基本形式。

表里相传，即五脏系统内表里层次的病变相互传移。病邪先伤皮毛，由皮毛而传五脏所合皮肉筋骨，最后传入本脏。如痹证"骨痹不已，复感于邪，内合于肾"等，就是这种传变，也是外感病变由浅及深发展的过程。

五脏互传，即五脏各系统间相互依存、相互制约，一脏有病可传与他脏，而这种传变，也是有规律的。所以《素问·玉机真脏论》说："五脏相通，移皆有次。"五脏互传，又有顺传和逆传之分。《素问·阴阳别论》说："死阴之属，不过三日而死；生阳之属，不过四日而已。所谓生阳、死阴者，肝之心谓之生阳；心之肺谓之死阴。"意思是讲生阳者，是按相生次序而传，又称"间脏"传，如肝病传心等。由于传其相生，在生理上相生相助，故称"生阳"，属于顺传，一般预后良好，所以《难经·五十三难》说"间脏者生"。死阴者，即按相克次序而传，又称"不间脏"传，如肺病传肝等。因传其所胜，克伐所传之脏，常导致病情恶化，故称"死阴"，属于逆传，一般预后较差，所以《素问·平人气象论》说："脉反四时及不间脏，曰难已。"关于五脏逆传的过程，《内经》还有详细的论述。如《灵枢·病传》说："病先发于心，一日而之肺，三日而之肝，五日而之脾，三日不已，死。……诸脏以次相传，如是者皆有死期。"《素问·标本病传论》也说："夫病传者，心病先心痛，一日而咳，三日胁支满，五日闭塞不通，身痛体重，三日不已死。"这就是心的病变分别传肺、传肝、传脾的见证。如病仍不已，则传所胜之肾，水克火，使病变恶化，故死。

　　脏腑传变的表里相传与五脏互传，往往是结合进行的。外邪先伤皮表，循五脏所合传入本脏，而后依五脏生克次序传变。如《素问·玉机真脏论》说："是故风者百病之长也，今风寒客于人，使人毫毛毕直，皮肤闭而为热，当是之时，可汗而发也；或痹不仁肿痛，当是之时，可汤熨及火灸刺而去也。弗治，病入舍于肺，名曰肺痹，发咳上气。弗治，肺即传而行之肝，病名曰肝痹，一名曰厥，胁痛出食。……弗治，肝传之脾，病名曰脾风，发瘅，腹中热，烦心出黄。……弗治，病传之肾，病名曰疝瘕，少腹冤热而痛，出白，一名曰蛊。……弗治，肾传之心，病筋脉相引而急，病名曰瘛。……弗治，满十日，法当死。肾因传之心，心即复反传而行之肺，发寒热，法当三岁死，此病之次也。"三岁死，滑伯仁认为"三岁"当作"三日"。发寒热，即五胜寒热相移，为五脏逆、顺相传的体现。这段经文的意思是讲风为百病之长，风寒之邪刚侵入人体的时候，使人毫毛竖立，毛孔闭塞不通，阳气郁而化热，这个时候，可用发汗的方法治疗。若风寒之邪阻闭经络，引起痹证，表现为麻木不仁、肿痛，可用热汤熏洗、热敷、艾灸、针刺等方法治疗，以去除外邪之气。如果治疗不及时，病邪内传于肺，肺气不利，称之为肺痹，可见咳嗽气喘等症状。此时治疗不当，肺病就会传之于肝脏，导致肝气不疏，病名为肝痹，又叫作厥，出现胁痛、呕吐食物等。如果再不及时治疗，肝病就会传至于其所胜的脾脏，称为脾风病，可见黄疸、腹中热、心烦、小便黄等。不及时治疗，脾病就会传至于其所胜的肾脏，病名为疝瘕，引起少腹烦热疼痛、小便白浊等。不及时治疗，肾病就会传至于其所胜的心脏，引起筋脉拘急牵引，病名叫作瘛。再不及时治疗，十日之候，五脏已经传遍，生机已尽，生命就要死亡了。这是外感之邪，传变至所胜而死的一般规律。如果肾病传至于心，心不受邪，复传病气于所胜之肺脏，出现寒热的症状，将于三年死，这是内伤病的传变规律。如《素问·气厥论》也说："肾移寒于脾，痈肿少气；脾移寒于肝，痈肿筋挛；肝移寒于心，狂隔中；心移寒于肺，肺消，肺消者饮一溲二，死不治。""脾移热于肝，则为惊衄。肝移热于心，则死。心移热于肺，传为膈消。肺移热于肾，传为柔痓。肾移热于脾，传为虚，肠澼，死，不可治。"五胜寒热之气厥逆相移，顺传则传其所生，如肝寒移于心，肺移热于肾；逆传则传其所胜，如心移寒于肺、心移热于肺。另外，还有脾移寒于肝，肾移热于脾，是反侮其所不胜，也会使病变恶化，预后不良。

此外，脏腑之间、六腑之间病变的传变，也有一定的规律。如《素问·咳论》说："五脏之久咳，乃移于六腑。脾咳不已，则胃受之，……肝咳不已，则胆受之，……肺咳不已，则大肠受之，……心咳不已，小肠受之，……肾咳不已，则膀胱受之。"这是五脏病变向所合的六腑传变。相反，六腑病变也能向所合的五脏传移。如小肠实热移于心，可见心火亢盛的口舌糜烂等症；大肠燥热移肺，可见肺燥热喘咳等，说明脏腑阴阳相合关系也是脏腑疾病传变的途径。六腑之间的病传，多循结构上相连或功能上相关的途径进行。如《素问·气厥论》说："胞移热于膀胱，则癃溺血。膀胱移热于小肠，膈肠不便，上为口糜。小肠移热于大肠，为虑瘕，为沉。大肠移热于胃，善食而瘦人，谓之食亦。胃移热于胆，亦曰食亦。"胞，即子宫；虑瘕，沉伏于腹中的积块；沉，指痔疮。子宫与膀胱结构相连；小肠泌液入膀胱为尿，功能相关；大肠小肠则二者兼有，所以它们的病变可以相互传变。

三、影响传变的因素

疾病传变虽有一定规律，但由于影响传变的因素很多，所以在临床上疾病的变化是错综复杂的。影响传变的因素，归纳起来。主要有以下三种。

（一）实不受邪

《灵枢·邪气脏腑病形》说："身之中于风也，不必动脏，故邪入于阴经，则其脏气实，邪气入而不能客，故还之于腑。"风，泛指病邪；动脏，即扰动内脏；脏气实，指脏气充实。这则经文是指身体感受了外邪，不一定会伤及五脏，邪气侵入阴经时，若五脏之气充实，就不会入里停留，而还归于六腑。由于机体正气存在个体差异，脏腑组织，虚者受邪，实不受邪。这种"实不受邪"的观点，为临床"既病防变"的治未病原则，提供了理论依据。如《难经·七十七难》说："所谓治未病者，见肝之病，则知肝当传之于脾，故先实其脾气，无令得受肝之邪，改曰治未病焉。"

（二）情志变动

病中情志变动过于激烈，能使脏腑气机失常，导致虚实变化，可以改变原来的传变次序。

如《素问·玉机真脏论》说:"然其卒发者,不必治于传,或其传化有不以次,不以次入者,忧恐悲喜怒,令不得以其次,故令人有大病矣。因而喜大虚则肾气乘矣,怒则肝气乘矣,悲则肺气乘矣,恐则脾气乘矣,忧则心气乘矣,此其道也。"指出突然暴发的疾病,不一定按照五脏顺序传变,所以就不必按照移传的次序治疗。如忧恐悲喜怒五志疾病,不按照次序相传,过喜伤心,心气大虚,则肾气乘心;或因大怒,则肝气乘脾;或因悲伤,则肺气乘肝;或因惊恐,肾气内虚,则脾气乘肾;或因忧愁,肺气内虚,则心气乘肺。这就是五志变动所发生的病变,不依五脏次序传变的一般缘故。

(三)意外因素

突然而来的意外因素,能使正气暴虚,因而疾病不按规律传变,或改变疾病的传变次序。如《素问·玉机真脏论》说:"急虚身中卒至,五脏闭绝,脉道不通,气不往来,譬于堕溺,不可为期。"急虚身中卒至,指突然而至的暴烈邪气中伤人体,导致正气暴虚;期,就是按传变规律推测死期。指出正气突热暴绝,或外邪陡然中于人,起病急骤,五脏气机闭塞或断绝,脉道不通,气不往来,有如从高处堕坠或落水淹溺等突然发生的病变,是无法知其死期的。

总之,疾病的传变,有常有变。后世就是在这种理论指导下,创立了外感病的六经传变、卫气营血传变和三焦传变学说。其中既有循经传、顺传,又有越经传、不传、直中和逆传等形式,对于外感病辨证论治,有深远的指导意义。

脏腑病机

一、五脏病机

(一)肺脏病机

肺主气,司呼吸,故肺的病机,主要表现为呼吸系统的逆常。如《素问·至真要大论》说:"诸气膹郁,皆属于肺。"临床表现有咳嗽、气喘、胸闷,以及少气不足以息。前者是由于肺失宣发或肺失肃降所致,属于实证;后者由于肺气不足,宗气鼓动无力所致,属于虚证。所以《灵枢·本神》说:"肺气虚则鼻塞不利少气,实则喘喝胸盈仰息。"《素问·脏气法时论》也说:"肺病者喘咳逆气,肩背痛;虚则少气不能报息。"

肺主一身之气，朝百脉，所以肺有病，往往影响到全身。若肺气虚弱，或肺热叶焦，不能行气以温煦全身，则皮毛焦枯、形体痿弱；或卫外不固，腠理开合失司，易感外邪、自汗、盗汗；或不能通调水道，下输膀胱，影响水液的代谢和运行，致水液停留为痰饮，甚至形成水肿。

（二）心脏病机

心主血脉，凡血脉异常的病证，皆属于心。一则运行乏力，血流不畅，出现四肢厥冷、形寒脉浮、肤色青黑等。这是由于心阳衰竭，宗气不足，循环不良，血络阻滞所致。故《素问·痹论》说："心痹者，脉不通。"《灵枢·经脉》也说："手少阴气绝，则脉不通，脉不通则血不流，血不流则毛色不泽。故其面黑如漆柴者，血先死。"二则运行逆常，出现肤色赤、脉洪数，甚至脉溢出血。这是因为心火内炽，气盛动速所致。如《素问·痿论》说："心热者，色赤而络脉溢。"其他，如疮疡病证，主要在于血行壅滞，也归属于心。如《素问·至真要大论》说："诸痛痒疮，皆属于心。"

心藏神，凡神志异常的疾病，与心的关系最密切。如癫狂、昏迷、妄言、喜笑无常、悲不自胜、如丧神守等，主要归属于心。这是因为心藏神，若心的功能失常，情志活动就会失去正常的调节所致。如《素问·调经论》说："心藏神，神有余则笑不休，神不足则悲。"喜笑与悲哀虽为不同的情志变化，实际上反映了心的属阴属阳两个方面的不同病机。另外，心神失治，则舌的活动也会失常而导致语言謇涩不利。如《素问·风论》说："心风之状，甚则言不可快。"《灵枢·五阅五使》也说："心病者，舌卷短。"

（三）脾脏病机

脾的病机，主要关系到消化系统的异常。脾能运化水谷，凡消化不良、腹胀飧泄、四肢痿软、肌肉消瘦等，都归属于脾。由于脾气不足，失于健运，不能正常磨谷消食，饮食停滞，则消化不良、腹胀飧泄。如《素问·脏气法时论》说："脾病者，虚则腹满，肠鸣，飧泄，食不化。"另外，脾为气血化生之源，脾失健运，不能将水谷精微输布到四肢肌肉，故导致四肢痿软、肌肉消瘦。

脾能运化水液，为胃行其津液，津液代谢失常，出现水湿病证，主要归属于脾。这是因为脾虚不能为胃行其津液，津液失其运化敷布，停留而为水湿，水湿泛而为水肿，聚而成痰饮。故《素问·至真要大论》说："诸湿肿满，皆属于脾。"反之，水湿停滞，湿困脾土，阻遏阳气，会影响脾的正常生理功能。所以，《素问·宣明五气》说："脾恶湿。"

脾能统血、摄血、裹血，常见的各种出血证候，如便血、月经过多、崩漏等，多与脾有关。此因脾气虚弱，失却统摄之权，血液就会溢出络脉，造成种种出血疾病。

（四）肝脏病机

肝主疏泄，具有疏通、宣泄、升发的功能。由于情志异常，肝不能尽其疏泄之能，遂其条达之性，于是：①肝气结于中，郁不得伸，则两胁肿痛，善太息，如《素问·脏气法时论》说："肝病者，两胁下痛。"《素问·大奇论》也说："肝壅，两胁满。"②肝气逆于下，则为疝痛。如《灵枢·经脉》说："足厥阴之别，其病气逆则睾肿、卒疝。"③肝气横逆，肝木乘脾土，伤及脾胃，则可见腹胀、呕逆、泄泻等。如《灵枢·经脉》说："是主肝所生病者，胸满，呕逆，飨泄。"④肝气久郁化火，火性上炎，可发为眩晕、目赤肿痛。⑤火热化风，则为掉眩、瘛疭、暴厥，如《素问·至真要大论》说："诸风掉眩，皆属于肝。"

肝藏血，具有贮藏血液，调节血量的功能。血行异常的病证，多与肝有关系。如血瘀胁痛以及衄血、呕血等，这是由于肝失藏血，血滞于肝，则胁痛；藏血失职，血行妄动，则衄血、呕血。所以《灵枢·五邪》说："邪在肝，……恶血在内。"肝藏魂，若肝血不足，魂不附体，则可见惊骇、梦游、梦呓等。如《素问·金匮真言论》说："藏精于肝，其病发惊骇。"

（五）肾脏病机

肾藏精，主骨生髓通于脑，如果肾精不足，则骨痿不立，髓海空虚，可见失眠、健忘、腰酸。如《灵枢·本神》说："精伤则骨酸，痿厥，精时自下。"另外，生殖功能的异常，与肾的关系最密切。如男子阳痿，遗精，早泄，女子月经不调等，这是因为肾精不足，天癸冲任失养所致。

肾主水液，凡水闭、肿胀、停饮等水液代谢失常的疾病，均与肾有关。水液在肾阳的蒸腾和推动下，升降出入，分别清浊，司以开合，排泄废物。如果肾气不足，水液代谢和排泄发生障碍，出现停滞状态，则引起水肿、痰饮等。如《素问·水热穴论》说："肾者，牝脏也。……故水病下为胕肿、大腹，上为喘呼、不得卧者，标本俱病。"

二、六腑病机

六腑病机主要表现在消化功能异常和津液代谢异常两个方面，如《灵枢·本脏》说："六腑者，所以化水谷而行津液者也。"

（一）消化功能异常

六腑同为热的病机：胆有热，见消谷善饥，身体懈堕；小肠热，不能泌别清浊，可见小便赤涩，少腹疼痛，下利，如《灵枢·邪气脏腑病形》云"小肠病者，小腹痛"；胃有热，则消谷善饥，呕吐酸臭；大肠热，传导失司，而见大便燥结，或便溏如糜，里急后重，如《灵枢·师传》载"肠中热，则出黄如糜"；膀胱热，小便闭塞，口糜，如《素问·气厥论》说："膀胱移热于小肠，膈肠不便，上为口糜。"

六腑同为寒的病机：胆寒太过，影响脾胃功能可见善太息，口苦，呕吐等，如《灵枢·邪气脏腑病形》说："胆病者，善太息，口苦，呕宿汁"。胃寒，则饮食不下，呕吐，哕，脘腹胀痛，如《灵枢·邪气脏腑病形》说："胃病者，膈咽不通，食饮不下"。《素问·宣明五气》也说："胃为气逆为哕。"《灵枢·师传》还说："胃中寒则腹胀。"大、小肠有寒，则腹痛，肠鸣，飧泄，如《灵枢·师传》：篇说："肠中寒则肠鸣飧泄。"

（二）津液代谢异常

三焦为决渎之官，水行之道，故津液代谢的失常，在六腑中与三焦的关系最密切。如《灵枢·本输》说："三焦者，中渎之府也，水道出焉，属膀胱。"上焦不行，则腠理闭塞，玄府不通，责在肺；中焦运化失职，水湿停滞，责在脾；下焦不通，膀胱不利，小便癃闭，小腹肿痛，责在肾。另外，津液不足则胃肠燥热，苦渴，便结；反之，则泄泻、便溏。如《灵枢·经脉》说："大肠，……是主津所生病者。""小肠，……是主液所生病者。"

经络病机

由于经络有联系人体上下内外、运行气血的功能，所以经络的病机主要表现为联系功能和气血运行的异常。

一、十二经脉病机

十二经脉病机，一方面表现在经脉的循行线路与经气的通达与否，另一方面表现在经络所属络的脏腑。

（一）经脉的循行线路

十二经脉有着不同的循行线路，所以经脉的病机会在经脉的循行线路上有所表现。如手阳明大肠经起于大指次指之端，循臂入肘，上肩，其支者从缺盆上颈贯颊，入下齿中，还出挟口，交人中。故手阳明大肠经有了疾病，可能出现齿痛、颈肿、肩前臑痛、大指次指不用等。

（二）经气的通达与否

1. 经气虚实

《灵枢·经脉》说："胃足阳明气盛则身以前皆热，其有余于胃，则消谷善饥，溺色黄。气不足则身以前皆寒栗，胃中寒则胀满。"意思是讲足阳明胃经气有余的实证，身前、胸腹部都会发热，胃热盛则消烁水谷，易于饥饿，尿色黄；不足的虚证，身前、胸腹部感觉发冷，胃中有寒，可发生腹胀。《灵枢·经脉》又说："足阳明之别，实则狂巅；虚则不收，胫枯。"这是由于阳明为多气多血之经，受邪则发为阳热气盛之实证，成为癫狂之疾；阳明气血不足，不能濡养足胫，导致痿软不用的虚证。

2. 经气厥逆

在正常情况下，十二经脉气血的运行为阴阳顺接。如果经脉气血运行逆常，那么在经脉循行的部位或经脉属络的脏腑就会发生病变。如《素问·厥论》说："帝曰：愿闻六经脉之厥状病能也？岐伯曰：巨阳之厥，则肿首头重，足不能行，发为眴仆。"由于足太阳之脉起于目内眦，上额交巅入络脑，故经气上逆则为首肿、头重、眴仆；其下行之脉合腘中，贯腨内，逆于上则虚于下，故足不能行。《灵枢·经脉》又说："足太阴之别，厥气上逆则霍乱。足厥阴之别，其病气逆则睾肿，卒疝。"前者由于足太阴之别入络肠胃，经气上逆，肠胃功能紊乱，清气不升，下为暴泄，浊气不降，上为呕吐。后者由于足厥阴之别上睾，结于茎，经气厥逆，则发为睾肿、卒疝。

3. 经气衰竭

经气衰竭是疾病发展到了危重阶段，濒临死亡的征象。如《素问·诊要经终论》说："太阳之脉，其终也，戴眼，反折，瘈疭，其色白，绝汗乃出，出则死也。"这是因为足太阳膀胱经起于目，行于背，其气外荣一身之表，故太阳经脉衰竭则目失其系而戴眼，筋失其养而拘挛，卫外无能而绝汗出。

（三）经脉所属络的脏腑

十二经脉与十二脏腑都存在一定的属络关系，所以经脉有病，必然会影响到相应的脏腑。如脾之经脉入腹属脾络胃，故脾经有病就会出现食则呕、胃脘痛、腹胀、噫等。又如肾经从肾向上贯肝膈，如肺中，循喉咙，挟舌本，故肾经有病可以影响到肺，出现咳唾有血、喝喝而喘。所以，在分析十二经脉的病机时，必须与脏腑的属络关系联系起来。

二、奇经八脉病机

督脉与足太阳和足少阴经关系密切，下络于肾，上络于脑，总督诸阳，故阳经的疾病多关系到督脉。另外，督脉与冲任同起于胞中，所以督脉与妇科疾病也有关系。如《素问·骨空论》说："督脉为病，女子不孕。"

任脉与冲脉同起于胞中，若肾气盛，则天癸至，任脉通，太冲脉盛，男子精气溢泻，女子月事以时下。可见，冲任的病机主要表现在性功能和生殖生育等方面。就男子而言，出现先天性生殖器官发育不全，没有胡须。如《灵枢·五音五味》说："其有天宦者，……其任冲不盛，宗筋不成，有气无血，唇口不荣，故须不生。"指出由于先天生理上的缺陷，其人冲任二脉不充盛，阴茎和睾丸发育不健全，虽热有气，而血不足，不能上行营养口唇，所以不能生长胡须。就女子来说，冲任二经与肝肾二经联系密切，许多妇科疾病，如月经不调、带下、崩漏、不孕、流产、癥瘕等，多与冲任有关。如《素问·骨空论》说："任脉为病，……女子带下瘕聚；冲脉为病，逆气里急。"

带脉还腰一周，腰部的疾病与带脉有关，如《难经·二十九难》说："带之为病，腹满，腰溶溶若坐水中。"另外，带脉约束冲任督三脉，所以妇科疾病与带脉也有一定的关系。

阳维脉为阳经的维系，阴维脉为阴经的维系，所以阳维脉的病机表现在三阳经，阴维脉的病机表现在三阴经。如《难经·二十九难》说："阳维为病苦寒热，阴维为病苦心痛。"寒热与心痛，概括了表证与里证，寒热代表三阳经，心痛代表三阴经。《难经·二十九难》又说："阴阳不能自相维，则怅然失志，溶溶不能自收持。"意指阴阳不和，失其维系，神不能制气形，则怅然失志，不能自持。

阳跷脉和阴跷脉的病机主要表现在两个方面：一则是筋肉屈伸运动的异常，如《难经·二十九难》云"阴跷为病，阳缓而阴急；阳跷为病，阴缓而阳急"；二则是眼睑开合的异常，如《难经·二十九难》载"气并相还则为濡目，气不荣则目不和。"以上两段经文指出阴跷为足少阴之别，阳跷为足太阳之别，阳入于阴，阴出于阳，营卫之气通过少阴、太阳二经，合于阴跷、阳跷，其脉气能濡目养筋以司其运动的缘故。

气血津液病机

一、气机失常

气的升降出入，是机体气化活动的基本形式。在生理状态下，气依循着一定的规律不断地升降出入运动，如果由于致病因素的作用，扰乱了人体正常的生理活动，就会导致气机升降出入运动的失调，发生各种病理变化，故《素问·举痛论》说"百病生于气也"。这里的气，就是指气机而言。诚如张介宾所说"气之在人，和则为正气，不和则为邪气。表里虚实，顺逆缓急，无不因气而至，百病皆生于气"。

气机失常产生的病理变化是十分复杂的，如《素问·举痛论》说："怒则气上，喜则气缓，悲则气消，恐则气下，寒则气收，炅则气泄，惊则气乱，劳则气耗，思则气结。"气上，是肝气上逆；气缓，是指心气过缓以至涣散不收；气消，即肺气消沉；气下，为肾的精气陷下；气收，即卫气收敛；气泄，指营卫之气泄越；气乱，指心气散乱；气耗，指过劳则气耗损；气结，就是脾气郁结。可见，气机失常能导致脏腑经络、营卫气血等各方面功能活动的失调，从而形成各种证候。如《素问·阴阳应象大论》说："清气在下，则生飧泄；浊气在上，则生䐜胀。此阴阳反作，病之逆从也。"阴阳反作，指阴阳之气的运动反常。这种阴阳清浊之气的运动反常，主要是由于脾胃之气升降失职造成的。脾气不升而下陷则腹泻；胃气不降，浊气壅塞，则脘腹胀满。其他如肺失宣降的胸闷喘咳，心肾不交的心烦不寐，脾虚气陷的头晕、倦怠、脱肛，肾不纳气的喘促气短，卫气不固的汗出，孤阳上越的面赤大汗，阴阳气血逆乱的昏厥等，都是脏腑、经络、营卫气机失常的反映。

气机失常的病变，有虚实的不同。如《灵枢·五阅五使》说"肺病者，喘息鼻张"，这与《素问·示从容论》所说"咳嗽烦冤者，是肾气之逆也"，虽都是咳喘，但前者为肺失宣降的实证，后者是肾不纳气的虚证。说明同是气机失常，但虚实不同。

总之，气机失常可波及五脏六腑、四肢九窍、表里内外，是一种基本的病理变化。后世对气机失常病理的认识有进一步发展，如李东垣的脾胃升降学说、黄元御的五脏升降学说等，这些学说对于临床分析病证，指导诊断、治疗，都有重要的意义。

（一）气滞

气滞，是指身体的某一部分发生气机阻滞，气行不畅，以胀闷、疼痛为主要特点的病证。引起气滞的原因有四：一为情志不舒，二为血瘀、水停、痰凝等阻塞，三为外邪凝滞，四为气虚乏力。气滞包括肝气郁滞、肺气壅滞、脾胃气滞等病证。

肝气郁滞。临床主要表现为情志抑郁，善太息，胸胁胀满疼痛；或咽部异物感，颈部瘿瘤、瘰疬；妇女行经前后乳房胀痛、痛经等。如《灵枢·胀论》说："肝胀者，胁下满而痛引少腹，……胁下痛胀，口中苦，善太息。"肝主疏泄，喜条达而恶抑郁，肝失于疏泄，气机郁滞，经气不利，故情志抑郁，善太息，胸胁胀满疼痛。肝气郁结，气不行津，津聚而为痰，或气郁化火，炼液为痰，肝气挟痰循经上行，痰气搏结于咽喉则出现异物感，搏结于颈部则出现瘿瘤、瘰疬。肝主血，女子以肝为先天，冲任二脉隶属于肝，肝气郁滞，血行不畅，冲任失调，则行经前后乳房胀痛、痛经等。

肺气壅滞。临床主要表现为咳嗽、气喘、咯痰、胸闷、胸痛等症状。如《灵枢·胀论》说："肺胀者，虚满而喘咳。"肺气壅滞有虚实之分，虚证包括肺气虚和肺阴虚。肺气虚而导致的肺气壅滞，其症状为胸闷，咳嗽无力，气短而喘，咯痰清稀。因为肺气亏虚，呼吸功能减弱，宣降无权，肺气壅滞，故胸闷；加之宗气生成不足，故咳嗽无力，气短而喘；肺气虚，津液不能布散，聚而为痰，所以咯痰清稀。肺阴虚而致的肺气壅滞，症状为胸闷，干咳无痰，或痰少难咯，潮热，盗汗等。肺阴不足，虚火灼肺，肺失宣降，肺气壅滞，则胸闷、干咳无痰，痰少难咳；虚热内炽，则午后潮热；热扰营阴，则夜间盗汗。另外，实证包括风、寒、燥、热、痰等，侵留于肺而致。如风寒犯肺而致的肺气壅滞，表现为咳嗽，痰白质稀，恶寒。风寒袭表，卫阳被遏，不能温煦肌肤，故恶寒；肺外合皮毛，外感风寒，则肺气被束，肺气壅滞而不得宣降，故咳嗽；肺津不布，聚而成痰饮，寒为阴邪，故痰白质稀。燥邪袭肺而致的肺气壅滞，症状为微发热恶风寒，干咳少痰，口鼻咽喉干燥等。燥邪侵袭卫表，卫气失和，故有微发热恶风寒之表证；燥邪易伤津耗气，肺津亏损，肺失滋润，故干咳无痰；皮肤口鼻咽喉失却津液濡养，故口鼻咽喉皮肤干燥。燥邪袭肺引起的肺气壅滞与肺阴不足引起的肺气壅滞的是有所区别的：一则前者有外邪侵入，出现微发热恶寒的表证；后者没有外邪侵入，也没有表证。二则前者没有阴虚内热的现象；后者有潮热盗汗的阴虚内热现象。三则前者有口鼻咽喉皮肤干燥之症，后者没有此现象。肺热炽盛所致的肺气壅滞，症状为咳嗽气粗，鼻翼扇动，发热，口渴、胸痛等。发热炽盛，肺失肃降，肺气壅滞，则咳嗽气粗、鼻翼扇动；里热蒸腾，向外升散，故发热较甚；热盛伤津，故口渴多饮；热邪积于胸中，阻碍气机，故胸痛。痰热壅肺所致的肺气壅滞，症状多为发热，咳喘气粗，痰多黄稠等。里热炽盛，蒸达于外，故发热；痰壅热蒸，肺失肃降，肺气壅滞，故咳喘气粗；痰热互结，故痰多黄稠。

脾胃气滞。主要临床表现为食少，胃脘胀满疼痛、便溏、呃逆、身重、卧不安等。如《灵枢·胀论》说："脾胀者，善哕，四肢烦悗，体重不能胜衣，卧不安。……胃胀者，腹满，胃脘痛，鼻闻焦臭，妨于食，大便难。"脾胃气滞有虚实之分：虚者包括脾气虚和脾阳虚，实证包括寒湿困脾和湿热蕴脾。脾气虚而致的脾胃气滞，症状可见食少、腹胀、便溏，同时兼见神疲乏力、少气懒言、面色萎黄、形体消瘦等气虚症状。脾主运化，脾气虚弱，不能运化水谷，停滞于脾胃，故胃脘胀满、纳呆食少；脾虚失运，清浊不分，水湿下注肠道，故大便稀溏；脾为气血化生之源，气之不足，故神疲乏力、少气懒言；血之不足，不能充养四肢肌肉，上容于面，故形体消瘦、面色萎黄。脾阳虚而致的脾胃气滞，临床可见食少、腹胀、便溏，同时兼见脘腹冷痛、喜温喜按、畏寒怕冷、四肢不温、面白少华等阳虚症状。脾阳虚衰，运化失职，则食少、腹胀、便溏；脾阳虚衰，寒从中生，寒气凝滞，故脘腹冷痛、喜温喜按；脾阳虚衰，不能温煦四末，故畏寒肢冷、四肢不温；阳虚气血不能荣于面，故面白无华。寒湿困脾所致的脾胃气滞，临床可见食少、腹胀、便溏、头身困重、苔白腻等。脾喜燥恶湿，寒湿内盛，脾阳受困，运化失职，水湿内停，脾胃气滞，故食少、腹胀；水湿下注，则大便稀溏；湿为阴邪，其性重浊，遏阻阳气，故头身困重；苔白腻为寒湿之象。湿热蕴脾所致的脾胃气滞，临床症状为食少、腹胀、便溏、身热不扬、肢体困重、苔黄腻。湿热阻滞中焦，脾失健运，脾胃气滞，故食少、腹胀；湿热下注，大肠传导失司，故便溏不爽；湿遏热伏，郁蒸于内，故身热不扬；湿热交结，阻碍经气，气化不利，故肢体困重；苔黄腻为湿热之象。

（二）气逆

气逆，是指气机升降失常，气的上升太过或下降不及而引起的病理变化。气逆多由情志内伤、饮食寒温不适、痰浊壅阻所致。气逆主要包括肺气上逆、肝气上逆、胃气上逆等。

肺气上逆。主要临床表现为咳嗽，气喘。如《灵枢·邪气脏腑病形》说："形寒寒饮则伤肺，以其两寒相感，中外皆伤，故气逆而上行。"中，指脏腑；外，指皮毛形体；皆伤，即都受到伤害。该句意思是讲肺主皮毛，寒邪从皮毛而入，遏抑肺气，加之又食冷饮，冷饮属寒性，外感之寒与冷饮之寒相迫，肺气更加受到伤害，致肺气失于肃降，上逆而导致咳嗽和气喘。

肝气上逆。临床症状有头痛而胀，面红目赤，急躁易怒等。如《素问·举痛论》说："怒则气逆，甚则呕血及飧泄，故气上矣。"肝主升发，大怒则肝气升发太过，肝在志为怒，故急躁易怒；血随气升，故头痛而胀、面红目赤，甚至呕血；清气不能上升，浊气不能下降，故飧泄。

胃气上逆。表现为恶心，呕吐，呃逆，嗳气，反酸等。脾胃为人体气机升降之枢纽，脾气主升，以升为顺，可将水谷之精微上输于肺；胃气主降，以降为和，可将水谷下降于小肠而泌别清浊，糟粕传导至大肠，排出体外。脾气不升，水谷夹杂而下，引起泄泻，甚至完谷不化。胃气不降反而上逆，故恶心、呕吐、呃逆、嗳气、反酸。如《素问·痹论》说："脾痹者，四肢懈堕，发咳呕汁，上为大塞。"脾痹塞不通，气血化生不足，不能营养四肢，故四肢懈堕；脾脉属脾络胃，上膈夹咽，脾不能为胃行其津液，胃气上逆，故呕汁；脾气上归于肺，脾病则肺失所养，气行不畅，胸膈阻塞可发为咳嗽。

（三）气陷

气陷，是指气升举无力，或下降太过引起的病理状态。由于久病体虚，或素体虚弱，导致脾气虚损，升举无力，或下降太过。气陷包括上气不足和中气下陷。

上气不足。临床症状可见头晕、眼花、耳鸣、疲倦乏力等。因为脾气虚损，升举之力不足，不能将水谷精微上输于头目，头目得不到充分的濡养，故头晕、眼花、耳鸣、乏力。如《灵枢·口问》说："上气不足，脑为之不满，耳为之苦鸣，头为之苦倾，目为之眩。"

中气下陷。症见内脏位置下移，如胃下垂、肾下垂、直肠脱垂、子宫脱垂等。此因脾气虚损，下降太过，不能维系内脏器官，所以内脏器官下移，导致各器官脱垂。

（四）气闭

气闭，指气郁太过，闭塞清窍，气的出入失常，气的外出受阻为主的病理状态。气闭的原因，多由情志抑郁，或外邪侵袭，或痰浊阻滞所致。

气闭的临床症状为突热昏厥、不省人事、呼吸困难、鼻翼扇动、四肢欠温等。由于气机不利，郁于心胸，闭塞清窍，故突热昏厥、不省人事；肺气郁闭，气道不畅，故呼吸困难、鼻翼扇动；阳气内郁，不能外达，故四肢欠温。

气闭在《内经》中有"薄厥""煎厥""大厥""尸厥"等称谓。薄厥：如《素问·生气通天论》说："大怒则形气厥，而血菀于上，使人薄厥。"其意思是指情志大怒则气上逆，血随气升瘀积于上，与身体其他部分阻隔不通，使人昏厥不省人事，又称为"气厥"。煎厥：如《素问·生气通天论》说："烦劳则张，精绝，辟积于夏，使人煎厥。"人体素来阳盛阴亏，到了夏天，感受暑热之邪，则出现昏厥不省人事，目昏蒙不能视，耳闭塞不能听，又称为"热厥"。大厥：如《素问·调经论》说："血之与气并走于上，则为大厥，厥则暴死，气复反则生，不反则死。"其意是说人体气血并而循经上逆，则上实下虚，下虚则阴脱，阴脱则阴阳根本离绝而上厥下竭，于是发生昏厥不省人事的大厥病证。这种病证如果气血得以下行，则可以生还；气血壅于上而不下行，就会死亡。尸厥：如《素问·缪刺论》也说："五络俱竭，令人身脉皆动，而形无知也，其状若尸，或曰尸厥。"指出手少阴、足少阴、手太阴、足太阴、足阳明五条络脉的脉气全都衰竭，人身的经脉虽然皆动，但人体的知觉全无，其形状像死尸一样，这种现象称为"尸厥"。

（五）气脱

气脱，是指严重的全身性气虚，导致多脏腑功能衰竭的病理状态。由于邪气太盛，正不胜邪，正气受到极大损害；或久病长期耗损，气不内守，外散脱失；或大汗、大吐、大下、大出血等，致气随血脱或气随津脱。

气脱的临床表现为面色苍白，汗出不止，口开目闭，全身软瘫，手撒，二便失禁，脉微欲绝等。脾气虚则气血化源不足，不能上荣头目，故面色苍白、口开目闭；卫气虚衰，腠理不固，则汗出不止；脾虚四肢形体肌肉失养，故全身软瘫、手撒；肾气不固，则大小便失禁；脉微欲绝乃气虚之象。如《灵枢·本神》说："阴虚则无气，无气则死矣。"《灵枢·通天》也说："阴阳皆脱者，暴死不知人也。"

二、血行失常

由于血液运行不畅或体内离经之血未能消散，都能形成瘀血。瘀血既成之后，又能导致多种病变。

形成瘀血的原因很多，常见的如寒气凝滞，如《素问·调经论》说："血气者，喜温而恶寒，寒则泣而不流。"《素问·举痛论》也说："经脉流行不止，环周不休，寒气入经而稽迟，泣而不行。"另外，气为血帅，气行则血行，气滞则血瘀，因此气虚或气滞也可导致瘀血。如心气虚弱，无力推动血行，则血流迟滞而致瘀。肝藏血，主疏泄，肝郁气滞，血亦因之而瘀滞。此外，在外伤及其他出血证中，离经之血阻滞于局部，不能及时消散，也能产生瘀血。如《素问·调经论》说："孙络外溢，则经有留血。"《灵枢·邪气脏腑病形》也说："有所堕坠，恶血留内。"

瘀血形成后，往往阻滞气的运行，产生各种病证。如《素问·玉机真脏论》说："脉道不通，气不往来。"又如《素问·脉要精微论》说："因血在胁下，令人喘逆。"《素问·缪刺论》更说："恶血留内，腹中胀满，不得前后。"瘀血还能阻碍血行，使血不归于经而出血，或血瘀积聚而为肿块。如《灵枢·水胀》说："石瘕生于胞中，寒气客于子门，子门闭塞，气不得通，恶血当泻不泻，衃以留止，日以益大，状如怀子，月事不以时下。"衃，败恶凝聚之血，即瘀血。该经文指出石瘕病发生在胞宫之内，由于寒气侵入子门，使子门闭塞，气血不能流通，恶血不得排泄，以致凝结成块积留在胞宫，逐渐长大如怀孕一样，月经也不能如期来潮。

瘀血阻滞于不同的脏腑组织，证候表现也不一样。如瘀阻于心，则心气闭滞，胸闷心痛，口唇青紫；瘀阻于肺，则肺气不宣，络脉血溢而胸痛、咳血；瘀阻于肠胃，则胃气上逆而呕血，肠失传导而便血；瘀阻于肝，则气郁血瘀而见胸胁刺痛，胁下痞块；瘀阻于胞宫，多表现为少腹刺痛，月经不调、痛经、经闭、经色紫黑，或胞络血溢而见崩漏之症；瘀阻于肢体，则局部气滞血阻，出现肌肤疼痛青紫等症。上述瘀血阻滞所导致的这些病变和病证，都是临床上常见的。

三、津液失常

《内经》无"痰"字，痰的病变包括在饮内，今常痰饮并称。一般认为，清者为饮，浊者为痰。痰又有有形、无形之分。有形者，咳吐而出，视而可见；无形着，视之不见，触之无物。

痰饮的形成，主要与脾、肺、肾三脏有关。脾主运化水湿，如果脾病运化无力，则水湿不行，于是凝而为饮，聚而成痰。如《素问·气交变大论》说："岁土太过，雨湿流行，……饮发，中满，食减，四肢不举。"土运太过之年，雨湿流行，以致湿盛困脾，脾不运化水湿，即发生痰饮停蓄的病变。临床有"脾为生痰之源"的说法，就是对这种病理的概括。肺主布津液，通调水道，若肺失宣降，水不能输布通达，亦可停聚而生痰饮。肾主蒸化水液，若肾阳虚弱，水不化气，也可凝聚而为痰饮。此外，三焦为气与水通行的道路，如果三焦失于通调，则气滞津聚，也是形成痰饮的原因之一。

痰饮既成之后，因其所在部位不同，症状也各异。如痰浊滞肺，肺气壅滞，则见咳喘咯痰。如《素问·评热病论》说："咳出青黄涕，其状如脓。"饮邪流溢于肌肤，则肢体沉重、肿胀。如《素问·脉要精微论》说："溢饮者，渴暴多饮，而易入肌皮肠胃之外也。"意思是讲溢饮病，临床表现口渴暴饮，因水不化气，水气容易流入皮肤肌肉之间，以及肠胃之外。在《内经》的基础上，《金匮要略》又把痰饮分为痰饮、悬饮、溢饮、支饮四种，成为后世痰饮临床辨证的主要依据。

痰饮导致的病变是相当广泛的，故有"百病多由痰作祟"和"怪病多从痰治"的说法。临床多根据痰饮停蓄的部位进行分证，如痰阻于心，蒙蔽心窍，则见胸闷、心悸、神昏、癫狂等症；痰停于胃，胃气上逆，可见呕恶、脘闷不舒等症；痰阻经络，痰气互结，则生瘰疬、痰核、阴疽、流注，或四肢麻木、半身不遂；痰浊犯头部，困阻清阳，可见眩晕、昏冒等症；痰气结于咽喉，咽喉不利，可见如有异物梗阻的"梅核气"之病证；饮停于胸胁，气机闭阻，则见咳引胸胁作痛；饮在膈上，肺失宣降，则咳喘不能平卧；饮溢肠间，传导失职，则见肠鸣有声、口干腹满、食少等症。

此外，根据痰饮的性质。又有寒饮、热饮、风痰、寒痰、湿痰、热痰之分，为临床辨证论治提供了依据。

内生六气病机

内生六气，是指在疾病的发展过程中。由于内脏功能失调而形成的内风、内寒、内湿、内燥、内热、内火六种病证。这些病证的产生，各有不同病理变化。

一、风气内动

风气内动，又称内风或肝风。主要概括一些动摇眩转的病证，如头目眩晕、四肢抽搐、震颤、角弓反张，乃至卒然昏倒、不省人事等，因其像风之动摇不定，故称内风。如《素问·至真要大论》说"诸暴强直，皆属于风。"这些症状，多属目以及筋的运动反常病变。由于肝藏血，主筋，开窍于目，所以病本于肝，又称肝风。如《素问·至真要大论》说"诸风掉眩，皆属于肝。"《素问·五脏生成》还说："徇蒙招尤，目冥耳聋，下实上虚，过在足少阳、厥阴，甚则入肝。"指出头晕眼花、身体摇动、目暗耳聋，属于下实上虚，病变在足少阳和足厥阴经，病甚者可内传于肝。

引起风气内动的原因有三：一为热极生风。因邪热太甚，燔灼肝经，木火相煽，筋脉失于濡养，而生内风，病多属实。如《素问·刺热论》说："肝热病者，……热争则狂言及惊，胁满痛，手足躁，不得安卧。"二为阴虚阳亢生风。肾阴枯竭，水不涵木，阴虚阳亢，以致风阳上扰，虚风内动。三为津亏血燥生风。多汗、剧烈呕吐、腹泻不止、大失血或久病伤阴者，引起津液亏损，津亏血燥，血不养筋，因而导致风气内动。后二者，病多属虚证。

二、寒从中生

寒从中生，又称内寒。主要是阳气虚衰，阴寒内盛，功能衰退的病理反应。临床多表现为畏寒喜暖，四肢不温，甚至厥冷、倦怠蜷卧、局部冷痛等寒凉的征象。由于人体阳气不足，温煦失职，阴寒内盛，功能减退，产生虚寒之证。如《素问·逆调论》说："人身非衣寒也，中非有寒气也，寒从中生者何？……阳气少，阴气多，故身寒如从水中出。"意思是指有的人穿的衣服并不单薄，也没有被寒邪所中，但是总感觉寒气从内而生，这是什么原因？这是由于阳气少阴气多的缘故，阳虚生外寒，阴盛生内寒，所以感觉身寒如从水中出。

阳气虚衰，气化功能失司，水液代谢发生障碍，还可以形成水聚、肿胀和痰饮等病证。如《素问·汤液醪醴论》说："其有不从毫毛而生，五脏阳以竭也，津液充郭。"指出有的病不是由皮肤毫毛发生，而是由于五脏的阳气衰，水无气以化，故水气充满于皮肤而肿胀。另外，由于阳虚引起的水液病变，都有清冷不温的特点。如泪、涕、唾、涎、汗等稀薄清冷，小便清长，大便溏泄。所以《素问·至真要大论》说"诸病水液，澄彻清冷，皆属于寒"。这种水液澄彻清冷，已成为临床辨别寒证的主要根据之一。

此外，寒从中生包括心阳虚、脾阳虚和肾阳虚等。心阳虚者，可见心胸憋闷，甚至绞痛，面青唇紫；脾阳虚者，可见食少腹胀、泄泻便溏；肾阳虚者，可见腰膝冷痛、下利清谷、小便清长、男子阳痿、女子带下清稀等症。

肾藏真阳为一身阳气之本，所以寒从中生，由于寒根源于肾阳虚衰，故《素问·至真要大论》说"诸寒收引，皆属于肾"。

三、湿邪停滞

湿邪停滞，又称"内湿"。主要指脾虚水液运化功能障碍，导致水湿痰浊蓄积停滞的病变。其症状每因湿浊所在的部位不同，而有不同的临床表现。若湿邪留滞筋骨肌肉之间，可见肢体重滞、屈伸不便，甚至牵强拘急。如《素问·至真要大论》说"诸痉项强，皆属于湿。"这是指项部肌肉，因湿邪阻滞，失于阳气的温养而出现不柔和、回顾转动不利的病证。若湿浊泛滥于皮肤之下，则发生水肿；流注于肠胃，则出现濡泻；阻滞于膀胱，则见小便不利。故《素问·六元正纪大论》说："湿胜则濡泄，甚则水闭胕肿。"若湿遏中焦，阻滞气机升降，就会出现脘腹痞满，语声不扬的症状，如《素问·脉要精微论》说"中盛脏满，……声如从室中言，是中气之湿也。"意指湿邪盛于中，脏气壅满，讲话声音重浊不清，如在室中说话一样，这是中气失权而有湿邪所致。中焦湿盛，还可见食欲不振、胸闷、呕恶等症。若湿阻下焦，则小便浑浊，点滴不畅，妇女带下等症状。

内湿形成，主要病变在脾。脾主运化水湿，若久病脾虚，或恣食生冷，损伤脾阳，脾的运化功能失职，不能为胃行其津液，于是水湿停滞，聚而成湿，停而成痰，留而为饮，甚至积而为水。故《素问·至真要大论》说"诸湿肿满，皆属于脾"。内湿的形成与肾和三焦也有关。肾为水脏，主津液，三焦为水道，通行津液。若肾与三焦功能失调，则肾阳不化而湿聚，三焦不畅而湿阻，从而导致内湿的产生。

此外，内湿与外湿每多互相影响。外感湿邪，困遏脾阳，使脾运化失健，则引发内湿，所以《素问·宣明五气》说"脾恶湿"。另外，脾的健运正常，三焦通利，也有助于外湿的宣化。

四、津伤化燥

津伤化燥，又称内燥。由于体内津亏液少，不能濡润脏府组织所致。临床常见皮肤憔悴、毛发枯涩、口唇燥裂、口渴咽干、舌上无津、目干鼻燥、尿短便干，甚至筋脉劲急、肌肉消瘦等症状。如《素问·阴阳应象大论》所说"燥胜则干"。干，概括了内燥的证候特点。金代医学家刘完素也说："诸涩枯涸，干劲皴揭，皆属于燥"。劲，指筋脉劲急；皴，指皮肤干裂；揭，指口唇干裂揭起。

内燥多见于严重的汗、吐、下、亡血、失精之后，或久病阴虚及热病伤津的患者。津液不足，不能内溉脏腑，外濡毛窍腠理，因而形成各种干枯失润之证。亦可因津枯血燥，不能濡养筋骨，出现筋骨关节屈伸不利，甚至挛急的"干劲"症状。

津伤化燥，与肺和肠胃的功能失调有密切关系。肺为燥金之脏，主气，司全身精血津液的输布。肺气虚弱则水精不得四布而化燥，病属虚证。大肠为燥金之腑，主津液，故肠胃实热，灼伤津液，亦常致燥，多属实证。此外，肾总司一身的气化活动。若肾病气化失常，津不化气，也可以导致内燥病变。故《素问·脏气法时论》说："肾苦燥，急食辛以润之，开腠理，致津液，通气也。"辛味药物通阳化气，气化津布，因而能"致津液"。这种治法，正是针对津不化气的燥证而言的。

五、火热内扰

火热内扰，又称"内热""内火"。主要概括一些亢奋、具有温热特点的病证，主要为脏腑阳盛所致，即所谓"阳盛便是火"。火与热的病理和证候基本是一致的，只是在程度上，火甚于热。

火热郁积于里，随部位不同而表现不同的症状。热性开泄，热在皮肤，腠理开泄而汗出；热在筋肉，则筋肉弛纵，身体懈惰怠倦；热在血脉，则血热妄行。如《素问·生气通天论》说："阴不胜其阳，则脉流薄疾。"若热郁肉理，则血热腐肉，发为痈肿。如《素问·阴阳应象大论》说"热胜则肿"。《灵枢·痈疽》也说"营气稽留于经脉之中，则血泣而不行，不行则卫气从之而不通，壅遏而不得行，故热。大热不止，热胜则肉腐，肉腐则为脓。"意思是讲如果营气滞留在经脉中，血液凝聚不得循行，从而使卫气受阻而不能畅通，阳气既然不能行于外，便壅积于内，郁而化生热毒，热毒继续发展，可以使肌肉腐烂化脓。另外，心为火脏，主血脉，所以痈肿的形成与心也有关，如《素问·至真要大论》说："诸痛痒疮，皆属于心。"热郁于肠胃，则肠胃传导功能失常，出现腹胀、呕吐、泄泻等症，故《素问·至真要大论》说"诸胀腹大，皆属于热。……诸病有声，鼓之如鼓，皆属于热。……诸呕吐酸，暴注下迫，皆属于热"。这些病证，多起病急骤，呕吐物酸臭，大便秽浊，而且有里急后重的感觉。

火为热之甚，火盛扰动神明，可导致精神异常。火热燔灼肝经，消烁阴液，也能使筋脉失养而拘挛，引发内风。如外感病阳明热甚，或热入营血；内伤病痰火扰心，或肝阳化风，皆可出现神昏谵语、烦躁不宁，甚至狂乱，四肢抽搐等症状，所以《素问·至真要大论》说"诸热瞀瘛，皆属于火。……诸燥狂越，皆属于火"。火热内盛，还可迫血妄行，导致各种出血，如吐血、衄血、便血、尿血以及妇女月经过多、崩漏等。

不同脏腑的火热证，又各有不同的证候表现。如心火上炎的心烦、失眠、舌烂、尿短赤；肝火上炎的眩晕目赤、耳鸣口苦、易怒等，都是临床常见的火热证候。

火热内扰，有虚实之分。实火者，多源于阳气有余，引起阳气有余的原因，或因外感六淫，如寒邪入里化热，热在阳明的壮热、大汗、大渴、热结便秘等症；或由于情志不舒，郁久化火的"五志化火"。如大怒伤肝，肝阳化火上冲引起的"薄厥"证，就属于这种情况。虚火者，多由于精亏血少，阴虚不能制阳，虚阳上亢所致。如《素问·逆调论》说："人身非常温也，非常热也，为之热而烦满者，……阴气少面阳气胜，故热而烦满也。"意思是讲有的患者，既不是因衣温而温，也不是因衣热而热，却出现发热而烦闷，这是因为阴气少而阳气胜，故发热而烦闷。

病机十九条释义

一、风寒湿病

风寒湿病病机共有三条，风、寒、湿各一条。凡突热发生四肢抽搐、颈项强直、角弓反张者属于风；人体排泄的各种水液，如涕、泪、唾液、痰、汗、呕吐物、小便、大便等，清冷稀薄者属于寒；湿邪侵入人体，阳气被遏，湿兼风化，则颈项强直不能转侧，属于湿。

"诸暴强直，皆属于风"。暴，形容发病突然及病势危重；强直，即颈项强直、角弓反张、四肢抽搐。凡突然发生筋脉挛急、项背强直之证，都与风邪有关。风有外风、内风之分，外风起病急骤，具备风的特征，故此处所说的风当指外风而言。如临床所见的破伤风病证，就是典型的诸暴强直病证。风性主动、善行而数变，正由于本证发病骤急，病情进展迅速，症状变化多端，具有动的特征，因此说"皆属于风"。

"诸病水液，澄彻清冷，皆属于寒"。水液，泛指人体所有的排泄物，如涕、泪、唾液、痰、汗、呕吐物、小便、大便等；澄彻清冷，即透明稀薄。凡人体排泄的水液，呈现清稀透明、淡白冷凉之象，皆与寒有关系。因寒性凝滞，易伤阳气而生清冷。如涕泪清稀，或咳嗽痰多稀白，或呕吐物完固不化，或小便清长，或大便清稀，或妇女带下清稀等，都是因寒所致。寒有内、外之分，此处多指内寒。由于脾阳不足，命门火衰而致唾液清稀、呕吐不化食物、小便清冷、五更泄泻等。也有外感寒邪而致喷嚏流泪，涕泪清稀的。

"诸痉项强，皆属于湿"。痉，肢体强直；项强，是颈项强直不能转侧。凡出现痉证项强之证，都与湿邪有关。因为湿为阴邪，侵袭人体，阳气被遏，湿兼风化，故四肢失温而致肢体和颈项强直。

二、热病

热病病机共有4条。凡出现腹满胀大；胸腹鼓之有声；呕吐泛酸，急迫下坠；肢体转筋、角弓反张、小便浑浊之证，都与热邪有关。由于太阴湿热、阳明热结而致腹胀且大。肺热气机郁滞，或肝郁化热，气热互结于腹中，则胸、腹鼓之如鼓。热与宿食互结而致呕吐泛酸；热壅肠道，受盛和传导失司，则暴注下迫。热伤筋脉，筋失所养，则肢体转筋、角弓反张；热郁于下焦，消灼阴液，则小便浑浊。总之，热邪之病大多急重，属于实证，应当辨别清楚。

"诸腹胀大，皆属于热"。腹胀大，即腹胀、腹大之意。热气内盛者，在肺则胀于上，在脾胃则胀于中，在肝肾则胀于下。腹为脾胃所在部位，故腹胀大，其热在脾胃。足太阴脾经之病，热湿相争，脾土受病，则腹胀大。足阳明热结，也可以导致腹胀满，《伤寒论》大承气汤证，即属于此。

"诸病有声，鼓之如鼓，皆属于热"。鼓之如鼓，即鼓之有声，声如鼓音。人体各部以手鼓之有声者，唯有胸腹。以手扣胸腹，听其声音，响亮如鼓声，中空无物，多为无形气滞，属于气臌范畴。邪热入肺，失于宣降，肺气郁滞，塞而不利，扣之入鼓。另外，肝失疏泄，气滞失运，气郁化热，热结腹中，热气互结，导致腹胀，鼓之如鼓，有声而鸣。现代医学肺气肿、肠麻痹等，皆属于此。

"诸呕吐酸，暴注下迫，皆属于热"。呕，呕吐；吐酸，泛酸；暴注，急性腹泻；下迫，肛门窘迫里急后重。急性腹泻，伴有里急后重，以及呕吐、泛酸者，属于实热证，如急性胃肠炎、急性痢疾之类。六腑以通为用，胃气以降为顺，今热邪与宿食互结，壅积在胃，胃气上逆，导致呕吐、泛酸。热壅肠道，小肠不能受盛，大肠不能传导，则暴注下迫。

"诸转反戾，水液浑浊，皆属于热"。转，转筋；反，角弓反张；戾，身曲不直；水液，指小便。凡出现肢体扭曲、角弓反张而尿黄浑浊者，均由热邪所致。热伤筋脉，则转筋反戾；热郁下焦，则小便浑浊。在病机十九条中论述四肢抽搐、颈项强直、角弓反张症状者，有"诸暴强直，皆属于风""诸痉项强，皆属于湿"，与本条"诸转反戾，水液浑浊，皆属于热"，涉及的病因有风、湿、热三种。风为百病之长，湿为阴邪，热为阳邪，三者的属性不同而引发的症状相似，但本节中有水液浑浊，反映了热邪致病的独自特点，这是与风、湿二邪致病不同的辨证要点。

三、火病

火病病机者共有 5 条。凡出现神昏抽搐；口噤鼓颔，战栗失神；气逆上冲，咳喘呕吐；烦躁狂妄，精神失守；足背浮肿、酸痛、惊惕之证，都与火邪有关。由于邪热亢盛，扰乱神明而致神昏；热极生风则四肢抽搐。邪热炽盛，阳郁不伸，故咬牙、鼓颔、寒战。火炎气逆，则咳喘呕吐。热入营阴则躁，热陷心包则狂。火郁皮肤肌肉则浮肿，火郁神动则惊骇。虽然表现症状不同，但皆由热邪化火所致，故有"火为热之极"之说。

"诸热瞀瘈，皆属于火。"瞀，神昏；瘈，抽搐。热者火之渐，火者热之极，热之与火，本质一体，程度不同而已。外感温热之邪，由表入里，渐次传入心包，则出现发热、神昏、抽搐等症。因为心藏神，主神明，当热病极期，高热不退，热伤心神，神无所主，则神志昏瞀。热盛生风，风淫四末，故四肢抽搐，甚者颈项强直，角弓反张。另外，高龄营阴久虚，或婴幼稚阴未充，或因所感邪热特甚，邪热直中，径入心包，由于邪陷心包，扰乱心神，出现神志昏乱。

热伤营阴，营阴受损，不能濡养筋脉，故生瘛疭。热病发展至热入心包或逆传心包的时候，热势已炽，热之极便是火，因此"皆属于火"。

"诸禁鼓栗，如丧神守，皆属于火。"禁，咬牙；鼓，鼓颔；栗，战也；如丧神守，即神不守舍，心神外越。当外感热病，发病多日，高热不退，邪热炽盛，邪热难以外达，阳郁不伸，出现咬牙、鼓颔、寒战之象。若热伤心神，表现为神不守舍。"诸热瞀瘛"与"诸禁鼓栗，如丧神守"二条的共同症状都是发热、神昏，前者伴有抽搐，后者兼见寒战，病因都是火邪，症状则有差异，要注意区别。

"诸逆冲上，皆属于火。"逆，上逆；冲上，即突然而较剧烈的逆上。临床中突然出现而相对较重的逆上症状，如外风引动内风，风气上逆，升而不降的中风；外感风热，挟痰迫肺，肺气上逆的咳喘；暑热犯胃，胃气逆上的呕吐等。火性上炎，故发病急骤，病情相对较重，属热属实者居多。热之极谓之火，故"皆属于火"。

"诸躁狂越，皆属于火。"躁者，自觉烦躁不安，神志不昧，其证尚浅；狂者，昏狂无制，登高而歌，弃衣而走，其证危笃。躁与狂越皆系热扰心神，神明失治所为。躁病者，多见于营分实热，热伤营阴，扰乱神明，表现为身热夜甚，烦躁不安，时有谵语。狂病者多见于热陷心包，神明被扰，神识昏昧，甚者登高而歌，弃衣而走。热入营分或热陷心包，热极而为火，扰乱心神，故"皆属于火"。

"诸病胕肿，疼酸惊骇，皆属于火。"胕肿，足背浮肿；疼酸，即酸痛；惊骇，即惊愕。临床中出现足部浮肿，伴有酸痛、惊骇不安者，皆与火邪有关。火郁于皮肤肌肉之间则胕肿；火盛制金而不能平木，木旺而作酸，故酸痛；火郁于内，火升神动则惊骇。足背局部肿痛以外，还兼有皮肤焮红，抚之灼热。由于疼痛烈剧，不能碰按，往往伴有惊骇不安之状。上述病证，属于阳证、实证，且为热之甚者，热之极便是火，故"皆属于火。"

四、五脏病

五脏病机共有5条。风邪引起的肢体震颤摇动、头晕目眩之证，都与肝有关；热邪引起的皮肤疮疡、红肿痛痒之证，都与心有关；湿邪引起的水湿停滞，导致浮肿、胀满之证，都与脾有关；气机不畅引起的咳嗽气喘、胸部痞闷之证，都与肺有关；阳气不达则营卫凝聚，导致形体拘急、关节屈伸不利之证，都与肾有关。

"诸风掉眩，皆属于肝。"掉，摇也；眩，昏乱旋运而目眩。凡由风邪引起的肢体震颤摇动、头晕目眩之证，都与肝脏有关。肝属木，木生风，肝为风脏，风气通于肝，肝病可以生风，发生以动为特征的证候。因肝为风木之脏，其脉挟督脉上会于巅，开窍于目，所以感受诸风之邪，气机失调，就会导致风病发生，出现肢体震颤、头目眩晕等。风有虚实之分：虚则肝阴亏虚，阴不制阳，肝阳上亢，可见头晕、目眩、耳鸣，严重者阳亢化风，可见突热昏厥、不省人事、口眼㖞斜、半身不遂等；又肾者水脏，主藏精，精化为血，血能养肝，若肾阴亏虚，血不养肝，肝血不足，筋脉失于濡养，则肢体麻木不仁，关节屈伸不利；血虚不能上荣头目，故头晕目眩，两目干涩，视物不清；血虚化燥生风，虚风内动，而致皮肤瘙痒，手足颤动。实则肝郁化火，热极生风，神魂失藏而致头痛目赤，筋脉失养而致手足抽搐。阴虚阳亢化风者，当滋阴平肝息风；血虚化燥生风者，当养血柔肝息风；热极生风者，当清热凉肝息风。息风可用介石之品，因为介类以潜，石类以镇。

"诸痛痒疮，皆属于心。"热甚则痛，热微则痒，疮为热灼所致。初起患处皮肤微红而痒，疼痛尚轻，此后病情加重，则局部皮肤红肿热痛。由热邪引起的皮肤疮疡、红肿痛痒之证，都与心有关。因心主火，火燔肌肉，近则痛，远则痒，火郁于内，极而化火，血被火灼，则烂而为疮，腐而成脓。

"诸湿肿满，皆属于脾。"肿，皮肤浮肿；满，腹内胀满。凡湿邪引起的水湿停滞，导致浮肿、胀满之证，都与脾脏有关。因脾主运化，一旦水湿停留，就会导致湿病的发生。脾属太阴，喜燥而恶湿，为人体气机升降之枢纽，脾之所以能运化水湿，全赖阳气之温煦。如果脾阳内虚，水谷精微不能上输于肺，土不生金，肺气虚则无力通调水道，下输膀胱，于是水津不能四布，五经不得并行，导致清者不升，浊者不降，水谷之湿郁而不化，外溢于皮肤则浮肿，内积于腹中则胀满。另外，肾为水脏，内寄元阳，肾阳不足，气不化水，水湿停滞，溢于外则浮肿，郁于内则中满。

"诸气膹郁，皆属于肺。"膹，喘急也；郁，痞闷也。凡由气机不畅引起的咳嗽气喘、胸部痞闷之证，都与肺脏有关。因肺主一身之气，司呼吸，若气机失调，就会导致气病的发生。喘闷病有虚实之分：虚如肺气虚损，肺失宣降，呼吸功能减退，气体交换不足，导致气喘、胸部痞闷不畅；另外，肾为气之根，肾主纳气，肾摄纳无权，气不归根，以致气浮于上，胸闷喘息，肢冷汗泄，此为虚喘之重者。实如外邪侵犯肺部，肺气失于宣发和肃降，壅塞不通，导致气喘、满闷怫郁不畅。尚有病起大怒，怒者气上，肝气迫肺而致胸闷喘息者，其病在肝，由肝及肺，这是实喘之一。

"诸寒收引，皆属于肾。"收，敛也；引，急也。肾为水火之宅，寓藏元阴元阳，一旦阴阳失调，肾阳虚衰，阴寒内生，不能正常地温煦经脉，则经脉不利，气血行泣而失其畅行，则导致寒病发生。如《灵枢·本脏》说："经脉者，所以行气血而营阴阳，濡筋骨而利关节。"《素问·调经论》也说："血气者，喜温而恶寒，寒则泣而不流，温则消而去之。"肾属水，其化寒，凡阳气不达则营卫凝聚，引起形体拘急、关节屈伸不利之证。寒有内外之分：外则侵袭人体，营卫凝滞而致形体拘挛；内则命门火衰筋骨失养而致关节屈伸不利。如果病程日久，除了阳气之虚，还有气血之损，气滞则生瘀，寒郁则酿痰，陈寒不除，痰瘀难消，寒、瘀、痰互结而形成久病痼疾。

五、上下病

上下病病机共有 2 条。凡出现肢体痿软、气喘、呕吐之证，都与上焦肺有关；出现气厥向上、二便失常之证，都与下焦有关。

"诸痿喘呕，皆属于上。"痿，痿躄也，即腿痿软而不能行走。凡出现肢体痿软、气喘、呕吐之证，都与上焦肺有关。痿分皮、脉、肉、筋、骨五种，并分属五脏。此处的痿当指肺热叶焦而致的痿，如《素问·痿论》说："五脏因肺热叶焦，发为痿躄。"由于肺热叶焦，不能布化津液，筋膜失养，则肢体痿软不用。又痰壅于肺则病喘、饮邪迫肺亦病喘、肺气大虚亦致病喘。再则，肺与肝，肺主降，肝主升，一升一降，协调平和，如果其人肺虚，金不平木，以致肺降不及而肝升太过，肝逆犯胃，胃气上逆而病呕吐，其证候根本不在胃而在肺。以上痿、喘、呕三证发生皆系乎肺，肺又在上焦，故曰"皆属于肺"。治疗当清肺益津治痿，或祛痰平喘，或逐饮平喘，或补肺平喘，或调理肺肝，降胃止呕。

"诸厥固泄，皆属于下。"厥，气逆也；固，大小便固而不下；泄，便泄不禁。凡出现气厥向上、二便失常之证，都与下焦有关。上焦心与肺、中焦脾与胃、下焦肝与肾，肾之气守司于下，肝之气门户束要。所以，肝主疏泄，肝气郁滞，久郁化火，肝火上炎，气逆上行，可见头胀痛、面红目赤、耳鸣耳聋、急躁易怒。肾开窍于二阴，主司大小便的排泄，如果肾气不固，则二便失禁；肾阴虚，阴虚化热，热结于下，则二便不下。因此，气逆、二便不下或出入无度，皆由下焦所主。

第9章　病证学说

病证包括病和证两个方面。病是脏腑、经络、精气神的病理变化表现于临床各种症状的概括，反映了疾病发生、发展变化的基本规律，如癫狂、疟疾等。证是指疾病在发展过程中不同阶段的病理概括，包括病因、病位、病性以及邪正关系等，反映了疾病发展过程中某一阶段的病理变化本质，与症状是不同的。由于证是疾病发展不同阶段的病理概括，因此病和证又是统一的。病证学说就是在阴阳、五行、脏腑、经络、精气神等基本理论的基础上，研究病证的发生、发展规律以及病因、病位、病性、正邪消长和临床表现的学说。

《内经》将一切疾病概括为外感和内伤两大类。外感病主要是指感受外邪而发的一类疾病，所以它的传变一般多从表入里、由轻转重，最后传入五脏。《素问·缪刺论》说："夫邪之客于形也，必先舍于皮毛，留而不去，入舍于孙络，留而不去，入舍于络脉，留而不去，入舍于经脉，内连五脏，散于肠胃，阴阳俱感，五脏乃伤。"内伤病，多由情志、饮食、劳伤等导致内脏功能紊乱，或由正气虚衰，脏腑功能失调而引起的一类疾病。

病证与脏腑的生理功能密切相关，如肺主气，司呼吸，外合皮毛；肺为娇脏，不耐寒热，故其为病则肺气不利，宣发失和，症见咳喘、发热、多汗等。《灵枢·五邪》说："邪在肺，则病皮肤痛，寒热，上气喘，汗出，咳动肩背。"心主血脉、藏神，其为病则血脉不通，神志失常，故《灵枢·五邪》说："邪在心，则病心痛善悲"。《素问·调经论》说："神有余则笑不休，神不足则悲。"《素问·痹论》说："心痹者，脉不通。"由此可见五脏功能失常是产生各种病证的病理基础。

经脉内属脏腑，外络肢节，为气血通行的通道，所以经脉功能的失常，也是产生病证的病理基础。《素问·缪刺论》说："邪客于足少阴之络，令人卒心痛暴胀，胸胁支满。"又说："邪客于足厥阴之络，令人卒疝暴痛。"

《内经》病证学说为后世临床各科的发展，奠定了理论基础。如《伤寒论》的六经分证法、《金匮要略》的五脏分类法，以及诊断学的八纲辨证、脏腑辨证、病因辨证、卫气营血辨证、三焦辨证等，基本上都是渊源于《内经》而发展起来的。因此深入研究《内经》病证学说，对于临床辨证论治有着十分重要意义。

内科病证

一、六淫病证

六淫病证，是指六淫之邪侵袭于人体而发生的各种病证，属于外感病的范畴。《素问·至真要大论》说："夫百病之生也，皆生于风寒暑湿燥火，以之化之变也。"

六淫为病，多有季节性，春天多伤于风，夏天多伤于暑，长夏多伤于湿，秋季多伤于燥，冬天多伤于寒。《素问·生气通天论》说："是以春伤于风，邪气留连，乃为洞泄；夏伤于暑，秋为痎疟；秋伤于湿（应为燥），上逆而咳，发为痿厥；冬伤于寒，春必温病。"由于六淫性质不同，所发生的病证各异。

（一）风类病证

风为六气之一，其淫盛为病，多兼挟其他外邪，故有"风为百病之首"之说，如《素问·风论》说："风者，百病之长也"。风性善行而数变，始中于风，则变生诸病，故又称"风为百病之始"。风，又有内风、外风的区分，本节所论，系指外风的病证。

1. 风邪常侵犯的部位

外风侵袭人体多从皮毛而入，当人体卫阳不固，腠理疏松之时，风邪乘虚而入侵，令人发病。《灵枢·五变》所说："肉不坚，腠理疏，则善病风。"《素问·调经论》亦说："风雨之伤人也，先客于皮肤。"风为阳邪，其性轻扬，风邪为病常侵袭人体之上部，故头面部常先受邪。《素问·太阴阳明论》说："伤于风者，上先受之。"《灵枢·百病始生》也说："风雨则伤上。"风善行而数变，故其侵犯人体，或从皮肤空隙而入，或由俞穴内侵五脏六腑，如《素问·风论》说："风中五脏六腑之俞，亦为脏腑之风，各入其门户所中，则为偏风"。

2. 常见病证

风善行而数变，所以风邪为病，常因其侵犯部位不同，及其传化而为多种病变，如《素问·风论》所说："风之伤人也，或为寒热，或为热中，或为寒中，或为疠风，或为偏枯，或为风也，其病各异，其名不同，或内至五脏六腑。"

(1) 脑风

风邪从风府侵入，风府通于督脉，上犯于脑户，则为脑风。如《素问·风论》说："风气循风府而上，则为脑风。"脑风以后头痛、项背怯寒、脑户穴冷、恶风为主症。风邪入侵，腠理开泄，卫外不固，故恶风怯寒冷。风邪入侵，久郁化热，风热入于脑，而致头痛。

(2) 首风

由于沐（洗头）后汗出，腠理疏松，卫阳不固，风邪乘虚而入，风性轻扬，多侵于头面，故为首风。《素问·风论》说："新沐中风，则为首风。"其症状为头面多汗、恶风、头痛不能外出。《素问·风论》说："首风之状，头面多汗、恶风，当先风一日，则病甚，头痛不可以出内，至其风日，则病少愈。"

脑风、首风皆为风邪侵犯于头部，其病机相同，但侵入部位有别。脑风为风从风府而入脑户；首风为风从皮毛而入，故其症状稍异。

(3) 目风

风邪从目系侵入则为目风，其症状为两目怕见风寒，畏光流泪。《素问·风论》说："风入系头，则为目风，眼寒。"系头，即头系，乃头中之目系。足太阳之脉起于目内眦，太阳受邪，累及目系，目受风气，则惧风寒，受到风寒侵袭多流泪。

(4) 漏风

由于饮酒，玄府开泄，被风邪所中，则为漏风。如《素问·风论》说："饮酒中风，则为漏风。"其症状为汗多如浴，身体发热或懈怠，不耐过重的劳动。如《素问·病能论》说："有病身热懈堕，汗出如浴，恶风少气，……名曰酒风。"《素问·风论》也说："漏风之状，或多汗，常不可单衣，食则汗出，甚则身汗，喘息恶风，衣常濡，口干善渴，不能劳事。"由于饮酒中风，风邪挟酒致阳气散越，故多汗。多汗表虚，欲作复衣，故常不可单衣。酒入于胃，脾胃内热，散发于外，故食则汗出。热性上炎，热盛则上迫于肺，故喘息。汗出过多，衣服常湿。汗多津液亏损，不能上承，故口干渴。汗多，气随津泄，气虚乏力不能劳作。

(5) 内风

入房太过则阴精内竭，汗出则阳气外泄，精虚气弱，风邪直中于内，故为内风。其症状为汗出多、体弱乏力。如《素问·风论》说："入房汗出中风、则为内风。"此内风与后世所说"内风"不同。

(6) 疠风

疠风类似于现代医学的麻风病。由于风邪客于皮肤肌肉，内侵于血脉之中，营血不行，郁而化热，热腐肌肉，血败肉腐，阳脉尽上于头，肺主皮毛，开窍于鼻，故皮肤疡溃、鼻柱败坏等，谓之疠风。《素问·脉要精微论》说："脉风成为疠。"《素问·风论》也说："疠者，有营气热腑，其气不清，故使其鼻柱坏而色败，皮肤疡溃，风寒客于脉而不去，名曰疠风。"《素问·长刺节论》又云："病大风，骨节重，须眉堕，名曰大风。"大风，即疠风。综上所述，可见疠风的症状有眉毛脱落、鼻柱塌陷、皮肤溃烂、骨节沉重等，此病迁延日久，具有传染性。

(7) 泄风

体虚风邪侵犯腠理，风性疏散，使毛孔疏松，肌表不固，则不时汗出而为泄风。如《素问·风论》说："外在腠理，则为泄风。"泄风与漏风的症状相似，皆由于腠理疏松，感受风邪，风性疏散，鼓动卫气外泄，汗随之而蒸发于体外，故多汗不止。汗多则伤阴，阴虚则少气，故可见气虚乏力、口干善渴等症。惟其病因稍异，泄风为体虚，腠理不固所致；漏风为饮酒而被风邪所中。

(8) 风痹

风邪侵袭于人体，使表里之气，痹结不行而为风痹（与《痹论》之行痹不同）。如《灵枢·寿夭刚柔》说："病在阳者名曰风，病在阴者名曰痹，阴阳俱病，名曰风痹。"如风痹迁延日久，成为重症，则预后较差。如《灵枢·厥病》说："风痹淫泺，病不可已者，足如履冰，时如入汤中，股胫淫泺，烦心头痛，时呕时悗，眩已汗出，久则目眩，悲以喜恐，短气不乐，不出三年死也。"该句指出风痹发展到严重阶段，足冷如冰块，或足入沸水中，下肢病变向内发展，可出现心烦、头痛、呕吐、满闷、目眩、汗出等，久之情绪波动，或悲伤，或恐惧，短气乏力，闷闷不乐，不出三年，就会死亡。

(9) 肺风

肺风为风邪侵入肺脏所致，主要症状为恶风、多汗、面色浅白、咳嗽、气短、昼轻夜甚等。如《素问·风论》说："肺风之状，多汗恶风，色皏然白，时咳短气，昼日则差，暮则甚，诊在眉上，其色白。"该句指出风邪侵入皮毛，故恶风。风邪入内，郁而化热，热开腠理，故多汗。肺主皮毛，风邪入肺，肺气不能宣降，气逆咳嗽。肺气不足，则气短乏力。昼则阳气在表，故症状较轻；夜则阳气入里，故症状较重。

(10) 心风

心风是由于风邪侵袭于表，内搏于心，而致心的功能紊乱所致。其临床特点是恶风、多汗、唇舌焦燥、津液枯竭、善怒、面色赤、语言不利等。如《素问·风论》说："心风之状，多汗恶风，焦绝善怒吓，赤色，病甚则言不可快，诊在口，其色赤。"该句指出风为阳邪，其性开泄，故恶风。汗为心之液，风邪入心，故多汗。风邪入里，郁而化热，风扇火旺，灼伤津液，故见津液干绝，唇舌焦燥。风化木，木火交炽，故时常发怒而吓人。心脉支别者，从心系上挟咽喉，舌为心之窍，风中于经则经脉阻滞，故语言不流利。

(11) 脾风

脾风为风邪侵入脾脏所致，其症状多为恶风、多汗、身体懈惰、四肢乏力，不思饮食等。如《素问·风论》说："脾风之状，多汗恶风，身体怠堕，四肢不欲动，色薄微黄，不嗜食，诊在鼻上，其色黄。"该句指出风邪袭脾，脾受之而恶风。风久郁化热，热蒸津液则汗出。脾主肌肉和四肢，脾虚身体怠堕，四肢不欲动。风邪伤脾，脾不能运化水谷，食停中焦则不思饮食。

(12) 肝风

肝风为风邪侵入肝脏所致，其症状为恶风、多汗、嗌干、易怒、好悲、厌恶异性等。如《素问·风论》说:"肝风之状,多汗恶风,善悲,色微苍,嗌干善怒,时憎女子,诊在目下,其色青。"该句指出风主开泄,故恶风而多汗。肝主疏泄,风邪伤肝,疏泄失常,则情志不畅,易怒善悲,厌恶女子。

(13) 肾风

肾风为风邪侵入肾脏所致,其临床症状为恶风、多汗、面目浮肿、腰脊痛而不能直立、隐曲不利等。如《素问·风论》说:"肾风之状,多汗恶风,面庞然浮肿,腰脊痛不能直立,其色炲,隐曲不利,诊在肌上,其色黑。"该句指出风邪袭表,故恶风、多汗。风邪入肾,挟水气上升,故面目浮肿。腰为肾之府,风邪侵入肾脏,故腰痛不能直立。肾病则生殖功能减退,隐曲不利。又如《素问·奇病论》说:"有病痝然如有水状,切其脉大紧,身无痛者,形不瘦,不能食,食少,名为何病?岐伯曰:病生在肾,名为肾风。"《素问·评热病论》也说:"有病肾风者,面胕痝然,壅害于言。"两句均指出肾风的主要症状为面部浮肿。如果肾水上凌于心,可见善惊;若再进一步发展到心气衰竭则为死证。如《素问·奇病论》说:"肾风而不能食,善惊,惊已,心气痿者死。"

(14) 胃风

胃风为风邪侵入胃所致,其症状为恶风、多汗、饮食不下、腹胀、泄泻、形瘦等。如《素问·风论》说:"胃风之状,颈多汗恶风,食欲不下,膈塞不通,腹善满,失衣则䐜胀,食寒则泄,诊形瘦而腹大。"该句指出胃脉下人迎,循喉咙,入缺盆,故风入胃脉,颈必恶风多汗。风邪居于胃中,胃不能受纳水谷,阻塞不通则腹满,或阳明受寒于外则腹胀,或食寒胃气受伤于内则泄泻。胃与脾相表里,脾主肌肉,脾不能运化水湿则身体消瘦。邪实客于胃中则腹大。

纵观上述各种风证,可见:①各种风证皆为风邪所致,由皮毛而入;②各种风证均有"恶风多汗"的共同症状,风为阳邪,其性开泄,易致腠理疏松,卫阳受损故恶风,阳气散越则多汗;③各种风证的治疗原则当以祛风解表为主,兼以其他。

（二）寒类病证

寒盛则伤阳,阳虚则见恶寒;寒邪郁久则化热,又为多种发热;寒为阴邪,其性凝滞收敛,故其病常见气滞血凝之疼痛;腠理闭塞,玄府不通则无汗;阳气虚不达于四肢,则为四肢厥冷。

1. 寒邪常侵犯的部位

寒为六气之一,其淫盛为病,常从皮毛而入。寒又为阴邪,清冷寒湿常侵于下,故寒邪为病也从下部开始,如《灵枢·百病始生》说:"清湿袭虚,则病起于下。"清即清冷阴寒之意。病起于下即邪从下部侵入人体而发病。

2. 寒病证特点

寒为阴邪，侵犯人体，寒盛则伤阳，体表阳气受伤，寒邪独盛则恶寒，甚则战栗。如《素问·调经论》说："阳受气于上焦，以温皮肤分肉之间，今寒气在外，则上焦不通，上焦不通，则寒气独留于外，故寒栗。"该句指出诸阳之气承受于上焦，以温煦皮肤分肉，今寒邪由表而入，上焦不能宣通，阳气不得温煦皮肤分肉，寒气独留于肌表，故恶寒战栗。《灵枢·口问》也说："人之振寒者，何气使然？岐伯曰：寒气客于皮肤，阴气盛，阳气虚，故为振寒寒栗。"指出寒邪侵入肌肤，阴寒之邪过盛，体表阳气偏衰，不能温煦皮肤肌肉，故出现恶寒、战栗症状。

感于寒，寒邪可化热，故发热也是寒邪致病的主要症状之一。如《素问·热论》云："今夫热病者，皆伤寒之类。""人之伤于寒也，则为病热"。另外，寒邪侵入人体而极盛，毛孔闭塞不通，阳气郁遏而发热。如《素问·水热穴论》也说："人伤于寒而传为热何也？岐伯曰：夫寒盛则生热也。"《素问·玉机真脏论》也曰："今风寒客于人，使人毫毛毕直，皮肤闭而为热。"

感于寒可出现疼痛之症。寒为阴邪，主凝滞，侵犯人体，使经脉稽留，脉道不通，不通则痛。如《素问·举痛论》说："经脉流行不止，环周不休，寒气入经而稽迟，泣而不行，客于脉外则血少，客于脉中则气不通，故卒然而痛。"《素问·痹论》也说："痛者，寒气多也，有寒故痛也。"

寒性凝滞，侵犯于肌表则腠理闭，玄府不通，故无汗。如《灵枢·寒热病》说："振寒洒洒，鼓颔，不得汗出，腹胀烦倦，取手太阴。"

寒性收引，寒邪侵入人体，使经脉收缩挛急。如《素问·举痛论》说："寒则气收。""寒则腠理闭，气不行，故气收矣"。寒则气收，侵犯筋脉，可致筋脉拘急、收引之症。如《素问·皮部论》说："寒多则筋挛骨痛。"

寒邪直中脾胃，则见脘腹冷痛、恶心呕吐、小便清长、大便溏泄等症。因其为寒，故其吐、泻多为清稀之物，如《素问·至真要大论》说："诸病水液，澄澈清冷，皆属于寒。"

3. 六经伤寒病证

寒邪是外感热病的主要病因，由于寒邪侵犯经脉，故《素问·热论》论述了三阴三阳六经分证法，从而为后世伤寒六经辨证奠定了理论基础。由于六经的生理特征不同，故其症状亦各异。

(1) 太阳伤寒

《素问·热论》说："伤寒一日，巨阳受之，故头项痛腰脊强。"太阳主表，为诸阳主气，统摄诸阳，寒邪侵犯于表，腠理闭塞，阳气不得泄越而发热。足太阳膀胱经，起于目内眦，上额交巅入络脑，还出别下项，循肩膊内，挟脊抵腰中，寒邪侵犯太阳经，经气不舒，故为头项痛、腰脊强直不舒。

(2) 阳明伤寒

《素问·热论》说："伤寒……二日阳明受之，阳明主肉，其脉挟鼻，络于目，故身热目痛而鼻干，不得卧也。"两阳合明，谓之阳明。寒邪侵犯于阳明，正邪相搏剧烈，阳明主肌肉，其热自肌肉而发，故为身热。阳明之脉，起于鼻之交頞中，下循鼻外，入上齿中，阳明之经气不舒，热盛灼津，故目疼而鼻干。热入阳明之府，热盛烦扰于胃，胃不和，故不得卧。

(3) 少阳伤寒

《素问·热论》说："伤寒……三日少阳受之，少阳主骨，其脉循胁络于耳，故胸胁痛而耳聋。"足少阳胆与足厥阴肝相表里，肝主筋，筋会于骨，故少阳主骨。足少阳胆经脉，起于目锐眦，上抵头角下耳后入耳中，循面颊，下颈循胸过季胁，足少阳经感受风寒，经脉阻滞不舒，故耳聋、胸胁痛。

(4) 太阴伤寒

《素问·热论》说："伤寒……四日太阴受之，太阴脉布胃中，络于嗌，故腹满而嗌干。"嗌，即咽喉。太阴之脉起于足大指，循股内前廉入腹，属脾络胃，上膈，太阴经感寒，经气不舒，则为太阴经病，其脉络于嗌，故为嗌干。足太阴为脾，脾主运化，寒邪犯脾，运化失职，故腹中气滞胀满。

(5) 少阴伤寒

《素问·热论》说"伤寒……五日少阴受之，少阴脉贯肾络于肺，系舌本。故口燥舌干而渴。"足少阴肾经，其经脉从肾上贯肝膈，入肺中，循喉咙，挟舌本，寒郁化热，热灼水津，则津液亏虚，水津不能上承，则口燥舌干而渴。

(6) 厥阴伤寒

《素问·热论》说："伤寒……六日厥阴受之，厥阴脉循阴器而络于肝，故烦满面囊缩。"足厥阴之脉，起于足，循阴股，入毛际，过阴器，抵少腹。寒郁化热，热伤阴分则烦闷。外阴为厥阴脉之所过，经脉感寒，经气不舒，故阴囊收缩。

(7) 两感于寒

表里两经，同时受病，为两感于寒。因其病深重，多为邪盛正虚，故预后较差。如《素问·热论》说："两感于寒者，病一日则巨阳与少阴俱病，则头痛口干而烦满。二日则阳明与太阴俱病，则腹满身热，不欲食谵言。三日则少阳与厥阴俱病，则耳聋囊缩而厥。"指出太阳与少阴两经同时受病，其症状既有太阳的头痛，又有少阴的口干和烦闷；阳明与太阴两经同时受病，其症状既有阳明的身热谵语妄言，又有太阴的腹满不欲食；少阳与厥阴两经同时受病，其症状既有少阳的耳聋，又有厥阴的阴囊收缩和四肢发冷。两感于寒，表里俱受病，病已深重，如果胃气衰败，"水浆不入，不知人，六日死"。

（三）暑类病证

1. 暑病发生的季节

暑为阳邪，故感受暑邪多为发热之证。暑证多有季节性，夏季感受暑热之邪，是谓暑病。如《素问·热论》说："凡病伤寒而成温者，先夏至日者为病温，后夏至日者为病暑。"说明暑病也就是热病，仅因发病的季节在夏季故称暑病。

2. 暑病的特点

(1) 暑灼阳明

暑为阳邪，其性炎热，易燔灼阳明，出现多汗、烦躁、喘息、安静时多言、高热等症状。如《素问·生气通天论》说："因于暑，汗，烦则喘渴，静则多言，体若燔炭，汗出而散。"

(2) 暑伤气阴

暑为阳热之邪，侵犯人体，使腠理疏松，逼津外泄，令人多汗，汗多则耗气伤阴，故可见气虚乏力、发热、汗出等症状。如《素问·刺志论》说："气虚身热，得之伤暑。"《素问·阴阳应象大论》说："寒暑伤形。"说明寒暑之邪，俱可从皮毛而入伤人形体。

(3) 暑伤心肺

心主神明，暑热犯心，扰乱神明，则神志昏愦。如《素问·五常政大论》说："赫曦之纪，是谓蕃茂，阴气内化，阳气外荣，炎暑施化，物得以昌，其化长，其气高，其政动，其令明显，其动炎灼妄扰。"

心主血脉，若暑热犯心，迫血妄行，血溢脉外而见出血。如《素问·六元正纪大论》说："少阴之政，……其运炎暑，……其病上热血溢。"治当清泄暑热，开窍醒神。

肺为娇脏，不耐寒热，暑热伤肺，肺络受损，则出现咳嗽、气喘、吐血等。如《素问·气交变大论》说："岁火太过，炎暑流行，金肺受邪。"

(4) 暑多挟湿

暑季多雨潮湿，加之贪食冷饮，故暑邪为病多挟湿，症见寒热、咽干、黄疸、鼻流清涕、衄血、水饮病等。如《素问·六元正纪大论》说："少阴司天之政，……四之气，溽暑至，大雨时行，寒热互至，民病寒热，嗌干黄疸，鼽衄饮发。"

（四）湿类病证

湿为阴邪，其性重浊，黏滞，稽留于人体不易离去，故湿邪为病，缠绵难愈。

1. 湿邪常侵犯的部位

首先，湿邪从毛皮侵犯人体，客于皮肉筋脉，正如《素问·阴阳应象大论》说："地之湿气，感则害皮肉筋脉。"其次，湿性重浊，致病多从下部而入侵，如《素问·太阴阳明论》说：

"伤于湿者，下先受之。"《灵枢·百病始生》也说："清湿袭虚，则病起于下"。再次，湿邪直接侵入于五脏，多先犯脾、肺。如《素问·阴阳应象大论》说："湿胜则濡泻。"《素问·生气通天论》也说："秋伤于湿，上逆而咳，发为痿厥。"前者为湿伤脾阳，运化失职；后者为湿邪上逆犯肺。

2. 常见病证

(1) 表湿证

外湿侵犯于形体肌表，则为表湿证。其主要症状为身体酸楚疼痛、头重如裹、身重、苔腻、脉濡等。如《素问·生气通天论》说："因于湿，首如裹。"这是由于湿邪困束清阳，清阳不升，故见头重如裹。湿邪阻滞肌肉经脉，则为身重、周身酸痛。苔腻、脉濡为湿邪侵入人体的反应。

(2) 湿热证

湿邪黏浊，留而不去，湿郁化热，而为湿热证。湿热证常见身热、少汗、烦渴、尿赤，苔黄腻、脉濡数。湿热侵犯于筋脉，常可为痿为拘。如《素问·生气通天论》说："湿热不攘，大筋缎短，小筋弛长，缎短为拘，弛长为痿。"湿热相兼，伤害大小诸筋，出现短缩或松弛，导致拘急或痿软。

(3) 寒湿证

寒湿偕同入侵，或湿从寒化，发为寒湿之证。寒湿证多为周身拘急而痛，不能转侧、恶寒、小便清白、脉缓。若寒湿流注关节则关节疼痛；寒湿浸淫肌肉则为肉痿足不收；寒湿犯脾则为濡泻。如《素问·调经论》说："寒湿之中人也，皮肤不收，肌肉坚紧，营血泣，卫气去。"寒湿邪气伤人，使人皮肤收缩，麻木不仁，肌肉坚紧。寒湿侵入脾肾，则伤脾肾之阳，阳虚水湿不化则为胕肿、腹满之证。如《素问·六元正纪大论》说："感于寒湿，则民病身重胕肿，胸腹满。"

（五）燥类病证

燥性干，故燥邪伤人则见津液干燥，引起咽干、鼻燥、皮肤干燥、小便短少、大便秘结等。燥邪易伤肺，则有干咳、痰中带血等。燥邪又常伤肝，而见两胁痛、少腹痛、目赤、眦痛等。如《素问·至真要大论》说："清气大来，燥之胜也，风木受邪，肝病生焉。"《素问·气交变大论》也说："燥气流行，肝木受邪，民病两胁下，少腹痛，目赤，眦痛。"

（六）温热病证

温病属于热病范畴。其病因为内伤于精，精虚复感于寒，至春发为温病。如《素问·生气通天论》说："冬伤于寒，春必病温。"指出冬不藏精，复感于寒，寒邪伏藏，至春阳发动，从阳化热则发为温病。精有所藏，勿感于寒，春不发温病。如《素问·金匮真言论》说："夫精者，身之本也，故藏于精，春不病温。"后世所谓伏气温病，其理论根据即本于此。

（七）寒热病证

寒热病证是以恶寒发热为主的病证。可分外感、内伤两类。

外感寒热多由于六淫之邪的侵袭，其中尤以风寒为多见。风寒束表，腠理闭塞，阴盛则恶寒。阳郁于内则发热，故为恶寒发热。这是外感病的主要症状之一。

内伤寒热，为人体阴气、阳气偏胜的表现。如《素问·逆调论》说："人身非常温也，非常热也，为之热而烦满者何也？岐伯对曰：阴气少而阳气胜，故热而烦满也。帝曰：人身非衣寒也，中非有寒气也，寒从中生者何？岐伯曰：是人多痹气也，阳气少，阴气多，故身寒如从水中出。""常"字应读裳。阳气者，即诸阳经之气及卫气；阴气者，即诸阴经之气及营气。衣寒，即衣服单薄。痹气，指阳虚气少，气痹不畅，血不能运行而凝滞。该段是说由于阴气少而阳气胜，则出现发热而烦闷；阳气少而阴气胜，则感觉身体发冷如从水中出，这种发热与怕冷与穿衣裳没有任何关系。内伤寒热之脉，当为沉细而弱，如《素问·平人气象论》说："寸口脉沉而弱曰寒热"，又说："沉而涩，曰寒热"。喘指脉急数。

1. 外感寒热

(1) 皮寒热证

太阳主一身之表，统摄诸阳之气，风寒侵犯于肌表，发为寒热证。如《素问·脉要精微论》说："风成为寒热。"《素问·生气通天论》也说："因于露风，乃生寒热。"另外，风邪客于肌表，腠理闭塞，阳气不得宣泄，郁于内而发热；腠理开，阳气泄越，阳虚阴盛，寒独留于肌表，则为恶寒。寒邪伤阳，胃气不化谷，故衰少食饮；热邪伤阴，则津液枯涸，故消瘦肌肉；寒热交作则振寒，故为恹栗不能食。故《素问·风论》说："风气藏于皮肤之间，内不得通，外不得泄，风者善行而数变，腠理开则洒然寒，闭则热而闷，其寒也则衰食饮，其热也则消肌肉，故使人恹栗而不能食，名曰寒热。"再有，寒热在皮毛，痛不可着席，皮毛为肺气之合，肺开窍于鼻，肺津不布，故毛发焦枯，鼻腔干燥，汗不得出。治疗时取足太阳经络穴飞扬穴以泻表热，取手太阴经荥穴鱼际穴和输穴太渊穴，以补肺气。如《灵枢·寒热病》说："皮寒热者，不可附席，毛发焦，鼻槁腊，不得汗。取三阳之络，以补手太阴。"

(2) 肺寒热证

肺主气，外合皮毛，皮毛受邪，腠理闭塞，卫气不得宣泄，则发寒热，然寒邪在肺，故肺寒热，则有肺气不利之咳喘等症。如《灵枢·邪气脏腑病形》说："肺脉，……微急为肺寒热，怠惰，咳唾血，引腰背胸，若鼻息肉不通。"又如《灵枢·五邪》说："邪在肺，则病皮肤痛，寒热，上气喘，汗出，咳动肩背。"

(3) 肌寒热证

邪在肌肉，正邪相争则发寒热。因邪在肌肉，故见肌肉疼痛，毛发焦枯等症。如《灵枢·

寒热病》说:"肌寒热者,肌痛,毛发焦而唇槁腊,不得汗。取三阳于下,以去其血者,补足太阴以出其汗。"

(4) 骨寒热证

外邪深入于骨,邪正交争则发为骨寒热证。邪热内扰则烦躁,多汗不止。如《灵枢·寒热病》说:"骨寒热者,病无所安,汗注不休。齿未槁,取其少阴于阴股之络;齿已槁,死不治。"

上述寒热证,如持久不愈,可见形体消瘦,脉来坚搏等症。若无胃气是为逆证,预后不良。如《灵枢·五禁》说:"寒热夺形,脉坚搏,是谓逆也。"《灵枢·论疾诊尺》也说:"安卧脱肉者,寒热不治。"

2. 内伤寒热证

内伤寒热,多由于体内阴阳失调,偏胜偏衰所致。

(1) 阳虚外寒证

人体的阳气虚损,全身功能衰退,热能不足,阳不制阴,阴寒独留于外,故外寒。如《素问·调经论》说:"阳虚则外寒,……阳受气于上焦,以温皮肤分肉之间,今寒气在外,则上焦不通,上焦不通,则寒气独留于外,故寒栗。"指出上焦开发,宣五谷味,熏肤充身泽毛,所以阳气承受于上焦,以温皮肤肌肉之间。今寒气客于外,上焦之气不能宣达,寒气独留于肌表,故出现外寒战栗。

(2) 阴虚内热证

由于阴液亏损,阴不制阳,阳相对亢盛,功能虚行亢奋,则出现内热,称为阴虚内热。如《素问·调经论》说:"阴虚生内热奈何?岐伯曰:有所劳倦,形气衰少,谷气不盛,上焦不行,下脘不通,胃气热,热气熏胸中,故内热。"此即饮食劳倦则伤脾,脾主肌肉,故形气衰少。水谷入胃,脾不能上输于肺,上焦不能宣五谷味,下焦不能受水谷之津,胃为阳热之腑,气留不行,则热气熏于胸中,故生内热。

(3) 阳盛外热证

阳热亢盛,功能亢奋,机体反应增强,产热过多,散热不及,则出现外热。如《素问·调经论》说:"阳盛生外热奈何?岐伯曰:上焦不通利,则皮肤致密,腠理闭塞,玄府不通,卫气不得泄越,故外热。"指出寒邪从外而入,上焦不通,肌表闭塞,卫气郁聚,不能流行而为外热。《素问·阴阳应象大论》也说:"阳胜则身热,腠理闭,喘粗为之俯仰,汗不出而热,齿干以烦冤,腹满死,能冬不能夏。"指出阳邪太盛,邪正相争,热郁于内,腠理闭塞,肺合皮毛,故喘急气粗,不能平卧。汗不出热不得散越,损伤津液,则牙齿干燥。邪热扰心,心神不安,故烦乱郁闷。邪实于内,则腹部胀满。此类病在冬天尚能支撑,夏天就难以耐受了。

(4) 阴盛内寒证

阴寒内盛,功能抑制,热能不足,阴寒水湿停聚,则生内寒。如《素问·调经论》说:"阴盛生内寒奈何？岐伯曰：厥气上逆，寒气积于胸中而不泻，不泻则温气去，寒独留，则血凝泣，凝则脉不通，其脉盛大以涩，故中寒。"指出寒厥之气上逆，寒气积于胸中而不泄，损伤阳气，寒气独留，血脉凝滞，运行受阻，脉盛大而涩，故成为内寒。《素问·阴阳应象大论》也说："阴胜则身寒，汗出，身常清，数栗而寒，寒则厥，厥则腹满死，能夏不能冬。"是说阴邪过胜，伤人阳气，故身体寒冷，频频战栗。卫阳受损，腠理闭塞，故无汗。寒胜经脉凝滞，阳气不通，则四肢厥逆。寒客于腹中，故腹部胀满。

二、肺系病证

肺主气，司呼吸，合皮毛，通水道，开窍于鼻。大肠为传道之官，主变化。由于这些组织器官，在其功能上的内在联系，共同构成了肺系统。

（一）肺病证

1. 劳风

由于肺阴不足，外感风热，则为肺热劳风之证。如《素问·评热病论》说："帝曰：劳风为病何如？岐伯曰：劳风法在肺下，其为病也，使人强上，瞑视，唾出若涕，恶风而振寒，此为劳风之病。帝曰：治之奈何？岐伯：以救俯仰，巨阳引精者三日，中年者五日，不精者七日，咳出青黄涕，其状如脓，大如弹丸，从口中若鼻中出，不出则伤肺，伤肺则死也。"劳风证病位在肺，但其病本在肾，由于肾阴不足，不能滋养于肺，肺气内虚，肺阴亦不足，感于风邪则化热，而为劳风之症，故其治疗在于引少阴之阴精，上济于肺，以滋润肺阴而祛热。

2. 肺热

感受风热之邪，或风寒袭肺，郁久化热则为肺热证。症见寒冷、毫毛竖立、恶风寒、全身发热、咳嗽气喘、胸背部疼痛、头痛、汗出、舌苔发黄等。如《素问·刺热》说："肺热病者，先渐然厥，起毫毛，恶风寒，舌上黄身热。热争则喘咳，痛走胸膺背，不得太息，头痛不堪，汗出而寒，丙丁甚，庚辛大汗，气逆则丙丁死，刺手太阴、阳明，出血如大豆，立已。"又说："肺热病者，右颊先赤。"肺热还可引起膈消证，如《素问·气厥论》说："心移热于肺，传为膈消"。

（二）大肠病证

1. 大肠泄泻

风寒侵袭大肠，大肠传导失职，水液停留，则为腹痛泄泻之症。如《灵枢·邪气脏腑病形》说："大肠病者，肠中切痛，而鸣濯濯，冬日重感于寒即泄，当脐而痛，不能久立，与胃同候，取巨虚上廉。"风邪入中大肠所致肠风证，也见飧泄之症，如《素问·风论》说："久风入中，则为肠风、飧泄。"

2. 大肠燥结

大肠燥结，多由热结大肠，燥热伤津所致，或由于其他原因使大肠津液亏乏，传导不利，亦可见大便燥结，难于排出。《素问·至真要大论》说："诸厥固泄，皆属于下。"厥，即气逆；固，即大小便固而不下；下，指下焦而言，包括大肠功能失调。

（三）咳嗽病证

咳嗽为肺脏的主要症状之一。肺主气、司呼吸，肺气以宣发肃降为和，若肺卫受邪，肺气失于宣降，肺气上逆而为咳。如《素问·咳论》说："皮毛者，肺之合也，皮毛先受邪气，邪气以从其合也。其寒饮食入胃，从肺脉上至于肺则肺寒，肺寒则外内合邪而因客之，则为肺咳。"指出肺合皮毛，皮毛受邪，邪气直接影响于肺，加之饮食寒冷，寒气由胃循肺脉上行于肺，内外邪气相合停留于肺，肺气上逆而咳。所以《灵枢·邪气脏腑病形》说："形寒寒饮则伤肺也。"说明外内合邪，内有寒饮，外有寒邪，两感相合则伤肺，是咳嗽的主要原因。

咳嗽虽发自肺，但五脏六腑之病变，皆可影响于肺，而为咳嗽之症。如《素问·咳论》说："五脏六腑，皆令人咳，非独肺也。"

外感病和内伤病，都能引发咳嗽。外感之咳，多与四时之气的异常变化有关，外感咳嗽中，以风寒湿邪为多。如《素问·生气通天论》说："秋伤于湿，上逆而咳。"《素问·阴阳应象大论》也说："秋伤于湿，冬生咳嗽。"五脏之气，分旺于四时，四时之气太过，则内伤主时之脏，如非其时而咳者，就是由他脏传来。如《素问·咳论》说："故五脏各以治时，感于寒则受病，微则为咳，甚则为泄为痛。乘秋则肺先受邪，乘春则肝先受之，乘夏则心先受之，乘至阴则脾先受之，乘冬则肾先受之。"内伤咳嗽，多由于五脏病受影响于肺所致。

1. 五脏分证

(1) 肺咳

肺主气司呼吸，肺气逆则咳而喘息有声，内伤血络则见咳血。故《素问·咳论》说："肺咳之状，咳而喘息有音，甚则唾血。"

(2) 心咳

手少阴心脉起于心中，出属心系，上挟咽，故心咳之状，咳则心痛，喉中梗阻有声，甚则咽喉痛，声音失哑。故《素问·咳论》说："心咳之状，咳则心痛，喉中介介如梗状，甚则咽肿喉痹。"

(3) 脾咳

脾气上通于肺，其俞在肩背，故脾咳剧右脉下痛，隐隐引肩背。故《素问·咳论》说："脾咳之状，咳则右胁下痛，阴阴引肩背，甚则不可以动，动则咳剧。"

(4) 肝咳

肝之经脉布胁肋，上注于肺，故肝咳则两胁下痛，甚则不可以俯仰转侧。故《素问·咳论》说："肝咳之状，咳则两胁下痛，甚则不可以转，转则两胠下满。"

(5) 肾咳

肾脉贯脊抵腰背，上贯肝膈，入肺中，故肾咳腰肩背疼痛，甚至咳吐痰涎。如《素问·咳论》说："肾咳之状，咳则腰肩背相引而痛，甚则咳涎。"

2. 六腑分证

五脏久咳不愈，乃移于六腑，则为六腑之咳，如《素问·咳论》说："脾咳不已，则胃受之，胃咳之状，咳而呕，呕甚则长虫出。肝咳不已，则胆受之，胆咳之状，咳呕胆汁。肺咳不已，则大肠受之，大肠咳状，咳而遗失。心咳不已，则小肠受之，小肠咳状，咳而失气，气与咳俱失。肾咳不已，则膀胱受之，膀胱咳状，咳而遗溺。久咳不已，则三焦受之，三焦咳状，咳而腹满，不欲食饮。"

（四）喘病证

肺气不利，气郁胸中而不得肃降，上逆而喘。如《灵枢·本神》说："肺藏气，……实则喘喝胸盈仰息。"《素问·调经论》也说："气有余，则喘咳。"喘证多为邪在肺，肺气壅盛而致。如《灵枢·五邪》说："邪在肺，则病皮肤痛，寒热，上气喘，汗出，咳动肩背。"《素问·大奇论》也说："肺之壅喘而两胠满。"

喘证是以呼吸急促，气不相续，甚则张口抬肩，为其主要特征。肺为气之本，故其病位在肺。如《素问·至真要大论》说："诸气膹郁，皆属于肺。"指出肺主一身之气而司呼吸，肺气不能宣降，故满闷闭郁。又说："诸痿喘呕，皆属于上。"上，即上焦，这里指肺而言。该句意思是说肺热叶焦，不能布化津液，润养筋膜，故痿弱。肺气上逆则气喘呕吐。肾为气之根，肺主呼气，肾主纳气，所以肺肾受邪，皆可为喘。喘有虚、实之分，如《灵枢·本神》说："肺藏气，……实则喘喝胸盈仰息。"肾气虚则摄纳无权，导致虚喘之症。

1. 外邪袭肺

外邪袭肺，肺气壅滞，气逆胸中，呼吸不利而喘。如《素问·太阴阳明论》说："犯贼风虚邪者，阳受之，……阳受之则入六腑，……入六腑则身热不时卧，上为喘呼。"阳明行气于三阳，阳明气逆，上干于肺，故肺气不降，则为喘呼之症。又如《素问·缪刺论》说："邪客于手阳明之络，令人气满胸中，喘息而肢肤，胸中热。"王冰注："以其经自肩端入缺盆络肺；其支别者，从缺盆中直而上颈，故病如是。"

2. 水湿犯肺

水湿浸渍于肺，肺气失宣，则气逆作喘。如《素问·逆调论》说："不得卧，卧则喘，是水气之客也。"肺脉循胃上口，胃中有水气上迫于肺，亦可为喘。如《素问·示从容论》说："喘咳者，是水气并阳明也。"

3. 血瘀胁下

胸胁为肺之外廓，血瘀于胁，内迫于肺，肺气不降，上焦不通，故气逆而喘。如《素问·脉要精微论》说"肝脉搏坚而长，色不青，当病坠若搏，因血在脉下，令人喘逆。"

4. 实邪壅肺

实邪或痰浊阻滞，气机不利，肺气不降，导致呼吸促迫而喘。如《灵枢·五邪》说："邪在肺，则病皮肤痛，寒热，上气喘，汗出，咳动肩背。"《素问·调经论》也说："气有余则喘咳上气。"《灵枢·五阅五使》还说："肺之壅，喘而两胠满。"

5. 热盛熏肺

热盛熏肺，气失肃降，上逆而喘。如《素问·阴阳别论》说："阴争于内，阳扰于外，魄汗未藏，四逆而起，起则熏肺，使人喘鸣。"

6. 肺虚作喘

肺气虚，呼吸不续，故气虚作喘。如《素问·玉机真脏论》说："秋脉来，毛而微，此谓不及，……不及则令人喘，呼吸少气而咳。"《素问·调经论》也说："气不足则息利少气。"

7. 肾病作喘

肾为气之根，肾不纳气，气不归根，上浮作喘，如《素问·脏气法时论》说："肾病者，腹大胫肿，喘咳身重，寝汗出，憎风。"

喘证为肺肾之常见疾病。正气未衰，邪气虽盛，其预后尚好。如正气已衰，则病久缠绵难愈，预后较差。特别是喘息日久，五脏之精气衰竭，出现了真脏脉，预后多不良。如《素问·玉机真脏论》说："大骨枯槁，大肉陷下，胸中气满，喘息不便，其气动形，期六月死，乃予之期日。"如果出现高热的，预后那就更差了。如《素问·玉机真脏论》又说："大骨枯槁，大肉陷下，胸中气满，喘息不便，内痛引肩项，身热，脱肉破䐃，真脏见，十日之内死。"

三、心系病证

心主神明，行血脉，其华在面，开窍于舌；心又与小肠相表里，小肠为受盛之官，主分别清浊。由于上述这些组织器官，在其功能上的内在特定联系，共同构成了心系统。

（一）心病证

1. 心神不藏

心藏神而主神明，在志为喜。七情内伤，外感六淫，以及心气有余或不足，皆可损及神明，出现神志异常的病证。如《素问·调经论》说："心藏神，……神有余则笑不休，神不足则悲。"《灵枢·本神》也说："心气虚则悲，实则笑不休"。神有余为心气太过，心在志为喜，故笑不休；反之心气不及，则情绪悲伤。神志是精神意识情志活动的集中表现，过喜和悲伤都是心神不藏的反映。

另外，七情太过，反过来又可伤神，如《灵枢·本神》说："喜乐者，神惮散而不藏。"又说："心怵惕思虑则伤神，伤则恐惧自失，破䐃脱肉，毛悴色夭，死于冬。"

心为五脏六腑之大主，神伤可危及五脏六腑，甚至出现危重病证。如《灵枢·邪客》说："心者，五脏六腑之大主也，精神之所舍也，其脏坚固，邪弗能客也，客之则心伤，心伤则神去，神去则死矣。"又如《灵枢·口问》说："故悲哀愁忧则心动，心动则五脏六腑皆摇。"心藏神，五脏六腑皆听命于心，心不藏神，则出现各种神志病变，甚则危及五脏六腑及生命活动。

2. 心热证

热邪郁结于心，而为心热证。如《素问·刺热》说："心热病者，先不乐，数日乃热。热争则卒心痛，烦闷善呕，头痛面赤，无汗。"心志为喜，热邪郁结于心，则伤神，故先不乐。热扰心神，气机不畅，故卒然心痛。热邪上扰则头痛面赤。

3. 心痛证

心痛指心部及心下疼痛。其原因较多，或由于外感六淫，或由于内伤七情，致使心气逆乱，血脉瘀阻，发为心痛。其病理机制，可由经脉之气厥逆，冲逆于心而作痛；或由于气滞血瘀，心络瘀阻，不通则痛；或由于气虚血少，血不养心，心失所养而作痛。

(1) 风寒致痛

风寒客于心之络脉，脉中之气血不通，不通则痛；客于脉外则血少，络脉拘急则痛。如《素问·举痛论》说："客于脉外则血少，客于脉中则气不通，故卒然而痛。"手少阴心、足少阴肾，心肾相交，故风寒客于足少阴络脉，上逆于心胸，亦可见卒然心痛。如《素问·缪刺论》说："邪客于足少阴之络，令人卒心痛暴胀，胸胁支满。"《灵枢·邪气脏腑病形》指出心痛多表现微急之脉象，如说："心脉，……微急为心痛引背，食不下。"这是因为心痛而血流急促的缘故。

关于心痛的治疗，主要在于调整心气有余不足，所以《灵枢·五邪》说："邪在心，则病心痛喜悲，时眩仆，视有余不足而调之其输也。"

(2) 真心痛

由于厥气上逆，犯于心，气滞血瘀，心之络脉瘀阻不通，不通则痛。正因为血瘀络阻，阳气不能外达于四肢，故心痛的同时，会出现四肢厥冷的症状。如《灵枢·厥病》说："真心痛，手足清至节，心痛甚，旦发夕死，夕发旦死。"真心痛为心血瘀阻所致，所以多见涩脉，如《素问·脉要精微论》说："脉涩则心痛。"

(3) 厥气上逆致痛

此种心痛，多指心下疼痛。

手少阴，心主之经气厥逆而致心痛，其主要症状为心痛上引喉。如《素问·厥论》说："手心主，少阴厥逆，心痛引喉，身热死，不可治。"由于手少阴心及心主包络之脉，起于心中，经气厥逆，脉络瘀阻，不通则心痛。

肝气厥逆，上犯于心下，而致心下疼痛，则为肝心痛。如《灵枢·厥病》说："厥心痛，色苍苍如死状，终日不得太息，肝心痛也，取之行间、太冲。"又如《灵枢·杂病》说："心痛引小腹满，上下常处，便溲难，刺足厥阴。"

肾气厥逆，上犯于心，而致心下疼痛为肾心痛。如《灵枢·厥病》说："厥心痛，与背相控，善瘛，如从后触其心，伛偻者，肾心痛也，先取京骨，昆仑，发狂不已，取然谷。"又如《灵枢·杂病》说："心痛引腰脊，欲呕，取足少阴。""心痛引背不得息，刺足少阴；不已，取手少阳。"

肺气厥逆，内犯于心，而致肺心痛。如《灵枢·厥病》说："厥心痛，卧若徒居，心痛间，动作痛益甚，色不变，肺心痛也，取鱼际、太渊。"又如《灵枢·杂病》说："心痛，但短气不足以息，刺手太阴。"

脾气厥逆，上犯于心，而致脾心痛。如《灵枢·厥病》说："厥心痛，痛如锥针刺其心，心痛其者，脾心痛也，取之然谷，太溪。"

心气郁结，气滞血瘀而致突然心痛为心疝。如《灵枢·热病》说："心疝暴痛，取足太阴厥阴，尽刺去其血络。"又如《素问·脉要精微论》说："诊得心脉而急，此为何病？病形何如？岐伯曰：病名心疝，少腹当有形也。帝曰：何以言之？岐伯曰：心为牡脏，小肠为之使，故曰少腹当有形也。"此心疝因感受寒邪，寒滞血凝为痛，心和小肠为表里，故病症在小肠少腹部位。

(4) 诸痛痒疮

由于心主血脉，热郁于心，热盛则血行逆乱，血瘀肌腐为痒疮之证。如《素问·至真要大论》说："诸痛痒疮，皆属于心。"

（二）小肠病证

小肠为受盛之官，主化物分清浊。故其病变多表现为水谷不分、二便不利。

1. 小肠泄泻

小肠泄泻是由于小肠功能失调，清浊不分，水谷不化所致。其成因有寒热的不同，如因于热者，热邪留滞，则大便黏浊如糜。如《灵枢·师传》说："脐以上皮热，肠中热，则出黄如糜。"因于寒者，寒邪伤阳，则小肠功能紊乱，而致飧泄之证。如《灵枢·师传》说："脐以下皮寒，肠中寒，则肠鸣飧泄。"《灵枢·百病始生》也说："虚邪之中人也，……留而不去，传舍于肠胃，在肠胃之时，贲响腹胀，多寒则肠鸣飧泄，食不化。"因于风者，风邪内犯于肠，则为肠风飧泄，如《素问·风论》说："久风入中，则为肠风、飧泄。"

2. 小肠热结

热邪留于小肠，消灼津液，则见大便干燥之证。如《素问·举痛论》说："热气留于小肠，肠中痛，瘅热焦渴则坚干不得出，故痛而闭不通矣。"热邪郁结于小肠，不但使大便坚干不得出，而且热邪上蒸，可形成口糜之证。如《素问·气厥论》说："膀胱移热于小肠，膈肠不便，上为口糜。"

（三）失眠病证

失眠又称不得眠，以不易入睡，或睡后易醒，醒后不再入睡，或彻底不眠为特征。《内经》认为寐和寤，是阴阳偏盛偏衰的缘故。如《灵枢·口问》说："阳气尽，阴气盛，则目瞑；阴气尽，而阳气盛，则寤矣。"卫气入阴入阳，又与阴跷脉、阳跷脉有关。如《灵枢·大惑论》说："卫气不得入于阴，常留于阳，留于阳则阳气满，阳气满则阳跷盛，不得入于阴则阴气虚，故目不瞑矣。"指出卫气昼行于阳，夜行于阴，行阳则寤，行阴则寐。如果卫气不得行于阴分，而停留在阳分，使阳气充盛，相应地阳跷脉也就偏盛，卫气不能入于阴分而形成阴虚，阴虚不能敛阳，阳气偏亢则寤。《灵枢·大惑论》又说："卫气留于阴，不得入于阳，留于阴则阴气盛，阴气盛则阴跷满，不得入于阳则阳气虚，故目闭也。"这段文字与前段文字的意思正好相反，指出卫气停留于阴分，不行于阳分，停留于阴分则阴气偏盛，阴跷脉因此而盛满，卫气不能入于阳分而形成阳虚，阳虚阴盛则寐。再如《灵枢·寒热病》说："足阳明入脑乃别阴跷、阳跷，阴阳相交，阳入阴，阴出阳，交于目锐眦，阳气盛则瞋目，阴气盛则瞑目。"瞋目即两目张而不得合。瞑目即两目闭合不能开。

1. 厥气客于脏腑

厥逆之气客于五脏六腑，卫气独行于外不得入于阴，阳跷盛，阴虚故不能入睡，《灵枢·邪客》说："卫气者，出其悍气之慓疾，而先行于四末、分肉、皮肤之间，而不休也，昼日行于阳，夜行于阴，常从足少阴之分间，行于五脏六腑，今厥气客于五脏六腑则卫气独卫其外，行于阳，不得入于阴。行于阳则阳气盛，阳气盛则阳跷满，不得入于阴，阴虚，故目不瞑。"指出卫气是水谷化生的悍气，慓疾滑利，首先行于四肢、分肉、皮肤之间，白天出表，从足太阳膀胱经开始，行于阳分，夜间入阴，以足少阴肾经为起点，行于阴分，日夜不停地循行于周身。如果有厥逆之气留于脏腑，迫使卫气只能行于阳分，不得入于阴分。由于卫气仅行于阳分，阳气偏盛，阳跷脉气充实，卫气不得入于阴引起阴虚，阴虚阳亢故不能合目。《灵枢·邪客》继续说："治之奈何？伯高曰：补其不足，泻其有余，调其虚实，以通其道，而去其邪。饮以半夏汤一剂，阴阳已通，其卧立至。"治疗时，用针刺的方法，补气阴分的不足，泻其阳分的有余，调理虚实，沟通阴阳两经交汇的通道，从而消除厥逆邪气。此后，再服半夏汤一剂，使阴阳经气相通，即刻就能入睡。如果病为新发者，服药后很快就能安睡，出汗即愈；病程较久者，必须服三剂才能治愈。

2. 老人少寐

老年之人，其气血虚，肌肉枯，气道涩，荣卫之气运行失常，故不得眠。如《灵枢·营卫生会》说："老人之不夜瞑者，何气使然？少壮之人，不昼瞑者，何气使然？岐伯曰：壮者之气血盛，其肌肉滑，气道通，营卫之气，不失其常，故昼精而夜瞑。老者之气血虚，其肌肉枯，气道涩，五脏之气相搏，其营气衰少而卫气内伐，故昼不精，夜不瞑。"指出老年人夜间不能安睡，而年轻人夜间能够熟睡，这是什么原因？因为年轻人气血旺盛，肌肉滑利，气道通畅，荣卫之气运行正常，所以白天精力充沛，夜间能熟睡。老年人气血衰少，肌肉枯萎，气道滞涩，五脏的功能不协调，故白天精力不充沛，夜间也不能安睡。

（四）癫狂病证

癫狂为神志失常的疾病。多由于七情所伤，神明错乱所致。癫狂可分阴证、阳证。阴证为癫，阳证为狂。如《难经》说："重阴则癫，重阳则狂。"癫证多表现为沉默痴呆、多疑善感、幻视幻听、语无伦次、神志错乱等症；狂证多表现为喧扰不宁、狂躁打骂、登高而歌、弃衣而走、逾垣上屋等症。如《素问·脉要精微论》说："衣被不敛，言语善恶，不避亲疏者，此神明之乱也。"

形成癫狂的原因，多见于卒然惊恐悲忧、喜乐无极、恼怒惊吓等七情所伤，致使神藏失守，志意错乱。有伤于喜乐无极的，如《灵枢·癫狂病》说："狂者多食，善见鬼神，善笑而不发于外者，得之有所大喜。"有伤于忧思太过的，如《灵枢·癫狂病》说："狂始生，先自悲也，喜忘，苦怒，善恐者，得之忧饥。"《灵枢·本神》也说："肺喜乐无极则伤魄，魄伤则狂，狂者意不存人。"有伤于悲哀不解的，如《灵枢·本神》说："肝悲哀动中则伤魂，魂伤则狂妄不精。"有伤于惊恐的，如《灵枢·癫狂病》说："狂言、惊、善笑、好歌乐、妄行不休者，得之大恐。"总之，由于情志变动，内伤于神，神失所藏，而致神志错乱，是癫狂病的主要原因。

1. 狂证

狂证的特点是躁扰不宁、狂言骂詈、举止妄行、逾垣上屋等神志狂乱之症。狂证是由于阳气受到强烈的刺激而致。如《素问·病能论》说："有病怒狂者，此病安生？岐伯曰：皆生于阳也。黄帝曰：阳何以使人狂？岐伯曰：阳气者因暴折而难决，故善怒也。"指出由于阳气受到突然强烈的刺激后，郁而不畅，事情不能决断，阳气厥而上逆，使人善怒发狂。

一般来说，狂证发作之前，亦先有自悲、善忘、易怒等情绪变化，如《灵枢·癫狂病》说："狂始生，先自悲，喜忘，苦怒，善恐。"由于情绪变化，逐渐出现性格、情感的变异，最终出现精神失常不能控制的症状。如《灵枢·癫狂病》说："狂始发，少卧不饥，自高贤也，自辨智也，自尊贵也，善骂詈，日夜不休。"

(1) 阳盛发狂

阴阳失调，阳热偏胜，上扰神明则出现神明错乱之症。如《素问·生气通天论》说："阴不胜其阳，则脉流薄疾，并乃狂。"又如《素问·宣明五气》说："五邪所乱，邪入于阳则狂。"阳盛则狂，亦可因重脱其阴所致。如《灵枢·通天》说："太阳之人，多阳而少阴，必谨调之，无脱其阴，而泻其阳，阳重脱者，阳狂，阴阳皆脱者，暴死不知人。"

阳盛发狂，每多见于阳明经之阳邪盛。阳明经多气多血，阳气充盛，一旦阳邪并入，则为重阳而发狂。如《素问·阳明脉解》说："病甚则弃衣而走，登高而歌，或至不食数日，逾垣上屋，所上之处，皆非其素所能也，病反能者何也？岐伯曰：四肢者诸阳之本也，阳盛则四肢实，实则能登高也。帝曰：其弃衣而走者何也？岐伯曰：热盛于身，故弃衣欲走也。帝曰：其妄言骂詈，不避亲疏而歌者何也？岐伯曰：阳盛则使人妄言骂詈，不避亲疏而不欲食，不欲食故妄走也。"《素问·脉解》也说："所谓病至则欲乘高而歌，弃衣而走者，阴阳复争，而外并于阳，故使之弃衣而走也。"

"阳盛便是火"，故外感热病，或内伤之火，皆可出现狂躁之症。正如《素问·至真要大论》说："诸躁狂越，皆属于火。"所以各种发热性疾病，亦可出现神志失常的狂证，如痰火扰心之狂躁证等。

(2) 气血偏聚

气血失调，各有偏聚，血偏聚于阴则癫，气偏聚于阳则狂。如《素问·调经论》说："血并于阴，气并于阳，故为惊狂。"张介宾说："血并于阴，是重阴也，重阴者癫；气并于阳，是重阳，重阳则狂。"

(3) 心虚神乱

心血亏虚，神失所养，亦可见喜笑无常、目见异物、耳闻异声、善见神鬼、幻视幻觉等症状。如《灵枢·癫狂病》说："狂，目妄见，耳妄闻，善呼者，少气之所生也。"

(4) 经气厥逆

经气久逆于上而不下，可致厥狂之疾。如《素问·通评虚实论》说："癫疾，厥狂，久逆之所生也。"《素问·脉解》也说："所谓甚则狂巅疾者，阳尽在上，而阴气从下，下虚上实，故狂巅疾也。"经脉之气逆乱，气血逆于上，则上盛，壅闭清阳，神志失养，则为神志错乱的狂巅证。

2. 癫证

癫狂俱属神志错乱之症，但癫疾属阴为静，故与狂证有所不同。癫疾发作之时，先有暂短预感症状，情绪改变，闷闷不乐，或叹息自悲，头重而痛，两目上翻等症，是为癫疾的初发症状。如《灵枢·癫狂病》说："癫疾始生，先不乐，头重痛，视举目赤，甚作极已而烦心，候之于颜。"开始发作即有口角抽动、牵引歪斜、遂发出尖叫的声音、呼吸气急、心悸等症。如《灵枢·癫狂病》说："癫疾始作、而引口啼呼喘悸者，候之手阳明、太阳。"经脉之气厥逆，牵引筋脉而拘挛，先见口角引动。厥气上冲于心肺，在心为啼悸，在肺为喘呼。其发作时，全身筋脉拘急、抽搐、身体反张、僵仆、脊背疼痛。如《灵枢·癫狂病》说："癫疾始作，先反僵，因而脊痛，候之足太阳、阳明、太阴、手太阳，血变而止。"上述癫疾发作的症状，很类似后世的痫证。

癫疾久治不愈，厥逆深入于脉、筋、骨，因而有脉癫、筋癫、骨癫之分。

脉癫疾：病深入于脉，致气血紊乱，厥气上闭清阳而致突然晕倒、不省人事、四肢之血脉胀的为脉癫疾。《灵枢·癫狂病》说："脉癫疾者，暴仆，四肢之脉皆胀而纵。脉满，尽刺之出血。"

筋癫疾：病深入于筋，筋脉反复抽搐痉挛、身体疲倦，长久不愈的为筋癫疾。《灵枢·癫狂病》说："筋癫疾者，身倦挛急脉大，刺项大经之大杼，呕多涎沫，气下泄，不治。"

骨癫疾：病深入于骨，出现经气壅闭、抽搐、形体羸瘦、骨瘦如柴等症的称为骨癫疾。如出现阴阳上下脱离，气下泄者，则预后不良。《灵枢·癫狂病》说："骨癫疾者，顑齿诸腧分肉皆满，而骨居，汗出烦悗，呕多涎沫，气下泄，不治。"

对于癫疾的发作规律及预后，《内经》也有详尽论述，如《素问·长刺节论》说："病初发，岁一发，不治月一发，不治月四五发，名曰癫病。"说明癫疾发作间歇有长短，预后亦有不同。

此外，癫疾亦可因先天受惊而得。如《素问·奇病论》说："人生而有病癫疾者，病名曰何？安所得之？岐伯曰：病名为胎病，此得之在母腹中时，其母有所大惊，气上而不下，精气并居，故令子发癫疾也。"

《内经》所论癫疾，有时亦指狂证而言，如《素问·厥论》说："阳明之厥，则癫疾欲走呼，腹满不得卧，面赤而热，妄见而妄言。"又如《素问·阴阳类论》说："二阴二阳皆交之，病在肾，骂詈妄行，巅疾为狂。"

（五）惊痫病证

惊痫是一种发作性神志异常的疾病，又名癫痫，后世称痫证，俗名羊癫风。发作特征为突然仆倒，不省人事，口吐白沫，两目上翻，四肢抽搐，甚至二便失禁。但移时苏醒后，神志如常。《内经》对惊痫证记载较少，其发病原因，多由脏腑功能紊乱所致。如《素问·大奇论》

说："心脉满大，痫瘈筋挛。"王冰认为："热气内薄，筋干血涸，故痫瘈而筋挛。"又说："肝脉小急，痫瘈筋挛。"再云："肝养筋，内藏血，肝气受寒，故痫瘈而筋挛。"还说："二阴急则痫厥。"张介宾云："脉急者为风寒，邪乘心肾，故为痫为厥。"总之，痫证多属心、肝、肾三经之病变。

（六）厥病证

《内经》有关厥证的名称繁多，其概念也不一致，有从病因而命名的，有从病变部位而命名的，有从病机而命名的，也有从症状而命名的。姚止庵将厥的概念概括为三，他说："厥凡三义；一谓逆也，下气逆而上也，诸凡言厥逆是也；一谓极至也，本篇之热厥寒厥，盖言寒热之极也；一谓昏迷不省人事也。本篇之言阴盛阳乱也。乃世之云厥者，止以手足逆冷，不知人事为言，合之经旨，偏矣。"

1. 气机紊乱的厥逆

人体气机的升降出入运动，有一定的形式和规律，如果气机紊乱，应从阳入阴反而停滞于阳，不入于阴；或应从阴出阳而停滞于阴，不出于阳；应下行之气反而上行；应上行之气反而下降，皆属气逆。这种气之逆行，即成为厥证的病理基础。如《素问·方盛衰论》说："阳从左，阴从右，老从上，少从下……是以气多少，逆皆为厥。"

(1) 脏腑之气的厥逆

脏腑之气的运行，有其一定的规律，如反其规律而行即为气逆，气逆则气机紊乱，发为各种疾病。

脾胃之气逆：胃气宜降，以降为和，脾气宜升，以升为健，如胃气不降，脾气不升，气机紊乱，即气逆为病。如《灵枢·口问》说："寒气客于胃，厥逆从下上散，复出于胃，故为噫。"《素问·举痛论》也说："寒气客于肠胃，厥逆上出，故痛而呕也。"浊气在上，清气在下则为膜胀、飧泄之症。如《素问·阴阳应象大论》说："清气在下，则生飧泄，浊气在上，则生膜胀。"《素问·五脏生成》也说："腹满膜胀，支膈胠胁，下厥上冒，过在足太阴、阳明。"

肺气上逆：肺居上焦，其气清肃下降，如肺气上逆，则为咳喘之症。如《素问·五脏生成》说："咳嗽上气，厥在胸中，过在手阳明、太阴。"咳嗽上气，即由于肺气上逆于胸中所致。

肝胆气逆：肝胆俱属生发之气，其气宜升，但其升发太过或胆气不升，俱属气逆为病。如《素问·五脏生成》说："徇蒙招尤、目冥耳聋，下实上虚，过在足少阳、厥阴，甚则入肝。"

肾气厥逆：肾居下焦，为元气之根，真阴之宅。如太阳感受风寒，风阳化热，热盛则少阴之气上逆以济之，少阴不足，水不胜火，则为风厥之症。如《素问·评热病论》说："汗出而身热者，风也。汗出而烦满不解者，厥也，病名曰风厥。……少阴与其为表里也，得热则上从之，从之则厥也。"即由少阴阴虚，肾气上逆而致风厥。

(2) 经脉之气的厥逆

经脉行气血，营运于脏腑，濡养筋骨，循环无端。如经气厥逆，则导致各种病证。

太阳经气厥逆：足太阳经起于目内眦，上额交巅入络脑，还出别下项，挟脊抵腰中，下行至腘，合腘中贯腨内。经气厥逆，上冲于头，则头面肿胀。目眩、跌仆、逆于下则足不能行。如《素问·厥论》说："巨阳之厥，则肿首头重，足不能行，发为眴仆。"经气亢盛，迫血妄行，则呕血，善衄。如《素问·厥论》说："太阳厥逆，僵仆、呕血、善衄。"太阳主表，内合于肺，太阳之热盛，内涉于肺，则为喘咳之症。如《素问·经脉别论》说："太阳脏独至，厥喘虚气逆。"

阳明经气厥逆：足阳明经起于鼻，行于面颊，从大迎前下人迎，循喉咙入缺盆，经胸腹至气冲，循大腿前外侧入足背，止于中指外侧。其经阳气盛，故经气厥逆则身热面赤，腹满不得卧，热盛伤神则神志错乱而为癫狂之证。如《素问·厥论》说："阳明之厥，则癫疾欲走呼，腹满不得卧，面赤而热，妄见而妄言。"热迫于经，则惊衄呕血。如《素问·厥论》说："阳明厥逆，喘咳身热，善惊衄呕血。"《素问·阳明脉解》也说："阳明厥则喘而惋，惋则恶人。"

少阳经气厥逆：足少阳胆经起于目锐眦，循耳绕头角下行至颊车，过胸胁行身之侧，下行大腿外侧至足。经气厥逆则耳聋、颊肿、胁痛等症。如《素问·厥论》说："少阳之厥，则暴聋颊肿而热，胁痛，胻不可以运。"少阳主枢，经气厥逆则机关不利。如《素问·厥论》说："少阳厥逆，机关不利，机关不利者，腰不可以行，项不可以顾，发肠痛不可治，惊者死。"

太阴经气厥逆：足太阴脾经起于足大趾，循内踝上小腿内侧至腹中，循脾络胃，上至舌。其支脉注心中。经气厥逆则腹满、不欲食、大便不利。如《素问·厥论》说："太阴之厥，则腹满膜胀，后不利，不欲食，食则呕，不得卧。"又说："太阴厥逆，胻急挛，心痛引腹。"

少阴经气厥逆：足少阴肾脉起于小趾之下，斜走足心，循内踝上小腿内侧，贯脊属肾，上肝膈入肺中，循喉咙挟舌本。其支脉从肺络心。经气厥逆则腹满，心痛、口干、尿赤、泄泻等症。如《素问·厥论》说："少阴之厥，则口干尿赤，腹满心痛。"又说："少阴厥逆，虚满呕变，下泄清。"

厥阴经气厥逆：足厥阴肝经起于大趾，循足背上行至腿内侧，过阴器，抵少腹，挟胃，布胁肋，循喉咙上入颃颡，上额与督脉会于巅。经气厥逆则少腹肿痛、腹胀、泾溲不利、腰痛等症。如《素问·厥论》说："厥阴之厥，则少腹肿痛，腹胀，泾溲不利，好卧屈膝，阴缩肿，胻内热。"又说："厥阴厥逆，挛腰痛，虚满前闭谵言。"

三阴俱厥则预后不良，如《素问·厥论》说："三阴俱逆，不得前后，使人手足寒，三日死。"

2. 阴阳极至的厥逆证

阳虚阴盛则四肢厥冷，阳盛阴虚则四肢发热，此乃阴阳极至而出现的寒厥或热厥证。

寒厥：寒厥即阴盛阳虚而致四肢厥冷，阴盛为寒，阳虚亦为寒。寒盛则血涩不畅，阳气不能外达；阳虚则温通血脉无力，气血不能温养四肢，致使阴阳不相顺接，四肢厥冷。寒厥证可由外感于寒邪，阴寒极盛所致。如《素问·阴阳应象大论》说："阴胜则身寒，汗出，身常清，数栗而寒，寒则厥，厥则腹满死，能夏不能冬。"又由于阳虚生内寒，病起于内，即由于下焦元阳不足，阴寒之气上逆所致。如《素问·厥论》说："阳气衰于下，则为寒厥。"《灵枢·卫气》也说："下虚则厥。"《素问·至真要大论》也说："诸厥固泄，皆属于下"。寒厥的病理变化，主要由于秋冬不能养生，肾精耗伤所致。如《素问·厥论》说："寒厥何失而然也？岐伯曰：前阴者，宗筋之所聚，太阴阳明之所合也。春夏则阳气多而阴气少，秋冬则阴气盛而阳气虚。此人者质壮，以秋冬夺于所用，下气上争不能复，精气溢下，邪气因从之而上也。气因于中，阳气衰，不能渗营其经络，阳气日损，阴气独在，故手足为之寒也。"指出宗筋挟脐，下汇于阴器，所以前阴为宗筋所聚之处。而足太阴为脾脉，足阳明为胃脉，脾胃又为水谷之海，共同濡养诸筋，故前阴为太阴阳明所合。体质强壮之人，秋冬阴盛之时，纵欲无度，易夺肾中精气，精气虚于下必取于上，下气上争，使去者太过，生者不及，故不能复。精气继续泄于下，元阳随之而虚，阳虚生内寒，阴寒之邪上逆停聚于中焦，脾胃阳气受损，不能化生水谷以营养全身，阳气更衰，阴气独留于内，所以手足寒冷。故《素问·厥论》又说："阴气起于五指之里，集于膝下而聚于膝上，故阴气盛，则从五指至膝上寒，其寒也，不从外，皆从内也。"

热厥：热厥系指热盛而致厥，其含义有二。一是阴虚阳盛，阳气外浮，手足发热。如《素问·厥论》说："阴气衰于下，则为热厥。"又说："热厥之为热也，必起于足下者，何也？岐伯曰：阳气起于足五指之表，阴脉者，集于足下而聚于足心，故阳气胜则足下热也。"其病因病机多由于醉以入房，阴虚则阳胜，又有脾胃不和，热郁于内，故手足发热。如《素问·厥论》说："此人必数醉若饱以入房，气聚于脾中不得散，酒气与谷气相薄，热盛于中，故热遍于身，内热而溺赤也。夫酒气盛而慓悍，肾气有衰，阳气独胜，故手足为之热也。"指出由于醉后或饱食后多行房事，酒湿之气聚于脾胃不得宣散，酒气与水谷之气相迫，酝酿成热盛于中，热流于外故全身发热，小便色赤。热盛又伤肾阴，唯阳气独盛，所以手足发热。二是热极则反寒。由于高热鸱张，热盛燔灼，阳盛反阴，热郁于内，寒厥于外则四肢厥冷。如《素问·热论》说："两感于寒者……三日则少阳与厥阴俱病，则耳聋囊缩而厥，水浆不入，不知人，六日死。"即少阳热盛，厥阴气逆而致四肢厥冷。又如《素问·解精微论》说："厥则目无所见，夫人厥则阳气并于上，阴气并于下，阳并于上则火独光也，阴并于下则足寒，足寒则胀也。"

3. 阴阳暴乱之晕厥证

由于气血暴乱，上闭清阳，而致意识障碍出现神昏为昏厥，亦称晕厥。

(1) 煎厥

《素问·生气通天论》说："阳气者，烦劳则张，精绝，辟积于夏，使人煎厥。目盲不可以视，耳闭不可以听，溃溃乎若坏都，汩汩乎不可止。"由于烦劳而致阳气亢盛，阳亢煎阴，阴精耗竭于内，如此重复多次，到夏天暑热之时，更助阳热，煎灼真阴，真阴竭绝而致晕厥。发作时眼睛昏蒙不可视，耳朵闭塞不可听，昏乱之势有如城池崩溃，一泻千里不可收拾。

(2) 薄厥

《素问·生气通天论》说："阳气者，大怒则形气绝，而血菀于上，使人薄厥。有伤于筋，纵，其若不容。汗出偏沮，使人偏枯。"由于情志太过，暴怒伤肝，肝气上逆，肝藏血，气逆则血升，血随气逆，上薄清阳，清窍不利，故突然晕倒，不省人事。另外，可见筋脉弛纵不收，半身汗出，进一步则演化为半身不遂。

(3) 卒痛晕厥

卒然剧痛，疼甚不知人而致晕厥。如《素问·举痛论》说："寒气客于五脏，厥逆上泄，阴气竭，阳气未入，故卒然痛，死不知人，气复反则生。"五脏藏神，寒邪客之，气血不通，阴气竭于内，阳气不得入，阴阳相离，神藏失守，则突然疼痛，昏厥不知人事。如果阳气复返，阴阳相接，人可以苏醒。

(4) 暴厥

暴厥指突然晕厥仆倒，不省人事，但有苏醒之机。如《素问·厥论》说："厥或令人腹满，或令人暴不知人，或至半日远至一日，乃知人者何也？岐伯曰：阴气盛于上则下虚，下虚则腹胀满；阳气盛于上，则下气重上，而邪气逆，逆则阳气乱，阳气乱则不知人也。"暴厥之脉多数急而躁动，如《素问·大奇论》说："脉至如喘，名曰暴厥。暴厥者，不知与人言。"张隐庵认为此证为"痰水上壅"痰湿蒙蔽清窍所致。另外，饮食不节，多食高粱厚味也会引起暴厥。如《素问·通评虚实论》说："凡治消瘅，仆击，偏枯，痿厥，气满发逆，甘肥贵人，则高粱之疾也。……暴厥而聋，偏塞闭不通，内气暴薄也。"多嗜高粱厚味，甘肥之品，肥则令人热中，甘则令人中满，热盛于中，则为消渴之证。火动于肝，则为仆击、偏枯、痿厥、气满而逆。暴厥突然发生，不省人事，耳聋，大小便不通，都是由于情志不遂，阴阳失去平衡，阳气上迫所致。

(5) 大厥

大厥证是由于气血偏胜，而致经脉之气厥逆所致。如《素问·调经论》说："络之与孙脉俱输于经，血与气并，则为实焉，血之与气并走于上，则为大厥，厥则暴死，气复反则生，不反则死。"指出人体络脉和孙络的气血皆上注于经脉，如果气血相并，循经上逆，就会导致大厥。由于上盛下虚，阴阳离决，使人突然昏厥如死，如果气血得以及时下行，人就能生存。如果气血不能下行，人可能死亡。

(6) 尸厥

尸厥是指深度昏迷，四肢厥逆的晕厥证。如《素问·缪刺论》说："邪客于手足少阴、太阴、足阳明之络，此五络，皆会于耳中，上络左角，五络俱竭，令人身脉皆动，而形无知也，其状若尸，或曰尸厥。"邪气中于五脏之脉，五脏之经气逆乱，阴气盛于上则阴霾于中，阳气衰于内，阴阳离乱，气血不能上濡清窍，清窍闭塞，五脏之神离脏，而形若尸厥。

(7) 猝死

因气厥逆而突然死亡的叫猝死。如《灵枢·五色》说："雷公曰：人不病卒死，何以知也，黄帝曰：大气入于脏腑者，不病而卒死矣。"由于大邪乖戾之气，侵入脏腑而致突然死亡。王冰认为"大邪之入者，未有不由元气大虚而后得袭之，故致猝死。"因此，猝死也是先有内气之虚，再由大邪内犯，而致气血暴乱而死亡。

四、脾系病证

脾主运化，主肌肉，开窍于口。胃主受纳，其气主降，以通为用。由于上述这些组织器官，在其功能上的内在特定联系，共同构成了脾系统。

（一）脾病证

1. 脾热

热邪犯脾，或寒湿郁而化热，热熏脾土则为脾热证。如《素问·刺热论》说："脾热病者，先头重颊痛，烦心颜青，欲呕身热，热争则腰痛不可以俯仰，腹满泄，两颔痛，甲乙甚，戊己大汗，气逆则甲乙死，刺足太阴阳明。"又说："脾热病，鼻先赤。"湿热偏盛，浸淫于筋脉，则可见肌肉蠕动；湿热相蒸则发黄。如《素问·痿论》说："脾热者，色黄而肉蠕动。"

2. 脾虚

脾虚不能运化水谷精微，清浊不分，则为腹满、肠鸣、飧泄之症。如《素问·脏气法时论》说："脾病者……虚则腹满肠鸣，飧泄食不化。"脾虚者则清阳不升，亦可为飧泄之证。

脾虚不运水谷精微不能濡养肌肉，还可见到四肢痿废不用，如《素问·调经论》说："形……不足则四肢不用。"脾病之所以出现四肢不用，《素问·太阴阳明论》说："四肢皆禀气于胃，而不得至经，必因于脾，乃得禀也。今脾病不能为胃行其津液，四肢不得禀水谷气，气日以衰，脉道不利，筋骨肌肉，皆无气以生，故不用焉。"

脾虚不能运化水湿，水湿停留于腹，则为腹满，溢于皮肤腠理之间，则浮肿。如《素问·至真要大论》说："诸湿肿满，皆属于脾"。

3. 脾实

由于脾土壅滞，气机不畅，运化失职，亦可见腹满，大小便不利之症，如《素问·调经论》说："形有余则腹满，泾溲不利。"

（二）胃病证

1. 胃痛

胃痛证可见于外感病，亦可见内伤病。见于外感病的多由风寒犯胃，胃浊不降，风寒凝结而痛；见于内伤的多由肝火犯胃，痰食气结，气滞不通。如《灵枢·邪气脏腑病形》说："胃病者，腹膜胀，胃脘当心而痛。"

此外，《灵枢·杂病》说："心痛，腹胀啬啬然，大便不利，取足太阴。"《灵枢·厥病》说："腹胀胸满，心尤痛甚，取之大都，太白。"此所谓心痛，是指心下痛，亦即胃脘痛而言。

2. 食痹

食痹是指胃失和降，胃气闭结不行，饮食不下之证。如《素问·脉要精微论》说："胃脉窦而散者，当病食痹。"

3. 胃不和不得卧

胃气上逆，还可形成不得安卧之症，如《素问·逆调论》说："阳明者，胃脉也，胃者六腑之海，其气亦下行，阳明逆，不得从其道，故不得卧也。《下经》曰：胃不和则卧不安，此之谓也。"

4. 胃脘膈

外邪侵犯，或气滞血瘀，即使胃浊不降，阻膈不通，则可见饮食不下、呕吐等症。如《灵枢·四时气》说："饮食不下，膈塞不通，邪在胃院。"

（三）腹胀病证

腹胀既是一个症状，又是一个病证。腹胀证后世又将其称为单腹胀或臌胀。其形成多由外感六淫，或饮食劳伤导致脏腑功能失调，营卫运行逆乱所致。正如《灵枢·胀论》说："卫气之在身也，常然并脉，循分肉，行有逆顺，阴阳相随，乃得天和，五脏更始，四时循序，五谷乃化。然后厥气在下，营卫留止，寒气逆上，真邪相攻，两气相搏，乃合为胀。"胀的部位多在脏腑之外、胸腹之内，如《灵枢·胀论》说："夫胀者，皆在脏腑之外，排脏腑而郭胸胁，胀皮肤，故命曰胀。"郭同廓。由于所胀之脏腑不同，其证候亦异。

1. 肺胀证

气胀于肺，肺气壅滞，气郁胸中发为喘咳等症。《灵枢·胀论》说："肺胀者，虚满而喘咳。"

2. 心胀证

气胀而迫于心，则有心烦、卧不安等症。《灵枢·胀论》说："心胀者，烦心短气，卧不安。"

3. 脾胀证

气滞中焦，脾失升降，则为脾胀证。如《灵枢·胀论》说："脾胀者，善哕，四肢烦悗，体重不能胜衣，卧不安。"脾虚腹胀则见飧泄、食不化等症，如《素问·脏气法时论》说"脾虚则腹满肠鸣，飧泄食不化。"

4. 肝胀证

气胀于肝，肝气郁结则见胁下满。如《灵枢·胀论》说："肝胀者，胁下满而痛引小腹。"肝气逆则水湿不行，故有小便不利、少腹胀满等症。如《灵枢·杂病》说："小腹满大，上走胃，至心，淅淅身时寒热，小便不利，取厥阴。"

5. 肾胀证

气胀于肾，则腹胀引背，腰髀痛。如《灵枢·胀论》说："肾胀者，腹满引背央央然，腰髀痛。"肾主二阴，肾胀又可引起大便不利。如《灵枢·杂病》说："腹满，大便不利，腹大，亦上走胸嗌，喘息喝喝然，取足少阴。"肾主水，肾胀则水湿不化，停聚于腹则腹胀。如《灵枢·邪气脏腑病形》说："肾脉，……微大为石水，起脐已下至少腹肿肿然，上至胃脘，死不治。"

6. 水结臌胀

由于水液运行障碍，水聚腹中而为臌胀之证。如《灵枢·水胀》说："水始起也，目窠上微肿，如新卧起之状，其颈脉动，时咳，阴股间寒，足胫肿，腹乃大，其水已成矣。"又说："腹胀身皆大，大与腹胀等也，色苍黄，腹筋起，此其候也。"这两段经文指出水结臌胀开始发病时，眼胞微肿，如刚睡起的样子，颈部人迎脉搏动，时有咳嗽，大腿内侧寒冷，胫骨部浮肿，腹部胀大，肤色青黄，腹部青筋显露等。

7. 食积腹胀

由于饮食停滞于肠胃而致腹胀。如《素问·太阴阳明论》说："食饮不节，起居不时者，阴受之。……阴受之则入五脏。……入五脏则膜满闭塞，下为飧泄，久为肠澼。"指出饮食没有节制，起居没有规律，阴气受到损伤，阴受邪传入五脏，病入五脏可见腹胀满，闭塞不通，大便泄泻，完谷不化，日久成为肠澼。又如《素问·腹中论》说："有病心腹满，旦食不能暮食，此为何病？岐伯对曰：名为鼓胀。帝曰：治之奈何？岐伯曰：治之以鸡矢醴，一剂知，二剂已。帝曰：其时有复发者何也？岐伯曰：此饮食不节，故时有病也。虽然其病且已时，故当病气聚于腹也。"有一种心腹胀满的病，早晨吃了饭晚上就不能再吃，这就是鼓胀病。治疗时可用鸡矢醴，消积通便，一剂就有效，二剂则治愈。如果饮食不注意，此病可能复发。

8. 六腑胀证

气滞于六腑为六腑胀。如《灵枢·胀论》说："六腑胀，胃胀者，腹满，胃脘痛，鼻闻焦臭，妨于食，大便难。大肠胀者，肠鸣而痛濯濯，冬日重感于寒，则飧泄不化。小肠胀者，小腹䐜胀，引腰而痛。膀胱胀者，少腹满而气癃。三焦胀者，气满于皮肤中，轻轻然而不坚。胆胀者、胁下痛胀，口中苦，善太息。"指出六腑胀证，皆有腹满。

（四）消渴病证

消渴病是饮食消化异常，水液代谢失调的疾病。其主要特征为多饮、多食、多尿，兼见口甜、口渴、形体消瘦等症，并易发痈肿。《内经》有"消瘅""膈消""肺消""消中"等不同的名称。

本病形成的原因，常因脏腑脆弱，加之多食肥甘厚味，情志内伤等所致。如《灵枢·本脏》说："心脆则善病消瘅热中。……肺脆则苦病消瘅易伤。……肝脆则善病消瘅易伤。……脾脆则善病消瘅易伤。……肾脆则善病消瘅易伤。"指出心脏脆弱，内守不固，心火易动，则患消瘅和中焦热证；肺脏脆弱，气机郁而不达，久郁化火而发生消瘅；肝脏脆弱，肝阳易动，郁热内发而导致消瘅；脾脏脆弱，脾失健运，水谷郁而化热引起消瘅；肾脏脆弱，肾精不足，相火旺动，则出现消瘅。所以《灵枢·五变》也说："五脏皆柔弱者，善病消瘅"。另外，在五脏脆弱的基础上，加之饮食不节，多食甘肥厚味，肥则令人内热，甘则令人中满，内热则消灼津液，中满则气滞不畅，津伤则津液不能上承，故为消渴之证。如《素问·奇病论》曰："其人数食甘美而多肥，肥则令人内热，甘者令人中满，故其气上溢，转为消渴。"《素问·通评虚实论》也说："消瘅、仆击，肥贵人则膏粱之疾也。"再则，由于情志内伤，五志过极，郁而化火，火灼津液，阴虚阳亢而导致消渴病证。如《灵枢·五变》说："怒则气上逆，胸中蓄积，血气逆留，髋皮充肌，血脉不行，转而为热，热则消肌肤，故为消瘅。"

1. 上消

上消即肺消，为肺热或心火移于肺所致。肺热耗津，津液不能敷布，故上消以口干、烦渴、多饮为主症。如《素问·气厥论》说："心移热于肺，传为膈消。"此外，热灼津伤，津燥血枯则脉象微小。《灵枢·邪气脏腑病形》说："心脉，……微小为消瘅。""肺脉，……微小为消瘅。"再有，肺消因多饮，临床亦见多尿。如《素问·气厥论》说："心移寒于肺，肺消，肺消者饮一溲二，死不治。"

2. 中消

中消为胃中有热，热结阳明，灼熏津液而致。如《素问·阴阳别论》说："二阳结，谓之消。"《素问·脉要精微论》说："瘅成为消中。"消谷善饥是中消的一个突出症状，这是因为胃主受纳水谷，胃热则消谷的缘故。如《灵枢·师传》说："胃中热则消谷，令人悬心善饥。"《灵枢·五邪》也说："邪在脾胃，则病肌肉痛，阳气有余，阴气不足，则热中善饥。"可见，胃热是引起中消的最主要原因。

《内经》还指出热中消中不可服膏粱、芳草、石药等物，服之可使消渴加重，甚而出现精神异常之癫狂病。如《素问·腹中论》说："夫子数言热中、消中，不可服高粱芳草石药，石药发癫，芳草发狂。"又说："夫芳草之气美，石药之气悍，二者其气急疾坚劲，故非缓心和人，不可以服此二者。……夫热气慓悍，药气亦然，二者相遇，恐内伤脾。"意思是说芳草之气多香窜，石药之气多猛悍，两者的性能急疾坚劲。中消之人，平常多食肥甘，内热中生，再遇芳草石药，其热更盛，必然损伤人的脾气，使病情加重。

3. 下消

下消即肾消。常由肾气亏虚，摄纳不固，约束无权，故小便频多。由于水谷精微下流于肾，则尿如脂膏，尿味甜。肾精虚亏又可见口渴、舌红等症。如《灵枢·邪气脏腑病形》说："肾脉，……微小为消瘅。"微小即肾精亏虚之脉。

（五）噎膈病证

噎是吞咽时梗阻不顺，膈是膈阻不通。所以噎膈证的主症是吞咽困难，阻膈不通，其病位多在胃脘。如《灵枢·四时气》："饮食不下，膈塞不通，邪在胃脘。"如膈阻在胃之贲门，则吞咽不下。膈阻在幽门，则食入胃，停蓄不化，食后反出，又称反胃。其成因多由于忧思过度，气机不畅，气郁则血瘀痰结所致。如《素问·通评虚实论》说："膈塞闭绝，上下不通，则暴忧之病也。"

1. 上膈证

上膈证为隔阻在上脘。其主症为气逆而食物不下，入而复出。如《灵枢·上膈》说："气为上膈者，食饮入而还出。"

2. 膈中证

膈中为隔阻在下脘，多由痰血郁结而致下脘不通，食物停蓄于胃，食入反出，并兼有胃脘膨满，肠中及胁下疼痛等症。如《灵枢·四时气》说："饮食不下，隔塞不通，邪在胃脘。"《灵枢·邪气脏腑病形》也说："脾脉，……微急为膈中，食饮入而还出，后沃沫。"《素问·大奇论》还说："胃脘沉鼓涩，胃外鼓大，皆膈偏枯。"另外，也有因肝大迫胃所致的。如《灵枢·本脏》所说："肝大则逼胃迫咽，迫咽则苦膈中，且胁下痛。"

3. 下膈证

下膈是指食物在胃内停留时间较长，食后移时复吐的噎膈证。如《灵枢·上膈》说："下膈者，食晬时乃出。……喜怒不适，食饮不节，寒温不时，则寒汁流于肠中，流于肠中则虫寒，虫寒则积聚，守于下管，则肠胃充郭，卫气不营，邪气居之。人食则虫上食，虫上食则下管虚，下管虚则邪气胜之，积聚以留，留则痈成，痈成则下管约。"这是以虫痈而致的膈证。由于虫寒则积聚，阻塞胃下脘而阻隔不通，致食物不复出。

（六）呕吐病证

呕吐是由于胃气上逆所致。可由于外感寒热，或饮食不节，或情志不舒，脏腑功能失调所致。

1. 寒邪犯胃

外感于寒，内犯于胃，胃气不降，浊气上逆，则为呕吐、胃痛等症。如《素问·举痛论》说："寒气客于肠胃，厥逆上出，故痛而呕也。"

2. 热邪犯胃

暑热之邪，侵犯于胃，热扰胃府，火性上炎，胃失和降而呕吐，其症可见发热、口苦、吐物酸臭等。如《素问·至真要大论》说："诸逆冲上，皆属于火。""诸呕吐酸，暴注下迫，皆属于热。"

3. 太阴呕吐

脾与胃相表里，脾主升胃主降，脾阳不升，胃失和降，浊气上逆，故见腹满、饮食不下、呕吐等症。如《素问·脉解》说："太阴，……所谓食则呕者，物盛满而上溢，故呕也。"

4. 厥阴呕吐

厥阴肝经气逆，横克脾土，胃气上逆则呕吐。其呕吐兼有胁痛，胸满之症。如《素问·六元正纪大论》说："厥阴所至，为胁痛呕泄。"

5. 少阳呕吐

少阳胆与厥阴肝相表里，肝胆气逆，则胃失和降，胃气上逆而呕吐，其主证为呕吐，并兼有口苦、善太息等症，如《灵枢·邪气脏腑病形》说："胆病者，善太息，口苦，呕宿汁。"《灵枢·四时气》也说："善呕，呕有苦，长太息，心中憺憺，恐人将捕之，邪在胆，逆在胃，胆液泄则口苦，胃气逆则呕苦，故曰呕胆。取三里以下。胃气逆，则刺少阳血络以闭胆逆，却调其虚实，以去其邪。"

6. 少阴呕吐

少阴呕吐，是手足少阴气逆所致。足少阴肾主水在下，手少阴主火在上。如少阴气逆，则上下水火不交，诸阳之气上浮，是以阳热上逆，脾胃之气亦上逆而为呕吐之症。如《素问·脉解》说："少阴所谓呕、咳，上气喘者，阴气在下，阳气在上，诸阳气浮，无所依从，故呕、咳，上气喘也。"

（七）哕病证

哕是胃气上逆，冲击于喉，呃呃有声而无物，不能自我控制的病证，后世称为呃逆。如《素问·宣明五气》说："胃为气逆为哕为恐。"《灵枢·口问》也说："谷入于胃，胃气上注于肺，今有故寒气与新谷气，俱还入于胃，……故为哕。"

寒邪容于胃，而致胃气上逆。如《灵枢·口问》说："谷入于胃，胃气上注于肺。今有故寒气与新谷气，俱还入于胃，新故相乱，真邪相攻，气并相逆，复出于胃，故为哕。"

热邪客于胃，火逆上冲，胃气不降，而致哕。如《灵枢·热病》说："热病汗不出，大颧发赤，哕者死。"

脏腑功能失调亦能出现哕证。肺脉通于胃，肺气不降则哕。如《灵枢·口问》说："肺主为哕。"另外，心火不足，不能资土，胃气虚则哕。如《灵枢·邪气脏腑病形》说："心脉……小甚为善哕。"再则，疾病危重之时，出现哕为胃气衰败之象。如《素问·宝命全形论》说："病深者，其声哕。"《素问·三部九候论》也说："若有七诊之病，其脉候亦败者死矣，必发哕噫。"

（八）泄泻病证

泄泻为消化道常见病之一。凡排便次数增加，大便稀薄，含有水液及完谷不化食物，统称为泄泻。其病因可由外感六淫，尤以寒暑湿热为多见；亦可由于饮食不节，起居不时，以及情志不畅所引起。其病机，多由于脾不能运化，大肠、小肠传导失职，以及肝旺克脾，肾阳虚衰，火不温土，以致脾虚水谷不化而致泄泻。其病变部位在下焦，如《素问·至真要大论》说："诸厥固泄，皆属于下。"《内经》对泄泻的论述较多，其名称亦繁杂，如飧泄、濡泄、溏泄、鹜泄、洞泄、暴注等。

1. 外感六淫

(1) 感受风邪

风气通于肝，肝旺乘脾，脾失运化，则为泄泻。如《素问·阴阳应象大论》说："春伤于风，夏生飧泄。"《素问·脉要精微论》也有"久风为飧泄"的记载。

(2) 感受寒邪

寒为阴邪，寒盛则伤阳，脾阳不升，胃浊不降，清浊不分，水谷并入大肠，或寒邪直中大肠，大肠传导失职而致泄泻。如《灵枢·邪气脏腑病形》说："大肠病者，肠中切痛而鸣濯濯，冬日重感于寒即泄，当脐而痛。"《灵枢·百病始生》也说："虚邪之中人也……留而不去，传舍于肠胃，在肠胃之时，贲响腹胀，多寒则肠鸣，飧泄，食不化。"其主要症状为大便清稀、肠鸣、腹痛，其泄泻物为澄彻清冷。《素问·至真要大论》说："诸病水液，澄彻清冷，皆属于寒。"

(3) 感受湿邪

湿为阴邪，易伤脾阳，湿胜则困遏脾阳，运化失职则为泄泻。如《素问·阴阳应象大论》说："湿胜则濡泄。"

(4) 感受热邪

夏秋之际，感受暑热之邪（暑热多挟湿）伤于肠胃而致泄泻。其泄泻特点，多为突然泄下，里急后重。如《素问·至真要大论》说"暴注下迫，皆属于热。"如果热偏盛，则粪色黄褐，黏浊气秽，因此《灵枢·师传》说："脐以上皮热，肠中热，则出黄如糜。"

2. 情志不畅

情志不畅，多见于肝气郁结，横逆乘脾，脾失健运而为泄泻。如《素问·举痛论》说："怒则气逆，甚则呕血及飧泄。"

3. 脾肾阳虚

脾阳不摄，运化失常，可为饮食不化的泄泻。如《素问·脏气法时论》说："脾病者，虚则腹满肠鸣，飧泄食不化。"肾阳不足，阳气不升，可见泄泻之证。如《素问·阴阳应象大论》说"寒气生浊，热气生清，……清气在下，则生飧泄。"

泄泻日久不愈，则可伤阴，阴虚无气，形体虚弱，故出现脉大无根者，预后多不良。如《素问·玉机真脏论》说："泄而脉大，难治。"另外，阴虚则阳无以生，四肢无阳以温煦，则四肢厥逆，亦属预后不良之症。如《灵枢·论疾诊尺》说："飧泄脉小者，手足寒，难已，手足温，泄易已。"《灵枢·玉版》也说："肠鸣而满，四肢清泄，脉大，是二逆也，……不过十五日而死矣。"

（九）痢疾病证

痢疾是以腹痛、下痢赤白脓血，里急后重为主要特征。《内经》又称为"肠澼"，本病多见于夏秋季节，由于感受外邪，或饮食不节所致。

风湿之邪，浸淫于肠胃，风淫化热，湿热蕴结于肠道，损伤肠道气血，则血气衰败，津液炼灼为黏冻，下痢赤白。如《素问·六元正纪大论》说："太阳司天之政，……风湿交争，……民病大热少气，肌肉痿足痿，注下赤白。"或由于饮食不节，肠胃受伤，则为肠澼。如《素问·生气通天论》说："因而饱食，筋脉横解，肠澼为痔。"

久痢多伤津亡血，如见无胃气之脉，则预后不良，如《素问·通评虚实论》说："肠澼下脓血，脉悬绝则死，滑大则生。"又说"肠澼下白沫，……脉沉者生，脉浮者死。""滑大者生，悬涩者死。"脉见阴阳俱虚，正气已衰，属危重症。如《素问·阴阳别论》说："阴阳虚，肠澼死。"肠澼如见发热者，亦属危重症。如《素问·通评虚实论》说："肠澼便血，……身热者死，寒者生。"《素问·气厥论》也说："肾移热于脾，传为虚肠澼，死不可治。"《素问·大奇论》更说："心肝澼，……其脉小沉涩为肠澼，其身热者死。热见七日死。"

（十）便秘病证

便秘是指大便秘结不通，或欲大便而艰涩不畅的一种病证。本证多由于大肠有热，热灼津液，肠道涩滞，故而大便燥结难下。如《素问·气厥论》说："小肠移热于大肠，为虚瘕。"虚瘕即肠热津液燥结，腹痛便秘之证。如果热结于小肠，小肠津液干枯，也可使大便坚不得出。如《素问·举痛论》说："热气留于小肠，肠中痛，瘅热焦渴，则坚干不得出，故痛而闭不通矣。"

便秘除了和大小肠直接有关外，还和肾有关。肾主二便，肾气不足，亦可为便秘。如《灵枢·邪气脏腑病形》说："肾脉，……微急，……不得前后。"

五、肝系病证

肝藏血，主筋，开窍于目；肝与胆相表里，胆为中精之府，内盛精汁。由于上述这些组织器官，在其功能上的内在特定联系，共同构成了肝系统。

（一）肝病证

1. 肝风内动

肝风有内风、外风之别。外风为外感于风邪，内舍于肝，前面已述。内风为肝气逆乱，内动风生，而为眩晕抽搐之证。

内动风生，多由肝郁气滞，郁久气逆，上冲巅顶，则为头晕、目眩；亦可由阴虚阳亢，阳亢生风；或肝不藏血，血不养筋，血虚风生。其见证多表现为筋脉拘急、震颤、抽搐等动风的症状。如《素问·至真要大论》说："诸风掉眩，皆属于肝""诸痉项强，皆属于风"。

2. 肝热

肝为木之脏，内寄相火，相火偏亢则为肝热之证，可见尿黄、腹痛、多卧、身热等症状。如《素问·刺热论》说："肝热病者，小便先黄，腹痛多卧，身热。热争则狂言及惊，胁满痛，手足躁，不得安卧；庚辛甚，甲乙大汗，气逆则庚辛死。刺足厥阴，少阳。其逆则头痛员员，脉引冲头也。"另外，肝郁化火，热灼肝阴，津虚不能上承，可形成口渴多饮的消渴证。如《灵枢·邪气脏腑病形》说："肝脉，……小甚为多饮，微小为消瘅。"再有，肝热伤阴，血不荣筋养爪，可见筋痿之症。如《素问·痿论》说："肝气热，则胆泄口苦筋膜干，筋膜干则筋急而挛，发为筋痿。"又说："肝热者，色苍而爪枯。"还有，肝郁化火，火性上炎，可见左颊先赤之症。如《素问·刺热论》说："肝热病者，左颊先赤。"

3. 肝虚证

肝虚证，多因肝气不足，少阳生发不利；或因肝血不足，魂不安藏，其症状多有眩晕，夜卧多梦，甚恐惧等症。如《素问·调经论》说："肝藏血，……血不足则恐。"《灵枢·本神》说："肝藏血，血舍魂，肝气虚则恐。"

4. 肝实证

肝实证多因肝气有余，血实气逆，多见善怒等症。如《素问·调经论》说："肝藏血，……血有余则怒。"《灵枢·本神》说："肝藏血，血舍魂，……肝气实则怒。"一般来说，肝以实证为多。如肝郁气滞、肝火上炎，都属肝之实证。

5. 疝气卒痛

少腹坠胀，或外睾偏肿，疼痛引少腹，或少腹卒痛等，是为疝气之证。疝气证多由于肝经感受寒邪所致。肝脉抵少腹，络阴器，寒滞肝脉，气滞血瘀，故见少腹坠胀、外睾偏肿、疝气卒痛等证。如《素问·缪刺论》说："邪客于足厥阴之络，令人卒疝暴痛。"《灵枢·经脉》也说："足厥阴之别，其病气逆则睾肿卒疝。"

（二）胆病证

1. 胆热证

胆为少阳相火，其气主升。胆热气逆则胆汁上溢而见口苦，或胆气虚，虚气上溢，亦可为口苦之症。如《素问·奇病论》说："有病口苦，……病名曰胆瘅。夫肝者，中之将也，取决于胆，咽为之使。此人者，数谋虑不决，故胆虚，气上溢而口为之苦，治之以胆募俞。"

2. 胆火上炎

胆为阳木，内寄相火，其气主升，故胆火上炎，胆汁随之而上溢，则见呕宿汁、口苦等症。如《灵枢·邪气脏腑病形》说："胆病者，善太息，口苦，呕宿汁。"

3. 胆咳

咳嗽呕吐胆汁为胆咳。如《素问·咳论》说："胆咳之状，咳呕胆汁。"呕胆汁即由于胆汁上溢所致。

（三）眩晕病证

眩是视物发黑，晕是视物旋转。眩晕即头晕眼花，视物旋转，重则站立不稳。本证可分外感、内伤两端，但以内伤为多见。内伤多由气血逆乱，升降失常所致。肝之眩晕证，既包括肝郁气逆之实证，又包括肾精不足，水不涵木，阴虚阳亢的本虚标实证。

1. 肝阳上亢

肝为风木之脏，其经脉上通于巅顶。如忧郁恼怒，肝阳升动，上扰清空，即见头晕目眩。如《素问·至真要大论》说："诸风掉眩，皆属于肝。"

2. 阳虚眩晕

头为诸阳之会，精明之府，清阳上充，则头清目明，精神爽利。如清阳不升，清窍无以濡养，故目为之眩，耳为之鸣，头倾不举。如《灵枢·口问》说："邪之所在，皆为不足。故上气不足，脑为之不满，耳为之苦鸣，头为之苦倾，目为之眩。"阳气不足于上，则头眩目晕，不足于下则下肢厥冷，故《灵枢·卫气》说："下虚则厥，……上虚则眩。"

3. 经气厥逆

肝足厥阴之脉，上通于巅，开窍于目。足少阳胆经亦系于目。如肝胆经气厥逆，胆气虚于上，肝气逆于下，上虚下实，则为徇蒙摇摆、振掉之症。如《素问·五脏生成》说："徇蒙招尤，目瞑耳聋，下实上虚，过在足少阳，厥阴，甚则入肝。"张介宾注云："目无光则朦昧不明，头眩动则招尤不定，甚则目瞑者不能视，耳聋者无所闻，其过在肝胆之气，实于下而虚于上也。"

4.外邪所中

外邪中于项，随目系上入于脑，故为脑转目眩之症。如《灵枢·大惑论》说："邪中于项，因逢其身之虚，其入深，则随眼系以入脑，入于脑则脑转，脑转则引目系急，目系急则目眩以转矣。"

（四）黄疸病证

黄疸的主要症状为身黄、目黄、小便黄赤等症。如《素问·平人气象论》说："溺黄赤安卧者，黄疸，……目黄者，黄疸"。黄疸可伴见发热、身寒等症。如《灵枢·论疾诊尺》说："寒热，身痛而色微黄，齿垢黄，爪甲上黄，黄疸也。安卧，小便黄赤，脉小而涩者，不嗜食。"

1.脾疸

脾土湿热熏蒸，外现身黄为脾疸，由于湿热不扬则见发热，口渴而黏腻；湿热下注膀胱则小便黄赤短少。如《素问·玉机真脏论》说："风者百病之长也，今风寒客于人，使人毫毛毕直，皮肤闭而为热，当是之时，可汗而发也。……弗治，肝传之脾，病名曰脾风，发瘅，腹中热，烦心出黄，当此之时，可按、可药、可浴。"

2.胃疸

胃为阳土，易化热，热蕴中焦，熏蒸于脾，脾色外现，则为黄疸。如《素问·风论》说："风气与阳明入胃，循脉上至目内眦，其人肥，则风气不得泄，则为热中而目黄。"由于胃中热，还可见消谷善饥。如《素问·平人气象论》说："已食如饥者，胃疸。"

六、肾系病证

肾为先天之本，藏精之处，精生髓养骨。肾主水，为气之根，其荣发，开窍于耳及二阴。膀胱为州都之官，藏津液，通小便。由于上述这些组织器官，在其功能上的内在特定联系，共同构成了肾系统。

（一）肾病证

1.肾热

热邪犯肾，煎灼肾阴，阴虚则见发热，津亏则见苦渴、数饮、身热。如《素问·刺热论》说："肾热病者，先腰痛胻酸，苦渴数饮身热。热争则项痛而强，胻寒且酸，足下热，不欲言，其逆则项痛员员淡淡然，戊己甚，壬癸大汗，气逆则戊己死。"意指腰为肾之府，肾病则腰痛；肾经循内踝之后上腨内，出腘内廉，故胻酸；肾经上贯肝膈入肺中，循喉咙挟舌本，故苦渴数饮身热。邪正相持而热争，争于上则项痛而强，争于下则胻寒且酸而足下热，争于中则不欲言。肾气上逆，则项强头眩晕而摇摆不定，逢戊己之日土克水使病加重，逢壬癸之日则汗出而热退，病重气机逆乱到戊己时则死亡。《素问·刺热论》又说："肾热病者，颐先赤。"肾热病则两颊腮部见赤色。另外，肾热炽盛，津亏髓减则可见色黑齿槁。如《素问·痿论》说："肾热者，色黑而齿槁。"

2. 肾寒

肾中藏有元阳，为生气之源。寒邪伤阳，则阳虚而不能温养四肢，则见肢体收引。如《素问·至真要大论》说："诸寒收引，皆属于肾。"

3. 肾喘

肾主纳气，为气之根，如肾病气不摄纳，则为哮喘。如《素问·逆调论》说："夫不得卧，卧则喘者，是水气之客也。夫水者，循津液而流也，肾者水脏主津液，主卧与喘也。"

4. 肾泄

肾司二便，肾虚不能温脾，则为泄泻之症。如《灵枢·邪气脏腑病形》说："肾脉，……小甚为洞泄。"另外，肾有余，水湿之气盛，亦可为泄泻之症。如《素问·调经论》说："肾藏志，……志有余则腹胀飧泄。"

（二）膀胱病证

膀胱为津液之府，故膀胱气化失职则为小便不利。如《素问·宣明五气》说"膀胱不利为癃，不约为遗溺。"《灵枢·癫狂病》也说："内闭不得溲，刺足少阴、太阳与骶上以长针。"

（三）水肿病证

水肿即水湿泛溢，渗于肌肤，而引起头面、目窠、四肢肿胀，或有腹水。本证多由风寒内犯肺、脾、肾、三焦等功能失调所致。

1. 风遏水肿

风邪犯肺，宣肃失职，则为风遏水肿。风为阳邪，常先袭于上，故风水先肿于面部。如《素问·平人气象论》说："面肿曰风，足胫肿曰水。"又如《素问·水热穴论》说："勇而劳甚，则肾汗出，肾汗出逢于风，内不得入于脏腑，外不得越于皮肤，客于玄府，行于皮里，传为胕肿，本之于肾，名曰风水。"

2. 寒客水肿

寒邪客于皮肤，阳气不行，水湿停聚为水肿。如《灵枢·水胀》说："肤胀者，寒气客于皮肤之间，冬冬然不坚，腹大，身尽痛，皮厚，按其腹窅而不起，腹色不变，此其候也。"

3. 湿胜水肿

感受湿邪，或脾失健运，水湿内停，泛溢肌表为水肿。如《素问·至真要大论》说："诸湿肿满，皆属于脾。"《素问·六元正纪大论》说："湿胜则水闭胕肿。"《素问·阴阳别论》也说："三阴结，谓之水。"另外，脾虚水肿，其脉多见软弱无力。如《素问·脉要精微论》说："脾脉，……软而散，色不泽者，当病足胫肿，若水状也。"

4. 肺肾同病水肿

肺为水之标，肾为水之本，肺肾同病而为水肿。如《素问·水热穴论》说："少阴何以主肾，肾何以主水？……肾者，至阴也，至阴者盛水也，肺者太阴也，少阴者冬脉也，故其本在肾，其末在肺，皆积水也。"又说："故水病下为胕肿大腹，上为喘呼，不得卧者，标本俱病，故肺为喘呼，肾为水肿，肺为逆不得卧。"

5. 肝失疏利

肝气不疏，水道不行则为溢饮。如《素问·脉要精微论》说："肝脉，……其软而散色泽者，当病溢饮，溢饮者渴暴多饮，而易入肌皮肠胃之外也。"

6. 阳气虚衰

阳气主化气行水，如阳气虚不能化气行水，则水湿泛溢为水肿。

其主要症状为腹大胫肿，甚则喘咳。如《素问·脏气法时论》说："肾病者，腹大胫肿，喘咳身重，寝汗出，憎风，虚则胸中痛，大腹，小腹痛，清厥，意不乐。"至于肾虚导致水肿的原因，如《素问·水热穴论》说："肾者胃之关也，关门不利，故聚水而从其类也，上下溢于皮肤，故为胕肿。胕肿者，聚水而生病也"。肾虚水肿如出现手足寒者则为逆证，如《素问·通评虚实论》说："形尽满，何如？其形尽满者，脉急大坚，尺涩而不应也，从之则生，逆之则死，所谓从者，手足温也，逆者手足寒也。"

7. 三焦闭塞

三焦为决渎之官，故三焦闭塞，则水液环流受阻，水湿停聚为水肿。如《灵枢·五癃津液别》说："阴阳气道不通，四海闭塞，三焦不泻，津液不化，水谷并行肠胃之中，别于回肠，留于下焦，不得渗膀胱，则下焦胀，水溢则为水胀。"

（四）癃闭病证

癃为小便不利，排尿困难，因此小便点滴不通。癃闭总由水液环流障碍，气化不利所致，主要责之于肾、膀胱以及肝、肺等脏器的功能失调所致。

1. 肾和膀胱气化不利

肾主气化，膀胱为津液之府，气化则能出。如果肾阳虚，气化失职；或邪实闭阻肾经，开合失常；或湿热瘀结膀胱，气化无权，皆可为癃闭证。如《灵枢·经脉》说："足少阴之别，……其病气逆则烦闷，实则闭癃。"《素问·宣明五气》说："膀胱不利为癃。"又如《素问·气厥论》说："胞移热于膀胱，则癃溺血。"膀胱不利为癃，除了湿热蕴结，气化不利所致之外，过食酸味，使膀胱收缩踡急，尿道约束不通，亦可为癃闭。如《灵枢·五味论》说："酸走筋，多食之，令人癃。"又说："酸入于胃，其气涩以收，上之两焦，弗能出入也，不出即留于胃中，胃中和温，则下注膀胱，膀胱之胞薄以懦，得酸则缩踡，约而不通，水道不行，故癃。"

2. 肝失疏泄

肝气疏泄，则气化水行，水道通畅。肝气不疏，少阳之气不升，则三焦闭塞，水道不通，小便癃闭。如《素问·厥论》说："厥阴厥逆，挛腰痛，虚满，前闭，谵言。"又如《灵枢·经脉》说："肝足厥阴之脉，……是主肝所生病者，……遗溺闭癃。"这都是由于肝气不疏，经脉之气厥逆，所导致的癃闭。另外，足少阳胆经气逆，亦可为癃闭。如《灵枢·本输》说："三焦者，足少阳太阴（一本作阳）之所将，……入络膀胱，约下焦，实则闭癃，虚则遗溺。"

3. 肺失通调

肺为水之上源，肺气虚则肃降失职，不能通调水道，下输膀胱，故引起小便闭癃。如《素问·奇病论》说："有癃者，一日数十溲，此不足也。……病在太阴，其盛在胃，颇在肺，病名曰厥，死不治。"

（五）遗尿证

遗尿是指小便不能自禁和睡中遗尿。前者多见于老年人或病后体虚，这是由于肾气不固，膀胱约束失职所致；后者乃由于幼年发育未充，肝、肺、脾、肾之气不足，膀胱之气不固所致。

1. 肝气不足

肝气不足，少阳之气不升，不能约束膀胱，则为遗尿。如《灵枢·经脉》说："肝足厥阴之脉，……是主肝所生病者，……遗溺闭癃。"《灵枢·邪气脏腑病形》也说："肝脉，……微滑为遗溺。"

2. 肺气虚

肺气虚则治节无权，故小便遗数。如《灵枢·经脉》说："手太阴之别，……其病实则手锐掌热，虚则欠㰦，小便遗数。"

3. 膀胱不约

膀胱气化不利，门户失约，则为小便不禁。如《素问·脉要精微论》说："水泉不止者，膀胱不藏也。"《素问·宣明五气》也说："膀胱，……不约为遗溺。"

4. 督脉虚

督脉总督诸阳，督脉虚则不收摄，亦可为遗溺。如《素问·骨空论》说："督脉为病，……癃痔遗溺。"

5. 三焦不利

三焦为水谷之道路，决渎之官，三焦不利则遗溺。如《灵枢·本输》说"三焦者，足少阳太阴之所将，……虚则遗溺。"

（六）遗精病证

遗精有梦遗与滑精之分，有梦而遗者为梦遗；不因梦感而见色有动于中，精自滑下者，为滑精。遗精多为肾气不固，精时自下，如《灵枢·本神》说："恐惧不解则伤精，精伤则……精时自下。"

（七）阳痿病证

阳痿即阳事不举，或临房举而不坚，性生活不能之症，属于前阴病。如《灵枢·刺节真邪》说："茎垂者，身中之机，阴精之候，津液之道也。"阳痿又称阴痿，多与肾气不足有关。如《素问·阴阳应象大论》说："年六十，阴痿，气大衰。"张介宾解释说："阴痿者，阳不举也。"《灵枢·邪气脏腑病形》说："肾脉，……大甚为阴痿。"

也有因为少阴热盛，阴精暗耗，阳痿不用的。如《灵枢·经筋》说："手少阴之筋，……热则筋弥纵不收，阴痿不用。"

阳痿与脾胃也有关系。如《素问·厥论》说："前阴者，宗筋之所聚，太阴阳明之所合也。"故阳明虚或太阴湿盛也可致阳痿。

厥阴之脉，络阴器，故肝经湿热或肝火偏亢，也可导致阳痿。如《灵枢·经筋》说："足厥阴之筋，……其病，……阴器不用，伤于内则不起。"

（八）阳强病证

阳强是指性功能亢进，阳举不衰。多由肝阳亢盛或肝经实热所致，《内经》称为挺长。如《灵枢·经脉》说："足厥阴之别，……其别者，经胫上睾，结于茎，其病气逆，……实则挺长。"

（九）脑髓病证

肾藏精生髓，髓上通于脑，故脑髓病亦属肾系统病证之一。脑髓病多为头晕目眩，胫酸无力等。如《灵枢·海论》说："髓海不足，则脑转耳鸣，胫酸眩冒，目无所见，懈怠安卧。"

脑髓又与精神意识有密切关系，脑髓不足则精神败坏。如《素问·脉要精微论》说："头为精明之府，头倾视深，精神将夺矣。"

外邪侵犯于脑，则为脑逆之证。如《素问·奇病论》说："人有病头痛，以数岁不已，此安得之，名曰何病？岐伯曰：当有所犯大寒，内至骨髓，髓者以脑为主，脑逆，故令头痛，齿亦痛，病名厥逆。"

七、经络病证

十二经络病证有"是动病"和"所生病"的区别，意思是说外感六淫之邪，从外侵犯本经而出现的病证，叫作"是动病"；内伤七情、饮食劳倦等，从内部反应到本经而引起的病证，叫作"所生病"。正如清张隐庵在《灵枢经集注》的解释："从外之内谓之是动，从内之外谓之所生。"经脉病证见于第 5 章经脉，不再赘述。

八、精气神病证

（一）精病证

1. 精病证

精是构成人体的基本物质，也是各种功能活动的物质基础。其病证主要表现在精虚而导致五脏功能衰减以及生长发育生殖等方面。

（1）精虚

精虚不能濡养机体，温煦脏腑，因而出现各种虚衰病证。如《灵枢·本神》说："五脏主藏精者也，不可伤，伤则失守而阴虚，阴虚则无气，无气则死矣。"指出五脏藏精气而不泄，为生命的物质基础，不能损伤，伤则精失于藏守而阴虚，阴虚不能化生阳气，缺乏阳气生命也就垂危了。

另外，精虚亦可表现身体沉重、体力不支。如《素问·示从容论》说："肝虚肾虚脾虚，皆令人体重烦冤。"肝升肺降、肾升心降、脾升胃降，肝肾脾可使人体气机上升，肺心胃则使气机下降，若肝虚，或肾虚，或脾虚，气机不能上举，故身体沉重、体力不支。气不举，郁于体内，不得宣降，故烦闷。

再则，肾精不足，精气内虚，还易感温病。如《素问·金匮真言论》说："夫精者，身之本也，故藏于精，春不病温。"说明精是人体的根本，所以阴精内藏而不可妄泄，妄泄则精虚，精虚则正气不足，抵御外邪无力，春易感受温病。同时，精虚亦是各种慢性疾病的根本原因。

（2）遗精阳痿

肾中精气为促进生殖功能的基本物质，如肾中精气不足，可见肾气不固的遗精、阳痿之证。如《灵枢·本神》说："恐惧而不解则伤精，精伤则骨酸痿厥，精时自下。"指出恐惧日久不解，就会损伤肾精，肾主骨，肾精亏虚，不能养骨，则骨痿软无力。肾精不足，不能化生阳气，则身体厥冷，精液流出。《素问·阴阳应象大论》也说："年六十，阴痿，气大衰。"《灵枢·邪气脏腑病形》还说："肾脉，……大甚为阴痿。"

2. 血病证

血行脉中，内灌溉于脏腑，外濡养四肢百骸。其病变可为血虚、出血、血瘀之证。

(1) 血虚

血液生化不足，或耗损达到一定程度，可引起血虚。血虚不能濡养脏腑经脉，常见面色不华、唇色淡白、头晕眼花、手足麻木、脉细数无力等。如《灵枢·海论》说："血海有余，则常想其身大，怫然不知其所病；血海不足，则常想其身小，狭然不知其所病。"

血液生化严重不足，或失血过多，可以引起血脱（又明血夺）。症见面色苍白，没有光泽、四肢无力、懈堕嗜睡、脉空虚。如《灵枢·决气》说："血脱者，色白，夭然不泽，其脉空虚。"《素问·平人气象论》也说："安卧脉盛，谓之脱血。"

(2) 瘀血

瘀血证可由跌仆损伤，或气滞所致。由于瘀血所在部位不同，故其见症各异，血瘀于胁下，则见胁下疼痛。如《素问·脉要精微论》说："肝脉搏坚而长，色不青，当病坠若搏，因血在胁下，令人喘逆。"肝为藏血之脏，当跌伤或击伤，血积于肝，故胁下疼痛。由于血积于胁下，气之升降不利，故令人喘逆。

血瘀于腹中，则为腹部胀满。如《素问·缪刺论》说："人有所堕坠，恶血留内，腹中满胀，不得前后，先饮利药，此上伤厥阴之脉，下伤少阴之络，刺足内踝之下，然谷之前，血脉出血，刺足跗上动脉。"指出由于人堕坠跌伤，导致瘀血停留于体内，使人腹中胀满，不能大小便，治疗时要先服通便逐瘀的药物。因为堕坠多伤在筋骨，肝主筋，故上伤厥阴之脉；肾主骨，故下伤少阴之络。治疗时可刺足内踝下然骨前的血络，令其出血，同时刺足背动脉处的太冲穴。

血瘀于经脉，则局部微肿。如《素问·调经论》说"血气未并，五脏安定，孙络外溢，则经有留血。"指出气血无偏盛，五脏安定之时，若有邪气侵袭，则邪气仅仅客于孙络，孙络盛满外溢，流于络脉，络脉则血液留滞，出现局部微肿。

(3) 出血

出血为血不循经溢于脉外。出于肌表为外出血，溢于肠胃为内出血。如《灵枢·百病始生》说："阳络伤则血外溢，血外溢则衄血；阴络伤则血内溢，血内溢则后血。"由于血从不同部位排出，则又可分为衄血、呕血、唾血、尿血、便血等证。

① 衄血　狭义的衄血指鼻出血，广义的衄血包括鼻衄、齿衄、目衄、肌衄等，属于阳络伤之衄血证。我们在此主要讨论鼻衄，鼻衄与肺、胆、阳明经、太阳经关系最为密切。肺开窍于鼻，肺热灼伤肺络，故引起鼻衄。如《灵枢·寒热病》说："肝肺相搏，血溢鼻口。"

肝胆火动，气逆血升，错经妄越，引起鼻衄。如《素问·气厥论》说："胆移热于脑，则辛颏鼻渊，鼻渊者，浊涕下不止也，传为衄衊瞑目。"颏，即鼻梁凹陷处；衊，即鼻出血。意指胆经入于脑，脑通于颏，颏通于鼻，所以胆有热，则脑受其热，令颏中辛辣，鼻流浊涕，浊流不止，鼻络受伤则衄血。

阳明热盛，气逆于上，手阳明大肠与手太阴肺相表里，肺开窍于鼻，故阳明热盛灼伤肺络，出现衄血。如《灵枢·经脉》说："大肠手阳明之脉，……是主津所生病者，目黄口干，鼽衄，喉痹，肩前臑痛，大指次指痛不用。"

足太阳主人身之表，感冒汗后不解，血郁结经络，随气向上涌泄，从而导致衄血。如《灵枢·经脉》说："膀胱足太阳之脉，……目黄、泪出、鼽衄。"

②呕血　呕血为胃中出血，随呕吐而出，故多挟有食物残滓，血色紫暗。呕血多由肝气犯胃，胃络瘀阻，气逆上冲，血随气升，涌吐而出。如《素问·举痛论》说："怒则气逆，甚则呕血。"

③咳血　咳血为肺中出血，随咳嗽而出，故多痰血夹杂，或痰中带有血丝，或血色鲜红间夹泡沫。《内经》中有时也把肺中出血称为"呕血"或"唾血"，如《灵枢·邪气脏腑病形》说："肺脉，……涩甚为呕血。"涩脉为气滞血瘀，经脉流行不畅，肺中气滞血瘀，血络瘀阻，血溢妄行则咳血。《灵枢·邪气脏腑病形》也说："肺脉，……微急为肺寒热，怠惰，咳唾血。"寒热犯肺，郁而化热，热伤肺络，血溢气道，随咳而出。

④尿血　尿血为小便混有血液，有痛或无痛。尿血多为膀胱有热，热伤血络所致，如《素问·气厥论》说："胞移热于膀胱，则癃溺血。"少阴肾与膀胱相表里，少阴气滞血瘀，亦可为溲血之症，如《素问·四时刺逆从论》说："少阴，……涩则病积溲血。"由于心火亢盛，移热于小肠，亦可见尿血，如《素问·痿论》说："阳气内动，发则心下崩，数溲血也。"

⑤便血　血从肛门出，血色紫暗，或混杂大便之中，称为便血，亦称后血。因于脾虚不摄血，血不循经；或胃肠有热，下移大肠，灼伤阴络所致。如《素问·阴阳别论》说："结阴者，便血一升，再结二升，三结三升。"《灵枢·百病始生》也说："阴络伤则血内溢，血内溢则后血。"

3.津液病证

津液是体液的主要组成部分，津液不足，可见骨属屈伸不利，口渴咽干，唇焦舌燥，皮肤干燥枯涩，小便短少，大便秘结，甚则精神萎靡不振，眼眶深陷，两颧高起，皮肤干瘪，脉细数无力，色夭然不泽，胫酸无力，耳鸣等症。如《灵枢·决气》说："津脱者，腠理开，汗大泄；液脱者，骨属屈伸不利，色夭，脑髓消，胫酸，耳数鸣。"

津液出腠理为汗。之所以出汗，是由于津液被阳气所蒸发，或腠理不固，津液外漏所致。如《素问·阴阳别论》说："阳加于阴，谓之汗。"但亦可因体力活动过多、饮食过饱、精神紧张等而出汗的，如《素问·经脉别论》说："饮食饱甚，汗出于胃；惊而夺精，汗出于心；持重远行，汗出于肾；疾走恐惧，汗出于肝；摇体劳苦，汗出于脾。"一般的汗出为正常的体液调节，不是病理性出汗。如果汗出过多，或在疾病的情况下大汗出，或无缘故的汗出不止，皆视为病理性出汗。汗出过多既能伤阴，又可伤阳。

(1) 自汗

阳虚不能固密肌表，腠理疏张，则为自汗。如《素问·脉要精微论》说："阴气有余，则为多汗身寒。"阴气有余则阳气不足，阳虚不固表，故自汗出。另外，大汗出能使津液脱失而伤阴，如《灵枢·决气》说："津脱者，腠理开，汗大泄。"再有，汗出腠理开又可导致其他疾病。如《素问·生气通天论》说："魄汗未尽，形弱而气烁，俞穴以闭，发为风疟。"又如《素问·生气通天论》说："汗出偏沮，使人偏枯。"指出汗出太过，可以引起风疟和偏枯等病证。

(2) 盗汗

夜间睡觉时汗出，醒即收止的为盗汗。多由于阴虚不能敛阳，阳气外泄所致，如《素问·评热病论》说："阴虚者，阳必凑之，故少气时热而汗出也。"又如《素问·脏气法时论》说："肾病者，……寝汗出，憎风。"这里的寝汗即指盗汗。

(3) 大汗

感受六淫邪气，从阳化热，蒸腾津液则大汗出。如感于暑邪，暑为阳邪，开腠理而出汗，故《素问·生气通天论》说："因于暑，汗，烦则喘渴"。热盛亦使腠理开，津液外泄则为大汗，《素问·举痛论》说："炅则腠理开，营卫通，汗大泄，故气泄矣"。湿邪浸淫，则汗出而濡，《素问·痹论》说："其多汗而濡者，此其逢湿甚也，阳气少，阴气盛，两气相感，故汗出而濡也"。风性开泄，故感受于风邪，开腠理而见多汗恶风，所以《素问·风论》中的五脏六腑之风证，皆以"多汗恶风"为特征。

(4) 漏汗

漏汗，即大汗淋漓不止，如水之漏，多由于阳气极虚，体表不固所致。漏汗每多导致伤阴亡阳，如《素问·脉要精微论》说："肺脉软而散者，当病灌汗。"肺脉软而散，为肺气大虚，气虚不能固表，则汗出如水灌。又如《灵枢·营卫生会》说："人有热，饮食下胃，其气未定，汗则出，或出于面，或出于背，或出于身半，其不循卫气之道而出何也？岐伯曰：此外伤于风，内开腠理，毛蒸理泄，卫气走之，故不得循其道，此气慓悍滑疾，见开而出，故不得从其道，故命曰漏泄。"指出人有热的时候，饮食入胃尚未化为精气，就引起出汗，有的面部出汗，有的背部出汗，有的半身出汗，并不按照卫气的循行道路而出。这是因为风热所伤，腠理开泄，汗液蒸腾，大汗淋漓如水之漏，所以称为漏泄，即漏汗的意思。

（二）气病证

1. 气虚

(1) 中气虚

中气，是指中焦脾胃之气。脾胃为后天之本，水谷精微生化之源。脾胃气虚，水谷精微无以生化，故见气虚乏力、倦怠懒言、语言低微等症，如《素问·脉要精微论》说："言而微，终日乃复言者，此夺气也。"中气不升，气虚下陷，还可见便泄之证，如《灵枢·口问》说："中气不足，溲便为之变，肠为之苦鸣。"

(2) 宗气虚

呼吸之气和水谷之气结合，积于胸中气海，称为宗气。宗气有推动心血运行和司呼吸的功能。故宗气不足，可见呼吸少气，如《灵枢·海论》说："气海不足，则少气不足以言。"《灵枢·本神》也说："肺藏气，气舍魄，肺气虚则鼻塞不利，少气。"

(3) 元气虚

元气化生于先天之精，通过三焦而布散于脏腑、肌肤，激发脏腑组织的生理功能，为人身生长发育的动力。故元气不足，则五脏六腑的功能虚弱，如《难经·八难》说"诸十二经脉者，皆系生气之原，所谓生气之原者，谓十二经之根本也，谓肾间动气也，此五脏六腑之本、十二经脉之根，呼吸之门，三焦之原，一名守邪之神。故气者，人之根本也，根绝则茎叶枯矣。寸口脉平而死者，生气独绝于内也。"此生气之原，即指元气而言。

(4) 荣卫气虚

营气行于脉中，濡养脏腑组织，卫气行于脉外，温煦肌肉组织，保卫体表，故荣气虚则不能濡养脏腑组织，卫气虚则不能温运肌表皮肤，其为病则不仁不用。如《素问·逆调论》说："荣气虚则不仁，卫气虚则不用，荣卫俱虚则不仁且不用。"

(5) 上气不足

上气是指头部清阳之气，头为诸阳之会，故头部清阳之气虚则七窍不利。如《灵枢·口问》说："上气不足，脑为之不满，耳为之苦鸣，头为之苦倾，目为之眩。"

(6) 下气不足

下气是指下焦之气，下气不足指肝肾之气虚。如《灵枢·口问》说："下气不足，乃为痿厥心悗，补足外踝下留之。"痿为精血不足，筋脉失养则痿弱不用。厥为阳虚气逆，四肢清冷。肾又为生气之源，呼吸之根，故肾气不足，则为呼吸少气之证，如《灵枢·癫狂病》说："少气，身漯漯也，言吸吸也，骨酸体重，懈惰，不能动，补足少阴。"又说："短气，息短不属，动作气索，补足少阴。"张志聪说："盖心主言，肺主声，借肾间之动气而后发，肾气少，故言语之气不接续也。肾为生气之原而主骨，故骨酸体重懒惰不能动，当补足少阴以治其始萌，……

所谓少气者，气不足于下也。短气者，气上而短。故息短而不能连属，若有动作，则气更消索矣。"

2. 气郁

气郁是指气机不畅，郁滞不行的病证。多由于某一部分或某一脏腑气机阻滞所致。其病因多见于七情内伤，如《素问·举痛论》说："百病生于气也。""思则心有所存，神有所归，正气留而不行，故气结矣。"忧愁不解则伤脾，脾气郁结则气闭塞不行，如《灵枢·本神》说："愁忧者，气闭塞不行。"

3. 气逆

气逆证是指气机升降失常，运行逆乱的病证。《素问·阴阳应象大论》说："清气在下，则生飧泄，浊气在上，则生膜胀，此阴阳反作，病之逆从也。"这是指脾胃之气升降失常的病证。一般来说，如清阳不升，则不能上濡孔窍，浊气闭塞清窍，则七窍不利，故见头晕、目眩、耳聋、脑轰鸣等症。如清阳不能通四肢，则肢冷厥逆。

（三）神志病证

情志病是指喜、怒、忧、思、悲、恐、惊的突然强烈或持久的刺激，致使气机紊乱，功能失调而发生的各种病证。如《素问·举痛论》说："百病生于气也，怒则气上，喜则气缓，悲则气消，恐则气下，寒则气收，炅则气泄，惊则气乱，劳则气耗，思则气结。"

情志分别为五脏之气所化。因此，其致病的规律，也分别伤其所主之脏，如《素问·阴阳应象大论》说："在脏为肝，在志为怒，怒伤肝。""在脏为心，在志为喜，喜伤心。""在脏为脾，在志为思，思伤脾。""在脏为肺，在志为忧，忧伤肺。""在脏为肾，在志为恐，恐伤肾。"心为神志之主，各种情志又皆可伤神，故忧思太过可伤心；怒为肝之志，故忿怒可伤肝，如《灵枢·百病始生》说："忧思伤心，忿怒伤肝。"《素问·阴阳应象大论》也说："暴怒伤阴，暴喜伤阳。"七情太过又可伤精津气血而为诸种疾病，如《素问·疏五过论》说："离绝菀结，忧恐喜怒，五脏空虚，血气离守。"又说："暴乐暴苦，始乐后苦，皆伤精气，精气竭绝，形体毁沮。"因此，情志太过，在发病学上，占有重要地位，属于内伤疾病的主要原因。

1. 大怒伤肝

肝志为怒，暴怒则伤肝。如肝气逆犯脾，则见飧泄之证，甚则气逆血升，血乱于经而见呕血。如《素问·举痛论》说："怒则气逆，甚则呕血及飧泄，故气上矣。"肝主语，肝气逆则多言。如《灵枢·杂病》说："怒则多言，刺足少阳。"

2. 过喜伤心

过于喜乐则伤心神，神伤则神志涣散，精神不能专一，出现神不自主、恐惧等症。如《灵枢·本神》说："喜乐者，神惮散而不藏。"

3. 过思伤脾

脾主意，忧思则伤意，意伤则脾失健运，四肢不举。如《灵枢·本神》说："脾愁忧而不解则伤意，意伤则悗乱，四肢不举。"思虑太过，正气流行不畅，可使脾气郁结。如《素问·举痛论》说："思则心有所存，神有所归，正气留而不行，故气结矣。"

4. 悲忧伤肺

肺主气，悲忧伤肺，肺布叶举则肺气消散，如《素问·举痛论》说："悲则心系急，肺布叶举，而上焦不通，营卫不散，热气狂中，故气消矣。"

5. 惊恐伤肾

肾藏志，惊恐太过则伤志，志伤则肾气不固，精气失守而为遗精、痿厥之证。如《灵枢·本神》说："恐惧而不解则伤精，精伤则骨酸痿厥，精时自下。"恐惧伤肾，则气滞于下焦而下焦胀。如《素问·举痛论》说："恐则精却，却则上焦闭，闭则气还，还则下焦胀，故气不行矣。"肝肾为母子之脏，大怒伤肝，亦可伤肾，肾伤精虚，故见善忘及腰脊之病。如《灵枢·本神》说："肾盛怒而止则伤志，志伤则喜忘其前言，腰脊不可以俯仰屈伸。"

6. 心伤神

《灵枢·本神》说："心怵惕思虑则伤神，神伤则恐惧自失，破䐃脱肉，毛悴色夭。"怵惕，即惊恐，恐伤肾，肾水克心火，心藏神，故怵惕伤心神；思虑过度则伤脾，子病及母，心神受损。可见，惊恐或思虑太过都会损伤心神，心神受伤则恐惧，自身失去主宰能力。心火胜脾土，脾主肌肉，脾虚则肌肉消瘦脱尽。心又主血，发为血之余，血虚则毛发憔悴、枯槁无华。

7. 肝伤魂

《灵枢·本神》说："肝悲哀动中则伤魂，魂伤则狂妄不精，不精则不正，当人阴缩而挛筋，两胁骨不举，毛悴色夭。"肺属金，肝属木，悲伤过度则伤肺，肺金克肝木，肝魂受伤，可见狂乱、妄事、行无常轨。肝经绕阴器，肝病则前阴收缩。肝主筋，肝伤则筋脉拘挛。两胁为肝经所过，肝病则两胁不能上举。肺华在毛，悲伤肺，肺气虚则毛憔悴，色枯槁。

8. 脾伤意

《灵枢·本神》说："脾愁忧而不解则伤意，意伤则悗乱，四肢不举，毛悴色夭。"长期忧思不能缓急，思伤脾，脾在志为意，故意受伤。意伤脾气不舒，不能运化水湿，郁而悗闷不舒。脾主四肢，脾病则四肢不能举动。脾虚气血化生不足，肺气虚则毛憔悴、色无华。

9. 肺伤魄

《灵枢·本神》说："肺喜乐无极则伤魄，魄伤则狂，狂者意不存人，皮革焦，毛悴色夭。"喜极太过则伤心，心火克肺金，魄也受伤，魄伤则神乱发狂，旁若无人。肺主皮毛，肺病则皮肤干枯、毛憔悴、色无华。

10. 肾伤志

《灵枢·本神》说："肾盛怒而不止则伤志，志伤则喜妄其前言，腰脊不可以俯仰曲伸，毛悴色夭。"肾藏志，大怒则伤肝，子病及母，故伤肾志。志伤则记忆力减退，易妄前言。腰为肾之府，肾虚腰不能曲伸俯仰。肾藏精，精生血，故肾虚毛失所养，则毛憔悴，色无华。

九、形体病证

（一）头痛病证

头为精明之府，诸阳之会，诸髓之海，其气与肾通。故阳虚、阳亢、髓海不足、七情所伤等，皆可为头痛之证。

1. 真头痛

真头痛是指剧烈的头部疼痛，遍尽于脑，甚则手足厥冷至肘膝。如《灵枢·厥病》说："真头痛，头痛甚，脑尽痛，手足寒至节，死不治。"头为诸阳之会，四肢为诸阳之本，阴寒直中脑户，遏制清阳而致头痛。所以《难经·六十难》说："手三阳之脉受风寒，伏留而不去者，则名厥头痛，入连于脑者，名真头痛"，说明真头痛是由外感阴寒直中脑户所致。

2. 偏头痛

头痛偏于一侧的为偏头痛。可由外感风寒或经气厥逆所致。如《灵枢·厥病》说："头半寒痛，先取手少阳、阳明，后取足少阳、阳明。"这是由于足少阳、阳明之经脉感受风寒之邪，经气厥逆所致。

3. 六经头痛

(1) 太阳头痛

太阳头痛以后头部下连于项痛为主，多属外感风寒，足太阴膀胱经气厥逆所致。《素问·缪刺论》说"邪客于足太阳之络，令人头项肩痛。"《灵枢·厥病》说："厥头痛，项先痛，腰脊为应，先取天柱，后取足太阳。"《灵枢·经脉》也说："膀胱足太阳之脉……是动则病冲头痛，目似脱，项如拔，脊痛。"上述说明头痛是由于足太阳经气厥逆所致。

(2) 阳明头痛

阳明头痛，痛在前额、面颊及眉棱等处，甚则亦可见齿痛。阳明之脉起于鼻根部，上循目内眦，下两颊入上齿中，由于邪逆于阳明之脉，上于头脑所致。如《灵枢·厥病》说："厥头痛，面若肿起而烦心，取之足阳明，太阴。"《灵枢·寒热病》说："阳明头痛，胸满不得息，取之人迎。"迎者逆也，阳邪逆于阳明经所致，故当取人迎穴以通其经。

(3) 少阳头痛

少阳之脉，循头两侧，耳之上下，故其疼痛，多在头之两侧，耳之前后。如《灵枢·厥病》说："厥头痛，头痛甚，耳前后脉涌有热，泻出其血，后取足少阳。"由于热盛壅滞于少阳之脉，络脉努张而有热，当泻其络脉充盛之处。

(4) 太阴头痛

太阴头痛多痛无定处，并伴有善忘之症。如《灵枢·厥病》说："厥头痛，意善忘，按之不得，取头面左右动脉，后取足太阴。"太阴经气厥逆，上干于头，则为头痛。太阴脾藏意，意伤则善忘。

(5) 少阴头痛

少阴头痛，多属少阴精虚于下，太阳经气实干上所致，如《素问·五脏生成》说："头痛巅疾，下虚上实，过在足少阴，巨阳，甚则入肾。"《灵枢·厥病》说："厥头痛，贞贞头重而痛，泻头上五行，行五，先取手少阴，后取足少阴。""贞贞"《甲乙经》作"员员"即旋转之意，这里形容头痛而眩晕。先取手少阴以泻其热，后取足少阴以壮水。

(6) 厥阴头痛

厥阴头痛多痛在巅顶部，或内连目系。如《素问·脏气时法论》说："肝气逆则头痛。"又如《灵枢·厥病》说："厥头痛，头脉痛，心悲善泣，视头动脉反盛者，刺尽去血，后调足厥阴。"肝主藏血，其脉上于巅顶，肝经气逆，血郁不畅，故头动脉充盛瘀血。刺血脉充盛之处，以泻其邪。

4. 血瘀头痛

瘀血阻塞络脉而致头痛，多由外伤或坠仆所致。其痛疼多力持久不愈，痛有定处，这种疼痛不可用俞穴治疗，如《灵枢·厥病》指出说："头痛不可取于腧者，有所击堕，恶血在于内，若肉伤，痛未已，可则刺，不可远取。"

5. 热厥头痛

在发热性疾病中，常常兼有头痛之症。见于五脏热证的，多为热邪循经上冲于头的热厥头痛，如《素问·刺热论》说："肝热病者……其逆则头痛员员，脉引冲头也。""心热病者……热争则卒心痛，烦闷善呕，头痛面赤无汗。""肺热病者……热争则喘咳，痛走胸膺背，不得太息，头痛不堪。""肾热病者……其逆则项痛员员淡淡然。""脾热病者，先头重颊重。"以上为五脏之热邪，各随五脏之经上扰于头而致头痛。

6. 湿热头痛

湿为阴邪，困遏清阳，清窍不利，则头重而痛。如《素问·生气通天论》说："因于湿，首如裹。"如湿郁化热，湿热上蒸，则见头痛发热、尿黄等症。

《内经》对头痛证已有较详细的论述。其分类方法，可概括为病因分类、六经分类、五脏分类。这些分类方法，为后世的辨证论治，奠定了基础。

（二）胸痛病证

胸部为心肺之外廓，胸之两侧为肝胆经脉之所过。胸痛可由阴寒痹阻心阳；或由痰浊血瘀，痹阻血络；或由经气厥逆，郁滞不畅；或由水气上犯心肺等所致。

1.心阳痹阻

外感热邪，或心脉瘀阻，阴乘阳位，络脉不畅，心阳痹阻，而致胸痛。如《素问·脏气法时论》说："心病者，胸中痛"。

2.肾虚胸痛

肾阴不足，不能上交心火，可见心烦、胸中痛，如《素问·脏气时法论》说："肾病者，虚则胸中痛。"

3.寒湿胸痛

水湿泛溢，上犯心胸，而致心气闭阻，肺不宣降，故见胸痛少气，甚则咳喘。如《素问·脉解》说："所谓胸痛少气者，水气在脏腑也，水者阴也，阴气在中，故胸痛少气也。"

（三）胁痛病证

胁位于胸之两侧，腋下为胠，胠下为胁，一般也称谓季胁部。胁痛系指一侧或两侧季胁疼痛而言。季胁为肝胆经脉之所过，故胁痛多由肝胆病及其经脉气逆所致。

1.肝气郁结

肝失条达，郁阻胸脉，故两胁疼痛。如《素问·脏气法时论》说："肝病者，两胁下痛引小腹，令人善怒。"因胁痛为肝气郁结所致，故必见善怒等情志不畅的见证。

2.寒滞肝脉

肝脉布两胁，寒邪侵入肝经，则血滞脉急而牵引胸胁作痛，如《素问·举痛论》说："寒气客于厥阴之脉，厥阴之脉者，络阴器，系于肝，寒气客于脉中，则血泣脉急，故胁肋与少腹相引而痛矣。"

3.血瘀胁痛

肝主藏血，肝郁气滞则血瘀，瘀血闭阻肝经则为瘀血疼痛，如《灵枢·五邪》说："邪在肝，则两胁中痛，寒中，恶血在内，行善掣。"

4.少阳气厥

足少阳胆经循行于两胁，胆经气厥，脉络瘀阻，皆可为胁痛。如《素问·厥论》说："少阳之厥，则暴聋颊肿而热，胁痛"。《素问·缪刺论》说："邪客于足少阳之络，令人胁痛不得息，咳而汗出。"

胁痛以肝胆病变为主，其病理基础则以气血为先，故胀痛多属气滞，刺痛多属血瘀。

（四）肩背痛病证

背为胸中之府，心肺之俞皆通于背，故心肺阳气不足，可致肩背疼痛，举止不便。如《素问·脉要精微论》说："背者，胸中之府，背曲肩随，府将坏矣。"《素问·脏气法时论》说："肺病者，喘咳逆气，肩背痛。"《素问·玉机真脏论》也说："秋脉者肺也……其气来，毛而中央坚，两傍虚，此谓太过。病在外……太过则令人逆气而背痛，愠愠然。"说明肺气不足，或肺气壅盛，皆可致肩背痛。

肩背又可反映胃及心包的病变，如《素问·阴阳别论》说："二阳一阴发病，主惊骇背痛，善噫善欠。"王冰注云："一阴，谓厥阴心主及肝之脉也。心主之脉，起于胸中，出属心。经云：'心病膺背肩胛间痛'。又在气为噫，故背痛善噫。"

足太阳膀胱之脉循行于背，五脏六腑之俞皆在于背，寒邪客之，则背与心相引而痛。如《素问·举痛论》说："寒气客于背俞之脉则脉泣，脉泣则血虚，血虚则痛，其俞注于心，故相引而痛"。肾与膀胱相表里，肾有邪，亦可影响膀胱经而出现背痛，如《灵枢·五邪》说："邪在肾，则病骨痛阴痹，阴痹者，按之而不得，腹胀，腰痛，大便难，肩背颈项痛。"

（五）腰痛病证

腰痛指一侧或两侧腰部疼痛而言。《素问·脉要精微论》说："腰者，肾之府"。足太阳膀胱之脉"挟脊抵腰中"。督脉"贯脊属腰"。故腰痛与肾和膀胱、督脉的病变最为密切。腰痛又与时令季节有关。春夏阳在上而阴盛于下，阳并于上则上盛而下虚；秋冬阳气衰而阴气盛，阴独盛则寒凝滞，故秋冬阴寒盛则易发腰痛。如《素问·脉解》说："太阳所谓肿，腰椎痛者……正月阳气出在上，而阴气盛，阳未得自次也，故肿、腰椎痛也。"正月阳气虽出而时令尚寒，以阴胜阳，故腰椎痛。又说："少阴所谓腰痛者，少阴者肾也，十月万物阳气皆伤，故腰痛也。"十月阳气衰，纯阴在下，故腰痛。再说："厥阴所谓腰脊痛不可以俯仰者，三月一振，荣华万物，一俯而不仰也。"三月阳气虽振，但余寒尚在，若阴气胜则阳气屈，故俯而不仰，所以病则腰脊痛。以上说明腰痛与阴胜阳虚有关，所以与季节变化关系密切。

1. 六经腰痛

腰为人身上下、左右，俯仰转移之枢纽，诸经脉络，皆贯络于腰，因此诸经受邪，均可致腰痛。

(1) 太阳腰痛

足太阳膀胱经，循肩膊内，挟脊抵腰中。太阳经感受风寒，经脉阻滞不通，则可为腰脊痛。如《素问·刺腰痛》说："足太阳脉令人腰痛，引项脊尻背如重状，刺其郄中，太阳正经出血，春无见血。"太阳经气虚，不荣其脉，筋脉失养则腰痛，如《素问·疟论》说："巨阳虚则腰背头项痛"。太阳腰痛又可兼见两目视物不清、小便不利等症，如《素问·刺腰痛》说："解脉令人腰痛，痛而引肩，目䀮䀮然，时遗溲，刺解脉，在膝筋肉分间郄外廉之横脉出血，血变而止"。腰痛严重者，可致筋脉拘急，项背僵仆之症，如《素问·刺腰痛》说："腰痛挟脊而痛至头几几然，目䀮䀮，欲僵仆，刺足太阳郄中出血"。

(2) 阳明腰痛

足阳明之筋，上循胁属脊。足阳明之脉，循颐后下廉出大迎，其支别者下人迎，循喉咙入缺盆，下循腹里至气街中而合，以下髀关。其经气阻滞，强急于前，不可回顾于后，故腰痛。如《素问·刺腰痛》说："阳明令人腰痛不可以顾，顾如有见者，善悲。"

(3) 少阳腰痛

足少阳之脉上抵头角，下耳后，循颈下胸中，循胁里下行身足之侧。少阳经气阻滞，枢机不利，故身不可以俯仰，头不可以回顾，如《素问·刺腰痛》说："少阳令人腰痛，如以针刺其皮中，循循然不可以俯仰，不可以顾。"

(4) 太阴腰痛

太阴之脉起于足，循胫骨后上循股内前廉，入股属脾。故太阴腰痛引少腹，不可以仰息。如《素问·缪刺论》说："邪客于足太阴之络，令人腰痛。引少腹控䏚，不可以仰息。"《素问·刺腰痛》说："腰痛引少腹控䏚，不可以仰，刺腰尻交者，两髁胛上，以月生死为痏数，发针立已。"张介宾注曰："此邪客太阴之络为腰痛也。"又如《素问·刺腰痛》说："散脉令人腰痛而热，热甚生烦，腰下如有横木居其中，甚则遗溺。"散脉，足太阴之别，散行而上，入腹中结于腰下，故为此症。

(5) 少阴腰痛

足少阴之脉，上股内廉贯脊属肾，故少阴经脉阻滞，腰痛引脊内廉，如《素问·刺腰痛》说："足少阴令人腰痛，痛引脊内廉，刺少阴于内踝上二痏，春无见血。出血太多，不可复也。"《素问·病能论》说："少阴脉贯肾络肺，今得肺脉，肾为之病，故肾为腰痛之病也。"冬天诊左脉浮而迟，为肾虚而见肺脉，故肾受病则腰中痛。

(6) 厥阴腰痛

厥阴肝的支脉与太阴少阳之脉，同结于腰踝之下，中髎之间。肝主筋，肝病则筋急，故令腰痛，如张弓弩弦。如《素问·刺腰痛》说："厥阴之脉令人腰痛，腰中如张弓弩弦。"《灵枢·经脉》说："肝足厥阴之脉……是动则病腰痛，不可以俯仰。"

2. 肾虚腰痛

腰为肾之府，肾主髓，肾精亏虚，骨髓不充，故腰痛而腿膝无力。如《素问·脉要精微论》说："腰者，肾之府，转摇不能，肾将惫矣。"

（六）腹痛病证

腹痛指胃脘以下至少腹部所发生的疼痛。腹为六府之廓，脾、肝、肾之所居。手足三阴经、足少阳、足阳明、冲、任、带脉俱循行于腹，故脏腑经脉之气逆，或外因风寒侵袭，或内因饮食所伤，均可发生腹痛。

1. 寒盛腹痛

寒邪客于肠胃，寒盛则伤阳，致使传化失职，气机阻滞而发生腹痛。如《灵枢·五邪》说："邪在脾胃，阳气不足，阴气有余，则寒中肠鸣腹痛。"又如《素问·举痛论》说："寒邪客于小肠，小肠不得成聚，故后泄腹痛矣。"寒邪客于经脉，经脉气血不通，不通则痛，如《素问·举痛论》说："经脉流行不止，环周不休，寒气入经而稽迟，泣而不行，容于脉外则血少，客于脉中则气不痛，故卒然而痛。"

寒邪化热，热邪留于小肠，热灼津液，传导失职，大便坚干不得出，气机不畅则腹胀、腹痛。故《素问·举痛论》说："热气留于小肠，肠中痛，瘅热焦渴则坚干不得出，故痛而闭不通矣。"

寒邪客于肠胃膜原，气滞血结，小络牵引而致腹痛。如《素问·举痛论》说："寒气客于肠胃之间，膜原之下，血不得散，小络急引故痛。"又说"厥气客于阴股，寒气上及少腹，血泣在下相引，故腹痛引阴股。"此乃寒客下焦，气血瘀结而致腹痛。

2. 气滞腹痛

邪客于小肠，小肠气滞而致小肠痛引睾。如《灵枢·邪气脏腑病形》说："小肠病者，小腹痛，腰脊控睾而痛。"

3. 肝逆乘脾

厥阴肝经厥逆，乘袭脾胃，脾失运化而少腹肿痛，大小便不利。如《素问·厥论》说："厥阴之厥，则少腹肿痛、腹痛，泾溲不利。"

4. 邪结膀胱

邪在膀胱，膀胱气化不行，则少腹偏肿而痛。如《灵枢·邪气脏腑病形》说："膀胱病者，小腹偏肿而痛，以手按之，即欲小便而不得。"

5. 湿热痹结

湿热痹结膀胱，气化不行，湿热熏灼膀胱则少腹内痛。《素问·痹论》说："胞痹者，少腹膀胱按之内痛，若沃以汤，涩于小便。"

6. 邪客三焦

三焦为决渎之官，水道出焉，邪客三焦，水道阻塞，水蓄下焦则小腹痛，不得小便，如《灵枢·四时气》说："小腹痛肿，不得小便，邪在三焦，故取之太阳大络"。

（七）痹病证

痹者，闭也。由于风寒湿邪，闭阻气血，而使关节肢体沉重、酸楚、疼痛的为痹证。如《素问·痹论》说："风寒湿三气杂至，合而为痹也。"又说："所谓痹者，各以其时，重感于风寒湿之气也。"痹证的发生，虽然由于风寒湿的侵袭，但风寒湿之所以能侵入必有其内因，所以《灵枢·阴阳二十五人》说："血气皆少则无须，感于寒湿，则善痹骨痛"，又说："血气皆少则无毛，有则稀枯悴，善痿厥足痹"，指出气血不足，不耐风寒的侵袭，是其内在的因素。因此，既有气血虚的内因，再加上风寒湿的入侵，才是形成痹证的原因，所以《素问·痹论》说："荣卫之气亦令人痹乎？……逆其气则病，从其气则愈，不与风寒湿气合，故不为痹。"此外，体质虚弱，饮食不节，也是形成痹证的重要条件。如《素问·痹论》说："饮食居处，为其病本也。"《灵枢·五变》也说："何以候人之善病痹者？少俞答曰：粗理而肉不坚者，善病痹。"

1. 病因分类

（1）行痹

风性善行数变，善动不居，故风邪偏胜侵袭于形体而为痹，其症状以变化多端，游走窜痛为特征。如《素问·痹论》说："其风气胜者为行痹。"又如《素问·缪刺论》说："凡痹往来，行无常处，在分肉间痛而刺之。"

（2）痛痹

寒邪偏胜侵袭于人体而形成的痹证为痛痹，如《素问·痹论》说："寒气胜者为痛痹。"寒为阴邪，主凝滞，闭塞气血，经脉不通，故以疼痛为主证，如《素问·痹论》说："痛者寒气多，有寒故痛也。"《灵枢·九针论》也说："邪之所客于经，而为痛痹。"痛痹又称寒痹，其发生又多有湿邪、瘀血，或情志不舒，饮食失调等内因，再重感于风寒所形成，如《灵枢·贼风》说："此皆尝有所伤于湿气，藏于血脉之中，分肉之间，久留而不去；若有所堕坠，恶血在内而不去。卒然喜怒不节，饮食不适，寒温不时，腠理闭而不通。其开而遇风寒，则血气凝结，与故邪相袭，则为寒痹。"在治法上《灵枢·寿夭刚柔》提出了以火熨温散寒邪之法，曰："寒痹之为病也，留而不去，时痛而皮不仁。……刺布衣者以火焠之，刺大人者以汤熨之。"

（3）着痹

着痹主要以湿邪偏胜所致，如《素问·痹论》说："湿气胜者为着痹。"湿为阴邪，其性重浊黏滞，着而难去，故其症候特点为肢体重着麻木、酸痛、缠绵不愈、固定不移。如《灵枢·五禁》说："着痹不移，䐃肉破，身热，脉偏绝，是三逆也。"《灵枢·四时气》说："着痹不去，久寒不已，卒取其三里。"

（4）热痹

素体阳盛，感受风寒湿邪，邪从阳化则为热痹。其主要表现是局部红肿灼热，身热口渴，关节疼痛。如《素问·痹论》说："其热者，阳气多，阴气少，病气胜，阳遭阴，故为痹热。"又如《素问·四时刺逆从论》说："厥阴有余，病阴痹，不足病生热痹。"

2. 形体部位分证

由于风寒湿邪，侵犯人体的部位不同，各有不同的特征。

(1) 皮痹

风寒湿侵袭于皮肤，则为皮痹。皮痹多发生于秋季，以皮寒、不仁为特征。如《素问·痹论》说："以秋遇此者为皮痹。"又说："痹在于皮则寒。"此外，《内经》中还有关于皮痹的记载，如《灵枢·刺节真邪》说"虚邪之中人也……搏于皮肤之间……留而不去，则痹。卫气不行则不仁。"《素问·四时刺逆从论》也说："少阴有余，病皮痹隐轸，不足病肺痹。"这些论述，其概念与《痹论》中所论述的皮痹不同。

(2) 脉痹

风寒湿邪侵袭于血脉则为脉痹，多发于夏季。如《素问·痹论》说："以夏遇此者为脉痹。"又说："在于脉则血凝不流。"指出脉痹的主证是脉中气血凝滞不流。

(3) 肌痹

肌痹多发于长夏，其主要特征为肌肉顽麻或疼痛。如《素问·痹论》说："以至阴遇此者为肌痹。"《素问·长刺节论》说："病在肌肤，肌肤尽痛，名曰肌痹，伤于寒湿。刺大分小分，多发针而深之，以热为故，无伤筋骨，伤筋骨，痈发若变，诸分尽热，病已止。"肌痹是邪壅塞于肌肉，如《素问·四时刺逆从论》说："太阴有余，病肉痹寒中"。

(4) 筋痹

筋痹多发于春，其主要特征为筋脉挛急。如《素问·痹论》说："以春遇此者为筋痹"又说："痹……在于筋则屈不伸。"《素问·长刺节论》也说："病在筋，筋挛节痛，不可以行，名曰筋痹。刺筋上为故，刺分肉间，不可中骨也。"《素问·四时刺逆从论》也说："少阳有余，病筋痹胁满，不足病肝痹。"

(5) 骨痹

风寒湿侵袭于骨，则为骨痹。如《灵枢·刺节真邪》说："虚邪之中人也，洒淅动形，起于毫毛而发腠理，其入深，内搏于骨，则为骨痹。"骨痹多发于冬，如《素问·痹论》说："以冬遇此者为骨痹。"其主要症状为身体沉重，如《素问·痹论》说："痹在于骨则重"。

(6) 周痹

周痹是指多发性关节疼痛。因其周身肌肉、关节疼痛，故称周痹。如《灵枢·周痹》说："周痹者，在于血脉之中，随脉以上，随脉以下，不能左右，各当其所。"又说："风寒湿气，客于外分肉之间，迫切而为沫，沫得寒则聚，聚则排分肉而分裂也，分裂则痛，痛则神归之，神归之则热，热则痛解，痛解则厥，厥则他痹发，发则如是……此内不在脏，而未发于皮，独居分肉之间，真气不能周，故名曰周痹。"指出周痹的特点，是上下游行、周身俱痛。

（7）众痹

众痹亦属于多发性肌肉、关节疼痛，然其疼痛部位，多移走不定，时发时止，变化迅速。如《灵枢·周痹》说："周痹之在身也，上下移徙随脉，其上下左右招应，间不容空，愿闻此痛，在血脉之中邪？将在分肉之间乎？何以致是？其痛之移也，间不及下针，其揣痛之时，不及定治，而痛已止矣，……此众痹也，非周痹也。"众痹的特点是此各在其处，更发更止，更居更起，以右应左，以左应右，非能周也，更发更休也。"

3.脏腑分证

形体之痹不愈，复感于邪，则为脏腑之痹证，如《素问·痹论》说："内舍于五脏六腑，何气使然？五脏皆有合，病久而不去者，内舍于其合也。故骨痹不已，复感于邪，内舍于肾。筋痹不已，复感于邪，内舍于肝。脉痹不已，复感于邪，内舍于心。肌痹不已，复感于邪，内舍于脾。皮痹不已，复感于邪，内舍于肺。所谓痹者，各以其时重感于风寒湿之气也。"由于五脏功能不同，故五脏痹亦不同。

（1）心痹

风寒湿邪内舍于心，心气闭结，心阳不宣，则为心痹。如《素问·痹论》说："心痹者，脉不通，烦则心下鼓，暴上气而喘，嗌干善噫，厥气上则恐。"

（2）肺痹

风寒湿邪内舍于肺，肺气闭结，则为肺痹。如《素问·痹论》说："肺痹者，烦满喘而呕。"又说："淫气喘息，痹聚在肺。"

（3）脾痹

风寒湿邪内舍于脾，脾气不行则为脾痹。如《素问·痹论》说："脾痹者，四肢懈惰，发咳呕汁，上为大塞。"

（4）肝痹

风寒湿邪内舍于肝，肝失条达，肝气郁结，则为肝痹。如《素问·痹论》说："肝痹者，夜卧多惊，多饮数小便，上为引如怀。"又说："淫气乏竭，痹聚在肝。"

（5）肾痹

风寒湿邪内令于肾，肾气闭结则为肾痹。如《素问·痹论》说："肾痹者，善胀，尻以代踵，脊以代头。"肾主二阴，肾痹则遗尿，如《素问·痹论》说："淫气遗溺，痹聚在肾。"

（6）肠痹

风寒湿邪内舍于肠，则为肠痹。如《素问·痹论》说："肠痹者，数饮而出不得，中气喘争，时发飧泄。"

（八）痿病证

痿者，萎也。痿病即四肢痿废不用，不能运动，肌肉逐渐萎缩之证。本证总由气血津液运行失常，不能濡养筋骨皮毛所致。

1. 痿躄

躄指下肢痿。痿躄泛指四肢痿。其症状特点是皮肤憔悴，筋急而挛，肌肉枯萎不用。多由于五脏阴虚、肺热叶焦所致。如《素问·痿论》说："肺者，脏之长也，为心之盖也。有所先亡，所求不得，则发肺鸣，鸣则肺热叶焦，故曰：五脏因肺热叶焦，发为痿躄，此之谓也。"肺主皮毛，肺热首见皮毛虚弱急薄，渐生痿躄，如《素问·痿论》说："肺主身之皮毛，肺热叶焦则皮毛虚弱急薄，著则生痿躄也"。《素问·至真要大论》也说："诸痿喘呕，皆属于上"，上指上焦，这里指肺而言。由于肺热焦枯，不能输布津液，则四肢肌肉失养，筋急而挛，痿废不用，故《素问·疏五过论》说："始富后贫，虽不伤邪，皮焦筋屈，痿躄为挛。"

2. 脉痿

心主血脉，心气热，热盛伤营血，营血虚则不能濡养血脉，故生脉痿。其症候特点为关节松弛，痿软，动作不协调。如《素问·痿论》说："心主身之血脉……心气热则下脉厥而上，上则下脉虚，虚则生脉痿，枢折挈，胫纵而不任地也。"脉痿又可由于悲哀太过，心气郁结，心阳内亢而见溲血。如《素问·痿论》说："悲哀太甚，则胞络绝，胞络绝则阳气内动，发则心下崩数溲血也。"

3. 肉痿

脾主肌肉，脾气热则不能运输津液，濡养肌肉，则肌肉消瘦，麻木不仁，如《素问·痿论》说："脾气热，则胃干而渴，肌肉不仁，发为肉痿。"脾恶湿，湿盛伤脾，亦可为肉痿。如《素问·痿论》说："有渐于湿，以水为事，若有所留，居处相湿，肌肉濡渍，痹而不仁，发为肉痿。故《下经》曰：肉痿者，得之湿地也。"又如《素问·生气通天论》说："秋伤于湿，上逆而咳，发为痿厥。"《灵枢·九宫八风》也说："犯其雨湿之地，则为痿。"

4. 筋痿

筋痿由于肝气热，肝主筋膜之气，热盛伤津，津伤液涸则筋膜失养则为筋痿。其症候特点以筋急、拘挛为主。如《素问·痿论》说："肝主身之筋膜……肝气热则胆泄口苦筋膜干，筋膜干则筋急而挛，发为筋痿。"筋痿又可由于精神不能内守，入房太过，肝肾阴虚所致，如《素问·痿论》说："思想无穷，所愿不得，意淫于外，入房太甚，宗筋弛纵，发为筋痿，及为白淫。故《下经》曰：筋痿者，生于肝使内也"。

5. 骨痿

肾主骨生髓，肾气热灼阴耗髓，则骨枯髓减，发为骨痿。其症候特点为腰脊不举，足不能支持体重。如《素问·痿论》说："肾主身之骨髓……肾气热则腰脊不举，骨枯髓减，发为骨痿。"又说："有所远行劳倦，逢大热而渴，渴则阳气内伐，内伐则热舍于肾，肾者水脏也，今水不胜火，则骨枯而髓减，故足不任身，发为骨痿，故《下经》曰：骨痿者，生于大热也。"又可由于冬伤于肾，春发为痿，如《素问·四气调神大论》说："此冬气之应，养藏之道，逆之则伤肾，春为痿厥"

此外，《素问·生气通天论》又有因湿热致痿的记载。如说"因于湿，首如裹，湿热不攘，大筋緛短，小筋弛长，緛短为拘，弛长为痿。"

总之，五脏可致痿，但其根本，皆在于脾胃不足，津液亏乏。故《素问·痿论》说："阳明者，五脏六腑之海，主润宗筋，宗筋主束骨而利机关也。冲脉者，经脉之海也，主渗灌溪谷，与阳明合于宗筋，阴阳揔宗筋之会，会于气街，而阳明为之长，皆属于带脉，而络于督脉。故阳明虚则宗筋纵，带脉不引，故足痿不用也。"说明痿证虽与冲脉、督脉、带脉有关，但阳明为之长，气血为其原，如阳明虚则冲脉不能渗灌溪谷，带脉不能收引，可为四肢不用之痿证。又如《灵枢·根结》说："阳明为合……合折，则气无所止息者，真气稽留，邪气居之也。"《素问·阴阳别论》也说："三阳三阴发病，为偏枯痿易，四肢不举。"故在痿证的治疗上，《素问·痿论》提出："治痿独取阳明。"

（九）痉、瘛疭病证

痉病是以项背强直、角弓反张、四肢抽搐为主证，属于筋脉拘急痉挛之病。《内经》有"痉""瘛疭""柔痉""筋急"等名称。颈项强直，乃足太阳膀胱经脉拘挛所致。足太阳之脉循背挟脊抵腰中，其经气不舒，气血运行不畅，则为项强筋急之症。如《素问·脉解》说："所谓强上引背者，阳气大上而争，故强上也。"《灵枢·经筋》说："足太阳之筋……其病……脊反折，项筋急，肩不举，腋支缺盆中纽痛，不可左右摇。"其病因，可由于风寒湿邪，壅滞于经脉，阳气不行，气血不畅所致，亦可由于热盛伤津、津亏液燥、筋脉失养所致。

1. 痉

(1) 湿邪致痉

湿为阴邪，主凝滞，湿邪浸淫，困束阳气，阳气不运，不能化生精微，筋失濡养，则筋脉拘急，如《素问·至真要大论》说："诸痉项强，皆属于湿。"

(2) 风寒致痉

风寒侵袭，首犯太阳之表，太阳经气不舒，气血失调，筋脉失于濡养，则为腰脊强直之痉病，如《灵枢·热病》说："风痉身反折，先取足太阳及腘中及血络出血，中有寒，取三里。"《素问·缪刺论》说："邪客于足太阳之络，令人拘挛背急，引胁而痛。"汉代张仲景在此基础上将风寒挟湿致痉，分为"刚痉""柔痉"。

(3) 火热致痉

火热熏蒸，热灼津液，伤津耗血，血不柔筋，则为筋脉拘急，腰脊强直，如《灵枢·热病》说："热而痉者死，腰折，瘛疭，齿噤龂也。"

2. 瘛疭

肝郁气滞，郁久化热生风，或由于高热、火动肝经，风火相煽，热极生风，而致突然晕倒，项背强直，瘛疭抽搐，正如《素问·至真要大论》说："诸暴强直，皆属于风。"

肝藏血，肝血不足，血不营筋，亦可为瘛疭之症，如《灵枢·邪气脏腑病形》说："肝脉……微涩为瘛挛筋痹。"心主血脉，心不主血，营血不足，筋脉失养、亦可为瘛疭之证，如《灵枢·邪气脏腑病形》说："心脉急甚者为瘛疭。"脾主四肢，脾虚不能运化水谷精微，四肢筋脉拘急，如《灵枢·邪气脏腑病形》说："脾脉急甚，为瘛疭"。《素问·脏气法时论》说："脾病者，善瘛，脚下痛。"肾主藏精、精虚则血亏，筋失濡养，则为筋急拘挛，如《素问·玉机真脏论》说："肾传之心，病脉相引而急，病名曰瘛"。又如《素问·气厥论》说："肺移热于肾，传为柔痉。"

总之，瘛疭虽与痉不同，但总属筋脉拘急之病，《内经》亦多同时并论。

十、其他病证

1. 积聚病证

积聚是指胸腹腔内积块，有形可查，或疼或不疼的一种病证。积以血瘀为主，积块固定，有形可征，痛有定处；聚以气滞为主，时集时散，痛无定处。

寒邪侵犯是形成积病的重要原因之一，如《灵枢·百病始生》说："积之始生，得寒乃生，厥乃成积也。……厥气生足悗，悗则胫寒，胫寒则血脉凝涩，血脉凝涩则寒气上入于肠胃，入于肠胃则䐜胀，䐜胀则肠外之汁沫迫聚不得散，日以成积。"寒邪从下部侵犯后，逆行而上，导致足部痛滞，继而由足部的痛滞发展到胫部的寒凉，使血脉凝涩，寒气向上进一步侵犯到胃肠，胃肠因此发生胀满，胃肠胀满迫使胃肠之外的汁沫不能消散而聚留，时间久之，则发展成为积病。《素问·举痛论》也说："寒气客于小肠膜原之间，络血之中，血泣不得注于大经，血气稽留不得行，故宿昔而成积矣。"寒主凝滞，寒邪侵袭于小肠膜原之间和络血之中，使血脉凝涩，不能流注于大的经脉，稽留日久，形成积病。所以说寒邪是形成积病的重要原因之一。

情志不舒，忧怒思虑，气机不畅，气滞血凝不散，留着日久，也是形成积的重要原因。如《灵枢·百病始生》说："卒然外中于寒，若内伤于忧怒，则气上逆，气上逆则六俞不通，温气不行，凝血蕴裹而不散，津液涩渗，着而不去，而积皆成矣。"指出在外突然感受寒邪，内而忧伤郁怒，气机上逆，六经气血流行不畅，阳气不能温煦，血脉凝聚不得消散，津液干涩不能渗灌，着留不去，而形成积病。

饮食起居失常也是导致积病的另一个重要原因。如《灵枢·百病始生》说："卒然多食饮，则脉满。起居不节，用力过度，则络脉伤。阳络伤则血外溢，血外溢则衄血；阴络伤则血内溢，血内溢则后血；肠胃之络伤，则血溢于肠外，肠外有寒，汁沫与血相搏，则并合凝聚不得散，而积成矣。"指出暴饮暴食，或起居无常，或用力过度，均可使络脉损伤，阳络受损则衄血，阴络受损则便血，肠胃之络受损则血流散于肠外，若此时肠外有寒邪，汁沫与血相聚合，凝结不能消散而发展为积病。

(1) 肥气

肝之积名曰肥气。其肿块在胁下，如覆杯，这是肝郁气滞，气滞血瘀的有形肿物。如《灵枢·邪气脏腑病形》说："肝脉急，……微急为肥气，在胁下，若覆杯。"治当疏肝理气，行气活血。

(2) 伏梁

心之积为伏梁。其状为少腹满盛，肿物在心下至脐，大如人臂，如桥梁之伏于心下，故谓之伏梁。触之坚硬，左右上下皆有根，或上下行，时唾血。如《灵枢·邪气脏腑病形》说："心脉急，……微缓为伏梁，在心下，上下行，时唾血。"《难经·五十六难》也说："心之积名曰伏梁，起脐上，大如臂，上至心下，久不愈，令人烦心。"

伏梁破溃时，可见唾血之症。如《素问·腹中论》说："帝曰：伏梁何因而得之？岐伯曰：裹大脓血，居肠胃之外，不可治，治之每切按之致死。帝曰：何以然？岐伯曰：此下则因阴，必下脓血，上则迫胃脘，出膈，侠胃脘内痛，此久病也，难治。居脐上为逆，居脐下为从，勿动亟夺。"由于小腹部裹藏着大量的脓血，居于胃肠之外，不可以用按压的方法治疗，否则出现剧烈疼痛而欲死不能。在脐以下为小腹及二阴，按压可使脓血从下而出；脐以上为胃脘，按压则上迫胃脘，导致胃脘内部痛肿，病久难治。伏梁发生在脐以下为顺证，脐以上为逆证。

如果伏梁下及少腹，则环脐而痛；压迫肾及膀胱，则见小便不利。正如《素问·腹中论》说："人有身体髀股胻皆肿，环脐而痛，是为何病？岐伯曰：病名伏梁，此风根也。其气溢于大肠而著于肓，肓之原在脐下，故环脐而痛也。不可动之，动之为水溺涩之病。"指出风寒之气充斥大肠而留于肓，肓之根源在脐下气海，所以出现绕脐而痛。这种病治当清热凉血，不可用攻下的方法治疗，否则会引起小便不利。

注：有学者认为伏梁酷似现代医学局限性化脓性腹膜炎，确有一定道理。

(3) 痞气

脾之积曰痞气，其积块在胃脘，大如盘，四肢无力，甚则发黄。如《灵枢·邪气脏腑病形》说："脾脉急，……微大为疝气。"《难经·五十六难》说："脾之积名曰痞气，在胃脘，覆大如盘，久不愈，令人四肢不收，发黄疸，饮食不为肌肤。"脾气壅滞，运化失职，故见肌肤消瘦，四肢乏力。脾郁湿热则发黄。治当健脾理气，清利湿热。

(4) 息贲

肺之积曰息贲。其积在胸胁，由于肺气不利，气机上逆，故见喘息上贲，两胁疼痛，甚则咳血。如《灵枢·邪气脏腑病形》说："肺脉急，……滑甚为息贲上气。"《素问·奇病论》也说："病胁下满，气逆，二三岁不已，是为何病？岐伯曰：病名曰息积，此不妨于食，不可灸刺，积为导引服药，药不能独治也。"息贲是以气聚为主，气上迫于肺，故为息贲。《灵枢·经筋》又说："手太阴之筋……其病……甚成息贲，胁急吐血。"治当清肺降气，化痰止咳。

(5) 贲豚

肾之积为贲豚。其症状为气从少腹上冲心，下肢沉重厥冷，两足不能行，大小便不利。《灵枢·邪气脏腑病形》说："肾脉急，……微急为沉厥奔豚，足不收，不得前后。"《难经·五十六难》说："肾之积，名曰贲豚，发于少腹，上至心下，若豚状，或上或下无时，久不已，令人喘逆，骨痿少气。"贲豚有忧思贲豚和惊恐贲豚之分，若气满支心，心下闷乱，不欲闻人声，休作有时，时好时坏，呼吸短气，手足厥逆，心烦欲吐，此为忧思贲豚；若人受惊恐，五脏不定，饮食欲呕，气满胸中，狂言妄见，此为惊恐贲豚。治当温肾降逆。

(6) 肠瘤

邪气侵入肠内，与津液相搏，津液不得环流，久留于肠胃之间，凝聚为肠溜，即肠道肿块。日久易甚，则为昔瘤，即慢性肿瘤。如《灵枢·刺节真邪》说："虚邪之入于身也深，……有所结，气归之，卫气留之，不得复反，津液久留，合而为肠溜，久者数岁乃成，以手按之柔。已有所结，气归之，津液留之，邪气中之，凝结日以易甚，连以聚居，为昔瘤，以手按之坚。"治当行气活血，软坚散结。

(7) 肉瘤

邪气久留于肉，气血凝聚，发生于肉的肿瘤。如《灵枢·刺节真邪》说："虚邪之入于身也深，……有所结，中于肉，宗气归之，邪留而不去，有热则化而为脓，无热则为肉瘤。"指出邪气聚于肌肉，而宗气归于内，久留不去，有热者则化为脓，无热者则形成肉瘤。治当活血化瘀，软坚散结。

(8) 筋瘤

筋瘤是邪气聚结，气血凝聚，发生于筋之肿瘤，如《灵枢·刺节真邪》所说："虚邪之入于身也深，……有所结，中于筋，筋屈不得伸，邪气居其间而不反，发为筋瘤。"指出邪气结聚于筋，使筋曲伸不利，邪气久留其间而不去，则发为筋瘤。治当舒筋和血，软坚散结。

(9) 骨瘤

邪气聚结于骨，骨与气并，时间日久，则形成骨瘤。如《灵枢·刺节真邪》说："虚邪之入于身也深，……有所结，深中骨，气因于骨，骨与气并，日以益大，则为骨瘤。"指出邪气聚结于骨，气于骨两者相互结合，在结聚的部位日益扩大，则发为骨瘤。治当活血化瘀，软坚散结。

(10) 血瘕

血瘕证是由于阴阳经气阻塞不通，气血分离，血瘀于外而为血瘕。如《素问·阴阳类论》说："二阳三阴，至阴皆在，阴不过阳，阳气不能止阴，阴阳并绝，浮为血瘕，沉为脓胕。"阳明胃，太阴肺，至阴脾三经皆病。脾胃为表里，病则仓廪不化；肺病则治节不行，气血郁滞。故阳病不能达于阴分，阴病不能达于阳分，阴阳并绝不相交通，则气血郁滞，脉浮病在外为血瘕，脉沉病在内为脓肿。

(11) 肠覃

肠覃亦属腹内肿物，多在少腹，发生于女子。由于寒气客于肠外，与卫气相搏，引起少腹之恶气发作，状如瘜肉，其始稍小，日以益大，如怀子之状，但不影响月经。如《灵枢·水胀》说："肠覃何如？岐伯曰：寒气客于肠外，与卫气相搏，气不得荣，因有所系，癖而内着，恶气乃起，瘜肉乃生。其始生也，大如鸡卵，稍以益大，至其成也，如怀子之状，久者离岁，按之则坚，推之则移，月事以时下，此其候也。"治当行气活血，软坚散结。

(12) 石瘕

石瘕亦腹内肿块，发于女子。因寒气客于胞宫，恶血内留，不能排泄，凝结成块，日益增大，状如怀孕，月事不来。如《灵枢·水胀》说："石瘕何如？岐伯曰：石瘕生于胞中，寒气客于子门，子门闭塞，气不得通，恶血当泻不泻，衃以留止，日以益大，状如怀子，月事不以时下。皆生于女子，可导而下。"治当活血化瘀，软坚散结。

2. 霍乱病证

霍乱即挥霍撩乱之意。其起病急，突然腹痛，上吐下泻。因吐泻伤失津液过多，而致体弱气烁，精神萎靡，病势凶险。本证多由感受时邪，尤以夏秋之际，暑湿之邪侵犯于肠胃，郁遏中焦，气机不利，升降失常，清浊相干，气乱于肠胃，而致上吐下泻之症。如《灵枢·五乱》说："清气在阴，浊气在阳，……清浊相干，……乱于肠胃，则为霍乱。"霍乱又有偏于湿、偏于热的不同。偏于湿的为湿霍乱，如《灵枢·经脉》说："足太阴之别，名曰公孙，……其别者，入络肠胃，厥气上逆则霍乱。"《素问·六元正纪大论》说："太阴所至，为中满，霍乱吐下。"指出太阴湿土之气，壅滞中焦，气机紊乱，升降失常，而致上吐下泻。因其吐泻如清水，四肢清冷，称为湿霍乱。偏于热盛者为热霍乱，如《素问·六元正纪大论》说："不远热则热至，热至则身热，吐下霍乱。"热霍乱多由于暑热之邪盛，内热燔炽，故可见发热，口渴，吐泻暴作，腹痛，小便黄，舌苔黄腻等。湿霍乱治当健脾除湿，热霍乱治当清热除湿。

3. 疟疾病证

疟疾是以恶寒、战栗、壮热，休作有时为特征的疾病。如《素问·疟论》说："夫疟气者，并于阳则阳胜，并于阴则阴胜，阴胜则寒，阳胜则热。"疟疾的发生，多与风邪有关，如《素问·疟论》说:"夫痎疟皆生于风。"痎,指隔日发作的疟疾。又说:"夫风之与疟也,相似同类。"由于导致疟疾的病因及其临床表现不同,故又有风疟、寒疟、温疟、五脏疟、六经疟之别。

疟疾的主要症状是呵欠,恶寒战栗,继而高热,口渴饮冷,腰脊俱痛,头痛如裂,持续一定时间则遍身汗出,脉静身凉而发作休止。如《素问·疟论》说:"疟之始发也,先起于毫毛,伸欠乃作,寒栗鼓颔,腰脊俱痛,寒去则内外皆热,头痛如破,渴欲冷饮。"颔,指下巴。为什么会出现这些症状,《素问·疟论》接着解释曰:"阴阳上下交争,虚实更作,阴阳相移也。阳并于阴,则阴实而阳虚,阳明虚则寒栗鼓颔也;巨阳虚则腰背头项痛;三阳俱虚则阴气胜,阴气胜则骨寒而痛;寒生于内,故中外皆寒;阳盛则外热,阴虚则内热,外内皆热,则喘而渴,故欲冷饮也。"

疟疾的发作是由于暑热之邪,伏藏于半表半里,膜原之间,与卫气相合乃作。合,迫也。故《素问·疟论》说:"此皆得之夏伤于暑,热气盛,藏于皮肤之内,肠胃之外,此荣卫之所舍也。此令人汗空疏,腠理开,因得秋气,汗出遇风,及得之以浴,水气舍于皮肤之内,与卫气并居。卫气者,昼日行于阳,夜行于阴,此气得阳而外出,得阴而内薄,内外相薄,是以日作。"意指夏伤于暑邪,阳得阳助,热气过盛,暑热之邪留藏于皮肤之内,肠胃之外。由于暑热内伏,使汗孔疏松,腠理开泄,到了秋天,汗出遇风,或热浴时感受水气,暑热水气与卫气相合,卫气日行阳分,夜行阴分,故邪气亦随卫气内入于阴,外出于阳,阴阳内外相迫,所以疟疾每日发作一次。

疟疾的发作和间歇,是邪正相离、邪气与卫气相合的表现。正如《素问·疟论》说:"卫气之所在,与邪气相合,则病作。"又说"疟气者,必更盛更虚,当气之所在也。病在阳,则热而脉躁;在阴,则寒而脉静;极则阴阳俱衰,卫气相离,故病得休;卫气集,则复病也。"条文指出疟疾的发作,与阴阳虚实交替出现有关。当病在阳分时,则发热而脉搏急躁;病在阴分时,则恶寒而脉搏沉静;病变发作到了极点,阴阳俱衰,邪气与卫气分离而不相合,故疟疾停止发作;若邪气与卫气再度相合时,疟疾又会再次发作。

疟疾的特点,发生多有季节性。如《素问·生气通天论》说:"夏伤于暑,秋为痎疟。"《素问·金匮真言论》说:"秋善病风疟。"这都指出疟疾多在夏秋之季发病。其原因是夏季汗多遇凉,至秋再伤于风,即成为先寒后热之疟疾。如《素问·疟论》说:"夏伤于大暑,其汗大出,腠理开发,因遇夏气凄沧之水寒,藏于腠理皮肤之中,秋伤于风,则病成矣。"由于疟疾发作的间歇不同,故又有单日疟、间日疟、三日疟,以及不定期疟疾等的不同。

按病因分类

(1) 风疟

由于体弱表虚,腠理不固,夏伤于暑邪,秋凉之时复感于风者为风疟。如《素问·生气通天论》说:"魄汗未尽,形弱而气烁,穴俞以闭,发为风疟。"《素问·金匮真要论》还说:"夏暑汗不去者，秋成风疟。"因其感受风邪而发病，故其症状多兼有汗出恶风，如《素问·刺疟》说："风疟者，疟发则汗出恶风，刺三阳经背俞之血者。"治当疏风为主。

(2) 寒疟

先伤于寒，后伤于风而致先恶寒后发热者为寒疟。如《素问·疟论》说："夫寒者阴气也，风者阳气也，先伤于寒而后伤于风，故先寒而后热也，病以时作，名曰寒疟。"指出寒邪属阴，风邪属阳，若先伤于寒邪，后伤于风邪，故先寒后热，疟疾的发作有一定的时间。治当散寒祛风。

(3) 温疟

先伤于风，后伤于寒而致先热后寒为温疟。如《素问·疟论》说："此先伤于风而后伤于寒，故先热而后寒也，亦以时作，名曰温疟。"温疟先热后寒的机理，是先阴虚而后阳虚的缘故，故《素问·疟论》说："温疟者，得之冬中于风，寒气藏于骨髓之中，至春则阳气大发，邪气不能自出，因遇大暑，脑髓烁，肌肉消，腠理发泄，或有所用力，邪气与汗皆出，此病藏于肾，其气先从内出之于外也。如是者，阴虚而阳盛，阳盛则热矣，衰则气复反入，入则阳虚，阳虚则寒矣，故先热而后寒，名曰温疟。"指出温疟因为冬天感受了风寒之邪，邪气藏于骨髓之中，到了春天万物生发之时，由于邪气深藏不能随阳气而外出，到了夏天感受暑热之邪，热气上蒸则脑髓消耗，热气外迫则肌肉消瘦，腠理发泄则汗出，加之过劳，邪气与汗同时外出。由于此邪气留止于骨髓，深藏于肾，邪气先从内而后外出，多阴虚而阳盛，阳盛则发热，热极而衰，邪气复入阴分，出现阴盛而阳虚，阳虚则恶寒。这种先热后寒的疾病，称之为温疟。治当清热疏表。

(4) 瘅疟

但热不寒者为瘅疟。如《素问·疟论》说："其但热而不寒者，阴气先绝，阳气独发，则少气烦冤，手足热而欲呕，名曰瘅疟。"指出发热而不恶寒者，是由于阴气虚弱绝竭，阳气独发于外，阳热伤气，故少气烦闷，手足皆热而呕吐。又如《素问·疟论》说："瘅疟者，肺素有热，气盛于身，厥逆上冲，中气实而不外泄，因有所用力，腠理开，风寒舍于皮肤之内、分肉之间而发，发则阳气盛，阳气盛而不衰则病矣。其气不及于阴，故但热而不寒，气内藏于心，而外舍于分肉之间，令人消烁脱肉，故命曰瘅疟。"指出肺中素有郁热，热气不能外出皮毛，逆而上冲而不能外泄。此时劳力过度，导致腠理开泄，风寒之邪侵入皮肤分肉之间而发病。发病则阳气偏盛，盛而不衰则发生疟疾。此乃邪气不能入于阴分，故但热不寒。这种邪气内藏于心，外留于肌肉，使人肌肉消瘦，称之为瘅疟。虽然前后两段讲的都是瘅疟，但症状和病因病机有所不同。前者是"阴气先绝，阳气独发"所致，症见"少气烦冤，手足热而欲呕"；后者是热邪藏于心肺，外舍皮肤分肉之间，"其气不及于阴"，症见"消烁脱肉"。两者治当清热养阴。

根据疟疾发作的寒热轻重和发作有无定时，将疟疾分为寒疟、温疟和瘅疟。寒疟，即先寒后热，寒重热轻，发作有定时；温疟，即先热后寒，热重寒轻，发作也有定时；瘅疟，即但热不寒，高热明显，发作无定时。这种分类方法对临床有一定的指导意义。

按间歇日期分类

(1) 单日疟

逐日发作不间歇的为单日疟。其所以逐日发作，如《素问·疟论》说："卫气者，昼日行于阳，夜行于阴，此气得阳则外出，得阴而内薄，内外相薄，是以日作。"单日疟发作时间有逐日推迟，也有逐日提前的，这是由于邪气客于脊背，沿脊柱上下移行之故。所以《素问·疟论》说："邪气客于风府，循膂而下，卫气一日一夜大会于风府，其明日日下一节，故其作也晏，此先客于脊背也，每至于风府则腠理开，腠理开则邪气入，邪气入则病作，以此日作稍益晏也。其出于风府，日下一节，二十五日下至骶骨，二十六日入于脊内，注于伏膂之脉，其气上行，九日出于缺盆之中，其气日高，故作日益早也。"膂，即脊柱两侧的肌肉。疟疾的发作，随卫气循行至邪留之处，邪气与卫气相迫皆可发作。如《素问·疟论》说："故邪中于头项者，气至头项而病；中于背者，气至背而病；中于腰脊者，气至腰脊而病；中于手足者，气至手足而病。卫气之所在，与邪气相合，则病作。"

(2) 间日疟

间隔一天发作者为间日疟，这是由于邪客于五脏、膜原，其道远、气深、行迟的缘故。如《素问·疟论》说："其间日发者，由邪气内薄于五脏，横连募原也，其道远，其气深，其行迟，不能与卫气俱行，不得皆出，故间日乃作也。"指出邪气近于五脏，连于募原，行走的路径较远，邪气深藏，又加之循行迟缓，不能与卫气同行，所以隔一天发作一次。

(3) 三日疟

三日发作一次的为三日疟。三日疟是由于邪气客于六腑，有时和卫气不相遇，故三日发作一次，或间隔数日才发作一次。如《素问·疟论》说："时有间二日或数日发，其间日者，邪气与卫气客于六府，而有时相失，不能相得，故休数日乃作也。"

总之，疟疾随着经气而内侵，与卫气相薄则发作。如《素问·疟论》说："疟气随经络沉以内薄，故卫气应乃作。"

按脏腑分类

(1) 肺疟

肺为脏之上，心之盖，肺疟则见心中发冷，后发热，善惊等症。如《素问·刺疟》说："肺疟者，令人心寒，寒甚热，热间善惊，如有所见者，刺手太阴阳明。"指出肺疟使人心中发冷，发冷到极点则发热，在发热期间容易惊恐，好像遇到了可怕的东西一样。治疗时，可刺手太阴列缺穴和手阳明合谷穴。

(2) 心疟

心属火，火盛则心烦，心火被伤则反寒甚而热少。如《素问·刺疟》说："心疟者，令人烦心甚，欲得清水，反寒多，不甚热，刺手少阴。"指出心疟使人心烦益盛，欲喝凉水，此时身体反而觉得寒重热轻。治疗时，刺手少阴的神门穴。

(3) 脾疟

疟疾见腹中痛、肠鸣、不嗜食的为脾疟。如《素问·刺疟》说："脾疟者，令人寒，腹中痛，热则肠中鸣，鸣已汗出，刺足太阴。"指出脾疟使人发冷、腹痛，待发热时脾气运行而肠鸣，肠鸣后阳气外达则汗出。治疗时，刺足太阴的商丘穴。

(4) 肝疟

肝疟面色青，善太息。其脉抵少腹，络于阴，故肝疟可见面色苍苍，或腰痛，少腹痛，小便不利等症。如《素问·刺疟》说："肝疟者，令人色苍苍然，太息，其状若死者，刺足厥阴见血。"治疗时，刺足厥阴中封穴，并令其出血。

(5) 肾疟

疟疾出现腰脊痛、大便难、视物不清者为肾疟。如《素问·刺疟》说："肾疟者，令人洒洒然，腰脊痛宛转，大便难，目眴眴然，手足寒，刺足太阳少阴。"眴，即眼睛昏花，视物不清。经文指肾疟使人寒冷、腰不能转侧、大便困难、目眩晕、手足寒冷。治疗时，刺足太阳委中穴和足少阴大钟穴。

(6) 胃疟

疟疾出现善饥而不欲食，食则胀满腹大为胃疟。如《素问·刺疟》说："胃疟者，令人且病也，善饥而不能食，食而支满腹大，刺足阳明太阴横脉出血。"治疗时，刺足阳明厉兑、解溪、足三里和足太阴横脉，令其出血。

(7) 足太阳疟

疟疾出现腰痛头重，寒从脊背起，先寒后热，热势炽盛，热止而汗出者为足太阳疟。如《素问·刺疟》说："足太阳之疟，令人腰痛头重，寒从背起，先寒后热，熇熇暍暍然，热止汗出，难已，刺郄中出血。"熇熇，即火势旺盛。暍暍，即中暑。指出足太阳之脉，从巅入络脑，还出下项，循肩髆内挟脊抵腰中，其经别从髆内左右别下贯胛，故头重、腰痛、寒从背起。治疗时，刺委中穴，令其出血。

(8) 足阳明疟

疟疾见发冷、恶寒战栗、寒久发热、发热汗出者为足阳明疟。如《素问·刺疟》说："足阳明之疟，令人先寒，洒淅洒淅，寒甚久乃热，热去汗出，喜见日月光火气乃快然，刺足阳明跗上。"治疗时，刺足阳明冲阳穴。

(9) 足少阳疟

疟疾见身体懈怠，寒不甚，热也不甚者为足少阳疟。如《素问·刺疟》说："足少阳之疟，令人身体懈㑊，寒不甚，热不甚，恶见人，见人心惕惕然，热多汗出甚，刺足少阳。"指出足少阳疟疾使人身体懈㑊，恶寒发热不严重，生怕见人，见人则心中恐惧，发热的时间多，汗出也严重。治疗时，刺足少阳侠溪穴。

(10) 足太阴疟

疟疾见闷闷不乐，喜叹息，不思饮食，多发寒热，汗出，呕吐者为足太阴疟。如《素问·刺疟》说："足太阴之疟，令人不乐，好太息，不嗜食，多寒热汗出，病至则善呕，呕已乃衰，即取之。"指出足太阴经脉从胃别上膈，注于心中，令人郁闷不乐，好太息。脾运化水谷，脾病则不欲饮食。脾经属脾络胃，上膈挟咽，故病极则喜呕，呕吐后病衰退。治疗时，刺公孙、隐白穴。

(11) 足少阴疟

疟疾见严重呕吐，热多寒少，闭门独居者为足少阴疟。如《素问·刺疟》说："足少阴之疟，令人呕吐甚，多寒热，热多寒少，欲闭户牖而处，其病难已。"由于足少阴肾经上贯肝膈，入肺中，循喉咙，阴邪上冲，故呕吐严重。肾病则阴虚，阴虚故热多寒少。病在阴而喜静，故闭户牖而居处。病在至阴，故难以治愈。

(12) 足厥阴疟

疟疾见腰痛、少腹胀满、小便不利者为足厥阴疟。如《素问·刺疟》说："足厥阴之疟，令人腰痛少腹满，小便不利如癃状，非癃也，数便，意恐惧，气不足，腹中悒悒，刺足厥阴。"悒，即忧愁，这里指不畅。足厥阴经脉循阴股，入毛际，环阴器，抵少腹，故足厥阴之疟，令人腰痛少腹胀满。厥阴之气不化，小便频数不利，是癃闭，又非癃闭。肝魂不足，神志恐惧。木主春生之气，厥阴受邪，故气不足。木抑郁不能疏泄，故腹中不畅。治疗时，刺足厥阴太冲穴。

4. 虫病

虫病是指虫寄生于人体内所出现的病证。寄生虫的产生，多由于误食不洁之物，或湿热蕴郁所致。《内经》有"长虫""蛟蛕"的记载。《灵枢·论疾诊尺》还记载虫病的诊断方法，"肘后粗以下三四寸热者，肠中有虫。"

(1) 长虫

如《素问·咳论》说："胃咳之状，咳而呕，呕甚则长虫出。"长虫，即蛔虫。长虫居于肠胃之中，呕甚则虫随上逆之气而出。《灵枢·五癃津液别》说："中热则胃中消谷，消谷则虫上下作，肠胃充郭，故胃缓，胃缓则气逆，故唾出。"指出中焦有热，水谷易消化，胃中空虚，长虫为了求食，上下窜扰，胃肠宽满而弛缓，气因此上逆，津液上升而唾出。治当清热驱虫。

(2) 虫瘕

《灵枢·厥病》也说:"肠中有虫瘕及蛟蛕,皆不可取以小针。心腹痛,懊恼发作,肿聚,往来上下行,痛有休止,腹热喜渴,涎出者,是蛟蛕也。"虫瘕,即蛔虫积聚而形成的腹部可以移动的肿物;蛟蛕,即蛔虫;恼,即烦乱。经文意指蛔虫积聚成肿物,气机不畅,导致心腹疼痛,烦乱不安;蛔虫上下移动,虫动则痛,虫静则痛止;腹内发热,则口渴流涎。治疗时,安虫止痛,杀虫去积。

(3) 下脘阻膈

由于虫之积聚可形成下脘阻膈证,故《灵枢·上膈》有"虫为下膈,下膈者,食晬时乃出"的记载。晬时,即一昼夜。指出虫积在下则形成下膈证,下膈证的特点是所进食物隔一昼夜左右则吐出。治疗时,当祛虫通闭。

外科病证

《内经》涉及的外科病证有 30 多种,仅《灵枢·痈疽》中记载人体不同部位的痈疽就有 17 种,其中所阐述痈疽的病因病机,仍然是现代中医外科疮疡类病证的理论基础。痈疽是泛指一切疡疮证。疮疡证多发于皮肤肌肉,甚则深入骨髓。其主要症状为局部红肿疼痛、瘙痒、焮热,进而热腐肌肉为脓,破溃成疡疮。或漫肿疼痛,赤热;或深入骨髓,流出脓液,长期不愈。

痈疽的形成,多由于感受寒热之邪,侵入营血,营血郁滞,郁而化热,热腐肌肉,则为肿为脓。如《素问·生气通天论》说:"营气不从,逆于肉理,乃生痈肿。"《灵枢·痈疽》也说:"夫血脉营卫,周流不休,上应星宿,下应经数。寒邪客于经络之中,则血泣,血泣则不通,不通则卫气归之,不得复反,故痈肿。寒气化为热,热胜则腐肉,肉腐则为脓。"指出人身的血脉营卫,还周不息,与天上运行的星宿和地面流淌的河水相应。如果寒邪侵入经络留而不去,就会使血行凝涩不畅,卫气壅塞不散,气血不得周流,积聚在局部,形成痈肿。寒气久郁则化热,热毒炽盛使肌肉腐烂,肉腐则化为脓。另外,心火亢盛,血脉瘀阻,而发痒疮。如《素问·至真要大论》说:"诸痛痒疮,皆属于心。"再有,喜怒无常,饮食不节,阴阳失调,热郁于内导致为脓。如《灵枢·玉版》说:"病之生时,有喜怒不测,饮食不节,阴气不足,阳气有余,营气不行,乃发为痈疽。阴阳不通,两热相搏,乃化为脓。"

疡疮之脓液,不得排出,内熏五脏,则预后不良。如《灵枢·痈疽》说:"寒气化为热,热胜则腐肉,肉腐则为脓,脓不泻则烂筋,筋烂则伤骨,骨伤则髓消,不当骨空,不得泄泻,血枯空虚,则筋骨肌肉不相荣,经脉败漏,熏于五脏,脏伤故死矣。"

痈和疽是不同的，阳性疮疡为痈，阴性疮疡为疽。痈为红肿高大，焮热疼痛，皮薄而光亮；疽为脓毒内陷，筋瘘髓枯，深入五脏则气血枯竭，故局部红肿不堪，皮色晦暗，不泽而坚厚。如《灵枢·痈疽》说："营卫稽留于经脉之中，则血泣而不行，不行则卫气从之而不通，壅遏而不得行，故热。大热不止，热胜则肉腐，肉腐则为脓。然不能陷于骨髓，骨髓不为焦枯，五脏不为伤，故命曰痈。""何谓疽，……热气淳盛，下陷肌肤，筋髓枯，内连五脏，血气竭，当其痈下，筋骨良肉皆无余，故命曰疽。疽者，上下皮夭以坚，上如牛领之皮。痈者，其皮上薄以泽，此其候也。"

一、痈病证

（一）疵痈

痈病发生于肩臂者叫疵痈，亦称肩中痈。如《灵枢·痈疽》说："发于肩及臑，名曰疵痈，其状赤黑，急治之，此令人汗出至足，不害五脏。痈发四五日，逞焫之。"疵痈，生于皮毛而浮浅。症状见痈色赤黑，全身出汗。治疗时使用艾灸，即可痊愈。

（二）四淫

痈病发生于足之上下，因其邪毒淫盛故名四淫。如《灵枢·痈疽》说："发于足上下，名曰四淫。其状大痈，急治之，百日死。"此病的特点形如大痈，阳毒极盛，如果不及时治疗。真阴衰败，一百天左右可能死亡。

（三）厉痈

痈病发生于足傍者称厉痈。《灵枢·痈疽》说："发于足傍，名曰厉痈，其状不大，初如小指发，急治之，去其黑者；不消辄益，不治，百日死。"此痈生于足旁，形状不大，有如小指，宜及时治疗消除黑色。如果黑色不退，痈肿就会日渐加大，毒气越来越重，再不治疗，约一百天就会死亡。

（四）脱痈

痈病发生于足趾者为脱痈。《灵枢·痈疽》说："发于足趾，名脱痈。其状赤黑，死不治；不赤黑，不死。治之不衰，急斩之，不则死矣。"脱痈发生在足趾，毒气极重，其皮肤呈现黑色，多为不治之症。颜色不黑者，毒气较轻，尚能救治。如果经过治疗病情没有好转的，必须切掉坏死的足趾，否则毒气内攻脏腑，必死无疑。

（五）肠痈

发于肠者为肠痈。如《素问·厥论》说："少阳厥逆，机关不利，机关不利者，腰不可以行，项不可以顾，发肠痈不可治，惊者死。"意指少阳胆经经气厥逆，肝胆相表里，肝又主筋，所以足少阳经气厥逆，筋骨关节不利，腰不能转动，颈项不能左右回顾。如果兼发肠痈，为不可治的危候。若再发惊，死期将至。

二、疽病证

（一）疵疽

疽病生于膝部者，亦称疵疽，但其外形较大而坚硬如石。如《灵枢·痈疽》说："发于膝，名曰疵疽，其状大，痈色不变，寒热而坚，勿石，石之则死，须其柔，乃石之者，生。"

（二）猛疽

疽病发生在嗌中者，称为猛疽。因其毒性猛烈，若治疗不当，往往引起恶化，预后不良。如《灵枢·痈疽》说："痈发于嗌中，名曰猛疽。猛疽不治，化为脓，脓不泻，塞咽，半日死；其化为脓者，泻则合豕膏，无冷食，三日而已。"意指猛疽发生在喉部，此病不及时治疗或治疗不当，会引起化脓，如果脓不能排出，使喉咙阻塞而毙命。若化脓刺破而排脓，再口含猪油，不要吃冷食，三天后即可痊愈。

（三）夭疽

疽病发生于颈部，病情险恶，预后极差，故称夭疽。如《灵枢·痈疽》说："发于颈，名曰夭疽。其痈大以赤黑，不急治，则热气下入于渊腋，前伤任脉，内熏肝肺。熏肝肺，十余日而死矣。"意指夭疽发生于颈部，其状肿大，色赤黑，如果不及时治疗，热毒蔓延至腋下，前伤任脉"渊腋"穴，内熏肝肺，肝肺受伤，十余日可能导致死亡。

（四）脑烁

疽病发生于项部，热毒上熏于脑，脑被热毒消烁，称为脑烁，亦称脑烁疽。《灵枢·痈疽》说："阳气大发，消脑留项，名曰脑烁。其色不乐，项痛而如刺以针，烦心者，死不可治。"意思是说太阳经脉入于脑，出于颈，若阳热亢盛，发于太阳经，入脑循颈，故可消烁脑髓，颈部疼痛如针刺，心中烦躁，属于死症不可治疗。

（五）米疽

疽病发于腋下，赤硬如米粒大小者叫米疽。如《灵枢·痈疽》说："发于腋下赤坚者，名曰米疽。治之以砭石，欲细而长，疏砭之，涂以豕膏，六日已，勿裹之。"由于肝脾二经忧思恚怒，气滞血凝而成米疽。特点色赤而坚硬。治疗时用细长的砭石稀疏地刺之，然后涂上猪油，不用包扎，六天后可痊愈。

（六）井疽

发于胸部，状如大豆，深陷如井，称为井疽。如《灵枢·痈疽》说："发于胸，名曰井疽，其状如大豆，三四日起，不早治，下入腹，不治，七日死矣。"

（七）甘疽

疽病发于胸前两侧，足阳明胃经循行通路上的称甘疽。如《灵枢·痈疽》说："发于膺，名曰甘疽。色青，其状如谷实瓜蒌，常苦寒热，急治之，去其寒热，十岁死，死后出脓。"指出疽病发生在胸前两侧者叫甘疽。其色青，状如瓜蒌，时常出现寒热，必须及时治疗以去其寒热。迁延日久十余年，难免死亡，死后溃破出脓。

（八）败疵

疽病发于胁部者称为败疵，多见于妇女。如《灵枢·痈疽》说："发于胁，名曰败疵。败疵者，女子之病也，灸之，其病大痈脓，治之其中乃有生肉，大如赤小豆。"意指发生在两侧胁部的疽病叫做败疵，此病多见于女性患者。这个病如果不及时治疗，迁延日久，引起脓疡扩大，内中有肉芽如赤小豆大小。

（九）股胫疽

疽病发生于大腿及足胫的叫股胫疽，外无明显变化，但内着于骨。如《灵枢·痈疽》说："发于股胫，名曰股胫疽。其状不甚变，而痈脓搏骨，不急治，三十日死矣。"指出疾病的外形没有明显的变化，但是痈肿化脓紧贴着骨头，邪毒深入，腐蚀阳明经脉和三阴经脉，如果不及时治疗，三十日左右可能死亡。

（十）锐疽

疽病发生于尾骶骨者叫锐疽。如《灵枢·痈疽》说："发于尻，名曰锐疽。其状赤坚大，急治之。不治，三十日死矣。"指出锐疽症状红大坚硬，必须及时治疗，否则三十天就会死亡。

（十一）赤施

疽病生于大腿内侧者叫赤施，为火毒施于阴股所致。如《灵枢·痈疽》说："发于阴股，名曰赤施，不急治，六十日死。在两股之内，不治，十日而当死。"阴股位于大腿内侧足太阴箕门和血海穴、足厥阴五里、阴包穴之间，此为阴气所聚之处，如果不及时治疗，六十日可能会死。若两股同时发病，属于不治之症，十日左右可能命绝。

（十二）兔啮

疽病发生于足胫，初起红肿疼痛，溃后脓水淋漓，状如兔咬，故称兔啮。如《灵枢·痈疽》说："发于胫，名曰兔啮，其状赤至骨，急治之，不治害人也。"此疽病外形红肿，其毒深至骨部，应该及时治疗，否则有生命危险。

（十三）走缓

疽病发生于内踝者，名为走缓。如《灵枢·痈疽》说："发于内踝，名曰走缓，其状痈也，色不变。数石其输，而止其寒热，不死。"其症状内踝如痈，皮肤颜色不变，经常砭其肿处，使寒热症状消退，不至于死亡。

总而言之，痈疽之病颇多，其治疗宜早，待其气血已虚，正气不足，邪气炽盛者，预后不良，故《灵枢·玉版》总结出五条逆证说："其白眼青，黑眼小，是一逆也；内药而呕者，是二逆也；腹痛渴甚，是三逆也；肩项中不便，是四逆也；音嘶色脱，是五逆。"

三、疔疮病证

多食高粱厚味，甘肥多热多湿，湿热内蕴，则易生疔疮，如《素问·生气通天论》说："高粱之交，足生大疔。"

四、瘰疬证

瘰疬多生于颈腋，由于寒热之毒，留于经脉不去，肿大如核，逐渐增多，皮色微赤，按之微痛。如《灵枢·寒热》说："寒热瘰疬在于颈腋者，皆何气使生？岐伯曰：此皆鼠瘘，寒热之毒气也，留于脉而不去者也。"又说："鼠瘘之本，皆在于脏，其末上出于颈腋之间，其浮于脉中，而未内着于肌肉，而外为脓血者，易去也。"《灵枢·邪气脏腑病形》也说："肺脉，……微涩为鼠瘘，在颈支腋之间。"这三段经文指出：第一，瘰疬是由于寒热热毒气稽留经脉而不能消除所致；第二，瘰疬没有内伤肌肉腐化为脓血者，可以治愈；第三，肺脉微涩，病瘰疬之疾。另外，瘰疬连接成串，在颈之两侧及肩背者，称马刀侠瘿。如《灵枢·痈疽》说："其痈坚而不溃者，为马刀侠瘿，急治之。"又如《灵枢·经脉》说："胆足少阳之脉，……是主骨所生病者，……缺盆中肿痛，腋下肿，马刀侠瘿。"

五、痤痱病证

痤痱皆因汗出不彻，感受寒湿，郁而化热所致。如《素问·生气通天论》说："汗出见湿，乃生痤痱。"又说："劳汗当风，寒薄为皶，郁乃痤。"《素问·六元正纪大论》说："火郁之发，……民病，……疡痱。"

六、痔疮病证

发于肛门者为痔疮。如《素问·生气通天论》说："因而饱食，筋脉横解，肠澼为痔。"肾脉气滞血瘀为沉痔，如《灵枢·邪气脏腑病形》说："肾脉，……微涩为沉痔。"

七、疝气病证

疝气是指少腹、剧烈腹痛，或外阴坠肿痛为特征的一种疾病。疝从山，有艮止高起之象，故疼痛而有形多属疝病。其外因多由于寒湿之邪，凝聚于阴经；或湿热郁滞肝脉，使气结血瘀，外阴肿痛；或感受寒邪，寒则收引气滞，经脉不行，气滞不通，则腹中剧痛。如《素问·长刺节论》说："病在少腹，腹痛不得大小便，病名曰疝，得之寒。"其内因多由于五脏功能失调，气机紊乱，或气滞，或气虚皆可为病。气滞则脉不通，不通则痛；气虚则下陷，下坠而痛。疝气所发部位多在外阴、睾丸等处。外阴为任脉、肝脉之所系，故疝气与任脉、肝脉瘀滞密切相关。如《素问·骨空论》说："任脉为病，男子内结七疝。"

任脉为诸阴之会，起于胞中，出于中极，以上毛际，故诸疝之在少腹者，无不由任脉为之原。肝之经脉循少腹，络阴器，故寒湿或湿热郁滞肝经，皆可为疝。故后世有"诸疝皆归肝经"之说。除任脉、肝脉外，其他脏腑经脉病变，亦可为疝气之病。

（一）外阴肿之疝

1.㿉疝

阴囊肿大坚硬，痛或不痛；或外阴溃肿流脓为主症。多由于肝、脾、肾、阳明之经脉郁滞所致。如《灵枢·邪气脏腑病形》说:"肝脉,……滑甚为癀疝。"滑为阳气盛,滑甚为热邪郁滞肝经,故为外阴肿大之疝。又如《灵枢·经脉》说:"肝足厥阴之脉,……是动则病,……则丈夫癀疝,妇女少腹肿。"指出癀疝是肝脉郁滞所致。另外,湿热郁滞于脾脉亦可为癀疝。如《灵枢·邪气脏腑病形》说:"脾脉,……滑甚为癀癃。"脾主湿,滑甚为湿热在脾经。脾经湿热下注,可见阴囊肿大,小便不通之疝。再有,少阴火盛,亦可为癀疝。如《灵枢·邪气脏腑病形》说:"肾脉,……滑甚为癃癀。"还有,筋脉郁滞为病,亦可为癀疝。如《灵枢·经筋》说:"足阳明之筋,……其病,……癀疝,腹筋急。"

2. 癫疝

癫疝为睾丸肿大,顽麻不仁或堕坠胀痛。朱丹溪认为"其形阴囊肿缒,如升如斗,不痛不痒是也",而刘完素则认为"小腹控卵,肿急绞痛也"。癫疝的发病原因,可由外感寒热所致。如《素问·阴阳别论》:"三阳为病,发寒热,……其传为癫疝。"即由于太阳病不愈,传变为癫疝之证。另外,妇女少腹肿,亦称癫疝。如《素问·脉解》说:"厥阴所谓癫疝,妇人少腹肿者,厥阴者辰也,三月阳中之阴,邪在中,故曰癫疝少腹肿也。"指出妇人癫疝的原因是厥阴肝经瘀滞,胀塞不通所致,因此《素问·脉解》说:"所谓癫癃疝肤胀者,曰阴已盛而胀不通,故曰癫疝也。"

3. 狐疝

狐疝为阴囊偏肿有大小,时上时下,似有物状,卧则入腹,立则入囊,出入无常,胀痛俱作,属足厥阴肝经之病。如《灵枢·经脉》说:"肝足厥阴之脉,……是主肝所生病者,……狐疝遗溺闭癃。"《素问·四时刺逆从论》也说:"厥阴,……滑则病狐疝风。"另外,狐疝的形成,还与肾有关。如《灵枢·本脏》说:"肾下则腰尻痛,不可以俯仰,为狐疝。"

4. 卒疝

卒疝即阴睾肿大,卒然剧痛,亦属于厥阴之经脉气逆所致。如《灵枢·经脉》说:"足厥阴之别,……其病气逆则睾肿卒疝。"《素问·缪刺论》也说:"邪客于足厥阴之络,令人卒疝暴痛。"

5. 冲疝

冲疝为气从少腹上冲心而痛,大小便不利的疝气。如《素问·骨空论》说:"督脉,……此生病,从少腹上冲心而痛,不得前后,为冲疝。"

6. 疝瘕

疝瘕是指小腹部肿胀,热痛,尿孔流出白色黏液的一种病证。瘕是假物以成形,时聚时散,说明疝瘕为有形之疝。如《素问·玉机真脏论》说:"脾风,……弗治,脾传之肾,病名曰疝瘕,少腹冤热而痛,出白,一名曰蛊。"《素问·平人气象论》也说:"脉急者,曰疝瘕少腹痛。"

(二)脏腑之疝

脏腑之疝,多以剧烈腹痛为主,腹部、少腹部或有形可见,然此疝痛,痛时拒按,以绞痛为多见，痛时不敢深呼吸，故脏腑之疝，既与外阴肿之疝不同，也与一般腹痛不同，因而后世有"腹中之疝"与"睾丸之疝"之别。其病因多由于气郁聚不散，积久而成，其病常随所聚之处则痛；或因气郁生热，热甚则疝痛；或因感寒，气塞而致疝痛。

1. 心疝

心疝即气由少腹冲击于心而发为疼痛。如《灵枢·邪气脏腑病形》说："心脉，……微滑为心疝引脐，小腹鸣。"此为阳盛有热，邪热上冲于心而致心疝。心与小肠为表里，故痛引少腹，少腹有形而肠鸣。所以，《素问·脉要精微论》说："诊得心脉而急，……病名曰心疝，少腹当有形也，……心为牡藏，小肠为之使，故曰少腹当有形也。"心疝的主要症状为暴痛。如《灵枢·热病》说："心疝暴痛，取足太阴、厥阴，尽刺去其血络。"

2. 肺疝

肺气逆聚于内而致肺中疝痛者为肺疝。如《素问·大奇论》说："肺脉沉搏为肺疝。"另外，肺气逆聚亦可由于少阴君火上乘于肺所致。如《素问·四时刺逆从论》说："少阴，……滑则病肺风疝。"

3. 脾疝

脾疝由于湿气盛，少腹、外阴肿胀重坠之疝。如《素问·四时刺逆从论》说："太阴，……滑则病脾风疝。"另外，脾气壅滞，湿热在腹，腹内壅大，内有脓血，亦为脾疝。如《灵枢·邪气脏腑病形》说："脾脉微大为疝气，腹里大，脓血在肠胃之外。"

4. 肝疝

肝气郁结或肝经寒湿而致肝脉郁滞，少腹肿胀而痛的为肝疝。如《素问·大奇论》说："肝脉大急沉，皆为疝。"另外，肝疝亦可由少阳风热之气盛所致。如《素问·四时刺逆从论》说："少阳，……滑则病肝风疝。"

5. 肾疝

肾之经脉瘀滞则为肾疝。如《素问·大奇论》说："肾脉大急沉，……为疝。"另外，太阳感受风寒，下及于肾，肾气逆则为肾风疝。如《素问·四时刺逆从论》说："太阳，……滑则病肾风疝。"

6. 小肠疝

小肠气滞不通，则为小肠疝气。如《灵枢·邪气脏腑病形》说："小肠病者，小腹痛，腰脊控睾而痛，时窘之后。"指出小肠疝气的特点是腰脊控引睾丸而疼痛。

7. 膀胱疝

湿热瘀滞于膀胱而为膀胱疝，其特征为小腹偏肿而痛。如《灵枢·邪气脏腑病形》说："膀胱病者，小腹偏肿而痛，以手按之，即欲小便不得。"

妇科病证

一、《内经》是中医妇科学的奠基之作

成书于战国时期的巨著《黄帝内经》是中医形成的理论基础，是中医病证的临床基础，更是中医妇科学产生和发展的奠基之作。第一，形体结构方面：记载了外生殖器官有毛际、女阴、户阴、廷孔，内生殖器官有子门、胞宫、女子胞等。第二，生理功能方面：《素问·上古天真论》说出了女子从 7 岁到 49 岁的生殖规律，如女子 14 岁月事以时下故有子，49 岁天癸竭故无子。第三，病因病机方面：强调"妇人之生，有余于气，不足于血"，揭示女性气有余、血不足的病理特点；指出带下病的病机是"任脉为病"；提示癫证得之于母腹"其母有所大惊"的机理；找到子喑、胎死等的病变机理。第四，诊法方面：提出了"面王以下者，膀胱子处也"特有诊法；记载"以脉候胎"的妊娠诊法。第五，治疗方面：讨论肠覃、石瘕等女性肿瘤"可导而下"的治疗原则；提出了产后大出血或产后发热的禁泻原则；强调产后固护胃气的重要性。第六，方药方面：《素问·腹中论》出现了妇科历史上第一张中药处方"四乌贼骨—芦茹丸"，至今根据此方加减后常常用于妇科止血、止带和输卵管阻塞等。第七，临床疾病：该书重点介绍崩漏、闭经等疾病。由此可知,《内经》对妇科从理论到临床的认识，奠定了中医妇科学的基石。

二、妇科病证

（一）月经病证

月经病，是指月经的周期异常、经量的改变以及经行腹痛等症。月经的形成、来潮、周期的异常，主要和肾气，以及任脉、冲脉有关，这是因为促进性功能成熟的物质天癸与肾气的盛衰有关，而冲脉为血海，任脉主胞胎的缘故。所以肾气不足、任脉虚衰、冲脉血少，都会影响月经的来潮。

1. 月经不来

月经不能按期而至，或月事不来，其原因较多，主要由于气血衰少，或肾气不足所致。如《灵枢·邪气脏腑病形》说："肾脉，……微涩为不月。"另外，肝为藏血之脏，如肝血不足，血海不充亦可导致月经衰少之症。如《素问·腹中论》说："有病胸胁支满者，妨于食，病至则先闻腥臊臭，出清液，先唾血，四肢清，目眩，时时前后血，病名为何？何以得之？岐伯曰：

病名血枯，此得之年少时，有所大脱血，若醉入房中，气竭肝伤，故月事衰少不来也。"指出有一种胸胁胀满的疾病，妨碍饮食，发病时先闻到腥臊的臭味，流鼻涕，唾血，四肢清冷，目眩头晕，时常前阴和大便出血，这种病叫作血枯。此病因年少时患过大出血的疾病，或者酒后行房，使肾精气衰竭，阳不能化气，脾气虚不能生血，导致肝不能藏血，血少则月事不来。还有，月经不来，又可因为其他疾病影响所致。如《素问·评热病论》说："有病肾风者，……月事不来者，胞脉闭也，胞脉者属心而络于胞中，今气上迫肺，心气不得下通，故月事不来也。"《素问·阴阳别论》也说："二阳之病发心脾，有不得隐曲，女子不月。"意指女子月经不来，是由于水气阻滞，胞脉痹阻，胞脉属于心而络于胞中，现水气上迫于肺，则心气不能下通，而心主血，胞不得血故月事不来。还有，月经不来是石瘕证的主要症状之一。

2. 月经过多

经期经量过多，或行经时间延长，经量相对增多，均为月经过多症。《内经》常称为崩或血崩。血崩多由阴虚阳亢，或热盛迫血妄行所致。如《素问·阴阳别论》说："阴虚阳搏，谓之崩。"《素问·六元正纪大论》也说："风胜乃摇，……候乃大温，其病……血崩。"

（二）带下病证

《素问·骨空论》说："任脉为病，……女子带下瘕聚。"

（三）妇科杂病

1. 不孕

在孕育年龄，婚后而不能怀孕者，称为不孕证。多因肾气不足，宫寒；或督脉病所致。如《素问·骨空论》说："督脉为病，女子不孕。"

2. 阴痒、阴疮

外阴瘙痒及生疮亦多属肝经之病，这是因为肝经循少腹络阴器之故。如《灵枢·经脉》说："足厥阴之别，……其病……虚则暴痒。"另外，痒、疮又多与心火亢盛有关。如《素问·至真要大论》说："诸痛痒疮，皆属于心。"

五官科病证

一、目病证

（一）目与脏腑的关系

诸经脉上通于目，五脏六腑之精气上聚于目，故目之神态，可反映五脏六腑之精气盛衰。反之，五脏六腑之病变，也可以反映于目。

1. 目与五脏的关系

《灵枢·大惑论》说："精之窠为眼，骨之精为瞳子，筋之精为黑眼，血之精为络，其窠气之精为白眼，肌肉之精为约束。"中医称之为"五轮学说"，即瞳仁属肾，称为水轮；黑睛属肝，称为风轮；两眦血络属心，称为血轮；白睛属肺，称为气轮；眼睑属脾，称为肉轮。脏腑的病变可以反映于五轮，通过对五轮形色的变化又可以诊察脏腑的疾病。

(1) 目与肝的联系

肝开窍于目。《素问·金匮真言论》说："东方青色，入通于肝，开窍于目，藏精于肝。"这句话的意思包括四个方面：第一，目是肝脏通向体外的窍道；第二，肝的精微物质上输于目，供养目窍，维持眼的视觉功能；第三，肝脏有病，可以反映于目；第四，通过对目的观察，能够了解肝脏正常与否。

肝主条达疏泄，肝和目能辨五色。《灵枢·脉度》说："肝气通于目，肝和则目能辨五色矣。"一方面是说肝气条达，情志舒畅，气血平衡，目才能视物；另一方面是说肝疏泄有度，既不亢奋，也不抑郁，故目能分辨五色。

肝藏血，肝受血而能视。《素问·五脏生成》说："肝受血而能视。"意思是讲肝贮藏血液，肝血上升于目，目受到濡养，才能视物。另外，肝脏根据眼的需要不断调整供血量，现代研究提示肝血可以直接影响眼的功能状态。

肝主泪，润泽眼目。《素问·宣明五气》说："五脏化液，……肝为泪。"《灵枢·口问》也说："液者，所以灌精濡空窍者也。"这两段经文的意思，一则指出肝能化液，所化之液为泪；二则说明泪有润泽眼目的作用；三则由于肝气的约束，使泪液运行有序而不致外溢。

(2) 目与心的联系

心主血，血养目。《素问·五脏生成》说："诸血者，皆属于心。"指出血液在心的推动下，源源不断地输送到全身各个部分，其中包括目，目得血养，则能视物。

心藏神，目为神使。《灵枢·大惑论》说："目者，心之使也；心者，神之舍也。"心藏神，心神作用于眼的视觉活动称之为神光，神光受到心神的支配，通过目的神光可以了解人的精神意识活动。

(3) 目与脾的联系

脾主运化，上贯于目。《素问·灵兰秘典论》说："脾胃者，仓廪之官，五味出焉。"脾为后天之本，运化水谷精微，为人体气血化生之源，目得气血的滋养则目光炯炯。脾主肌肉，脾气健旺，眼睑肌肉得脾之精气充养，则眼睑开合自如，眼睛转动灵活。

脾统血，血不外逸。《难经·四十二难》说："脾裹血。"是指脾具有统摄血液在经脉内运行而防止其逸出脉外，脾气健运，统血功能正常，目才不会引起出血之症。

脾主升，通目窍。《素问·阴阳应象大论》说："清阳出上窍。"由于脾气上升，清阳之气随之上升通于目窍，目得其温煦则目明可视。

(4) 目与肺的联系

肺主气，气达目明。《灵枢·决气》说："气脱者，目不明。"肺主气，司呼吸，吸入自然界的清气，并与脾上升的水谷精气相结合，形成宗气，以充养人体各组织器官，目得其养而能视万物。

肺主宣降，通畅眼络。肺的宣发和肃降相互制约，相互协调，使全身血脉通利，眼络畅达，一方面避免泪液存留于目，另一方面使目得到气血津液的濡养，目能视物。

(5) 目与肾的联系

肾藏精，精充目明。《素问·脉要精微论》说："夫精明者，所以视万物，别白黑，审短长。"肾藏精，目之所以能视，凭借于精，肾精的盛衰直接影响到目的视觉功能。

肾主水液，滋养目睛。《素问·逆调论》说："肾者水脏，主津液。"《灵枢·五癃津液别》说："五脏六腑之津液，尽上渗于目。"两句条文是讲津液在肾的调节下，不断输送到目，目得津液的充养，一可以养目，二可以维持眼睛圆润的形状。

肾为阴阳之舍，共养眼目。《灵枢·大惑论》说："阴阳合传而精明也。"说明阴阳交合，水火互济，眼目才能得养，从而产生视觉。

2. 目与六腑的关系

(1) 目与胆的联系

《灵枢·天年》说："五十岁，肝气始衰，肝叶始薄，胆汁始减，目始不明。"肝与胆相表里，肝之余气溢于胆而为胆汁，胆汁有助脾胃消化水谷，化生气血而养目，使目能视。

(2) 目与小肠的联系

《素问·灵兰秘典论》说："小肠者，受盛之官，化物出焉。"小肠上连胃，下接大肠，饮食水谷由胃腐熟后，传入小肠，经小肠进一步消化，分别清浊，清者由脾上输于肺乃至全身，从而使目得到滋养，目得养则明。

(3) 目与胃的联系

脾胃居于中焦，为清阳之气生发之地，升降之枢，对眼有着温煦滋养作用的清阳之气主要来源于胃，可见胃的功能正常与否直接关系到眼的功能状态。

(4) 目与大肠的联系

《素问·灵兰秘典论》说："大肠者，传道之官，变化出焉。"肺与大肠相互表里，若肺失肃降，大肠传导失司，热结于下，并熏蒸于上而发为眼病。临床上大便秘结，同时伴有目赤肿痛者，只要通利腑气，目赤肿痛症状自然缓急。

(5) 目与膀胱的联系

《素问·灵兰秘典论》说："膀胱者，州都之官，津液藏焉，气化则能出矣。"指出水液积聚于膀胱，在肾阳的蒸化作用下，将其中清者气化升腾为津液，以濡润包括目在内的脏腑官窍，使目清澈能见。

(6) 目与三焦的联系

三焦为元气、津液运行之道，即气道、水道也。元气和津液必须通过三焦上行灌注，使目得到滋养，从而维持眼的视觉功能。

（二）目病证

1. 歧视幻视

五脏六腑之精气衰败，神志不藏则出现歧视幻视之症。如《灵枢·大惑论》说："邪其精，其精所中不相比也，则精散，精散则视歧，视歧见两物。"《素问·脉要精微论》也说："夫精明者，所以视万物，别白黑，审短长，以长为短，以白为黑，如是则精衰矣。"

2. 目不明

五脏之精气不足，或由于肝阴不足，不能上营于目，则目视不明。如《素问·脏气法时论》说："肝病者，虚则目䀮䀮无所见。"《灵枢·天年》也说："五十岁，肝气始衰，肝叶始薄，胆汁始减，目始不明。"另外，目视不明也可见于阴虚阳亢，阴虚不能濡养空窍之证。如《素问·生气通天论》说："阳气者，烦劳则张，精绝，辟积于夏，使人煎厥，目盲不可以视。"还有，气脱者，亦可致目不明。如《灵枢·决气》说："气脱者，目不明。"故五脏六腑之精气衰竭，影响于神，皆可为目不明。

3. 目赤肿痛

目赤而痛，多属火热之证。可由肝火或心火上炎所致。如《灵枢·论疾诊尺》说："目赤色者病在心。"另外，从目之赤脉走行，可知热在何经。如《灵枢·论疾诊尺》说："诊目痛，赤脉从上下者，太阳病；从下上者，阳明病；从外走内者，少阳病。"还有，目痛还可以因跷脉病所致。如《素问·缪刺论》说："邪客于足阳跷之脉，令人目痛从内眦始。"《灵枢·热病》也说：

"目中赤痛，从内眦始，取之阴跷。"

4. 目翳证

目生云翳而障碍视力为目翳。多由于热盛所致。如《素问·本病论》说："暴热乃至，赤风瞳翳。"

5. 眦疡证

眦疡即目眦赤肿疼痛，湿浊黏稠，多由寒热相搏或燥热所致。如《素问·六元正纪大论》说："水火寒热持于气交，而为病始也，……民病，……目赤眦疡。"《素问·气交变大论》也说："岁金太过，燥气流行，肝木受邪，民病两胁下，少腹痛，目赤痛眦疡。"

6. 流泪证

流泪证多见于感受风寒，迎风流泪，故后世称泪风眼。如《素问·解精微论》说："夫风之中目也，阳气内守于精，是以火气燔目，故见风则泣下也。"又如《素问·风论》说："风气与阳明入胃，循脉而上至目内眦，……人瘦则外泄而寒，则为寒中而泣出。"泣出，即流泪证。

二、耳病证

耳疾包括耳鸣、耳聋及耳脓等证。其病因可概括为外感、内伤两类。外感多由于六淫侵袭，经气上逆所致；内伤多见于脏腑之精气不能上濡空窍所致，尤以肝肾不足为多见，这是因为耳为肾之外窍之故。此外，诸经脉亦通于耳，如足少阳胆经、手少阳三焦经、手厥阴心包络经等都络于耳，故诸经之气逆，可为耳鸣、耳聋之证。

（一）耳与脏腑经络的关系

1. 耳与脏腑的关系

(1) 耳与肝的关系

从五行学说来看，肾为肝之母，肝为肾之子，肝肾精血同源，肾开窍于耳，故肝与耳也有着密切的联系，耳的听觉功能有赖于肝胆之气的通达以及肝血的奉养。

(2) 耳与心的关系

《素问·金匮真言论》说："南方赤色，入通于心，开窍于耳。"心主神明和血脉，耳主听觉，为宗脉之所聚，神明清静，心血上奉，耳得心血濡养则听觉聪敏。

(3) 耳与脾的关系

《素问·玉机真脏论》说："脾为孤脏，……其不及则令人九窍不通。"脾为气血化生之源，升举阳气，耳为清窍，得清阳之气濡养方能维持正常听觉功能。

(4) 耳与肺的关系

风邪犯肺，肺气不得宣降，从而导致耳聋。如《素问·气交变大论》说："金肺受邪，……嗌干，耳聋。"另外，肺气虚弱，不能贯耳，也可引起耳病。如《素问·脏气法时论》说："肺病者，……虚则少气，不能报息，耳聋嗌干。"

(5) 耳与肾的关系

《灵枢·脉度》说："肾气通于耳，肾和则耳能闻五音矣。"肾藏精，开窍于耳，肾精充沛，耳窍得以滋养，听力聪慧，平衡功能正常。

2. 耳与经络的关系

《灵枢·邪气脏腑病形》说："十二经脉，三百六十五络，其血气皆上于面而走空窍，……其别气走于耳而为听。"耳与各经络的联系如下。足少阳胆经，其分支从耳后分出，进入耳中，走耳前；手少阳三焦经，其分支从耳后分出，进入耳中，走耳前；足阳明胃经，循颊车，上耳前；手太阳小肠经，至目锐眦，入耳中；足太阳膀胱经，向两侧下行至耳上角。

（二）耳病证

1. 耳聋

耳聋为听力减退，甚至听觉丧失，其原因不外下列两方面。

(1) 经气厥逆

经气厥逆上冲于耳而致耳聋。如《素问·脏气法时论》说："肝病者，……气逆，则头痛耳聋不聪颊肿。"《素问·厥论》也说："手太阳厥逆，耳聋泣出""少阳之厥，则暴聋颊肿而热，胁痛。"手太阳、手足少阳经，皆通于耳，若经气厥逆，则可见耳聋。但是由于气血紊乱而致突然耳聋，所以《素问·通评虚实论》说："暴厥而聋，偏塞闭不通，内气暴薄也"。

(2) 精气不足

精气不足，不能上濡孔窍而致耳聋。如《素问·脏气法时论》说："肝病者，……虚则……耳无所闻。"又说："肺病者，……虚则……耳聋嗌干。"另外，也有由于精气耗夺而致耳聋的。如《灵枢·决气》说："精脱者，耳聋。"

2. 耳鸣

耳鸣是自觉耳内响鸣，如闻蝉声，或如潮涌。耳鸣的形成有虚实之分，实证多由经气厥逆、肝火上涌所致；虚证多由精气虚少所致。

(1) 经气厥逆

经脉气逆所致耳鸣，多属实证。如《素问·至真要大论》说："厥阴之胜，耳鸣头眩，愦愦欲吐。"厥阴之脉上通于巅，厥阴风木之气亢盛，故耳鸣头眩。又如《素问·脉解》也说："太阳，……所谓耳鸣者，阳气万物盛上而跃，故耳鸣也。"

(2) 精气虚少

精血不足，不能上濡孔窍而致耳聋。如《灵枢·邪气脏腑病形》说："心脉，……微涩为耳鸣。"心脉微涩为血少之象，血少不能上营于耳故耳鸣。另外，上气不足，脑虚不满，亦可为耳鸣，眩晕。如《灵枢·口问》说："上气不足，脑为之不满，耳为之苦鸣，头为之苦倾，目为之眩。"还有，脑为髓海，髓海不足，亦可见耳鸣之症。如《灵枢·海论》说"髓海不足，则脑转耳鸣，胫酸眩冒。"《灵枢·决气》也说："脑髓消，胫酸，耳数鸣，"宗脉虚亦可为耳鸣。如《灵枢·口问》说："目者，宗脉之所聚也，故胃中空则宗脉虚，虚则下溜，脉有所竭者，故耳鸣。"

3. 耳脓

耳脓是外耳肿痛化脓之症。亦可影响听力而致听力减弱，甚致耳聋。如《灵枢·厥病》说："耳痛不可刺者，耳中有脓，若有干耵聍，耳无闻矣。"

三、鼻病证

鼻为肺窍，呼吸之气通于鼻，主嗅觉。心肺同居上焦，心肺有病常可反映于鼻，如《素问·五脏别论》说："五气入鼻，藏于心肺，心肺有病，而鼻为之不利也。"

（一）鼻与脏腑经络的关系

1. 鼻与脏腑的关系

(1) 鼻与肝的关系

《素问·气决论》说："胆移热于脑，则辛頞鼻渊，鼻渊者，浊涕下不止也。"肝胆相表里，胆之经气上通于脑，脑下通于頞，頞之下为鼻。胆腑热盛，循经移热于脑，下犯頞与鼻窍，导致鼻渊而流浊涕。

(2) 鼻与心的关系

《素问·五脏别论》说："五气入鼻，藏于心肺，心肺有病，而鼻为之不利也。"心肺同居上焦，心主血，肺主气，鼻又为肺窍，故心肺为鼻之门户，心火亢盛或心肺同病，就会引起鼻息不利而致鼻渊。

(3) 鼻与脾的关系

《素问·玉机真脏论》说："脾为孤脏，……其不及则令人九窍不通。"脾为气血化生之源，又主统血，关系到鼻血脉的盈亏和血液的正常运行，如果脾失健运，气血生化不足，鼻失所养，致邪毒滞留而引发鼻病。

(4) 鼻与肺的关系

《灵枢·脉度》说:"肺气通于鼻,肺和则鼻能知臭香矣。"鼻为吸入大自然清气之门,呼出人体内浊气之户,肺气充沛,宣降调和,鼻窍通畅,嗅觉灵敏而知香臭。肺气虚弱,可以引起鼻塞、流清涕。

(5) 鼻与肾的关系

《素问·宣明五气》说:"肾为欠,为嚏。"肺为气之主,肾为气之根,肾气虚弱,肺失温煦,易被风寒之邪侵犯而导致鼻鼽,出现呵欠、喷嚏等症状。

2. 鼻与经络的关系

鼻与下列经络有着密切的联系:手阳明大肠经,左右交叉于人中,分布于鼻孔两侧;足阳明胃经,起于鼻之两侧,向上行,左右相交于鼻根部,向下延鼻外侧,入上齿中;手太阳小肠经,其支脉从颊部至眼眶的下部到鼻;足太阳膀胱经,起于鼻旁目内眦;手少阴心经,其支脉挟咽,经面部,沿鼻旁,上联目系;督脉,由巅顶沿前额下行鼻柱,至鼻尖;任脉,分左右循鼻旁,到二目下;阳跷脉,循鼻外则达到目内眦。

（二）鼻病证

1. 鼻鼽

鼻鼽即喷嚏、鼻流清涕,气道不通畅之症。多为肾气虚弱,肺失温煦,风寒之邪侵犯而导致鼻鼽。《素问·金匮真言论》说:"春善病鼽衄。"《灵枢·忧恚无言》也说:"颃颡者,分气之所泄也,……故人之鼻洞涕出不收者,颃颡不开,分气失也。"《素问·脉解》还说:"所谓客孙脉则头痛鼻鼽腹肿者,阳明并于上,上者则其孙络太阴也,故头痛鼻鼽腹胀也。"

2. 鼻渊

鼻渊是以鼻流浊涕,头晕头痛为主证。多为热盛上熏于脑所致。如《素问·气厥论》说:"胆移热于脑,则辛頞鼻渊。鼻渊者,浊涕下不止也。传为衄蠛瞑目,故得之气厥也。"

四、咽喉病证

咽通食道,是水谷的道路;喉通肺系,是呼吸之气通行的道路,发声在会厌,但又与咽、喉、口唇及舌有关。如《灵枢·忧恚无言》说:"咽喉者,水谷之道也。喉咙者,气之所以上下者也。会厌者,音声之户也。口唇者,音声之扇也。舌者,音声之机也。悬雍垂者,音声之关也。颃颡者,分气之所泄也。横骨者,神气所使,主发舌者也。"故咽喉病除了吞咽障碍,呼吸不利之外,又可影响发声。咽喉又是手少阴心、足少阴肾、足厥阴肝以及脾胃小肠等经脉之所过。故其病变又多与心、肺、肝、肾及胃的经脉气逆及脏腑功能失调有关。

338

（一）咽喉与脏腑经络的关系

1.咽喉与脏腑的关系

(1) 咽喉与肺的关系

肺的经脉入肺脏，上循于喉，肺与喉相互配合，共同完成行呼吸、发声音的功能。肺气充沛，宣降疏畅，喉的功能正常，呼吸才能通顺，声音才能洪亮。

(2) 咽喉与脾的关系

咽能吞咽饮食，通利水谷，为胃之系，乃胃气的通道。脾胃腐熟水谷，输布精微，咽得脾气的输布而健旺；咽的功能正常，饮食通畅，脾胃才能得到水谷而腐熟运化之。

(3) 咽喉与肝的关系

《灵枢·经脉》说："肝足厥阴之脉，……上贯膈，布胁肋，循喉咙之后，上入颃颡。"肝主疏泄，肝之经气上达咽喉，气机调畅，则咽喉通利。如肝气郁结，木旺脾虚，痰气互结于咽喉，导致咽喉不利。

(4) 咽喉与肾的关系

《灵枢·经脉》说："肾足少阴之脉，……其直者，从肾上贯肝膈，入肺中，循喉咙，夹舌本。"指出肾藏精，肾精充足，咽喉得到肾精的濡养，则呼吸均匀，声音响亮。

2.咽喉与经络的关系

咽喉与下列经络有着密切的联系：手太阴肺经，入肺脏，上循喉咙；手阳明大肠经，从缺盆上走颈部；足阳明胃经，其支者，循喉咙，入缺盆；足太阴脾经，上行夹于食道两旁，循经咽喉，连舌本；手少阴心经，其支者，从缺盆循颈，经咽喉上颊；手太阳小肠经，其支者，从缺盆循颈，经咽喉上颊；足少阴肾经，入肺，循喉咙，夹舌本；手少阳三焦经，从肩上走颈，过咽喉；足少阳胆经，其支者，从颊车下走颈，经喉咙，至缺盆；足厥阴肝经，分布于胁肋，循喉咙之后，上入颃颡；冲脉，会于咽喉；任脉，循腹里，上关元，至咽喉；阳跷脉，从肩部，循经颈，过咽，上夹口角；阴跷脉，从胁部上行至咽喉。

（二）咽喉病证

1.喉痹

喉痹是气道不利，呼吸不畅，甚至气道闭塞之证。多以外感燥热之邪，侵犯于咽喉，咽喉红肿，气不通畅而致。如《灵枢·热病》说："喉痹舌卷，口中干，烦心心痛，臂内廉痛，不可及头，取手小指次指爪甲下，去端如韭叶。"《素问·阴阳别论》说："一阴一阳结，谓之喉痹。"《素问·缪刺论》也说："邪客于手少阳之络，令人喉痹舌卷，口干心烦，臂外廉痛，手不及头，刺手中指次指爪甲上，去端如韭叶各一痏。"另外，经气厥逆，亦可导致喉痹。如《素问·厥论》

说："手阳明、少阳厥逆，发喉痹，嗌肿。"《灵枢·杂病》也说："喉痹不能言，取足阳明；能言，取手阳明。"

2.咽喉痛

咽喉痛，多由于外感风寒或风热，侵袭于咽喉；或由于肾精不足，虚火上炎所致。如《素问·缪刺论》说："邪客于足少阴之络，令人嗌痛不可内食，无故善怒，气上走贲上，……嗌中肿，不能内唾，时不能出唾者，缪刺然谷之前，出血立已。左刺右，右刺左。"

3.喉干

咽喉干燥证，多由于热盛伤阴，津液不能上承所致。如《素问·著至教论》说："三阳者，至阳也，……病起疾风，至如礔砺，九窍皆塞，阳气滂溢，干嗌喉塞。"《素问·五常政大论》也说："火气高明，心热烦，嗌干。"另外，喉干亦常见于肝肾阴虚证。如《素问·脉解》说"厥阴，……所谓甚则嗌干热中者，阴阳相薄而热，故嗌干也。"《灵枢·杂病》也说："嗌干，口中热如胶，取足少阴。"还有，督脉病亦可为嗌干。如《素问·骨空论》说："督脉为病，……嗌干。"

4.失音

喉咙嘶哑，声音不扬，甚则不能发声为失音，亦称"瘖"。其病因，多由风寒痰热，或由肺肾两虚所致。肺脉通会厌，肾脉挟舌本，肺气虚则气道不利，肺金不鸣；肾精虚，精虚无以上承。咽干失音，故后世有"肺为声音之门，肾为声音之根"之说。《灵枢·大惑论》又有"会厌者，音声之户也"的记载，说明肺肾与会厌对失音最为重要。

(1)外感致瘖

风寒侵袭，内舍于肺，肺气失宣，邪客会厌，机窍不利，则为声音嘶哑。如《灵枢·忧恚无言》说："人卒然无音者，寒气客于厌，则厌不能发，发不能下，至其开合不致，故无音。"《灵枢·九针论》也说："五邪，……邪入于阴，转则为瘖。"《素问·宣明五气》还说："五邪所乱，……搏阴则为瘖。"

(2)内伤致瘖

肾阴不足，或肾气虚衰不能濡养于咽，则音哑失音。如《素问·脉解》说："太阳，……所谓入中为瘖者，阳盛已衰，故为瘖也。内夺而厥，则为瘖俳，此肾虚也。"也有由于心脉涩，血虚不能上荣为瘖的。如《灵枢·邪气脏腑病形》说："心脉，……涩甚为瘖。"此外，还有因胞脉阻断不通，胞脉系于肾，肾阴不能上承而致瘖者。如《素问·奇病论》说："人有重身，九月而瘖，……胞之络脉绝也，……胞络者系于肾，少阴之脉，贯肾系舌本，故不能言。"

五、口腔病证

口腔病证包括口糜、口疮、口喝，口甘、口苦、牙齿病及舌病等。

（一）口糜证

口糜指口腔糜烂之证，多为热盛或湿热所致。如《素问·气厥论》说："膀胱移热于小肠，膈肠不便，上为口糜。"又如《素问·至真要大论》说："少阳之复，大热将至，……火气内发，上为口糜。"

（二）口疮

口疮即口舌生疮，亦属热盛肌腐之症。如《素问·气交变大论》说："岁金不及，炎火乃行，……民病口疮。"后世多从心火上炎论治。

（三）口㖞

口㖞多由于足阳明胃经之筋脉拘挛所致。如《灵枢·经脉》说："胃足阳明之脉，……是主血所生病者，……口㖞唇胗。"《灵枢·经筋》也说："足阳明之筋，……其病，……卒口僻，……颊筋有寒，则急引颊移口，有热则筋弛纵，缓不胜收，故僻。"

（四）口甜

口甜多为脾经有热，其气上溢之故。如《素问·奇病论》说："有病口甘者，……此五气上溢也，名曰脾瘅。夫五味入口，藏于胃，脾为之行其精气，津液在脾，故令人口甘也。此肥美之所发也，此人必数食甘美，而多肥也，肥者令人内热，甘者令人中满，故其气上溢，转为消渴。治之以兰，除陈气也。"

（五）口苦

口苦多为肝经有热，胆气上溢之故。如《素问·奇病论》说："有病口苦，……口苦者病名为何？何以得之？……病名曰胆瘅。夫肝者，中之将也，取决于胆，咽为之使。此人者，数谋虑不决，故胆虚气上溢，而口为之苦，治之以胆募俞。"

（六）舌强

舌强指舌本强硬，转动不灵，言语不清之证，多为肝脾之病。《素问·至真要大论》说："厥阴司天，风淫所胜，……民病，……舌本强。"又如《灵枢·经脉》说："脾足太阴之脉，……是动则病舌本强，食则呕。"

（七）舌卷

舌卷指舌体卷而缩，为舌筋拘急所致。多属心、肝之病。如《灵枢·五阅五使》说："心病者，舌卷短。"《素问·脉要精微论》也说："心脉搏坚而长，当病舌卷不能言。"另外，肝主筋，筋急则舌卷。如《灵枢·终始》说："厥阴终者，中热嗌干，喜溺心烦，甚则舌卷卵上缩而终矣。"

（八）舌纵

舌纵指舌体松弛伸长，经常吐出唇外。多属于肾阴不足。如《灵枢·寒热病》说："舌纵涎下，烦悗，取足少阴。"

（九）啮舌

啮舌即咬舌，多由于少阴之气厥逆所致。如《灵枢·口问》说："人之自啮舌者，何气使然？岐伯曰：此厥逆走上，脉气辈至也。少阴气至则啮舌，少阳气至则啮颊，阳明气至则啮唇矣。"

（十）重言

重言，俗称口吃。由于会厌大而厚所致。如《灵枢·忧恚无言》说："其厌大而厚，则开合难，其气出迟，故重言也。"

（十一）齿痛

齿痛多由于热盛所致。足阳明经入上齿中，手阳明经入下齿中，故手足阳明经病则多有齿痛。如《灵枢·杂病》说："齿痛不恶清饮，取足阳明；恶清饮，取手阳明。"《素问·至真要大论》也说："少阴在泉，热淫所胜，……民病齿痛颌肿。"

（十二）龋齿

龋齿亦多属阳明经热盛所致。如《灵枢·经脉》说："手阳明之别，名曰偏历，……上曲颊偏齿……实则龋聋，虚则齿寒痹隔。"

《素问·缪刺论》也说："齿龋，刺手阳明，不已；刺其脉入齿中，立已。"热盛上扰则龋齿痛。如《灵枢·论疾诊尺》说："诊龋齿痛，按其阳之来，有过者独热，在左左热，在右右热，在上上热，在下下热。"

第 10 章　诊法学说

诊法，就是诊断疾病的方法，是采用一定的手段来收集疾病的各种相关的信息与材料，通过归纳、分析，了解致病的原因，病变的部位、性质，从而为确定治疗原则和采取的治疗措施提供依据，是辨证的依据，论治的前提。诊法学说，就是研究诊法的理论和具体方法的学说。

概　述

一、诊法的理论基础及其内容

《内经》的诊法，是在大量的临床实践中，通过对各种疾病无数次地长期观察、摸索，累积起来的经验总结。它是以脏腑、经络、精气神、病因、病机学说等理论为基础，运用阴阳、五行学说的辩证法思想来分析，充分地发挥了人的感官功能所创建的一种诊断疾病的方法。

《内经》的诊断方法，内容十分丰富。在诊察的方法上，发挥了眼、鼻、耳、口以及手的作用，建立了望、闻、问、切四诊。举凡患者的精神、形态、五官、齿舌、肤色、毛发、唾液、二便等，都为望诊所必察；呼吸、语音、气息、嗅味等，都为闻诊所必审；居处、职业、饮食、情志变动、患者的喜恶以及病痛的特点、发病的经过等，都为问诊所必询；脉象、肌肤、胸腹、手足等，都为切诊所必循。可见诊断的方法虽只四种，但其涉及的范围，广及全身上下。《内经》的这些诊法内容，虽然散见在各篇，未能进行全面系统地专题论述，但已为中医理论体系诊法学说的形成确立了理论原则。

二、诊法的理论原则

《内经》的诊法，虽只是雏形，但其理论原则，已为后世中医诊断学的发展和完善，奠定了基础。

（一）知常达变，以外知内

知其常才能达其变，是《内经》诊法学说的一个重要原则。《素问·玉机真脏论》说："天下至数，五色脉变，揆度奇恒，道在于一。"揆度，揣测的意思。奇恒，奇者异也；恒者常也。奇恒即正常与异常。五色脉变的色，泛指人体显露于外的面部、机体的肤色；脉，指脉象。此处之五，指五行。依据中医理论人体色脉都有五行所属，因此，五色脉变，既可以理解为青赤黄白黑之五色，也可以泛指色脉的各种变化。故全句说明，"知常"这是天下极其重要的道理。由此，指出五色与五脉的变化，就在于知其常而测其变。如五色分五脏，一般来说，若在面部，肤色以五色含蓄不露，兼现微黄而有神为常，如五色暴露，或毫无微黄之象则为变，变则为病，察五色之变，而知病在何脏。

又如脉搏有应时令季节变化而变的规律，表现为春弦、夏钩、长夏代、秋毛、冬石的不同变化，这是五脏应时的常脉。《素问·平人气象论》说："夫平心脉来，累累如连珠，如循琅玕，曰心平""平肺脉来，厌厌聂聂，如落榆荚，曰肺平""平肝脉来，软弱招招，如揭长竿末梢，曰肝平""平脾脉来，和柔相离，如鸡践地，曰脾平""平肾脉来，喘喘累累如钩，按之而坚，曰肾平"，以这些五脏常脉的脉象为基准。反之，如果见到"喘喘连属，其中微曲"，是心的病脉；"不上不下，如循鸡羽"，是肺的病脉；"盈实而滑，如循长竿"，是肝的病脉；"实而盈数，如鸡举足"，是脾的病脉；"脉来如引葛，按之益坚"，是肾的病脉。说明了只有知道正常的脉象，才能知道病脉的脉象，这就是脉象上的知常达变。

由此可见，人体生命活动存在着一定的规律性变化，医者必须掌握其变化之常规，才能识别各种疾病，即所谓知常达变。正如《素问·疏五过论》说："圣人之治病也，必知天地阴阳，四时经纪，五脏六腑，雌雄表里，刺灸砭石，毒药所主，从容人事，以明经道，贵贱贫富，各异品理，问年少长，勇怯之理，审于分部，知病本始，八正九候，诊必副矣。"

以外知内，即司外揣内。是根据"有诸内必形诸外"的理论而确立的诊法原则。古人通过长期大量的临床观察，认识到人体内在脏腑的生理活动和病理变化，必然有其相应的征象反映到体表来，因而根据外在的征象，就可推测内在脏腑的病变，正如《灵枢·本脏》说："视其外应，以知其内脏，则知所病矣"。

以外知内的理论，是以"藏象学说"为基础的，是"藏象学说"在诊法学说中的具体运用。因为表现于体外可见之症状和体征的"象"，就是内在脏腑活动反映于外的征象，故此，象的异常变化，也必然是内在脏腑功能失常的反映，所以观察其外在的征象，就成为诊断内在脏腑病变的根据。如《素问·阴阳应象大论》说："审清浊，而知部分；视喘息，听声音，而知所苦；观权衡规矩，而知病所主；按尺寸，观浮沉滑涩，而知病所生。以治则无过，以诊则不失矣。"色之清浊，喘息之音声，脉搏、尺肤之变化，都是外在的征象，运用视觉、听觉、触觉，根据"四时五脏阴阳"的结构层次来进行分析，则可推测病变的部位、性质、脏腑的盛衰等内部的疾患，并可预测其病变的发展趋势，以及病变的轻重程度。所以《素问·脉要精微论》说："切脉动静而视精明，察五色，观五脏有余不足，六腑强弱，形之盛衰，以此参伍，决死生之分。"

（二）色脉以胃气为本

人以水谷为本，胃为五脏之本。《灵枢·营卫生会》说："人受气于谷，谷入于胃，以传与肺，五脏六腑，皆以受气。"《素问·玉机真脏论》也说："五脏者，皆禀气于胃。胃者，五脏之本也。"所以胃气的盛衰在疾病诊断中十分重要。中医学在临床诊断中，在诊察疾病，推测预后时，常以胃气的盛衰存亡作为判断疾病逆从的重要依据。

胃气，由后天的水谷精气组成，有营养脏腑组织，充养先天之气的作用。如果胃气衰虚，不仅能影响脏腑的功能活动，而且还会影响人体的生命，所以《素问·平人气象论》说："平人之常气禀于胃，胃者，平人之常气也，人无胃气曰逆，逆者死。"胃气的盛衰，既关系到脏腑的功能活动，因而也必然会反映到体表上来，临床上从症状体征上观察胃气的盛衰表现，就成为诊法的重要原则。

谨察胃气的盛衰，在脉诊中尤为重要。任何脉象，凡俱有从容和缓之象者，是谓有胃气。脉有胃气，虽病其预后良好；若无胃气，是死亡之征。正如《素问·平人气象论》说："春胃微弦曰平，弦多胃少曰肝病，但弦无胃曰死；……夏胃微钩曰平，钩多胃少曰心病，但钩无胃曰死；……长夏胃微软弱曰平，弱多胃少曰脾病，但代无胃曰死；……秋胃微毛曰平，毛多胃少曰肺病，但毛无胃曰死；……冬胃微石曰平，石多胃少曰肾病，但石无胃曰死。"

在望诊中。面部色泽的变化，也是胃气反映于外的一个重要依据。《素问·五脏生成》说："凡相五色之奇脉，面黄目青，面黄目赤，面黄目白，面黄目黑者，皆不死也。面青目赤，面赤目白，面青目黑，面黑目白，面赤目青，皆死也。"王冰注："凡色是黄，皆为有胃气，皆不死也……无黄色而皆死者，以无胃气也。五脏以胃气为本，故无黄色，皆由死焉。"在色诊中，五色为五脏之外华，五色现于外，总要以微黄而光泽含蓄不露，是有胃气之象。《素问·五脏生成》所说的，如"翠羽"，如"鸡冠"，如"蟹腹"，如"豕膏"，如"乌羽"等，就是有胃气的正常之色；如"草兹"，如"枳实"，如"炲"，如"衃血"，如"枯骨"，这就是脏气精微外露之象，是胃气衰竭的真脏之色，预后不良。《素问·脉要精微论》也说："五色精微象见矣，其寿不久也。"可见胃气强，则精气足，形神俱旺，虽有病多为轻浅，预后也好，反之胃气衰则精气虚，有病多重。

胃气的有无，不仅反映在色脉上，其他如音声、气味等也存在有无胃气的问题。诊法中这种重视胃气的原则，在临床上对疾病预后的推测，有其重要的意义。

（三）四诊合参，辨证求因

四诊合参，指中医临床诊断疾病需要通过望、闻、问、切四种不同方法，全面收集症状、体征，调查了解疾病变化作为诊断疾病的原则。

四诊是指望、闻、问、切，诊察疾病的四种基本方法，也是诊法的核心内容。具体分为：一是望诊，通过眼目对患者全身或局部状况进行观察，以了解内在病情，掌握疾病的变化。二是闻诊，通过听声音、嗅气味以进一步深入了解辨别患者的病情变化。三是问诊，通过对患者或陪诊者的询问以了解病情及有关情况。四是切诊，通过诊察患者的脉象和身体相关部位的变化，以测知体内、体外病候的变化情况。可见四诊的每一种诊法都有相关的特点和侧重。

四诊合参，强调的是临床诊断疾病不能以一诊代四诊，应该全面收集症状、体征与了解病史，准确审察，认真从事，遵循四诊合参的原则诊断疾病。

临床诊疗证实，疾病反映出来的征象是多方面的，因而医者就必须运用不同的感观来诊察。例如《素问·五脏生成》说："夫脉之大小滑涩浮沉，可以指别；五脏之象，可以类推；五脏相音，可以意识；五色微诊，可以目察。"由于疾病的病因不同，病位不同，病情不同，人体体质的强弱不同，以及疾病发展变化的阶段不同，因而所反映在"四时五脏阴阳"各个结构层次的病理表现，也不尽相一致。例如有些疾病反映在五色方面较明显，有些疾病则脉象变化较显著，有些疾病则以肌肤、二便，或身体某些局部改变较突出等。加之同一病证也可出现不同的病理表现等原因，因而在诊病时，除了要全面收集材料外，还必须把四诊收集到的材料，综合起来分析，以避免片面造成误诊。如《素问·脉要精微论》所提出的"以此参伍，决死生之分"以及《素问·五脏生成》所说的"能合色脉，可以万全"等，都是强调四诊合参的重要性。

《内经》是非常重视四诊合参的，还举出问诊和切诊的例子来说明四诊合参的重要意义。如《素问·徵四失论》说"诊病不问其始，忧患饮食之失节，起居之过度，或伤于毒，不先言此，卒持寸口，何病能中。"这里指出诊断疾病不询问发病的原因，是否与情绪忧郁、饮食不规律，抑或起居失常有关，或者是否为中毒反应，单凭脉证怎么能做出正确的诊断呢？经文直接批评了单凭切脉而轻视问诊的情况，并强调了四诊合参的重要意义。

辨证求因，就是在审内察外、整体统一观察疾病的基础上，根据患者一系列的具体表现，加以分析综合，求得疾病发生的本质、症结、原因等各种致病因素，是中医诊断疾病的一个特色。

临床实践说明，在治疗上，就必须针对不同的病因采取相应的治法，才能收到满意的效果。探求病因，也是诊法的重要一环。辨证求因是中医学探求病因的一个独特的思维方法，也是探讨病因的基本方法和主要的内容。这种思维方法的形成与其认识分析疾病、治疗疾病采用辨证施治的基本思想是分不开的。证候，是诊断和治疗的中心，也是中医理论体系对疾病治疗有别于现代西医学的关键所在。

不同的病因所致的疾病，有其不同的特点及其发展规律，表现出不同的症状与体征。证候，作为机体在疾病发展过程中的某一阶段的病理概括，包括病变的原因、部位、性质、病势、邪正关系，以及机体的抗病反应能力等，反映了疾病发展过程中某一阶段病理变化的状态。证则能反映疾病过程中某一阶段多种因素综合作用下的病理本质变化，并能将症状与疾病联系起来，揭示症状与疾病之间的某些内在联系。所以中医学认为临床上没有无原因的证候，任何证候都是在某种原因的影响和作用下，患病机体所产生的一种病态反应。这种病态反应，与致病病因的特性密切相关。故而证比症状能更全面、更深刻、更正确地揭示疾病的本质。所谓辨证，就是将四诊（望、闻、问、切）所收集的资料、症状和体征，通过分析、综合，理清疾病的原因、疾病的性质、疾病的部位，以及邪正之间的关系，概括、判断为某种性质的证，以探求其发生疾病的本质，这就是辨证的内涵。

辨证是在中医基础理论指导下，对患者的临床资料进行分析、综合，对照各种证的概念，从而对疾病当前病理本质作出判断、确定具体证候的过程，是认识疾病、决定治疗的前提和依据。由此，辨证求因或者说审证求因成为中医诊法的独特理论认识。如《素问·风论》说："肺风之状，多汗恶风""心风之状，多汗恶风""肝风之状，多汗恶风""脾风之状，多汗恶风""肾风之状，多汗恶风"，说明多汗恶风是风邪致病的特点。这种致病的特点，是因为风为阳邪，其性开泄的特性所导致的。又如湿性重浊腻滞，故其致病常以沉重、头身重困，四肢酸楚为特点。正因为病因的特性，与其致病后所表现的临床特点是一致的。因此，中医认识病因，除了了解可能作为致病因素的客观条件外，主要是以病证的临床表现为依据，也就是通过分析疾病的症状、体征来推求病因。这种推求病因的方法，称谓"辨证求因"或"审证求因"，这是中医诊断病因的特点之一。

（四）"四时五脏阴阳"理论与中医诊法

"四时五脏阴阳"，是《内经》理论体系的重要学术思想，贯穿在整个理论体系的各个方面，也是诊法的指导思想。诊法所收集的材料，就是以五脏为主体的五大功能活动系统结构中，各层次的异常变化所反映出来的征象。所以，诸凡五时变化，五方地宜，五志好恶，以及五色、五声、五味、五脉等，就成为诊法所必须收集的材料，也就是诊法的重要内容。如《难经·六十一难》说："望而知之者，望见其五色，以知其病；闻而知之者，闻其五音，以知其病；问而知之者，问其所欲五味，以知其病所起所在也；切脉而知之者，诊其寸口，视其虚实，以知其病，病在何脏腑也。"

诊法，就是运用"四时五脏阴阳"的学术思想，通过收集这五大系统结构层次所反映出来的病理表现，从而进一步测知五脏系统的各种病变。例如《灵枢·五色》说："以五色命脏，青为肝，赤为心，白为肺，黄为脾，黑为肾。"由于五色化生于五脏之气，所以五色的异常变化，也就是五脏病变的反映，因而察五色，就能知病在何脏。如《灵枢·五阅五使》说："刺有五官五阅，以观五气。五气者，五脏之使也，五时之副也。"又说："五色之见于明堂，以观五脏之气。"察面部五官、五色的变化，来推断五脏的病变，正是"四时五脏阴阳"学术思想运用于诊法的体现。

《内经》还强调用五脏系统间生克乘侮的关系来探求疾病的传变，并推测其预后转归。如《灵枢·邪气脏腑病形》说："色青者，其脉弦也；赤者，其脉钩也；黄者，其脉代也；白者，其脉毛；黑者，其脉石。见其色而不得其脉，反得其相胜之脉则死矣，得其相生之脉则病已矣。"色脉相应，或见其相生之脉为病势顺，虽重不危，如色脉不相应，而见其相胜之脉，为病势逆，预后不良。这是"四时五脏阴阳"理论五脏相互间生克关系在诊法中的运用。又如《灵枢·本神》说："心怵惕思虑则伤神，神伤则恐惧自失，破䐃脱肉，毛悴色夭，死于冬。"思虑过度而伤心神，心气虚则火不生土，故破䐃脱肉，毛悴色夭；心阳虚则水来克火，故死于冬。这就把五脏阴阳盛衰与自然界四时阴阳消长联系起来，预测疾病的转归，体现出"四时五脏阴阳"学术思想在疾病预后方面的运用。

上述说明"四时五脏阴阳"的系统结构，是诊法收集材料的依据；"四时五脏阴阳"是探求病位，分析病情，预测预后的准则。而"四时五脏阴阳"的理论，贯穿在整个诊法学说中，成为诊法学说重要的指导思想。

望　诊

望诊，是通过医者的视觉，对患者的神、色、形、态、舌象以及分泌物、排泄物的色、质异常变化进行有目的观察，以测知内脏病变，了解疾病情况的一种诊断方法。古代医家，在长期的医疗实践中，累积了不少有关望诊的知识，如医和、医缓、扁鹊等，在望诊上都有卓越的贡献。扁鹊望齐候之色，就说明了古代望诊的成就。《内经》中有关望诊的内容，虽然散见在有关篇章，但综合起来看，不仅内容较为丰富，而且为后世的发展奠定了基础。中医通过长期大量的医疗实践，逐渐认识到机体外部，特别是面部、舌质、舌苔与脏腑的关系非常密切。如果脏腑气血阴阳有了变化，就必然反映到体表。《内经》中望诊的内容，主要包括了神、色、形态和望舌等几个方面。目前临床应用主要有望神、望色、望舌、望形体和望分泌物的变化等。

一、望神

神，是一个抽象的概念，是人体生命活动的总体外在表现，又指精神意识活动，是生命活动的主宰，也是生命存在的体现。所以《素问·五常政大论》说："根于中者命曰神机。"《灵枢·小针解》所说的"神者，正气也"，也是指此而言。

神，是以气血为基础而化生于水谷。《素问·八正神明论》说："血气者人之神，不可不谨养。"《灵枢·平人绝谷》说："神者水谷之精气也。"神是以精气为其物质基础，是脏腑气血盛衰的外露征象，通过机体的形态动静、面部表情、语言气息等方面表现出来。这说明了神的唯物论。因此，察神的存亡，对判断正气盛衰、疾病轻重及预后有重要意义。

望神，就是观察患者的精神好坏、意识是否清楚、动作是否矫健协调、反应是否灵敏等方面的情况，以判断脏腑阴阳气血的盛衰和疾病的轻重预后。由于"目"为五脏六腑之精气之所注，其目系通于脑，为肝之窍，心之使，"神藏于心，外候在目"，《灵枢·大惑论》言"五脏六腑之精气，皆上注于目而为之精"，所以察眼神的变化又是望神的重要内容之一。

望神的主要内容，是望人的两目。正如张介宾说："视目精明，诊神气也。"望目的神气，主要辨有神和无神，有神为五脏精气未衰，虽病预后良好；无神，则是五脏精气衰竭的表现，预后多属不良。正如《素问·脉要精微论》说："夫精明者，所以视万物，别白黑，审短长，以长为短，以白为黑，如是则精衰矣。"两目反应灵敏，精彩内含，炯炯有神，能辨识黑白长短，神志不乱，这是有神的表现。如果视物长短不分，黑白不别，目光晦暗，瞳仁呆滞，精神萎靡，反应迟钝，神识昏迷，就是失神之象。

视精明，是望神的主要内容，但神的外在表现是多方面的，例如精神失常的患者，除了表现为胡言乱语，不避亲疏外，所出现的表情淡漠，寡言少语，闷闷不乐，或哭笑无常，奔走呼号等，也都属神的反映。张介宾《景岳全书》说："善乎神之为义，此死生之本，不可不察也。……以形证言之，则目光精彩，言语清亮，神思不乱，肌肉不削，气息如常，大小便不脱，若此者，虽其脉可疑，尚无足虑，以其形之神在也。若目暗睛迷，形羸色败，喘急异常，泄泻不止，或通身大肉已脱，或两手循衣摸床，或无邪而言语失伦，……或忽然暴病，即沉迷烦躁，昏不知人，或一时卒倒，即眼闭口开，手撒遗尿，若此者，虽其脉无凶候，必死无疑，以其形之神去也。"

二、望色

望色，主要是指望面部的颜色与光泽。气色的异常，以面部最为明显，这是因为"十二经脉，三百六十五络，其血气皆上于面而走空窍"的缘故。由于面部内应五脏，为经络所会，气化所通，神明所发，因而面部变化明显，观察较易，面部不同的区域分属机体不同的部位，也是望诊的重要内容。

面部的色泽，是脏腑气血的外荣。色与泽两方面的异常变化，是人体不同病理反映的表现。不同的色反映着不同的病证，而泽则反映着机体精气的盛衰，所以察颜面肤色的润泽与否，对诊断疾病的轻重和推断病情的进退有较重要意义。

《内经》是很重视望色诊病的。如《灵枢·邪气脏腑病形》说："见其色知其命，命曰明。"指出望色诊病，是最高明的诊断方法。《内经》望色诊也一直为历代医家所重视。如《难经》将望色诊喻之为"神"，并说："望而知之者谓之神"；进一步解释说："望而知之者，望见其五色，以知其病"。可见《难经》对望色不仅非常重视，而且也累积了不少的丰富经验。

望色之所以能诊病，不仅是因为五色是五脏之外华，而且还与五脏外应五时有关。例如《灵枢·五阅五使》说："五气者，五脏之使也，五时之副也。……五色更出，以应五时，各如其常。"《灵枢·五色》说："以五色命脏，青为肝，赤为心，白为肺，黄为脾，黑为肾。"又说："青黑为痛，黄赤为热，白为寒"。如脾虚湿盛的病证，面色淡黄而晦暗；久病肾虚患者，面色多黑而无华等。古人这种认识，除了强调五色与五脏相关外，还指出五色变化与主病有关，在临床实践上有一定的参考意义。《内经》在对望面部、络脉及舌等部位色的变化与病的相关性，有大量的记载，内容十分丰富。

（一）五色变化与主病

1. 白色的主病及临床意义

白色主虚寒证、失血证。白为气血不荣之候，凡阳气虚衰，气血运行无力，或耗气失血，致使气血不充，颜面俱呈白色。若白而虚浮，多属阳气不足；淡白而消瘦，多为营血亏损。若急性病突然面色苍白，常属阳气暴脱的证候。里寒证剧烈腹痛，或虚寒战栗时，也可见面色苍白，为阴寒凝滞，经脉拘急所致。

2. 黄色的主病及临床意义

黄色主虚证、湿证。黄为脾虚、湿蕴的征象。故脾失健运，而气血不充，或水湿不化者，面即见黄色。面色淡黄，枯槁无泽，称为萎黄，多属脾胃气虚，营血不能上荣之故。若面色黄而虚浮，称为黄胖，多是脾气虚衰，湿邪内阻所致。如面、目、身俱黄，称为黄疸，其中黄而鲜明如橘子色者，为阳黄，多属湿热；黄而晦暗如烟熏者，为阴黄，多属寒湿。

3. 赤色的主病及临床意义

赤色主热证。赤为血色，热盛而致脉络血液充盈则面色红赤，故面赤多见于热证。若满面通红，多属外感发热，或脏腑阳盛的实热证。仅颜面部潮红，则多属阴虚而阳亢的虚热证。如久病、重病面色苍白却时而泛红如妆，多为戴阳证，是虚阳上越的危重症候。

4. 青色的主病及临床意义

青色主寒证、痛证、瘀血证及惊风证。青为寒凝气滞、经脉瘀阻的气色。寒主收引，寒盛而留于经脉，则经脉拘急不舒，阻碍气血的运行，或气滞而凝，或血阻而瘀，都可使面色发青，甚至出现青紫色。如阴寒内盛，心腹疼痛，可见苍白而带青的面色；心气不足，推动无力，血行不畅，可见面色青灰、口唇青紫，多为气虚血瘀所致。另有小儿高热，面部青紫，以鼻柱、两眉间及口唇四周最易察见，往往是惊风的先兆。

5. 黑色的主病及临床意义

黑色主肾虚、水饮证、瘀血证。黑为阴寒水盛的病色，寒水阴邪所以过盛，主要在于肾阳的虚衰。肾为水火之脏，阳气之根。阳虚火衰，则水寒内盛，血失温养，经脉拘急，血行不畅，故面多见黑色。目眶周围见黑色，多见于肾虚水泛的水饮病，或寒湿下注的带下证。若面黑而干焦，则多为肾精久耗。

古代医家，在长期的临床实践中还总结出了五色主病的一般规律。如黄赤之色多为风邪致病之征，是因为风为阳邪，阳邪多热，热则血气满溢，故现黄赤色，正如《素问·经络论》说："热则多淖泽，淖泽则黄赤。"验之临床，风热熏蒸，则多见黄赤色。《素问·经络论》又说："寒则多凝涩，凝涩则青黑。"寒则血液瘀滞，故色见青黑；瘀滞不通则痛，故青黑色多主寒、主痛、主痹。寒则血行迟，达于面部者少，故白为寒，多见于阳虚阴盛之证。

此外，五色还与多种病证有关，如《灵枢·五色》说："黄而膏润为脓，赤甚者为血痛。"又说"男子色在于面王，为小腹痛，下为卵痛，其圆直为茎痛，高为本，下为首，狐疝㿉阴之属也。女子在于面王，为膀胱、子处之病，散为痛，搏为聚，方员左右，各如其色形。"这是说在鼻准之端附近出现病色所主之病。还说："常候阙中，薄泽为风，冲浊为痹，在地为厥，此其常也，各以其色言其病。"指出阙中现轻淡润泽之色的是风病，色上冲而重浊的是痹证，色重浊在地角的则是厥证。

（二）色神与主病

察色之妙，全在察神。神色是脏腑气血盛衰的外现征象。正如喻嘉言《医门法律》中所说："色者神之旗也，神旺其色旺，神衰其色衰，神藏则色藏，神露则色露。"这不仅指出了色与神的关系，而且也说明了色与神的关系是密切相关的。

色中之神，主要表现在五色鲜明含蓄不露和颜色的光泽等方面。正如《素问·五脏生成》说："生于心，如以缟裹朱；生于肺，如以缟裹红；生于肝，如以缟裹钳；生于脾，如以缟裹栝蒌实；生于肾，如以缟裹紫，此五脏所生之外荣也。"缟，是一种白色而薄的丝织品。以缟裹，是说明其色隐然皮下，含蓄不露的意思。五色不仅要含蓄不露，而且还要明润光泽，正如《五脏生成》说："青如翠羽者生，赤如鸡冠者生，黄如蟹腹者生，白如豕膏者生，黑如乌羽者生，此五色之见生也"。这又进一步说明了五脏之气外荣五色，当以明润光泽为五脏之气未衰的象征，预后多吉顺。反之，如五色不含蓄而暴露于外，或五色晦暗不泽，都是五脏之气衰竭的表现，预后多不良。如《素问·脉要精微论》说："五色精微象见矣，其寿不久也。"《素问·五脏生成》又说："青如草兹者死，黄如枳实者死，黑如炲者死，赤如衃血者死，白如枯骨者死，此五色之见死也。"

可见望色，还必须察色泽的变化。即五色的浮沉、夭泽、散搏、上下等变化，以测知病变的浅深轻重。如《灵枢·五色》说："五色各见其部，察其浮沉，以知浅深；察其泽夭，以观成败；察其散搏，以知远近；视色上下，以知病处；积神于心，以知往今。"色显明而浮于上者为浮，主表病；色晦暗而深者为沉，主里病，此以浮沉分表里。色散在者，主病近而邪未聚；色搏聚者，主病久而深聚，此以散搏别病之久近。色在上者，则病在上；色在下者，则病在下，此以上下分病处。这是《内经》察五色变化以诊病的内容之一。

此外，察色泽之变化，还可以视色之浅深夭枯来诊病，如《素问·玉版论要》说："容色见上下左右，各在其要。其色见浅者，汤液主治，十日已。其见深者，必齐主治，二十一日已。其见大深者，醪酒主治，百日已。色夭面脱，不治，百日尽已。脉短气绝死，病温虚甚死。"察色，还可视色的移动而诊病，如《灵枢·五色》说："色从外部走内部者，其病从外走内；其色从内走外者，其病从内走外。"这种根据色泽变化以测知病邪由表入里，或由里出表，对指导临床有一定的意义。

望色，还可以根据五色分部的五行生克理论，来推断疾病的预后。如《灵枢·五色》说："赤色出两颧，大如拇指者，病虽小愈，必卒死。黑色出于庭，大如拇指，必不病而卒死。"两颧发现赤色为火克金，天庭出现黑色是肾气绝，故均为死证。

《内经》还提出望色与切脉结合起来，推断疾病之久新。如《素问·脉要精微论》说："徵其脉小色不夺者，新病也；徵其脉不夺其色夺者，此久病也；徵其脉与五色俱夺者，此久病也；徵其脉与五色俱不夺者，新病也。"脉小是邪气不盛，色不夺为形神未伤，所以脉小而色无明显改变，或虽有病，脉色如常的是新病；脉不变而色变，或脉色俱变者是久病。可见病有久新之分，色泽有异常之变，藏气伤于内，征必现于外，脉色合参，诊则不失矣。

总之，望五色总以滋润光泽，颜色鲜明而不露为有生气，若枯槁不泽，晦暗无光，或五色暴露，则为败象，其中"泽"与"不泽"，"露"与"不露"，就是《内经》强调的辨色要领。一般而言，患者气色鲜明、荣润的，说明病变轻浅，气血未衰，其病易治，预后良好。面色晦暗、枯槁的，说明病变深重，精气已伤，预后欠佳。青、黄、赤、白、黑五色，既代表不同脏腑的病变，又代表不同性质的病邪。

（三）面部色泽变化与主病

1. 面部五色与五脏主病

由于面部内应五脏，为经络所会，气化所通，神明所发，因而面部变化明显，观察较易，面部色泽的变化，是望诊的重要内容。望面部五色诊断疾病，称谓"五色诊"。面部五色，内应五脏，是五脏之气的外华，所以《灵枢·五色》说："以五色命脏，青为肝，赤为心，白为肺，黄为脾，黑为肾。"色之与病，各有所主，如《素问·举痛论》说："五脏六腑，固尽有部，视其五色，黄赤为热，白为寒，青黑为痛，此所谓视而可见者也。"

2. 面部脏腑肢节分属与主病

《内经》有两种面部分属的方法。

一是以明堂而分。如《灵枢·五色》说："明堂者鼻也，阙者眉间也，庭者颜也，蕃者颊侧也，蔽者耳门也，其间欲方大，去之十步，皆见于外，如是者，寿必百岁。"又说："五官之辨奈何？黄帝曰：明堂高骨以起，平以直，五脏次于中央，六腑挟其两侧，首面上于阙庭，王宫在于下极，五脏安于胸中，真色以致，病色不见，明堂润泽以清，五恶得无辨乎。"上述面部分部的五脏分属位置是：庭——首面；阙上——咽喉；阙中（即堂）——肺；阙下（山根、下极）——心；下极之下（年寿）——肝；肝部左右——胆；肝下（准头）——脾；方上（脾两旁）——胃；中央（颧下）——大肠；挟大肠——肾；面王（鼻端）以上——小肠；面王以下——膀胱子处。

一是以五方、五行位置分属。如肝应东方木，居左；肺应西方金，居右；心应南方火，居上；肾应北方水，居下；脾为中央土，居中央。正如《灵枢·五阅五使》说："五色之见于明堂，以观五脏之气，……脏腑之在中央也，各以次舍，左右上下，各如其度也。"各以次舍，左右上下是：额应心，左颊应肝，右颊应肺，颐应肾，鼻居中央应脾。如《素问·刺热论》说："肝热病者左颊先赤，肺热病者右颊先赤，心热病者颜先赤，肾热病者颐先赤，脾热病者鼻先赤。"这就是五方五行分属在五脏病变中的表现。

全身四肢关节，在面部也有相应的部位。《灵枢·五色》说："颧者，肩也；颧后者，臂也；臂下者，手也；目内眦上者，膺乳也；挟绳而上者，背也；循牙车以下者，股也；中央者，膝也；膝以下者，胫也；当胫以下者，足也；巨分者，股里也；巨屈者，膝髌也。此五脏六腑肢节之部也，各有部分。"这种肢节在面部的分属，后世虽然应用不广，但从现耳针来看，仍然有进一步研究的价值。

三、望形态

形是形体，态是动态。体质的强弱，体型的肥瘦，形体的动静姿态等，都与内在病理变化有关，所以望形态以诊病，也是望诊的内容。例如五脏合五体，举凡皮毛、肌肉、筋骨等形体都莫不与五脏相联系。因此，观察形体的变化，就可推断内脏之坚脆，气血的盛衰以及邪正消长等情况。由于阳主动，阴主静，所以观察形体的动态，如行动、坐卧、站立、步态等，可知阴阳的盛衰，病势的逆顺。

（一）望形态的目的

1. 望形态以审察脏腑

人的形体与内脏相系，所以视皮、脉、筋、骨、肉的变化，可候五脏六腑的病变。如《灵枢·师传》说："本脏以身形肢节䐃肉，候五脏六腑之大小焉。……身形肢节者，脏腑之盖也，非面部之阅也。……五脏六腑者，肺为之盖，巨肩陷咽，候见其外。……五脏六腑，心为之主，缺盆为之道，骷骨有余，以候䯏骬。……肝者主为将，使之候外，欲知坚固，视目大小，……脾者主为卫，使之迎粮，视唇舌好恶，以知吉凶。……肾者主为外，使之远听，视耳好恶，以知其性。……六腑者，胃为之海，广骸，大颈，张胸，五谷乃容。鼻隧以长，以候大肠。唇厚，人中长，以候小肠。目下果大，其胆乃横。鼻孔在外，膀胱漏泄。鼻柱中央起，三焦乃约。此所以候六腑者也。"这是说根据肩下及咽部凹陷处，可测肺脏位置的高低；以缺盆两旁之端的距离及胸骨剑的形态，可测心脏的高下坚脆；以及眼目以候肝，唇舌以候脾，耳以候肾等。又如《灵枢·本脏》说："肺应皮。皮厚者，大肠厚；皮薄者，大肠薄；皮缓，腹里大者，大肠缓而长；皮急者，大肠急而短；皮滑者，大肠直；皮肉不相离者，大肠结。"可见视其外应，以知其内脏，则知所病。

耳、唇，为肾、脾之外候，观其形态，亦能测候内脏。《灵枢·本脏》说："耳高者，肾高；耳后陷者，肾下；耳坚者，肾坚；耳薄不坚者，肾脆。耳好前居牙车者，肾端正；耳偏高者，肾偏倾也。"又说："揭唇者，脾高；唇下纵者，脾下；唇坚者，脾坚；唇大而不坚者，脾脆；唇上下好者，脾端正；唇偏举者，脾偏倾也。"不仅肾脾二脏如此，内在其他五脏的偏倾、脆弱、畸形等，都可在面部不同器官有所反映，正如《灵枢·本脏》说："凡此诸变者，持则安，减则病也"。机体外形的强弱，与五脏功能的盛衰是统一的，内盛则外强，内衰则外弱。一般来说，凡形体肥胖、肤白无华、精神不振者，即"形盛气虚"，多为阳气不足之证；形瘦肌削、面色苍黄、胸廓狭窄、皮肤干焦，常见于阴血不足之证；如瘦削已至大肉脱失的程度，每见于精气衰竭的患者。如"鸡胸""龟背"等畸形，则多属先天禀赋不足，后天调养失节，往往是肺气耗散，脾胃虚弱，肾精亏损的病变。

2. 望形态可推测体质

望形体，还可推测人的勇、怯、寿、夭等不同体质。正如《素问·经脉别论》说："诊病之道，观人勇怯、骨肉皮肤，能知其情，以为诊法也。"张介宾注释说："勇可察其有余，怯可察其不足，骨可察肾，肉可以察脾，皮肤可以察肺，望而知其情，即善诊者也。"这就强调了观形体察体质强弱，是望诊的重要内容。

对于体质强弱的外在表现，《灵枢·论勇》有详尽的论述："勇士者，目深以固，长衡直扬，三焦理横，其心端直，其肝大以坚，其胆满以傍，怒则气盛而胸胀，肝举而胆横，眦裂而目扬，毛起而面苍，此勇士之由然者也。""怯士者，目大而不减，阴阳相失，其焦理纵，髑骺短而小，肝系缓，其胆不满而纵，肠胃挺，胁下空，虽方大怒，气不能满其胸，肝肺虽举，气衰复下，故不能久怒，此怯士之所由然者也。"对此，张介宾认为"勇者刚之气，怯者懦之质，勇怯之异，其在于肝胆者为多，故肝曰将军之官而取决于胆。勇与不勇虽由肝胆，而其为之主者，则似乎在心耳。"

体质的强弱，还表现在五官以及明堂、天庭、耳门等部位的形态方面，如《灵枢·五阅五使》说："五官已辨，阙庭必张，乃立明堂。明堂广大，蕃蔽见外，方壁高基，引垂居外，五色乃治，平博广大，寿中百岁。"反之，"五官不辨，阙庭不张，小其明堂，蕃蔽不见，又埤其墙，墙下无基，垂角去外。如是者，虽平常殆，况加疾哉。"根据人体肥瘦的不同，也可推测体质的情况，如《灵枢·卫气失常》说："膏者多气，多气者热，热者耐寒。肉者多血则充形，充形则平。脂者，其血清，气滑少，故不能大。此别于众人者也"，后世所谓"肥人多痰、多湿，瘦人多火"之说，其思想或本于此。

体质有强弱，生命有寿夭，也可以从外形来推测。如《灵枢·天年》说："五脏皆不坚，使道不长，空外以张，喘息暴疾，又卑基墙，薄脉少血，其肉不实，数中风寒，血气虚，脉不通，真邪相攻，乱而相引，故中寿而尽也。"又说："人生十岁，五脏始定，血气已通，其气在下，故好走。二十岁，血气始盛，肌肉方长，故好趋。三十岁，五脏大定，肌肉坚固，血脉盛满，故好步。四十岁，五脏六腑十二经脉，皆大盛以平定，腠理始疏，荣华颓落，发颇斑白，平盛不摇，故好座。五十岁，肝气始衰，肝叶始薄，胆汁始减，目始不明。六十岁，心气始衰，苦忧悲，血气懈惰，故好卧。七十岁，脾气虚，皮肤枯。八十岁，肺气衰，魄离，故言善误。九十岁，肾气焦。四脏经脉空虚。百岁，五脏皆虚，神气皆去，形骸独居而终矣。"这些由外形高低厚薄，不仅可以推测脏腑的强弱，还从形体的表现揭示出人体生、长、壮、老、已的生命发展规律。

《内经》中有很多篇幅论述为形体的认识，如《灵枢·阴阳二十五人》《灵枢·论勇》等，这些丰富的史料，可以说是中医学中关于老年病学、体质学说的最早记载，为我们的深入研究，提供了宝贵的资料与线索。

3. 望形态以诊察疾病

由于人体外形，内应脏腑，所以内在的病变，也必然在人体外部特定的部位有所表现，这就成为望形态以察疾病的根据。如《灵枢·论疾诊尺》说："视人之目裹上微痈，如新卧起状，其颈脉动，时咳，按其手足上，窅而不起者，风水肤胀也。"又如《素问·平人气象论》说："目裹微肿如卧蚕起之状，曰水。"这些是水肿病证在眼目外形的表现。在某些经气衰竭，生命垂危的患者，还可以出现眼球异常的现象。如《素问·三部九候论》说："瞳子高者，太阳不足；戴眼者，太阳已绝。"戴眼、瞳子高，是目睛上视或反窜的现象，多见于惊风、痉厥，或精脱神衰的验证。

患者的动静姿态和体位，也常常是病理变化的外在反应。不同的疾病，表现出不同的姿态和体位。从总的方面来看："阳主动，阴主静"，喜动者属阳，喜静者属阴。如患者卧位，身轻自能转侧，面常向外，多为阳、热、实证；身重难于转侧，面常向里，精神萎靡者，多为阴、寒、虚证。若患者卧时仰面伸足，常揭去衣被，不欲近火者，多属热证；卧时蜷缩成团，喜加衣被或向火取暖者，多属寒证。若坐而仰首，多是痰涎壅盛的肺实证；坐而俯首，气短懒言者，多属肺虚或肾不纳气之证。坐而不得卧，卧则气逆，多是心阳不足。水气凌心、咳逆倚息不得卧，每发于秋冬的，多是内有伏饮。

对于某些患者形体异常动作的观察，也能帮助诊断。如眼睑、口唇或手指、足趾不时颤动，见于急性热病，则为动风发痉的先兆；见于虚损久病，则为气血不足，经脉失养。四肢抽搐，多见于风病，如痫证、破伤风、小儿急惊风、小儿慢惊风等。手足拘挛、屈伸不利，属于肝病的筋急，或为寒凝筋脉，或为血脉损伤，筋膜失养。足或手软弱无力，行动不灵，多属于痿证。一侧手足举动不遂，或麻木不仁，多为中风偏瘫；一侧手足疼痛而肌肉萎缩，多为风邪耗血，正虚邪留。项背强直、角弓反张、四肢抽搐，则为痉病。

4. 望形态可判断预后

人的寿夭，可以从身体外形上推测；而病变轻重预后，还可以从患者的动态上表现出来。例如《素问·脉要精微论》说："头者精明之府，头倾视深，精神将夺矣。背者胸中之府，背曲肩随，府将坏矣。腰者肾之府，转摇不能，肾将惫矣。膝者筋之府，屈伸不能，行则偻附，筋将惫矣。骨者髓之府，不能久立，行则振掉，骨将惫矣。得强则生，失强则死。"指出头、躯干、四肢姿态失常，运动障碍，均提示病情严重，预后不良。

根据身形的丰瘦情况，也能预测预后，如《素问·玉机真脏论》说："大骨枯槁，大肉陷下，胸中气满，喘息不便，其气动形，期六月死。……脱肉破䐃，……目眶陷，真脏见，目不见人立死。"肾主骨，大骨枯槁为肾精已绝；脾主肉，破䐃脱肉为脾气已败；目眶陷真脏脉见，为五脏元真之气耗竭，故致神识不清而濒于死亡。又《灵枢·本神》说："破䐃脱肉，毛悴色夭，死于冬。……四肢不举，毛悴色夭，死于春。……两胁骨不举，毛悴色夭，死于秋。……皮革焦，毛悴色夭，死于夏。"这说明了观察身形的异常，可以预测疾病的死生。

形现于外，气充于内。气实形实，气虚形虚，是谓形气相得，这是正常现象，如果是气实形虚或气虚形实，是谓形气相失，这是禀气失常或病态的表现。如《素问·刺志论》说："气实形实，气虚形虚，此其常也，反此者病。"《灵枢·寿夭刚柔》也说："形与气相任则寿，不相任则夭。皮与肉相果则寿，不相果则夭。血气经络胜形则寿，不胜形则夭。"这些经文强调形体与正气要协调一致，才能保持身体健康，达到延年益寿的目的。《灵枢·寿夭刚柔》还指出："形充而皮肤缓者则寿，形充而皮肤急者则夭，形充而脉坚大者顺也，形充而脉小以弱者气衰，衰则危矣。若形充而颧不起者骨小，骨小则夭矣。形充而大肉胭坚而有分者肉坚，肉坚则寿矣；形充而大肉无分理不坚者肉脆，肉脆则夭矣。"形充而皮肤缓，形充而脉坚大，都是形与皮肤、脉的相得，故寿；反么，则为相失，故夭。

上述望形态诊病的理论，后世医家都有不同的阐发，这些都为今后研究人体形态学留下了宝贵的资料。

（二）望形态的内容

1. 观皮肤

皮肤居一身之表，内合于肺，卫气循行其间，而为机体的屏障。如皮肤面目皆黄，是为黄疸；皮肤虚浮肿胀，多属水湿泛滥为病；皮肤干瘪枯槁，多由津伤液耗所致等。皮肤的色泽，常与肌肉的坚脆有关，因此，对四时邪气的易感程度也不同。如《灵枢·论勇》说："黄色薄皮弱肉者，不胜春之虚风；白色薄皮弱肉者，不胜夏之虚风；青色薄皮弱肉者，不胜秋之虚风；赤色薄皮弱肉者，不胜冬之虚风也。……黑色而皮厚肉坚，固不伤于四时之风。其皮薄而肉不坚、色不一者，长夏至而有虚风者，病矣。其皮厚而肌肉坚者，长夏至而有虚风，不病矣。其皮厚而肌肉坚者，必重感于寒，外内皆然，乃病"。

2. 察络脉

络脉是经脉的分支，纵横交错，网络全身，其循行于肌肉较深者为阴络，浮行于肤表浅出者为阳络。由于络脉浅显，脏腑经脉气血的改变，常通过体表的络脉反映出来，如《灵枢·邪客》说："视其血脉，察其色，以知其寒热痛痹。"故察络脉颜色的变化，可以诊断内在脏腑的疾病。

阳络浅在不应于经，故常随四时而变异；阴络深在而应于经，其色有常，内应五脏。所以《素问·经络论》说："经有常色而络无常变也。……心赤、肺白、肝青、脾黄、肾黑，皆亦应其经脉之色也。……阴络之色应其经，阳络之色变无常，随四时而行也。寒多则凝泣，凝泣则青黑；热多则淖泽，淖泽则黄赤，此皆常色，谓之无病。五色具见者，谓之寒热。"这段经文是说络脉有阴络和阳络之分，一般情况下，阴络的颜色与其经脉相一致，而络脉的颜色则变化无常，随着四时气候寒热的变化而变化。寒气多时则气血运行迟滞，因而多出现青赤之色；热气多时则气血运行滑利，因而多出现黄赤之色，这都是正常的，是无病的表现。如果五色全部显露，就是过寒过热所引起的变化。络脉之色，又因证而异，如《灵枢·论疾诊尺》说："诊血脉者，多赤多热，多青多痛，多黑为久痹，多赤、多黑、多青皆见者，寒热。"《素问·皮部论》也载"其色多青则痛，多黑则痹，黄赤则热，多白则寒，五色皆见，则寒热也。"这是由于邪气入络，气滞血凝，则痛而色青；久寒久痛，则痹而色黑；湿热壅滞，则皮热而色黄赤；气虚血少，则皮寒而色白。若五色杂见，则为阴阳失调，寒热交错的病证。

手鱼之络，也是察络脉的常用部位。《灵枢·经脉》说："胃中寒，手鱼之络多青矣；胃中有热，鱼际络赤；其暴黑者，留久痹也；其有赤有黑有青者，寒热气也。"手鱼，指大指本节后隆起的肌肉，因其形似鱼腹，故称"手鱼"。手鱼除络脉浅显易见外，它又是手太阴肺经所过之处，肺经秉承胃气而至寸口上鱼际，所以诊鱼际可以测候胃气的盛衰。

《内经》察络脉的方法，是本于《素问·皮部论》"百病之始生也，必先本于皮毛"的理论而来。后世所用的儿科察食指指纹的"风、气、命"三关，以及察看耳后络脉的诊法，就是在《内经》察络方法的基础上发展而来的。

3. 视目色

视目精明，除望眼"神"外，目之色泽变化，也是望目的一个重要内容。《内经》认为目的结构，内应五脏，如《灵枢·大惑论》说："五脏六腑之精气，皆上注于目而为之精。精之窠为眼，骨之精为瞳子，筋之精为黑眼，血之精为络，其窠气之精为白眼，肌肉之精为约束，裹撷筋骨血气之精而与脉并为系，上属于脑，后出于项中。"所以目之五色为五脏精气的外华，察色之变化，也就能诊五脏之病。又如《灵枢·小针解》说："所以察其目者，五脏使五色循明。"《灵枢·邪客》也说："因视目之五色，以知五脏，而决死生。"另外，《灵枢·小针解》和《灵枢·四时气》还有"睹其色，察其目，以知其散变者，视其目色，以知病之存亡也"的记载。故眼目的异常变化，不仅关系于肝，而且也能反映其他脏腑的病变。

目之五色主病，《灵枢·论疾诊尺》说："目赤色者病在心，白在肺，青在肝，黄在脾，黑在肾。黄色不可名者，病在胸中。诊目痛，赤脉从上下者，太阳病；从下上者，阳明病；从外走内者，少阳病。诊寒热，赤脉上下至瞳子，见一脉，一岁死；见一脉半，一岁半死；见二脉，二岁死；见二脉半，二岁半死；见三脉，三岁死。"这就更进一步说明赤脉的移行，可诊断不同经脉及寒热往来的病，并可根据赤脉数目的多少而测其预后。

察目色的范围，还包括了内外眦和上下眼睑。一般情况是：赤色常见于两眦，青白色多现于两眦及眼睑，黄色以现于白眼为多，黑色以上下眼睑为显。眼胞红肿，多为肝经风热；目胞浮肿，如卧蚕状，多为水肿；眼窝下陷，多是津液亏耗；目眦赤烂，多属湿热；小儿睡眼露睛，多属脾虚，气血不足；瞳孔散大，是为精气衰竭；白睛黄染，常见于黄疸；目眦淡白，属气血不足。诸经热盛，均可见到目赤，凡开目而欲见人者，属阳证；闭目而不欲见人者，为阴证。两目上视或斜视、直视，多见于肝风，或为动风先兆。

望目之五色，还须与面部色泽相参，《内经》称谓"五色奇脉"。如《素问·五脏生成》说："凡相五色之奇脉，面黄目青、面黄目赤、面黄目白、面黄目黑者，皆不死也。面青目赤，面赤目白，面青目黑，面黑目白，面赤目青，皆死也。"指出不论目现何色，而现黄色者，为胃气尚存，预后尚好，如面无黄色，则为胃气已绝，故预后不良。至于白睛色黄，是为黄疸，正如《素问·平人气象论》说："目黄者，曰黄疸"。

4. 望耳、鼻、唇

耳、鼻、口唇，内系肾、肺、脾三脏，为三脏之外窍，所以望耳、鼻、口唇的色泽形态受化，可以测候内脏的病变。这些《内经》也有记载，如鼻头色青，多为腹痛，色黄为湿热，色白为失血，或见于虚寒证，赤色为脾肺两经有热，色微黑，常见于水饮等。

四、望舌

望舌，是望诊的重要内容，也是中医诊断疾病的重要依据之一。望舌包括望舌质和舌苔两大部分内容。舌质，又称舌体，是舌的肌肉脉络组织。舌苔，是舌体上附着的一层苔状物，由胃气所生。正常舌象，是舌体柔软，活动自如，颜色淡红，舌面铺有薄薄的、颗粒均匀、干湿适中的白苔，常描写为"淡红舌、薄白苔"。疾病状态下舌象会发生变化，在《内经》中就已有"舌干""舌上黄""舌卷"的记载。舌诊，在中医的医疗实践中不断发展，积累了丰富经验，形成了较为系统的理论。

舌，虽然是人体的一个外在器官，但其与内脏的关系至为密切，这主要是由于经络的连属，气血通达的缘故。如《灵枢·经脉》说："手少阴之别，……系舌本。"又说："肝者，筋之合也，筋者聚于阴器，而脉络于舌本也。"《灵枢·经别》也说："足太阴之正，……上结于咽，贯舌中。"《素问·奇病论》也有"少阴之脉，贯肾系舌本"的记载。这些都说明了心、肝、脾、肾四脏的经脉和经别是与舌直接联系着的。

与舌的联系，除经脉、经别外，还有经筋。例如《灵枢·经筋》说："足太阳之筋，……其支者，别入结于舌本。"又说："手少阳之筋，……入系舌本"。舌通过经络直接或间接地联系许多脏腑，如手少阴心经之别系舌本，足太阴脾经连舌本、散舌下，足少阴肾经挟舌本，足厥阴肝经络舌本，足太阳之筋结于舌本，手少阴之筋入系舌本等。所以，脏腑的精气可上营于舌，正因为舌与五脏相通，所以察舌能知五脏的病变。

虽然五脏及其经脉等皆与舌有内在的联系，但其中以心与舌的联系更为密切，所以称舌为心窍。如《素问·阴阳应象大论》说："心主舌，……在窍为舌。"《灵枢·脉度》也说："心气通于舌，心和则舌能知五味矣。"此外，《灵枢·五阅五使》也有"舌者，心之官也"的记载。舌为心之苗，又为脾之外候，脏腑的病变亦可从舌象变化反映出来，这就是望舌可以诊察内脏病理变化的依据。此外，在长期的临床实践过程中，前人还发现舌的一定部位与一定的脏腑相联系，并反映着相关脏腑的病理变化，从而把舌划分为舌尖、舌中、舌根、舌边四个部分，分属于心肺、脾胃、肾、肝胆等有关脏腑。这种以舌的分部来诊察脏腑病变的方法，在临床上有重要的参考价值。

通过对舌苔、舌质变化的观察，可以测知脏腑气血的病理变化，从而为辨证论治提供依据。

《内经》的舌诊，主要是观察舌面的润燥、颜色、舌质和形态的变化。有关舌诊的记载虽不多，但已为后世的舌诊学开辟了先河。

（一）舌质与主病

舌质，又称舌体。《内经》对舌质的观察，以察舌面的润燥，候津液的荣枯为主。如《素问·热论》说："伤寒五日，少阴受之，少阴脉贯肾，络于肺，系舌本，故口燥舌干而渴。"寒邪化热入少阴，津液已伤，故口燥舌干而渴。如果心经邪热继续发展还可见到舌体糜烂，所以《灵枢·热病》说："舌本烂，热不已者死"，更有真阴不足，阳气有余的虚热证，常可见到唇舌焦燥，宛如干肉的现象。如《灵枢·刺节真邪》说"阴气不足则内热，阳气有余则外热，内热相搏，热于怀炭，外畏绵帛近，不可近身，又不可近席，腠理闭塞，则汗不出，舌焦唇槁，腊干益燥。"此外，《素问·评热病论》也有"口苦舌干"等的记载。

目前望舌质主要是察其颜色、形态的异常。对于诊察脏腑精气盛衰存亡，判断疾病预后转归，具有重要意义。

（二）舌苔与主病

关于望舌苔，《内经》中也早有记载。如《素问·刺热》说："肺热病者，先淅然厥，起毫毛，恶风寒，舌上黄，身热。"舌上黄，即指舌苔而言。这是因为外邪袭肺，先见洒淅恶寒，继则发热，郁热上蒸，故而出现黄苔，这是邪热入里之候。

闻　诊

闻诊，是医生运用听觉和嗅觉了解患者情况，以诊察疾病的一种方法。

其内容主要包括听声音和嗅气味两方面。听声音主要听患者语言、气息的高低、强弱、浊清、缓急等变化，以及呃逆、嗳气、哮喘、太息等音响的异常，以分辨病情的寒热虚实。嗅气味，主要是嗅患者的口气、分泌物与排泄物的异常气味。古代医家对闻诊也是非常重视的，《难经》有"闻而知之谓之圣"的说法。

一、听声音

《素问·阴阳应象大论》说："听音声，而知所苦。"苦，即指病苦。通过听病者声音的变易，可以推求病变之所在、病邪的盛衰、正气的盈亏，正如《难经·六十一难》说："闻而知之者，闻其五音，以别其病。"

（一）常音

声音的发出，与肺、喉、会厌、舌、齿、鼻等器官直接有关。所以《灵枢·忧恚无言》说："喉咙者，气之所以上下者。会厌者，音声之户也。口唇者，音声之扇也。舌者，音声之机也。悬雍垂者，音声之关也。颃颡者，分气之所泄也；横骨者，神气所使，主发舌者也。"所以声音的发生，关系到好多器官，因而听音声，也就成为闻诊的重要内容。

知常达变，是诊法的理论原则，所以听音声先必识其常，然后才能别其变。常音即五音，五音发自五脏之气，其音律是：角、徵、宫、商、羽。《素问·阴阳应象大论》说：肝"在音为角"，心"在音为徵"，脾"在音为宫"，肺"在音为商"，肾"在音为羽"。角音位于长短上下清浊之间，其音呼以长，出于舌；徵音为次短次高次清，其音雄以鸣，出于齿；宫音为最长最下最浊，其音慢以缓，出于喉；徵音为次长次下次浊，其音促以清，出于腭；羽音最短最高最清，其音沉以细，出于唇，这是五脏的正常之音，如果变调，便是病音。

（二）病音

患者说话声音的强与弱，既能反映正气的盛衰，也与邪气的性质有关。语声重浊，常见于外感，亦见于湿浊阻滞，为肺气不宣，气道不畅所致。如呻吟、惊呼等，常与痛、胀有关。虚、实、寒、热不同病证，其音声也不相同，因此，根据音声的不同，可以测知虚、实、寒、热的病变。一般来说，音声低微，言语不续的多属虚证。音声高亢，狂言乱语，甚则神识昏胡的，多属实证。正如《素问·脉要精微论》说："言而微，终日乃复言者，此夺气也。衣被不敛，言语善恶，不避亲疏者，此神明之乱也。"实证多属热证，虚证多属寒证。若发不出音，称为"失音"，亦有虚实之分，见于外感风寒、风热，或感邪后又伤于饮食，或妊娠末期气道受阻者，多属实证；见于内伤，肺肾阴虚，津液不能上承，表现为慢性或反复发作的，多属虚证。后世《伤寒论》所说的"实则谵语，虚则郑声"就是《内经》这一理论的概括。

（三）脏腑病变后的声音变化

音声内应脏腑，由心神控制，因此情志变动，势必影响音声，使之变异。例如肝发为怒，病声为呼；心发为喜，病声为笑；脾发为思，病声为歌；肺发为忧，病声为哭；肾发为恐，病声为呻。正如俞嘉言说："凡闻声不能分呼、笑、歌、哭、呻，以求五脏善恶，五邪所干，神气所主之病者，医之过也。"《内经》还总结了不同脏腑病变后的声音变化。

1. 肝病与声音

肝为将军之官，性刚，主疏泄，藏血，其主语，魂之舍。肝失疏泄，气机不调，无论为抑郁或亢奋，都可引起情志的异常受化，导致声音的改变。

抑郁者，表现在音声方面，轻则郁郁寡欢，闷闷欲哭，甚则卒然失语，言不能出，但心内明白。这多由惊恐愤郁，肝阳上扰，肝风内生，神魂失守而致。故《灵枢·热病》说："痱之为病也，身无痛者，四肢不收，智乱不甚，其言微，甚则不能言。"《素问·大奇论》又说："肝脉惊暴，有所惊骇，脉不至，若瘖，不治自已。"前者，即后人称之谓"中风不语"；后者，多为突然情志失常所致的暂时性音哑。

亢奋者，其表现多为狂言乱语、怒声呼喊等。《素问·刺禁论》说："刺中肝，其动为语。"语，即多言的意思。肝病的狂言，是妄言无度，言辞强暴，大声疾呼，常为情志所伤，肝气上逆所致，这也就是《素问·脏气法时论》所说："肝患者善怒"。又如《素问·气交变大论》说："岁木太过，甚则忽忽善怒。"狂躁谵语之证，亦常见于热邪伤肝，如《素问·刺热论》说："肝热病者，热争则狂言及惊。"上述肝病的狂，主要是因为肝藏魂，肝病魂动不安的缘故。

2. 心病与声音

心为五脏六腑之大主，主藏神。心气和畅，则神志清楚，精力充沛。若心气太过或不及，则神智失常，表现在音声方面，常为笑不休，或为噫、为语言异常等。

正常的笑，是心气舒畅的表现。如《素问·阴阳应象大论》说："在脏为心，……在声为笑。"但如失去控制笑而不休，则多为心气有余，神明失常的表现。如《素问·调经论》说："神有余则笑不休，神不足则悲。"神有余为心气实，神不足为心气虚。心气不舒有时也会表现为冷笑而笑声不扬于外，如《灵枢·癫狂病》说："狂者，……善笑而不发于外者，得之有所大喜。"

心病，也可出现气上逆的噫，多为寒邪或热邪客于中焦，气上冲心所致。故《素问·至真要大论》说："少阴之复，懊热内作，外为哕噫。"少阴为君火，复则懊热生于内，热忧心神则发为噫。轻度的噫，不治自愈，危重患者的噫，常为临终征兆。如《素问·刺禁论》说："刺中心，一日死，其动为噫。"这种噫，多为心气上越所致，故预后不良。

心藏神，神乱则狂言，故心病还可见到狂言之证，这多由大恐所致。如《灵枢·癫狂病》说："狂言、惊、善笑、好歌乐、妄行不休者，得之大恐。"又说："狂始发，……善骂詈，日夜不休。"这些都是心气实，神明错乱的癫狂病证。

心病表现在音声和言语方面，还有缄默不欲言之证，前者是音哑不能言，后者是不欲言。《素问·大奇论》说："脉至如喘，名曰暴厥，暴厥者，不知与人言。"这是心气不足，神明抑郁，缄默不欲言。《灵枢·经脉》说："手少阴之别，……虚则不能言。"《灵枢·邪气脏腑病形》也说："心脉满甚为瘖。"这是不能言的瘖证。此外心脉被邪气所伤，亦能发生不言或瘖，如《素问·脉要精微论》说："心脉搏坚而长，当病舌卷不能言。"《素问·脉要精微论》说："岁火不及，寒乃大行，民病暴瘖。"前者为火邪伤心，经脉受损；后者为心气不足，寒水之邪乘心，心窍不开。二者病因虽异，但皆为瘖证。

3. 脾病与声音

脾主运化水谷，行津液。脾不健运，中气虚弱，可见吞、哕之证。所以《灵枢·九针论》说："脾主吞。"《素问·阴阳应象大论》说："在脏为脾，……在变动为哕。"

脾病的吞，常由寒热邪气，客于中焦，或针刺不当，误伤脾气，致使脾气不调所致，如《素问·刺禁论》说："刺中脾，其动为吞。"

哕为有声无物，又称干哕或干呕。这主要是运化失职，中气上逆所致。如《灵枢·胀论》说："脾胀者善哕。"即脾气不运而引起的膨胀，其气滞逆，故而哕。亦有哕而兼呕的，如《素问·脉解》说："太阴所谓病胀者，食则呕吐。"

脾失健运，湿阻中焦，还可见到语声重浊的现象，如《素问·脉要精微论》说："中盛脏满，气胜伤恐者，声如从室中言，是中气之湿也。"

4. 肺病与声音

肺主气，气调则营卫脏腑无所不治，气不调，则肺病而魄动不安，此常由邪气伤肺或情志失常所致。其病音声为咳喘、为哭、为声哑等。

肺主气，喉为之门户，故肺病多见咳嗽、喘息等症状，如《素问·阴阳应象大论》说："在脏为肺……在声为哭，在变动为咳。"《素问·脏气法时论》也说："肺病者，喘咳逆气。"咳嗽是肺失宣降，肺气上逆的反映。闻诊时应注意其声响，以及有无痰声等变化。咳声重浊，多属实证；咳声低微气怯，多属虚证。呈阵发性、咳而气急、连声不绝、终止时作鹭鸶叫声的，称为顿咳。咳声如犬吠，多为白喉。干咳无痰，或只有少量稠痰，多属燥邪犯肺或阴虚肺燥。咳嗽有痰，则应分清痰色、痰量、痰质的变化，以辨别病证的性质。

咳喘之症，病虽在肺，但也可由他脏发病影响而来，所以《素问·咳论》又提出"五脏六腑皆令人咳，非独肺也"的论点，这就提示在闻诊时，必须将咳嗽与其他症状结合起来，以辨明发生咳嗽的本质所在。例如《素问·痹论》说："心痹者脉不通，暴上气而喘。"《素问·脏气法时论》又说："肾病者，腹大胫肿，喘咳。"前者病本在心，后者病本在肾。

肺气的太过或不及，皆可令人发生咳喘，如《素问·玉机真脏论》说："秋脉太过，令人逆气而背痛，愠愠然；其不及，则令人喘，呼吸少气而咳，上气见血，下闻病音。"《素问·调经论》也说："气有余则咳喘上气。"由此可见，咳喘的发生，多属于肺的病变，即使是咳嗽轻微而起居如故的，亦不能排除肺的病变，如《素问·逆调论》说："起居如故而息有音者，此肺之络脉逆也。络脉不得随经上下，故留经而不得行。络脉之患者也微，故起居如故而息有音也。"

肺在志为悲，故情志失常，则发声为哭。《素问·诊要经终论》说："春刺秋分，令人时惊，又且哭。"这种哭就是因为治疗不当，损伤肺气所致。

音哑，也可见于肺的病变，多由风寒袭肺，或爆热伤肺所致。如《素问·至真要大论》所说："少阴之复，暴瘖。"就是由于木火刑金所致的症状。

5. 肾病与声音

肾为先天之本，主藏精，开窍于耳。其病变表现于音声方面，多见为耳聋、耳鸣、呻吟及言语的异常。

耳为肾窍，故耳鸣耳聋常为肾病的外候，如《灵枢·决气》说："精脱者耳聋，液脱者耳数鸣"。肾精亏损，不能上充耳窍，这是耳聋的主要原因。然脑髓不足，亦可见耳鸣之证，究其本，仍在于肾，这是因为肾主骨生髓，脑为髓海的缘故，如《灵枢·海论》说："髓海不足则脑转耳鸣。"

见于肾病的呻吟，多为肾气虚损的表现，如《素问·阴阳应象大论》说：肾"在声为呻。"

语言虽为心神所主，但其发声则根于肾间动气，若肾气虚不能上达喉咽，就可见到不能发声的音哑。如《素问·脉解》说："所入中为瘖者，阳盛气已衰，故为瘖也，内夺而厥，则为瘖俳，此肾虚也。"肾邪大过，也可见到不欲言语之证，如《素问·玉机真脏论》说："冬脉太过，少气不欲言。"这是由于邪实伤肾，导致心肾不交，以致少气不足，不欲言语。

此外，言语异常，也可见于胞宫的病变。如《素问·奇病论》说："人有重身，九月而瘖，此为何也？岐伯对曰：胞之络脉绝也。"这是因为胞之络脉系于肾，少阴之脉贯肾系舌本的缘故。

6. 胆病与声音

胆为春升少阳之气，若少阳之气被郁不能升发，便可出现怒声或太息之声。如《灵枢·九针论》说："胆为怒。"怒本为肝志，胆病之怒，是因肝胆相表里的缘故。

胆病还可以发出太息，这是因为胆为阳木，木主生发而喜条达，阳主疏泄，病则气郁，郁则求伸，故而发为太息。所以《灵枢·经脉》说："胆病，善太息。"

7. 小肠、大肠病与声音

《灵枢·癫狂病》说："癫疾始作，引口啼呼喘悸者，候之手阳明、太阳。"手阳明、太阳，即大肠、小肠经。之所以候于手阳明、太阳者，是因为心与小肠，肺与大肠相里之故。

邪气客于大肠，大肠传道失职，可闻肠鸣声，所以《灵枢·邪气脏腑病形》说："大肠病者，肠中切痛，而鸣濯濯。"肠鸣之症虽见于大肠病变，但亦有虚、寒、食积等的不同，如《素问·脏气法时论》说："虚则腹满肠鸣。"《灵枢·师传》也说："肠中寒，腹鸣飧泄。"《灵枢·杂病》说："腹满食不化，腹响响然，不能大便，取足太阴。"响响然，即中有响声。正因为同是肠病腹鸣，其因不同，而治法亦异。

8. 胃病与声音

胃为仓廪之官，主容纳水谷、化津液，其气主降。病变表现在音声方面，常见的有胃气上逆的呕吐、哕证。

哕，即呃逆，为胃气上逆所致。如《灵枢·九针论》说："胃为气逆，哕。"呃逆，俗称"打嗝"。呃声高亢而短，响亦有力，多属实热。呃声低沉而长，气弱无力，多属虚寒。日常的呃逆，呃声不高不低，无其他不适，多为食后偶然触犯风寒，或因咽食急促所致，不属病态。若久病胃气衰败，出现呃逆、声低无力，则属危证。

有声有物谓之呕，有物无声谓之吐，如《素问·脉解》说："所谓食则呕者，物盛满而上溢，故呕也。"呕，常由于过食生冷油腻，或食饮不节，挫伤胃气所致。但也有因寒而损伤阳所致的，如《素问·刺疟论》说："病至则善呕，呕已衰。"若食入即呕，兼见烦渴喜凉饮，身热面赤的，多属邪热犯胃，故《素问·诊要经终论》："呕则逆，逆则面赤。"如胃内热邪亢盛，还可见到狂言、骂詈等。如《素问·阳明脉解》说："足阳明之脉，阳盛则使人妄言骂詈，不避亲疏。"这是因为胃之络脉通于心，心神为邪热干扰所致，《伤寒论》所说阳明发狂，就是这个道理。

9. 心包络病与声音

心包络为心之外卫，常代心受邪，其病变为喜笑或谵语等心的病证。故《灵枢·经脉》说："心主手厥阴心包之脉，……是动则病，……喜笑不休。"喜是心之志，笑为心之声，因心包络有病之所以有喜笑之声，因心包络是代君行令，故外邪侵犯心包络为病，或见喜笑不休，或见神昏谵语。

二、嗅气味

《内经》有关闻诊的内容中，已有嗅气味的记载，如《素问·腹中论》说："病至，则先闻腥臊臭。"有病，气血及代谢物等受邪气的熏蒸，通过呼吸及排泄物等发出一种特殊的气味，据此可以推测病变性质、病位等。临床上对病室气味，患者的口臭，以及痰、涕、汗、经带、二便等的嗅察，都属于闻诊范围。

（一）口气异常与主病

口气，指能闻及的口中的气味。口气臭秽，多属胃热，或消化不良，亦见于龋齿、口腔不洁等；口气酸臭，多是胃有宿食；口气腐臭，多是牙疳或有内痈。

（二）排泄物、分泌物气味异常与主病

排泄物与分泌物，包括二便、痰液、脓液、带下等。有恶臭者多属实热证；略带腥味者多属虚寒证。如大便臭秽为热，有腥味的属寒。小便臊臭，多为湿热。矢气奇臭，多为消化不良、宿食停滞。咳吐浊痰脓血，腥臭异常的，多为热毒炽盛、瘀结成脓的肺痈。后人在《内经》的启示下，已总结出不少的经验，对临床辨证，做出了一定的贡献。

问 诊

问诊，是通过询问病者或其陪诊者，以了解病情的一种诊察方法。

问诊，是医生对患者或其家属、亲友进行病情查询的一种诊察方法。问诊的主要方法，首先要抓住主诉。主诉，是患者自觉最为痛苦的一个或几个主要症状。抓住主诉之后，就可围绕主诉的症状，根据中医的基本理论，从整体出发，按辨证要求，有目的的一步一步地深入询问，以收集辨证资料。问诊既要抓住重点，又要了解一般。没有重点，也就是抓不住主要矛盾，则会主次不分，针对性不强，如果不做一般了解，又容易遗漏病情。问诊是诊察病情的重要方法之一，在四诊中占有重要地位。

一、问诊的意义

了解疾病发生的时间、原因、经过、既往病史、生活习惯以及饮食爱好等与疾病有关的情况，特别是病者的病痛情况等，在诊断上有极重要的价值，如《灵枢·师传》说："入国问俗，入家问讳，上堂问礼，临病人问所便"就是强调了问诊的重要性。上述的内容都必通过询问才能了解，可见问诊在四诊中占有重要的地位。那种认为"病家不必开口"，便能断病遣药，是不负责任的作风。如《素问·徵四失论》说："诊病不问其始，忧患饮食之失节，起居之过度，或伤于毒，不先言此，卒持寸口，何病能中，妄言作名，为粗所穷，此治之四失也。"《素问·疏五过论》也说："医不能明，不问所发，唯言死日，亦为粗工。"

问诊，是诊察和分析病情作出诊断的重要一环，特别是患者的主诉症状，常常是决定病证的重要依据。喻嘉言说："凡治病不问病人所便，不得其情，草草诊过，用药无据，多所伤残，医之过也。"又如孙思邈提出"未诊先问"等，都说明了问诊在四诊中的重要意义。

二、问诊的范围

问诊的范围是比较广泛的，举凡患者的精神环境、饮食起居、是否中毒、忧患苦乐，以及发病经过，起病情况都为临证所必问。

在问诊方法上，要求环境安静，态度和蔼，平易近人，如《素问·移精变气论》说："闭户塞牖，系之病者，数问其情，以从其意。"只有这样，才能使患者无所拘束，畅诉病情。

患病起始日期，起病情况及现在症状，这是问诊中的首要问题。例如起病急暴者，属外感实证；病起缓慢者，则多为内伤虚证；所谓久病邪深，新病邪浅，这在初接触患者，就可以得出一个初步的印象。如《素问·三部九候论》说："必审问其所始病，与今之所方病，而后各切循其脉。"特别是问今之所方病中的患者自觉症状，这是医者抓主证的重要材料，只有抓住主证，才能有的放矢地进行辨证。

《内经》中已经注意到患者的饮食居处和情志活动对疾病发生、发展的关系，因而记载了不少这方面的内容，如《素问·疏五过论》说："凡欲诊病者，必问饮食居处，暴乐暴苦，始乐后苦，皆伤精气。"又说："离绝菀结，忧恐喜怒，五脏空虚，血气离守。"《素问·血气形志》也说："形乐志苦，病生于脉，治之以灸刺；形乐志乐，病生于肉，治之以针石；形苦志乐，病生于筋，治之以熨引；形苦志苦，病生于咽嗌，治之以百药。形数惊恐，经络不通，病生于不仁，治之以按摩醪药。"这些由精神情志所致的疾病，由于精神刺激不同，其发病部位，治疗措施也各不相同，而这些"苦""乐""惊恐"等病因，若不通过问诊是无从得知的。因此，《素问·疏五过论》告诫说："诊有三常，必问贵贱，封君败伤，及欲候王。故贵脱势，虽不中邪，精神内伤，身必败亡。始富后贫，虽不伤邪，皮焦筋屈，痿躄为挛。"这种通过问诊来了精神因素致病的重要作用，在今天仍不失其重要的现实意义。

此外，通过问诊来了解患者的所喜所恶，对疾病的处理，也有重要的参考价值。例如胃热的消瘅病则喜冷食，胃寒腹胀之人则喜热食，如《灵枢·师传》所谓"中热消瘅则便寒，寒中之属则便热"，问其喜寒喜热，即可测知胃病的寒热性质。

《内经》不仅强调了问诊的重要性，同时还对问诊的具体内容，作了初步的论述。最后是临证问当下症状，是问诊的主要组成部分，对了解患者的整体情况和辨证，具有重要意义。

切　诊

切诊，是医者运用手指的触觉，对患者进行触摸、按压，以获得重要资料的一种诊断方法。如《素问·脉要精微论》说："知内者，按而纪之。"切诊包括脉诊和按诊两个内容。

一、脉诊

脉诊即切脉，又叫诊脉，是四诊的重要组成部分，也是中医的独特诊断方法。《素问·五脏生成》所说："夫脉之大、小、滑、涩、浮、沉可以指别"，是指脉诊而言。鉴于脉诊在中医诊法中的重要性，所以历来为医家所重视和运用，并在长期的医疗实践中，积累了宝贵的经验，形成了一套系统的理论。

（一）切脉的意义

脉为血之府。心主血脉，又为五脏六腑之大主，所以气血在脉中流通所反映出的脉象，不仅与心气的盛衰，而且与五脏六腑的生理、病理密切相关。另一方面，脉中的水谷精气，随血液流布经络，灌溉脏腑，游行四肢，贯注百骸，正如《素问·举痛论》说："经脉流行不止，环周不休。"五脏之气通过脉而作用于周身，所以脉的变化，可以测知气运行的情况，五脏之气的盛衰，邪正的消长，从而为辨证施治提供依据，故《素问·脉要精微论》说："微妙在脉，不可不察。"

（二）切脉方法

1. 三部九候遍诊法

三部九候切脉部位于全身，故又称遍诊法。《素问·三部九候论》说："故人有三部，部有三候，以决死生，以处百病，以调虚实，而除邪疾。帝曰：何谓三部？岐伯曰：有下部，有中部，有上部，部各有三候。三候者，有天、有地、有人也，必指而导之，乃以为真，上部天，两额之动脉；上部地，两颊之动脉；上部人，耳前之动脉。中部天，手太阴也；中部地，手阳明也；中部人，手少阴也。下部天，足厥阴也；下部地，足少阴也；下部人，足太阴也。故下部之天以候肝，地以候肾，人以候脾胃之气。帝曰：中部之候奈何？岐伯曰：亦有天，亦有地，亦有人。天以候肺，地以候胸中之气，人以候心。帝曰：上部以何候之？岐伯曰：亦有天，亦有地，亦有人。天以候头角之气，地以候口齿之气，人以候耳目之气。三部者，各有天，各有地，各有人。三而成天，三而成地，三而成人。三而三之，合则为九，九分为九野，九野为九脏。故神脏五，形脏四，合为九脏。五脏已败，其色必夭，夭必死矣"。这种诊脉部位及其所候脏腑如下。

上部（头部）
- 上部天—两额之动脉（如太阳穴），以候头角之气
- 上部人—耳前之动脉（如耳门次），以候耳目之气
- 上部地—两颊之动脉（如巨髎穴），以候口齿之气

中部（手部）
- 中部天—手太阴（如寸口部），以候肺
- 中部人—手少阴（如神门穴），以候心
- 中部地—手阳明（如合谷穴），以候胸中之气

下部（足部）
- 下部天—足厥阴（如五里穴或太冲穴），以候肝
- 下部人—足太阴（如箕门穴或太冲穴），以候脾胃
- 下部地—足少阴（如太溪穴），以候肾

这种三部九候诊脉候病的方法，主要观察上下左右相失与不相失，上中下三部相互调和与不调和，所以《素问·三部九候论》说："形盛脉细，少气不足以息者危。形瘦脉大，胸中多

气者死。形气相得者生。参伍不调者病。三部九候皆相失者死。上下左右之脉相应如参春者病甚。上下右相失不可数者死。中部之候虽独调，与众脏相失者死。中部之候相减者死。目内陷者死。"说明上中下三部脉象互相调和则不病，反之形气相失，参伍不调，上下左右脉不相应，至数错乱，不可数者则为病，甚或死证。

上述参伍不调之脉，《素问·三部九候论》还提出了"七诊"之候，即"察九候独小者病，独大者病，独疾者病，独迟者病，独热者病，独寒者病，独陷下者病。……九候之相应也，上下若一，不得相失。一候后则病，二候后则病甚，三候则病危。所谓后者，应不惧也。察其脏腑，以知死生之期，必先知经脉，然后知病脉。真脏脉见者胜死"。脉失其常，可见独大独小等即是病脉，视其出现的部位，亦即发病的所在。"应不惧者"，是指失常度，逆乱无伦。

通过三部九候推断疾病的死期，本篇还有很多具体的描述，如"九候之脉，皆沉细悬绝者为阴，主冬，故以夜半死。盛躁喘数者为阳，主夏，故以日中死。是故寒热者，以平旦死。热中及热病者，以日中死。病风者，以日夕死。病水者，以夜半死。其脉乍疏乍数乍迟乍疾者，日乘四季死。形肉已脱，九候虽调，犹死。……若有七诊之病，其脉候亦败者死矣。必发哕噫。……脉不往来者死，皮肤著者死"。这些记载，为研究《内经》脉诊，提供了宝贵的资料。

此外，《素问·三部九候论》还介绍了一种切脉的方法，值得进一步研究。这种方法是用左手在人足踝上五寸按之，用右手在患者踝部弹之，其动应手超过五寸以上，而动象"蠕蠕然"很舒缓的，这是中和的反映，故不病。但如动象很疾，而中手"浑浑然"过盛的，这是太过的反应，为病脉。若中手"徐徐然"缓慢无力的，这是不足的反映，也是病脉。如果其动应手不够五寸，或弹之不相应的，这是阴气绝的现象，故主死。

古代医家非常重视三部九候诊法，如《素问·离合真邪论》说："审扪循三部九候之盛虚而调之，察其左右上下相失及其相减者，审其病脏以期之。不知三部者，阴阳不别，天地不分。……刺不知三部九候病脉之处，最有大过且至，工不能禁也。"又如《素问·八正神明论》说："上工救其萌芽，必先见三部九候之气，尽调不败而救之，故曰上工。下工救其已成，救其已败。救其已成者，言不知三部九候之相失，因病而败之也。知其所在者，知诊三部九候之病脉处而治之，故曰守其门户焉，莫知其情而见邪形也。"可见古人对这种诊法的评价和重视的程度。

由于脉象是人体生命活动最灵敏、最重要的一个信息源，而三部九候法是从人体多方面获取信息，从而为辨证提供更多的客观依据。因此，我们在肯定其历史地位的同时，更应注意其科学价值，借用近代科学来讨论这种诊法的本质及其规律，将为中医现代化做出贡献。

2. 人迎寸口对比诊法

用人迎脉和寸口脉对比的方法来诊断疾病，也是《内经》比较常用的一种切脉方法。人迎为颈部喉结两旁的动脉，是足阳明胃经所过之处。胃为水谷之海，脾胃之气，必循经脉过人迎、寸口，为手太阴肺经经脉之所过，内应五脏六腑之气。所以全身脏腑经脉气血盛衰情况，都可以从人迎、寸口的脉象上反映出来。《灵枢·四时气》说:"气口候阴,人迎候阳。"人迎为阳经之脉,主表,阳旺于春夏;气口为阴经之脉,主里,阴旺于秋冬。所以在正常情况下,人迎、寸口与四时相应,春夏人迎微大于寸口,秋冬寸口微大于人迎,正如《灵枢·禁服》说;"寸口主中,人迎主外,两者相应,俱往俱来,若引绳大小齐等,春夏人迎微大,秋冬寸口微大,如是者,命曰平人。"又如《灵枢·终始》说:"谨奉天道,请言终始,终始者,经脉为纪。持其脉口人迎,以知阴阳有余不足,平与不平,天道毕矣。所谓平人者不病,不病者,脉口人迎应四时也,上下相应而俱往俱来也,六经之脉不结动也,本末之寒温之相守司也,形肉血气必相称也,是谓平人。"

如果人迎、寸口两相比较,脉有大小不调时,便是有病变发生的反映。一般来说,人迎脉独盛则病在三阳之腑,寸口脉独盛则病在三阴之脏,这是因为太阴行气于三阴,阳明行气于三阳的缘故。如《素问·六节藏象论》说:"人迎一盛,病在少阳;二盛病在太阳;三盛病在阳明;四盛以上为格阳。寸口一盛,病在厥阴;二盛病在少阴;三盛病在太阴;四盛以上为关阴。人迎与寸口俱盛四倍以上为关格,关格之脉赢,不能极于天地之精气,则死矣。""盛",这里作"倍"解。一盛二盛三盛,谓两相对比,大一、二、三倍。人迎大四倍以上,为阳气盛极而阴无以通,故曰"格阳";寸口大四倍以上,为阴气极而阳无以交,故曰"关阴"。故二者俱大四倍以上,是关阴格阳,故曰"关格"。关格为阴阳两不相交,形将离决,故不能尽其天年而死亡。

人迎寸口对比诊法,不仅察其盛大,而且还候其静躁,以别病之在手经或足经。《灵枢·终始》说:"人迎一盛,病在足少阳,一盛而躁,病在手少阳;人迎二盛,病在足太阳,二盛而躁,病在手太阳;人迎三盛,病在足阳明,三盛而躁,病在手阳明;人迎四盛,且大且数,名曰溢阳,溢阳为外格。脉口一盛,病在足厥阴,一盛而躁,在手心主;脉口二盛,病在足少阴,二盛而躁,在手少阴;脉口三盛,病在足太阴,三盛而躁,在手太阴;脉口四盛,且大且数者,名曰溢阴,溢阴为内关,内关不通死不治。人迎与太阴脉口俱盛四倍以上,命曰关格,关格者与之短期。"脉躁动为邪盛,人迎脉大一、二、三倍而躁动,则不仅病在足之三阳经,而且侵入手之三阳经,如大四倍以上且粗大,是手足六阳经都盛极,阳邪溢满于六腑而为溢阳。阳主外,与在内六阴经阻格,故为外格。脉口大一、二、三倍而躁动,则不仅病在足之三阴经,而且侵入手之三阴经。若脉口大于人迎四倍以上且粗大,是手足六阴经偏盛已极,与阳互不相通,名为溢阴。无论溢阳于外,溢阴于内,内关外格,均是病情严重,故多死不治。如人迎与脉口俱盛四倍以上而且躁动不安,此为阴阳俱盛,互不交通,正气衰绝,阳格于外为外格,阴关于内为内关,如是则血脉闭塞,气无所行,流淫于中,五脏内伤,生命亡在旦夕。

3.独取寸口诊法

寸口,又称"气口""脉口"。即手桡动脉腕后应手处,以其脉出太渊,长一寸九分,故名寸口,属手太阴肺经的动脉。后世寸口,分寸、关、尺三部。掌后高骨(桡骨茎突)的部位为"关",关前(腕端)为"寸",关后(肘端)为"尺"。两手各有寸、关、尺三部,共为六脉。

关于脉诊的部位，《素问》中"遍诊法"，汉代张仲景在《伤寒论》中提出包括人迎（颈外动脉）、寸口（桡动脉）、趺阳（足背动脉）的三部诊法，但后世均少采用。现代普遍选用的切脉部位是"寸口"，即切按患者桡动脉腕后表浅部位。

诊寸口之所以能候五脏之气的盛衰，如《素向·五脏别论》说："帝曰：气口何以独为五脏主？岐伯曰：胃者，水谷之海，六腑之大源也。五味入口，藏于胃，以养五脏气，气口亦太阴也。是以五脏六腑之气味，皆出于胃，变见于气口。"说明一是气口为手太阴肺经所过，手太阴肺经的经穴所在之处，而五脏六腑的经脉均须会合于肺，肺主气而朝百脉；其二气口又为脾胃之气所归，足太阴脾经与手太阴肺经相通，且手太阴肺经起于中焦脾胃，脾胃为各脏腑气血之源。所以全身脏腑经脉气血的情况，都可以从气口上体现出来。营卫昼行于阳二十五度，夜行于阴二十五度，五十周而大会于手太阴，如《素问·经脉别论》说："气归于权衡，权衡以平，气口成寸，以决死生。"所以诊寸口能候五脏六腑之气的盛衰。

诊察寸口脉，依据《内经》记载当时主要是察脉之长、短、滑、疾、浮、沉等脉象，以区别气有余不足。如《素问·平人气象论》说："欲知寸口太过与不及，寸口之脉中手短者，曰头痛。寸口脉中手长者，曰足胫痛。寸口脉中手促上击者，曰肩背痛。寸口脉沉而坚者，曰病在中。寸口脉浮而盛者，曰病在外。寸口脉沉而弱，曰寒热及疝瘕少腹痛。寸口脉沉而横，曰胁下有积，腹中有横积痛。寸口脉沉而喘，曰寒热。脉盛滑坚者，曰病在外。脉小实而坚者，曰病在内。脉小弱以涩，谓之久病。脉滑浮而疾者，谓之新病。脉急者，曰疝瘕少腹痛。脉滑曰风。脉涩曰痹。缓而滑曰热中。盛而紧曰胀。"从寸口之太过不及，以识其阴阳之偏胜；从脉之长短促，以知病之在头、在足胫、在肩背；从脉之沉紧浮盛，以分表里别外中；从脉之盛滑小实坚，以察其病之在内在外；从脉之小弱涩滑浮疾以知气血邪正之盛衰，别病之新久。总之，切寸口脉，可辨脉之阴阳与证之虚实。

独取寸口诊法，在《难经》中又有进一步的发挥。如《难经·一难》说："十二经脉皆有动脉，独取寸口，以决五脏六腑死生吉凶之法，何谓也？然，寸口者脉之大会，手太阴之动脉也，五脏六腑之所终始，故法取于寸口也。"《难经》不仅阐发了独取寸口的原理，而且又把寸口脉分寸、关、尺三部。如《难经·二难》说："从关至尺是尺内，阴之所治也；从关至鱼际是寸内，阳之所治也。"《难经·三难》也说："关之前者阳之动也，脉当见九分而浮；关以后者阴之动也，脉当见一寸而沉。"关之前九分为寸，关之后一寸为尺，气口总长一寸九分。

总之，寸口诊法源于《内经》，发展于《难经》，后经《脉经》倡导，一直沿用至今，这不仅因为"寸口"的特殊部位，而且也因为诊察方便之故，故寸口诊法已经成为当下中医诊病所采用的主要脉诊方法，形成了独立的脉诊系统。

现代普遍选用的切脉部位是"寸口"，即切按患者桡动脉腕后表浅部位。关于三部脉分候脏腑的问题，历代论说颇多，但基本精神是一致的。现临床常用的划分方法是：右寸候肺，右关候脾胃，右尺候肾（命门）；左寸候心，左关候肝，左尺候肾。总的来说是体现了"上（寸脉）以候上（躯体上部），下（尺脉）以候下（躯体下部）"的原则，这在临床上有一定的参考意义，但也不能把三部候脏腑的方法机械地看待，临床诊断时需结合具体的病证综合各方面情况加以分析，才能得出比较正确的诊断。当然，寸口脉搏亦最易切按，这也是诊脉独取寸口的原因之一。

（三）切脉要求

诊脉主要是体察脉象。所谓脉象，也就是脉动应指的形象，包括频率、节律、充盈度、显现的部位、通畅的程度和波动的幅度等。通过所察脉象的变化，以达到辨别病证的部位、性质以及正邪盛衰等情况。

1. 诊法常以平旦

《素问·脉要精微论》说："诊法常以平旦，阴气未动，阳气未散，饮食未进，经脉未盛，络脉调匀，气血未乱。故乃可诊有过之脉。"说明清晨阴气未动，阳气未散，气血未乱之时，可客观地反映出病脉的真实脉象，所以这时是诊脉最理想的时间。然而本段原文的实质精神，在于说明切脉时，病者须安静，不受其他事情的干扰，只有这样，才能反映出真实的脉象，《素问·脉要精微论》所说的"是故持脉有道，虚静为保"就是这个意思。

2. 调呼吸以察脉

《内经》是以医者调呼吸来衡量患者脉搏至数的。一呼一吸称谓一息。一般情况是一息脉跳五至是成年人正常的脉象。如《素问·平人气象论》说："人一呼脉再动，一吸脉亦再动，呼吸定息脉五动，闰以太息，命曰平人。平人者，不病也。"如果一息不足五至，或超过五至皆为病脉，所以《素问·平人气象论》又说："人一呼脉一动，一吸脉一动，曰少气。人一呼脉三动，一吸脉三动而躁，尺热曰病温，尺不热脉滑曰病风，脉涩曰痹。人一呼脉四动以上曰死，脉绝不至曰死，乍疏乍数曰死。"上述这种以医者调呼吸来察脉的方法，也就是《素问·平人气象论》所说："常以不病调患者，医不病，故为病人平息以调之为法"的意思。

3. 脉候五十动

切脉时间的短长，《内经》强调必满五十动，如《灵枢·根结》说："一日一夜五十营，以营五脏之精，不应数者，名曰狂生。所谓五十营者，五脏皆受气。"又说："持其脉口，数其至也。五十动而不一代者，五脏皆受气；四十动一代者，一脏无气；三十动一代者，二脏无气；二十动一代者，三脏无气；十动一代者，四脏无气；不满十动一代者，五脏无气，予之短期，要在终始，所谓五十动而不一代者，以为常也。以知五脏之期，予之短期者，乍数乍疏也。"可见诊脉时间不宜过短，一般至少在五十动以上才能候出五脏之气的盛衰情况。

汉代张仲景也十分重视脉候五十动，在《伤寒论》自序中说："动数发息，不满五十，短期未知决诊，九候曾无仿佛，……夫欲视别死生，实为难矣。"切脉时还必须做到专心留神于指下，目不旁视，耳不旁听，屏息凝神，详察细审，方不失岐黄原旨。

（四）脉象与病证

《内经》中脉象与病证关系的内容颇多，但多散见在各篇，如《生气通天论》《阴阳应象大论》《六节藏象论》《五脏生成》《脉要精微论》《平人气象论》《玉机真脏论》《三部九候论》《疟论》《痿论》《病能论》《大奇论》《邪气脏腑病形》《根结》《五十营》《决气》《禁服》《五色》《论疾诊尺》等篇章。现概括于下。

1. 四时五脏脉

四时五脏脉是建立在《内经》"四时五脏阴阳"理论基础之上的，这是"人与天地相参"的整体观点在脉学中的体现。

四时五脏脉是四时阴阳之气的升降变化，影响人体脏腑、气血、经脉活动所呈现出的四时不同节律的脉象，是以季节性与五脏主气的周期性改变为其特征。如春应中规，肝气所主，脉端直以长，若微弦；夏应中矩，心气所主，脉来盛去衰，若微钩；秋应中衡，肺气所主，脉轻虚如羽，若微浮；冬应中权，肾气所主，脉沉坚，若微石；脾属土，位居中央，旺于四时，故脾脉主代，蕴于四脉之中，具有和缓之象。这种春弦、夏钩、秋毛、冬石、长夏代，就是五脏应四时的正常脉象变化，称之为四时五脏脉。

(1) 四时五脏脉之常

"以常衡变"，欲知四时五脏之病脉，就必先知四时五脏之常脉。《素问·平人气象论》对四时五脏常脉的描述，是非常细致而形象化的。"平心脉来，累累如连珠，如循琅玕，曰心平。……平肺脉来，厌厌聂聂，如落榆荚，曰肺平。……平肝脉来，软弱招招，如揭长竿末梢，曰肝平。……平脾脉来，和柔相离，如鸡践地，曰脾平。……平肾脉来，喘喘累累如钩，按之而坚，曰肾平"。指出正常的心脉来时，圆润如珠，连绵相贯，又像按抚琅玕美玉一样的柔滑，这是心脏的平脉。正常的肺脉来时，轻虚而浮，像榆荚下落一样的轻浮和缓，这是肺的平脉。正常的肝脉来时，柔软而长，如举长杆之末梢，这是肝的平脉。正常的脾脉来时，和缓而至，至数均匀，像鸡足践地一样轻缓而从容不迫，这是脾的平脉。正常的肾脉来时，沉实滑利连续不断而又有曲回如钩之象，按之坚实，这是肾的平脉。总之，《内经》以日常生活中人们比较熟悉的事物作比喻，说明五脏的平脉。

《内经》在脉象上十分重视胃气的表现，如《素问·平人气象论》说："平人之常气禀于胃，胃者平人之常气也，人无胃气曰逆，逆者死。"胃气在脉象中的表现是从容和缓，如《素问·玉机真脏论》说："脉弱以滑，是有胃气。"《灵枢·终始》也有"邪气来也紧而疾，谷气来也徐而和"的记载。所以四时五脏脉如春之弦，夏之钩，秋之毛，冬之石，皆以胃气为本，也就是在从容和缓的脉象中，微有弦、钩、毛、石的现象。后世据此理论而倡导了脉有三贵——"胃、神、根"。

(2) 四时五脏脉之变

四时五脏脉的异常变化，重点在于胃气的有无与盛衰，如《素问·平人气象论》说："夏以胃气为本。病心脉来，喘喘连属，其中微曲，曰心病。死心脉来，前曲后居，如操带钩，曰心死。"指出有病的心脉来时，脉来急促，而数至之中有一至，似低陷而不应指，这是心的病脉。将死的心脉来时，初期有曲回之象，后则端直，如摸到衣带之钩一样的坚硬，全无和缓之意，这是心的死脉。前者为钩多胃少，后者为但钩无胃。"秋以胃气为本。病肺脉来，不上不下，如循鸡羽，曰肺病。死肺脉来，如物之浮，如风吹毛，曰肺死。"意指有病的肺脉来时，如抚摸鸡羽，中间坚而两旁虚，这是肺的病脉。将死的肺脉来时，轻浮而无根，如物之飘浮，风吹毛一样，这是肺的死脉。前者为毛多胃少，后者为但毛无胃。"春以胃气为本。病肝脉来，盈实而滑，如循长杆，曰肝病。死肝脉来，急益劲，如新张弓弦，曰肝死。"有病的肝脉来时，充实硬满而滑利，如以手摸长杆一样的长而不软，这是肝的病脉。将死的肝脉来时，弦急而坚劲，如新张弓弦一样紧绷而强劲，这是肝的死脉。前者为弦多胃少，后者为但弦无胃。"长夏以胃气为本。病脾脉来，实而盈数，如鸡举足，曰脾病。死脾脉来，锐坚如鸟之喙，如鸟之距，如屋之漏，如水之流，曰脾死。"有病的脾脉来时，充实硬满而急数，如鸡举足一样，这是脾的病脉。将死的脾脉来时，如鸟之嘴，或鸟之爪一样坚硬而锐，有如屋之漏水点滴而下，又如水流逝去而不复返，这是脾的死脉。前者为代多胃少，后者为但代无胃。"冬以胃气为本。病肾脉来，如引葛，按之益坚，曰肾病。死肾脉来，发如夺索，辟辟如弹石，曰肾死。"有病的肾脉来时，如牵引葛藤一样，益按益坚硬，这是肾的病脉。将死的肾脉来时，如绳索之脱然而失，或坚实以指弹石，这是肾的死脉。前者为石多胃少，后者为但石无胃。

(3) 四时五脏平脉与太过不及脉象出现的症状

四时五脏脉有平脉、太过之脉和不及之脉的区别，脉象出现太过不及的时候，就会引起一系列的临床病证。如《素问·玉机真脏论》说："春脉者肝也，东方木也，万物之所以始生也，故其气来，软弱轻虚而滑，端直以长，故曰弦。……其气来实而强，此谓太过，病在外；其气来不实而微，此谓不及，病在中。……太过则令人善忘，忽忽眩冒而巅疾；其不及则令人胸痛引背，下则两胁胠满。"指出春天的脉象主应肝脏，肝在五方属东方，在五行属木，春天是万物开始发生的季节，故脉气来时，软弱轻虚而滑，端直以长，状如弓弦，所以叫作"弦"。如果脉气来时应指充实有力而强劲，叫作太过，主病在外；如果脉气来时应指不充实而软弱无力，叫作不及，主病在里。肝脉太过会使人出现发怒，精神恍惚，眩晕冒闷，癫痫之类的病证；肝脉不及使人胸部疼痛，牵引背部，向下则两胁胀满。

《素问·玉机真脏论》又说："夏脉者心也，南方火也，万物之所以盛长也，故其气来盛去衰，故曰钩。……其气来盛去亦盛，此谓太过，病在外；其气来不盛去反盛，此谓不及，病在中。……太过则令人身热而肤痛，为浸淫；其不及则令人烦心，上见咳唾，下为气泄。"指出夏天的脉象主应心脏，心在五方属南方，在五行属火，夏天是万物生长茂盛的季节，故脉气来时充盛，去时轻微，有如钩的形状，所以叫作"钩"。其脉气来时充盛去时也充盛，叫作太过，主病在外；如脉气来时轻微而不充盛，去时反而充盛，叫作不及，主病在里。心脉太过会使人身体发热，肌肤疼痛，浸淫疮疡；心脉不及使人心烦，上及于肺则咳嗽吐痰，下及肠胃则矢气。

《素问·玉机真脏论》再说："秋脉者肺也，西方金也，万物之所以收成也，故其气来轻虚以浮，来急去散，故曰浮。……其气来毛而中央坚，两傍虚，此谓太过，病在外；其气来毛而微，此谓不及，病在中。……太过则令人逆气而背痛，愠愠然；其不及则令人喘，呼吸少气而咳，上气见血，下闻病音。"指出秋天的脉象主应肺脏，肺在五方属西方，在五行属金，秋天是万物收成的季节，故脉气来时轻虚而浮，来急去散，所以叫作"浮"。其脉气来时浮而中央坚，两旁虚，叫作太过，主病在外；其脉气来时浮而微，叫作不及，主病在里。肺脉太过则使人气上逆而背部疼痛，怨恨而不疏畅；肺脉不及会使人呼吸短气，咳嗽，气上逆咳血，喉间有喘鸣声音。

《素问·玉机真脏论》还说："冬脉者肾也，北方水也，万物之所以合藏也，故其气来沉以搏，故曰营。……其气来如弹石者，此谓太过，病在外；其去如数者，此谓不及，病在中。……太过则令人解㑊，脊脉痛而少气不欲言；其不及则令人心悬如病饥，眇中清，脊中痛，少腹满，小便变赤黄。"指出冬天的脉象主应肾脏，肾在五方属北方，在五行属水，冬天是万物闭藏的季节，故脉气来时沉而搏手，所以叫作"营"。气脉气来时如以指弹石一样坚硬，叫作太过，主病在外；其脉去如数，叫作不及，主病在里。冬脉太过会使人懈惰乏力，脊中疼痛，少气懒言；心脉不及使人心中空虚，出现饥饿感，胁下清冷，脊骨疼痛，少腹胀满，小便变成赤黄色。

《素问·玉机真脏论》最后说；"脾脉者土也，孤脏以灌四傍者也。……其来如水之流者，此谓太过，病在外；如鸟之喙者，此谓不及，病在中。……太过则令人四肢不举；其不及则令人九窍不通，名曰重强。"指出脾脉在五行属土，位居中央，以滋养肝、心、肺、肾四脏。脾脉来时如水之流动，叫作太过，主病在外；其脉锐而短，如鸟之喙，叫作不及，主病在里。脾脉太过则使人四肢不能举动；脾脉不及则使人九窍不通，身重而强。

(4) 五脏真脏脉的脉形和垂危病证

真脏脉的脉形，即无胃气的脉象，因其无胃气而真藏之气外泄，故名真脏脉。如《素问·玉机真脏论》说："五脏者皆禀气于胃，胃者五脏之本也。藏气者，不能自至于手太阴，必因于胃气，乃至于手太阴也。故五脏各以其时，自为而至于手太阴也。故邪气胜者，精气衰也，故病甚者，胃气不能与之俱至于手太阴，故真脏之气独见者，独见者病胜脏也，故曰死。"这里的"死"，除了指死期外，还包含预后不良的意思。这段经文的意思是说五脏的营养，都依靠胃的水谷精微来供养，所以胃为五脏之本。五脏的脉气，必须依靠胃气的作用，才能到达手太阴脉口。所以五脏之气各按其应旺之时，随同胃气自行出现在手太阴脉口。如果邪气盛，则精气衰弱和不足，疾病严重时，胃气不能与五脏之气一齐到达手太阴脉口，因此真脏脉象单独出现，真脏脉的出现为病气胜过脏气所致，此时胃气已败，故预后不良。

真脏脉的脉形和危重证候，如《素问·玉机真脏论》说："真肝脉至，中外急，如循刀刃责责然，如按琴瑟弦，色青白不泽，毛折，乃死。真心脉至，坚而搏，如循薏苡子累累然，色赤黑不泽，毛折，乃死。真肺脉至，大而虚，如以毛羽中人肤，色白赤不泽，毛折，乃死。真肾脉至，搏而绝，如指弹石辟辟然，色黑黄不泽，毛折，乃死。真脾脉至，弱而乍数乍疏，色黄青不泽，毛折，乃死。诸真脏脉见者，皆死不治也。"意思是指肝的真脏脉至，浮取沉取皆劲急搏指，如抚摸在刀刃上那样锐利可畏，如按在琴瑟的弦上那样急紧，青为木色，若青白而不润泽，是金克木，毛焦折为精气已绝，故预后不良。心的真脏脉至，坚硬而搏指，如按薏苡仁那样坚硬而连续不断，赤为火色，若赤黑而不润泽，是水克火，毛焦折为精气败绝，故预后不良。肺的真脏脉至，大而虚软无力，如毛羽着人皮肤一样轻虚无力，白石金色，若白赤而不润泽，是火克金，毛焦折而精气已衰，故预后不良。肾的真脏脉至，搏而坚硬，如用指弹石一样沉而坚硬，黑为水色，若黑黄而不润泽，是土克水，毛焦折为精气已绝，故预后不良。脾的真脏脉至，软弱无力，忽数忽疏而不均匀，黄为土色，若黄青而不润泽，是木克土，毛焦折为精气衰败，故预后不良。所以，凡是见到真脏脉者，皆为不可治疗的病证。

关于诊脉推断疾病预后，《内经》中还有很多论述，如《素问·脏气法时论》说："夫邪之客于身也，以胜相加，至其所生而愈，至其所不胜而甚，至于所生而持，自得其位而起。必先定五脏之脉，乃可言间甚之时，死生之期也"。指出外感邪气致病，决定其病的"愈""甚""持""起"等不同转归，所以先诊察四时五脏的脉象，并结合时日的生克关系来推断疾病的吉凶逆顺。

四时五脏脉之变，尚有"未有脏形""五邪所见"等内容，这些也都是根据五行所属及其生克乘侮的理论，来推断预后的，其内容详见"脉证逆从"一节。

2. 脉象主病

(1) 平脉

平脉即正常脉象，又称"常脉"。平脉的至数是一呼一吸即一息脉来四至，脉象和缓有力、从容有节、不快不慢。并随生理活动和气候环境的不同而有相应的正常变化。中医诊断学认为，平脉主要有三个特点，一是"有神"，即脉象和缓有力；二是"有胃"（胃气），即脉来去从容而节律一致；三是"有根"，在尺部沉取，仍有一种从容不迫应指有力的气象。要了解病脉，必须要掌握常脉；此外，脉象和人体内外环境的关系十分密切。由于年龄、性别、体质以及精神状态的不同，脉象也会随之发生某些生理性的变化，应该随时关注。例如，年龄越小脉率越快，婴儿脉急数，青壮年体强脉多有力，老年人体弱脉来较弱，成年女性较成年男性脉率濡弱而略快。身材高大的人，脉的显现部位较长，矮小的人，显现部位较短。瘦人脉多稍浮，胖人脉多稍沉。重体力劳动、剧烈运动、长途步行、喝酒、饱食或情绪激动时，脉多快而有力，饥饿时脉来较弱等。四季的变化对脉象也有一定影响，如春季脉稍弦、夏季脉稍洪、秋季脉稍浮、冬季脉稍沉等。这些变化在临床脉诊时应注意与病脉鉴别。

(2) 脉象主病分类

《内经》有关脉象主病，散见于各篇章中，兹归纳如表 10-1 所示。

表 10-1　脉象主病表

脉　象	主　病	原　文
浮盛	病在外	《平人气象论》：寸脉浮而盛者，曰病在外
浮而不燥	在阳为热	《脉要精微论》：诸浮不燥者，皆在阳，则为热
浮滑而疾	新病	《平人气象论》：脉浮滑而疾者，谓之新病
沉而弱	寒热疝瘕，少腹痛	《平人气象论》：寸口脉沉而弱，曰寒热及疝瘕，少腹痛
沉而横	胁下有积，腹中有横积痛	《平人气象论》：寸口脉沉而横，曰胁下有积，腹中有横积痛
沉而涩	肠澼	《大奇论》：其脉小沉涩，为肠澼
尺	少气	《平人气象论》：人一呼脉一动，一吸脉一动，曰少气
数	烦心	《脉要精微论》：数则烦心
如数	暴惊	《脉要精微论》：脉至如数，使人惊暴
躁	病温	《平人气象论》：脉盛躁者，病温也；人一呼脉三动，一吸脉三动而躁，尺热曰病温
躁	阳热	《疟论》：病在阳则热而脉躁
急	疝瘕，少腹痛	《平人气象论》：脉急者，曰疝瘕少腹痛
微急	肺寒热，心痛引背	《邪气脏腑病形》：肺脉……微急为肺寒热；心脉……微急为心痛引背
甚急	癫疾，瘛疭	《邪气脏腑病形》：肺脉急甚为癫疾；脾脉急甚为瘛疭
静	寒在阴	《疟论》：在阴则寒而脉静
虚	热中少气	《禁服》：虚则热中，出糜少气
虚	泄而脱血	《平人气象论》：泄而脱血脉实，病在中脉虚
实	病在中	《平人气象论》：脉实病在中
实	病在内	《平人气象论》：脉小实而坚者，病在内
实	阳气盛有热	《邪气脏腑病形》：滑者阳气盛，微有热
滑	风病	《平人气象论》：脉滑曰风
沉滑	病进，在内	《五色》：脉口滑以沉者，病曰进，在内
缓滑	热中	《平人气象论》：缓而滑曰热中
微滑	遗溺，心疝	《邪气脏腑病形》：微滑为遗溺，微滑为心疝引脐
甚滑	溃疝癃㿉	《邪气脏腑病形》：滑甚为溃疝，……为癃㿉
涩	阳气有余	《脉要精微论》：涩者阳气有余也，……为身热无汗
涩	心病	《脉要精微论》：涩则心痛
涩	血痹	《平人气象论》：脉涩血痹
涩	血溢，呕血，痈	《邪气脏腑病形》：微涩为血溢；涩则呕血，……为痈

（续表）

脉　象	主　病	原　文
缓滑	热中	《平人气象论》：缓而滑曰热中
微缓	痿，风痿	《邪气脏腑病形》：微缓为痿，痿偏风；微缓为风痿
代	气衰	《脉要精微论》：代则气衰
	泄，便脓血	《脉要精微论》：数动一代者，病在阳之脉也，泄及便脓血
散	主死	《大奇论》：脉至如散叶，是肝气予虚也，木叶落而死
浮散	眴仆	《脉要精微论》：浮而散者为眴仆
沉细散数	寒热	《脉要精微论》：脉沉细数散者，寒热也
大	多气少血	《邪气脏腑病形》：大者多气少血
	病进	《脉要精微论》：大则病进
	肺气盛，不能偃卧	《病能论》：肺气盛则脉大，脉大则不能偃卧
	热中	《脉要精微论》：粗大者阴不足，阳有余，为热中也
微大	肺痹，心痹	《邪气脏腑病形》：微大为肺痹引胸背；微大为心痹引背，善泪出
大甚	大甚为喉痹；大甚为胻肿	《邪气脏腑病形》：大甚为喉痹；大甚为胻肿；大甚为内痈，善呕衄；大甚为击仆
	大甚为内痈，善呕衄	
	大甚为击仆	
小	血气皆少	《邪气脏腑病形》：小者，血气皆少
微小	消瘅	《邪气脏腑病形》：心脉，……微小为消瘅（肝、脾、肺、肾脉微小同病）
小甚	善哕，泄，多饮，寒热，洞泄	《邪气脏腑病形》：心脉小甚为善哕；肺脉小甚为泄；肝脉小甚为多饮；脾脉小甚为多饮；肾脉小甚为洞泄
细	气少	《脉要精微论》：细则气少
细沉	在阴骨痛	《脉要精微论》：诸细而沉者，皆在阴则为骨痛
沉细数	少阴厥	《脉要精微论》：有脉俱沉细数者，少阴厥也
微弦	平人	《平人气象论》：微弦平人
弦	多肝病，主死	《平人气象论》：弦多胃少曰肝病，但弦无胃曰死
弦缕	胞精不足	《大奇论》：脉至如弦缕，是胞精不足也
毛弦	春病	《平人气象论》：毛而有弦曰春病
弦甚	今病	《平人气象论》：弦甚曰今病
弦	色青	《病能论》：色青者，其脉弦
弦急	主死	《平人气象论》：脉来急益劲，如新张弓弦曰死
甚紧	主胀	《平人气象论》：盛紧曰胀
沉紧	病厥	《病能论》：有病厥者，诊右脉沉而紧
大紧	肾风	《奇病论》：有病庞然如有水状，……名为肾风
滑小紧	病在中	《五色》：切其脉口，滑小紧以沉者，病益甚，在中

（续表）

脉　象	主　病	原　文
长	气治	《脉要精微论》：长者气至
	足胫痛	《平人气象论》：寸口脉中手长者，曰足胫痛
短	气病	《脉要精微论》：短则气病
	头痛	《平人气象论》：寸口之脉中手短者，曰头痛

3. 脉证逆从

脉证合参，首辨逆从，从者主病顺，逆者主病凶。

(1) 脉证相从

脉证相从是脉象和病证一致，即阳证者见阳脉，阴证者见阴脉。如《素问·脉要精微论》说："夫脉者，血之府也，长则气治，短则气病，数则烦心，大则病进，上盛则气高，下盛则气胀，代则气衰，细则气少，涩则心痛。"脉来过于本位为长脉，是正气充足的反映，不及本位的为短脉，是正气不足的表现。一息六至以上为数脉，多见发热烦心。脉来洪大，标志邪盛病情进展。上部脉盛大有力，多为邪壅于上，病在心肺。下部脉盛大有力，多为气胀气满之证，病在脾胃。脉来歇止，多心气衰惫不足。脉来细小，多属气少。脉涩则血少气滞，故心痛。以上都是脉证相从的顺证。

(2) 脉证相逆

脉证相逆，是指脉象和病证相反，所谓阳证见阴脉，阴证见阳脉，这种情况多属难治。如《素问·通评虚实论》说："肠澼下白沫，……脉沉则生，脉浮则死。"寒邪辟积肠间，证阴脉沉，则为脉证相从则生，若反见阳脉浮脉的，是脉证相逆，故死。《素问·玉版论要》也说："搏脉痹躄，寒热之交。脉孤为消气，虚泄为夺血。孤为逆，虚为从。"这是指寒热之气交加而致的手足不用的痹躄。脉象有表无里的为孤脉，为阳气消散的征象，病不易恢复，故为逆。若见有表无里的虚脉，是阴血耗损，脉证相从，故为顺。

《灵枢·玉版》中的"五逆"及"五逆急证"，进一步说明脉证逆顺之理。如说："腹胀，身热，脉大，是一逆也；腹鸣而满，四肢清泄，其脉大，是二逆也；衄而不止，脉大，是三逆也；咳且溲血脱形，其脉小劲，是四逆也；咳脱形，身热，脉小以疾，是谓五逆也。"又说："其腹大胀，四末清，脱形，泄甚，是一逆也；腹胀便血，其脉大，时绝，是二逆也；咳溲血形肉脱，脉搏，是三逆也；呕血，胸满引背，脉小而疾，是四逆也；咳呕腹胀，且飧泄，其脉绝，是五逆也。"病属阴证，脉不宜大而大，或脉虽小而劲疾。这是因为邪气仍在，或火犹未清，或真阴大亏，以致脉证相逆，是谓逆证。

此外，风热为病，阳盛脉宜浮大而反沉细，这是因为正气内亏的脉证相逆。如《素问·平人气象论》说："风热而脉静，泄而脱血脉实，病在中脉虚，病在外脉涩坚者，皆难治。"泄而脱血脉应虚而反实，病在中脉当有力而反虚，外邪在表当浮滑而反沉涩，都是正不胜邪，脉证相逆的难治之证。其所以难治，总由正气之虚，难以胜邪之故，所以《素问·三部九候论》说："形盛脉细，少气不足以息者死。形瘦脉大，胸中多气者死"。外貌强盛，但脉细呼吸少气不续，是真气已虚；形体虽消瘦而脉象很大，兼见胸中气逆胀满的，是邪盛脏气已伤，故属危候。由此可见辨别脉象必须与全身形证对照，审辨逆从，从而判断疾病的预后，在临床上有一定的意义。

(3) 脉逆从四时

脉证逆从，还体现在与四时的逆从上。脉与四时相应，虽有病而为顺证，如果脉与四时不相应，或为相胜，则预后较差。如《素问·平人气象论》说："脉得四时之顺，曰病无他；脉反四时及不间脏，曰难已。"

脉从四时，如《素问·玉机真脏论》说："脉从四时，谓之可治，脉弱以滑，是有胃气，命曰易治"。春弦、夏钩、秋毛、冬石，其中有从容和缓之象的，即是有胃气的应时脉象。

脉逆四时，如《素问·平人气象论》说："脉有逆从四时，未有藏形，春夏而脉瘦，秋冬而脉浮大，命曰逆四时也"。春夏脉宜浮大反见沉细，秋冬脉宜沉细反见浮大。所以说脉象与四时相逆。又如《素问·宣明五气》说："五邪所见，春得秋脉，夏得冬脉，长夏得春脉，秋得夏脉，冬得长夏脉，是谓五邪，皆同命，死不治。"《素问·玉机真脏论》也说："所谓逆四时者，春得肺脉，夏得肾脉，秋得心脉，冬得脾脉，其至皆悬绝沉涩者，命曰逆四时也。"秋脉即肺脉，春得肺脉即金克木；冬脉即肾脉，夏得肾脉为水克火；春脉即肝脉，长夏得肝脉是木克土；夏脉即心脉，秋得心脉是火克金；长夏脉即脾脉，冬得脾脉即土克水。这是四时克贼的脉象，也是脉逆四时，故曰死不治。

4. 辨识孕脉

妇人受孕后，由于气血运行以养胎，以及胎气的影响，脉象也随之而改变。如《素问·阴阳别论》说："阴搏阳别，谓之有子。"《素问·平人气象论》也说："妇人手少阴脉动甚者，妊子也。"妇人受孕后，由于养胎而月经停止，气血比较旺盛，故脉象滑动流利。

二、按诊

按诊，是对患者的肌肤、手足、脘腹及其他病变部位施行触按，以测知局部冷热、软硬、压痛、痞块或其他异常变化，从而推断疾病部位和性质的一种诊病方法。

（一）按肌肤

按肌肤，是审察肌表寒热、荣枯、润燥以及肿胀等的方法。按肌表不仅能从冷暖以知寒热，还可以从热的微甚、浅深而辨明表里虚实。

1. 按尺肤

尺肤，指两臂肘关节以下至掌后横纹处的肌肤。按尺肤的寒温滑涩以诊疾病，这是《内经》按诊的重要内容之一。

(1) 尺肤的脏腑分属

《素问·脉要精微论》说："尺内两傍，则季胁也，尺外以候肾，尺里以候腹。中附上，左外以候肝，内以候膈；右外以候胃，内以候脾。上附上，右外以候肺，内以候胸中；左外以候心，内以候膻中。前以候前，后以候后。上竟上者，胸喉中事也；下竟下者，少腹腰股膝胫足中事也。"指出尺腹部的下段，内侧候季胁部，外侧候肾，中间候腹部，两手相同。尺腹部的中段，左臂外侧候肝，内侧候膈；右臂外侧候胃，内侧候脾。尺肤部上段，左臂外侧候心，内侧候膻中；右臂外侧候肺，内侧候胸。尺肤前面，为阴经所过，故候胸腹部；尺腹后面，为阳经所过，故候背部。这就是尺肤的脏腑分属部位。

(2) 尺肤诊法

尺肤诊法，是审察尺肤的缓急滑涩来诊断疾病的方法。如《灵枢·论疾诊尺》说："审其尺之缓急、大小、滑涩，肉之坚脆，而病形定矣。"具体诊法如《灵枢·邪气脏腑病形》说："诸急者多寒，缓者多热，大者多气少血，小者血气皆少，滑者阳气盛，微有热；涩者多血少气，微有寒。"这是以尺肤的缓急大小滑涩，辨别气血盛衰及寒热虚实。《灵枢·论疾诊尺》又说："尺肤滑而泽脂者，风也；尺肤涩者，风痹也。"还说："尺肉弱者，解㑊安卧，脱肉者，寒热不治；……尺肤粗如枯鱼之鳞，水泆饮也。"这是从尺肤肌肉的坚脆，以候疾病。

尺肤诊法还常与肘、臂、手掌等的寒热情况结合起来以测病。如《灵枢·论疾诊尺》说："肘所独热者，腰以上热；手所独热者，腰以下热。肘前独热者，膺前热；肘后独热者，肩背热。背中独热者，腰腹热；肘后廉以下三四寸热者，肠中有虫。掌中热者，腹中热；掌中寒者，腹中寒。鱼上白肉有青血脉者，胃中有寒。"肘，指曲池穴上臑处，肘前、肘后、掌中等部位与经脉循行有关，故病亦异。

(3) 色脉尺肤相参

色脉与尺肤，都赖脾胃水谷精气的濡养。又是脏腑之气的外候，故而都能反映胃气与营卫气血的变化情况，所以察色、切脉与按尺合参有助于疾病的诊断。张隐庵说："夫胃者水谷气血之海也，故行于脉中者，至手太阴之两脉口，按其脉以知脏腑之病。血气之行于肺外者，从手阳明之大络，循经脉之五里，而散行于尺肤。故审其尺之缓急大小滑涩，肉之坚脆，而病形定矣。盖太阴主阴，阳明主阳，脏腑雌雄相应，气血色脉之相应也。"色脉与尺肤相参，《内经》中有很多论述，如《灵枢·邪客》说："持其尺，察其肉之坚脆、大小、滑涩、寒温、燥湿。因视目之五色，以知五脏，而决死生。视其血脉，察其色，以知其寒热痛痹。"又如《灵枢·邪气脏腑病形》说："夫色脉与尺之相应也，如桴鼓影响之相应也，不得相失也，此亦本末根叶之出候也，故根死则叶枯矣。色脉形肉，不得相失也，故知一则为工，知二则为神，知三则神且明矣。"这些说明了三者合参的重要性。

按尺不切脉，调脉不诊尺，皆失之于偏，所以《灵枢·邪气脏腑病形》说："脉急者，尺之皮肤亦急；脉缓者，脉尺之皮肤亦缓；脉小者，尺之皮肤亦减而少气；脉大者，尺之皮肤亦贲而起；脉滑者，尺之皮肤亦滑；脉涩者，尺之皮肤亦涩。凡此变者，有微有甚，故善调尺者，不待于寸，普调脉者，不待于色。能参合而行之者，可以为上工。"指出尺肤、色、脉参合而用，才称得上是高明的医生。又如《素问·平人气象论》说："臂多青脉，曰脱血。尺缓脉涩，谓之解㑊安卧。尺热脉盛，谓之脱血。尺涩脉滑，谓之多汗。尺寒脉细，谓之后泄。脉尺粗常热者，谓之热中。"缓为气虚，涩为血少，尺肤缓涩，气血不足，津液不濡肌肤，气血内虚，故为解㑊安卧。尺热脉盛，火热妄行，故亦谓之脱血。尺肤涩，皮肤失津也；脉来滑，则营血无伤，故谓多汗。尺肤寒者脾阳衰，尺脉细者肾之阳不足，脾肾阳虚，故为后泄。尺粗肤热则阳气有余，故谓热中。又《灵枢·论疾诊尺》说："尺肤热甚，脉盛躁者，病温也。……尺肤寒，其脉小者，泄、少气也。"尺肤寒而脉盛躁为阳邪有余，多属温热。尺肤寒而脉小为阳衰，故泄利、少气，这都是尺脉合参的例证。

（二）按胸腹

胸部按诊，主要是诊虚里。虚里，即左乳下第四、五肋间心尖搏动处。诊虚里可知宗气强弱和病变的轻重。《素问·平人气象论》说："胃之大络，名曰虚里，胃膈络肺，出于左乳下，其动应衣，脉宗气也。"又说："盛喘数绝者，则病在中；结而横，有积矣；绝不至曰死。乳之下其动应衣，宗气泄也。"根据虚里处搏动情况，诊察宗气之盛衰，按之应手，动而不紧，缓而不急是为宗气积于膻中，此为正常。按之微动而不应手者，此宗气内虚。如果目能见到其动应衣的，是宗气失守外泄的现象，且多表现为搏动如喘。如果搏动结而有力，是里有积聚之病。如果搏动绝而不至是宗气泄绝的危候。

腹部是指胸骨以下部位，又称"心下"。按心下的软硬和有否压痛，可鉴别痞证与结胸。心下按之硬而痛的是结胸，属实证。心下满按之濡软而不痛的，多是痞证。心下坚硬，大如盘，边如旋杯，为水饮。按腹部，主要针对肿胀、癥瘕积聚的诊断。如《灵枢·水胀》说："水始起也，目窠上微肿，如新卧起之状，其颈脉动，时咳，阴股间寒，足胫肿，腹乃大，其水已成矣。以手按其腹，随手而起，如里水之状，此其候也。"又说："肤胀者，寒气客于皮肤之间，鼕鼕然不坚，腹大，身尽肿，皮厚，按其腹，窅而不起，腹色不变，此其候也。"再说："腹胀身皆大，大与肤胀等也，色苍黄，腹筋起，此其候也。"指出水胀，其腹如裹水之状，按之随手而起，四肢按之窅而不起，皮肤薄而色泽；肤胀，其腹按之窅而不起，四肢按之随手而起，皮肤厚而色苍；如系鼓胀，则除腹大四肢肿如肤胀外，其色必苍，而且腹部有青筋暴起。癥瘕积聚，则触之有块，按之坚实，须结合其他兼证予以鉴别。如《灵枢·水胀》说："肠覃，……其始生也，大如鸡卵，稍以益大，至其成也，如怀子之状，久者离岁，按之则坚，推之则移，月事以时下，此其候也。"又说："石瘕生于胞中，……日以益大，状如怀子，月事不以时下。皆生于女子，可导而下。"指出肠覃是寒气客于肠外，病积于腹，月事以时下；而石瘕则为寒气客于胞中，积于胞宫，故而月事不以时下。

一般来说，腹部有痞满、积块，可以通过切按而了解其形状、硬度、大小。腹胀满，叩之如鼓，小便自利的属气胀；按之如囊裹水、小便不利的是水鼓。腹内有肿块，按之坚硬，推之不移且痛有定处的，为癥为积，多属血瘀；肿块时聚时散，或按之无形，痛无定处的，为瘕为聚，多属气滞。若腹痛绕脐，左下腹部按之有块累累，当考虑燥屎内结。腹有结聚，按之硬，且可移动聚散的，多为虫积。右侧少腹部按之疼痛，尤以重按后突然放手而疼痛更为剧烈的，多是肠痈。又通过喜按拒按可以识别疾病性质，凡喜按的多属虚证，拒按的多属实证；喜暖的属寒，喜凉的属热，这是按诊的一般规律。

（三）按手足

四肢为诸阳之本，故按察四肢的寒温，可测病证的寒热。如《灵枢·论疾诊尺》说："掌中热者腹中热，掌中寒者腹中寒。"

按手足寒热，对小儿和乳子、妇女的诊断有一定帮助，如《灵枢·论疾诊尺》又说："婴儿病，……大便赤瓣飧泄，脉小者，手足寒，难已；飧泄，脉小，手足温，泄易已。"又说："乳子而病热，脉悬小者，手足温则生，寒则死。"手足温为阳气未衰，故易已；反之手足寒者，阳气衰，故难已。

（四）按俞穴

《内经》中有按俞穴以诊病的方法，这与针灸疗法的发展有关。如《灵枢·背腧》说："欲得而验之，按其处，应在中而痛解，乃其腧也。"《灵枢·九针十二原》又说："五脏有疾也，应出十二原，十二原各有所出，明知其原，睹其应，而知五脏之害矣。"指出在某脏腑所隶属的经脉上某一穴有压痛点，尤其是各经的原穴，就可作诊断本脏病变的参考。这种通过俞穴压痛点以诊病的方法，近年来有了进一步验证和发挥，例如肺病可在肺俞按到结节，或在中府穴有压痛；肝病在肝俞和命门有压痛等，都为近代研究所证明，并成为"新医疗法"的重要内容之一。

第11章 论治学说

所谓论治，就是研究和探讨治疗疾病的原则及处置疾病的方法。《内经》中有关论治的内容不仅十分丰富，而且有其完整的理论，形成了论治学说。

论治是以诊断为基础，并以消除病因、去除或缓解症状、促进体内阴阳协调、气血安定，从而到达恢复健康为目的。如《素问·移精变气论》说："治之要极，无失色脉，用之不惑，治之大则。"指出治疗的前提，就是在诊断上不能有失误，在处置上应该正确而果断，不要被假象所迷惑。关于治疗目的，《素问·至真要大论》说："谨察阴阳所在而调之，以平为期"。《素问·阴阳应象大论》也说："定其气血，各守其乡。"说明治疗疾病首先要详细地掌握患者阴阳失调的程度和疾病所在的部位，进而采取适当的调制措施，以达到气血安定，各守其乡的目的。

《内经》论治学说的主要内容，包括治疗原则、治疗方法、药性与制方等，其内容极其丰富，仅治疗方法而言，就记载有数十种之多，这些方法，不仅具有很高的科学性，同时还具有很强的实用性，其大部分至今仍然有效地指导着中医的临床实践活动。另外，有些记载，虽然后世在临床上已很少再用，但在医学史上却占有很重要的地位。所有这些都需要进一步研究、整理，以便使其更好地指导临床，提高临床疗效。

《内经》中的治疗原则

治则，就是治疗疾病的原则、法则。从《内经》全书内容来看，治则可以分为三个不同的层次，即一般治则、特殊治则、具体治则。一般治则就是对任何疾病都必须遵守的法则，如治病求本、扶正祛邪等；特殊治则是对某一类疾病起指导作用的法则，如寒则热之、热者寒之、虚则补之、实则泻之等；具体治则是指某一个病证的治疗原则，如疏肝理气、清泻心火、补益脾气、辛凉宣肺、补肾纳气等。一般治则包括若干个特殊治则，特殊治则又包括若干个具体治则。本节重点论述《内经》的一般治则和特殊治则，至于具体治则已在"病证学说"中有所讨论。

一、一般治疗原则

（一）治病求本，本于阴阳

1. 概念

《素问·阴阳应象大论》说："阴阳者，天地之道也，万物之纲纪，变化之父母，生杀之本始，神明之府也。治病必求于本。"这段话的前面部分概括地说明了阴阳学说的最基本观点，指出阴阳制约互根、交感消长、极变转化等是自然界的根本规律，是宇宙间一切事物发生、发展、运动、变化的原动力，实际上阴阳也是我国古代朴素的辩证法思想。"治病必求于本"包括四个意思：第一，根据上下文来看，毫无疑问这里的"本"指的就是阴阳，不会有什么异议。第二，"治病"，从字面上说就是治疗疾病。在疾病发生之前，我们必须了解人体脏腑经络气血等的正常生理功能。根据阴阳属性，脏腑中五脏为阴，六腑为阳，如《素问·金匮真言论》说："言人身之脏腑中阴阳，则脏者为阴，腑者为阳，肝、心、脾、肺、肾五脏皆为阴，胆、胃、大肠、小肠、膀胱、三焦六腑皆为阳。"经络中有手三阴三阳经、足三阴三阳经之分；气为阳，血为阴等。用阴阳观点深入分析人体脏腑经络气血的正常功能，即脏腑经络气血是存在的客体，阴阳则是解释这些客体的说理工具。第三，疾病发生后，必须认识和掌握病因、病机、诊法、辨证、论治、制方、用药、针刺等。根据阴阳属性，病因风、暑、燥、热之邪皆属于阳，湿、寒属于阴；诊法中的脉象浮、数、实、滑属于阳，沉、迟、虚、涩属于阴；八纲辨证中表、热、实证属于阳，里、寒、虚证属于阴，阴阳为八纲辨证的总纲；中药四气中温性药、热性药属于阳，寒性药、凉性药属于阴等。如《素问·阴阳应象大论》说："故善用针者，从阴引阳，从阳引阴……""善诊者，察色按脉，先别阴阳""气味辛甘发散为阳，酸苦涌泄为阴"等讲的就是这个意思。用阴阳观点剖析疾病的病理、诊断、治疗，其目的是为了治疗疾病，恢复人体健康。第四，提示治疗疾病之前，要正确地认识人体的形态结构、物质代谢、生理功能，把握好它们的阴阳属性；疾病治疗时，要应用阴阳的基本观点来分析疾病的发生、发展、转化等，这样才可能取得良好的治疗效果。

另外，"本"也可以理解为本质。本质和现象是客观事物发展过程中两个不同的方面，本质是事物的性质及此一事物和其他事物的内部联系，现象是直接被我们的感官所感知的事物的外部形态。两者的关系：现象是本质的个别的、具体的表现，本质是同类现象中的一般的共同的东西；现象是丰富多变的，本质是相对稳定的；现象是表面的，直接呈现在人们的感官之前，本质是内在的、隐蔽的、深刻的，经过抽象思维才能认识。疾病发生的时候，总会出现许多不同的症状和体征，这些症状和体征就是疾病的现象，是疾病的外在表现形式，但不是疾病的本质。我们要想认识疾病的本质，只有通过四诊获得症状和体征的全部信息后，在阴阳理论的指导下，再进行分析、综合和归纳，找到疾病的本质，从而采用适当的治疗方法。如《素问·阴阳应象大论》说："阳胜则身热，腠理闭，喘粗为之俯仰，汗不出而热，齿干以烦冤，腹满。……阴胜则身寒，汗出，身常清，数栗而寒，寒则厥，厥则腹满。"其中身热、喘息、无汗、齿干、烦闷、腹胀满、身寒、有汗、战栗、四肢厥冷等临床症状，都是由于阳热过胜或阴寒过胜所致，阳热和阴寒才是疾病的本质所在。治疗时，阳热者当寒之，阴寒者当热之。

再有，"本"还可以理解为主要矛盾或矛盾的主要方面。在事物的发展过程中，存在许多的矛盾，其中必有一个主要矛盾，起着决定性的作用，规定或影响着其他矛盾的存在和发展。主要矛盾中又存在主要方面和次要方面，主要方面起着主导和支配的地位，决定事物的性质；次要方面处于从属和被支配的地位。临床上我们发现有不少疾病常常表里同病、寒热错杂、虚实夹杂、阴损及阳、阳损及阴等，就是说在疾病的发展过程中，存在许多的矛盾，此时必须冷静的分析，在错综复杂的矛盾中，找到其中的主要矛盾或矛盾的主要方面，也就是说找到疾病的根本所在，有利于临床治疗。如《素问·痹论》说："风寒湿三气杂至，合而为痹也。其风气胜者为行痹，寒气胜者为痛痹，湿气胜者为着痹也。"痹证是由于风寒湿邪气闭阻经络，气血运行不畅，导致人体关节、肌肉、筋骨等处发生疼痛的疾病。行痹的特点，疼痛为游走性；痛痹的特点，疼痛遇热痛减，遇寒痛增；着痹的特点，疼痛重着。当患者患痹证时，同时具有行痹、痛痹和着痹，也就是说存在三个矛盾，但是哪一个矛盾是主要矛盾，需结合具体情况，看看哪种痹证的临床特点最明显，最突出者为主要矛盾，或行痹，或痛痹，或着痹。

2. 损其有余

损其有余，是指由于阴邪或阳邪偏盛，临床治疗时必须祛除偏盛的阴邪或阳邪，使阴阳实现新平衡。如《素问·阴阳应象大论》说："阳胜则热，阴胜则寒。"又说："阳胜则身热，阴胜则身寒。"指出阳邪偏盛形成身热的实热证，阴邪偏盛形成身寒的实寒证。针对阳邪偏盛的实热证，当治热以寒，清泻其阳热；阴邪偏盛的实寒证，当治寒以热，温散其阴寒。另外，《素问·阴阳应象大论》还说："阴胜则阳病，阳胜则阴病"，其意思是指阳邪偏盛易耗伤阴液，导致阴液的亏损，提示在清热的同时，要兼顾阴液的不足；阴邪偏盛易损伤阳气，导致阳气的亏耗，提示在散寒的同时，注意阳气的不足。

3. 补其不足

补其不足，是指阳气或阴液偏衰，临床治疗时必须温补阳气或滋补阴液，使人体阴阳达到新的协调和平衡。如《素问·阴阳应象大论》说："阳病治阴，阴病治阳。"阳虚不能制阴，导致阴寒偏盛，出现虚寒证；阴虚不能制阳，导致阳气亢胜，出现虚热证。治疗虚寒证，当助阳以抑阴，即王冰所谓"益火之源，以消阴翳"；治疗虚热证，当滋阴以抑阳，即王冰所谓"壮水之主，以制阳光"。另外，张景岳说："善补阳者，必于阴中求阳，则阳得阴助而生化无穷；善补阴者，必于阳中求阴，则阴得阳升而泉源不竭。"这是张景岳对《内经》理论的重大发挥，虽然只几句话，却蕴含了深刻的道理。阴阳平衡是相对的，不平衡是绝对的，事物总是处在由平衡到不平衡，由不平衡到平衡的动态变化之中。在临床实践时，患者的病情也常常处于这种动态变化中，为了维持人体阴阳之间的动态平衡，不使其过于偏盛偏衰，在助阳药中加入少许滋阴药，或在滋阴药中加入少许助阳药，就可以纠正阴阳的偏盛或偏衰。

（二）扶正祛邪

任何疾病的发生发展的过程，都是正气与邪气相互斗争的过程。邪正斗争的结果，决定了疾病的进退，邪气胜于正气则疾病加重，正气胜于邪气则疾病减轻。所有疾病的治疗，目的在于扶助正气，祛除邪气，改变双方力量的对比，使疾病向着好的方面发展。所谓扶正是指应用药物、营养、锻炼等各种方法，以扶助人体的正气，增强脏腑组织的功能活动和抗病修复能力，从而达到祛除邪气的目的。如滋阴、助阳、益气、养血等，就是扶正原则的具体应用。所谓祛邪是指应用药物、手术、针灸等各种方法，以祛除邪气，从而达到邪去正复的目的。如祛风、散寒、解暑、化湿、润燥、清热、泻火、行气、活血、祛痰、利水、消食、驱虫等，是祛邪原则的具体应用。扶正原则与祛邪原则有机地结合起来，即成为《内经》中扶正祛邪的重要原则。这个原则有三个意思：第一，在疾病发展的整个过程中，扶正祛邪决定了疾病的前进或后退的路径，正胜则邪退，邪胜则正退，通过扶正祛邪使疾病向不同的方向转化。第二，《素问·通评虚实论》说："邪气盛则实，精气夺则虚。"邪气，指风寒暑湿之邪，邪气盛于人身正气则为实证；精气，指人体的正气，正气不足则为虚证。邪正盛衰决定了疾病的虚实性质，反之通过扶正祛邪原则也可以推断疾病属于虚证或实证。第三，补虚泻实是扶正祛邪法则的具体应用，如《素问·三部九候论》说："实则泻之，虚则补之。"扶正与祛邪是疾病治疗过程中的一对主要矛盾，当扶正处于主要矛盾的主要方面时，即病为虚证；当祛邪处于主要矛盾的主要方面时，即病为实证。

在临床上，根据病情的实际情况，可以先扶正后祛邪，或先祛邪后扶正，或扶正祛邪兼施。先扶正后祛邪是指由于病邪太盛，但正气虚已严重到阳衰或阴竭的程度，不能耐受攻伐，勉强攻邪则正气更伤，此时当先扶助正气，之后再考虑祛邪。如脾虚食滞者，由于脾虚不能运化水谷而致停滞，脾虚是疾病主要矛盾的主要方面，当先健脾益气，脾气健旺，再辅以消导，食滞自然而然痊愈了。先祛邪后扶正是指由于病邪亢盛急需祛邪，而正气虚尚不严重，或正虚是因为病邪的存在直接引起的。如外感热病导致胃肠热结，引起腹满胀痛，便闭不通，此时应当先通大便，急下存阴，然后辅以养阴生津之品。扶正祛邪兼施是指正虚和邪实，双方处于均等的状态，或比较平稳的势态，扶正与祛邪同时并举。如阳气虚的患者出现轻度的外感风寒，在治疗外感的时候稍加一点助阳之药，祛邪与扶助保持平衡，达到既祛邪又扶正的目的。

（三）标本缓急

标与本，犹言主与次、源与流。正如张介宾所说："标，末也；本，源也。"水有源，树有根，人有始，神有本。标本所包含的内容甚广，如正气与邪气，则正气为本，邪气为标；病因与症状，则病因为本，症状为标；病变部位，则内脏疾病为本，体表疾病为标；先病与后病，则先发病为本，后发病为标；原发病与继发病，则原发病为本，继发病为标；疾病与治疗，则疾病为本，治疗为标等。掌握疾病的标与本，就能分别主次与逆从抓住治疗的关键。例如《素问·标本病传论》说"病有标本，……知标本者，万举万当，不知标本，是谓妄行。"又说"夫阴阳逆从，标本之为道也，小而大，言一而知百病之害；少而多，浅而博，可以言一而知百也。以浅而知深，以近而知远，言标与本，易而勿及。"这两条经文说明了在临床上必须掌握阴阳标本在治疗中的重要意义：第一，疾病虽然复杂，不外阴阳两大类；而发病先后缓急，不外乎标与本。第二，标本缓急的道理，看起来比较简单，但真正熟练掌握就比较难了。第三，懂得了标本缓急，随机应变，触类旁通，就能知道许多疾病的危害。第四，不知标本，妄行乱施，盲目治疗，往往会使病情恶化。《素问·汤液醪醴论》举医工与病患的关系为例，说："病为本，工为标，标本不得，邪气不服。"

应用标本的理论指导治疗，有从本而治、从标而治、标本兼治等多种情况。如《素问·标本病传论》说："有其在标而求之于标，有其在本而求之于本，有其在本而求之于标，有其在标而求之于本。故治有取标而得者，有取本而得者，有逆取而得者，有从取而得者。"病在表则治其表邪，病在里则治其里病，如果病在里而外见假象，则可用从治法；如果病虽在外，而是由在里虚所致，则当从里而治。所以，有标病而从标治疗的，有本病而从本治疗的，有本病而从标治疗的，有标病而从本治疗的。但是在疗效上，有治标而愈的，有治本而愈的，有逆治而愈的，有从治而愈的。

1. 缓则治其本

在一般情况下，治病必须先抓住疾病的本质，解决其主要矛盾，进行针对根本原因的治疗。如《素问·标本病传论》说："先病而后逆者治其本，先逆而后病者治其本，先寒而后生病者治其本，先病而后生寒者治其本，先热而后生病者治其本，……先病而后泄者治其本，先泄而后生他病者治其本，……先中满而后烦心者治其本。"可以看出，多数疾病皆当从本而治。如先患某病，而后致气血逆乱者，应治其先病之本，其气血可随之而顺，本病既愈，标病自解，即所谓"疏其源而流自通"。其他如先气血逆乱而后患病的，当治其气血逆乱之本；先因寒邪致病而后发生其他疾病的，当治其先病之寒；先患病而后发生寒证的，当先治其先病；先患热病而后发生其他病的，当治其先病之热；先患病而发生泄泻的，当治其先病；先泄泻而后发生其他病的，当先治其泄泻；先患中满证而后发生心烦的，先治其中满的本病。

2. 急则治其标

在疾病的发展过程中，常出现标本主次位置的变化，若标病甚急，不及时解决，将影响本病的治疗乃至患者的生命，此时宜采取急则治标的法则，先治其标病，后治其本病。其目的一则缓解病情，解除新病，减轻痛苦；二则为治本创造条件。但是只可暂用，不可常用，以免损伤正气。如《灵枢·病本》说："大小便不利，治其标。"《素问·标本病传论》："先病而后中满者，治其标。"诸病皆从本治，而《内经》唯举出"中满"与"大小便不利"二症，其属标病，皆当先治之，这是因为此二症对于人的生命关系重大。"中满"多由脾胃之病所致，涉及后天生化之源，人身气机转枢关键所在；二便更为五胜真气所系，正如薛雪《医经原旨》所说："二便为胃气之关锁，而系一身元气之安危"。张介宾也说："诸皆治本，此独治标，益二便不通，乃危急之候，且为标病，必先治之，此所谓急则治其标也。"以上经文举此二症为急治之例，用以示人治病必以顾护胃气为先。后世在《内经》这一原则的基础上，引申而为"急则治其标"，更利于指导临床实践。

3. 标本兼治

某些疾病单纯治本或单纯治标，都不能取得最佳疗效，就须标本兼治。标本兼治是指标病和本病并重的情况下，在治病求本的同时，宜兼顾标病的治疗，采取标本同治的原则。其确定标本兼治的先后根据，主要从以下三方面入手。

第一，四时季节。《灵枢·师传》说："春夏先治其标，后治其本；秋冬先治其本，后治其标。"春夏气血浮于外，故宜先治其在外之标病，而后治其在内之本病；秋冬气血沉于内，故宜先治其在内之病，后治其在外之以病。

第二，证候虚实。《灵枢·病本》说："病发而有余，本而标之，先治其本，后治其标；病发而不足，标而本之，先治其标，后治其本。"此以病气强弱而分标本之治，若原发病部位的邪气有余，则必侮其他脏腑经脉，是病从本而传于标，故宜先治其本，而后治其标；若原发病部位的正气不足，则他脏他经必乘虚而侮之，是病从标而传于本，故宜先治他脏他经乘侮之气，而后调补不足之本病。又如《伤寒论》阳明里实热证，同时出现阴液大伤，里实热为本，阴液大伤为标，实证与虚证并重，当标本虚实兼治，清泻实热以存阴，滋阴润燥以增水行舟。

第三，发病先后。《素问·至真要大论》说："从内之外者，调其内；从外之内者，治其外；从内之外而盛于外者，先调其内而后治其外；从外之内而盛于内者，先治其外而后治其内。"此以发病之先后为标本，先病为本，所传之病为标，故无论其标病"盛"否，一般来说，都应先治其本病。《灵枢·终始》也说："病先起阴者，先治其阴，而后治其阳；病先起阳者，先治其阳，而后治其阴。"同样是以先病为本，而当从本治。

（四）正治反治

《素问·至真要大论》说："逆者正治，从者反治。"所谓逆者正治，指治疗措施的性质与疾病的性质相反而言，例如该篇所说的"寒者热之，热者寒之"。因为这是临床治病最常用的方法，故称为"正治"，也就是说正常的治法。又因为药性与疾病的性质相逆，所以又叫作"逆治"。这种方法是用于病情比较简单，没有出现假象的疾病，所以《素问·至真要大论》称谓"微者逆之"。微，即病情单一而不甚复杂之意。《素问·至真要大论》又说："正者正治，反者反治。"是讲阳经阳证而得阳脉，阴经阴证而得阴脉，是为正病，正病当正治，或以热治寒，或以寒治热，这就是"正者正治"的意思；阳经阳证而得阴脉，阴经阴证而得阳脉，是为反病，反病当反治，或以热治热，以寒治寒，这就是"反病反治"的意思。

当疾病的本质与症状表现不一致，即出现假象时，就适宜用"从者反之"的原则。正如《至真要大论》所说："热因热用，寒因寒用，塞因塞用，通因通用。"由于治疗措施的性质与疾病的表现相一致，所以称为"从治"。又因这种治法与一般治法相反，故又叫"反治"。例如大热证而外见手足厥冷之假寒，当用寒凉药以治其热，则药性与手足厥"冷"的症状相一致。一般地说，有假象出现的疾病，病情都比较复杂而严重，所以该篇又说"甚者从之"。

某些严重的证候，虽然并未出现假象，但单纯使用与病证完全相逆的药物治疗，有时出现病与药相格拒，患者对药物不能适应的情况，从而影响治疗效果。这就需要在所用药物中加入少量与病证相从的药，以制其格拒，也属于"反治"的范畴。如《伤寒论》315条载"少阴病，下利，脉微者，与白通汤。利不止，厥逆无脉，干呕烦者，白通加猪胆汁汤主之。"就是将寒性之猪胆汁，入于温阳逐寒的白通汤之中，以起到引药入阴制其格拒的作用。在应用这一原则组织方剂时，所使用反佐药物的多少，应根据病情而定。如《素问·至真要大论》所说："从少从多，观其事也"，事，即指疾病的情况。

为避免病与药格拒，除用药反佐之外，有时尚须调节服药方法，如寒性药而热服，热性药而冷服。如《素问·五常政大论》说："治热以寒，温而行之；治寒以热，凉而行之；治温以清，冷而行之；治清以温，热而行之。"如果病情不甚重，则不必用此服药法。

不论正治法或反治法，究其根本，都是针对疾病的本质而施治。正如《素问·至真要大论》所说："必伏其所主，而先其所因，其始则同，其终则异。"伏，制伏。主，即病之本。因，得病的原因。该句指出治病时，必须抓住疾病的根本，同时制伏其主要的病气。在应用"从治"法时，开始看来药性与疾病的表现相同，而结果则仍然是药性与病证相逆。

正治，是指通过分析临床症状和体征，辨明其病变的寒热虚实性质，然后分别采取寒者热之、热者寒之、虚则补之、实则泻之等不同的特殊原则指导具体疾病的治疗。如《素问·至真要大论》说"寒者热之，热者寒之""治寒以热，治热以寒""诸寒之而热者取之阴，热之而寒者取之阳""盛则泻之，虚则补之""衰者补之，强者泻之"。这些条文总的意思是说寒病见寒象，当寒者热之；热病见热象，当热者寒之；虚病见虚象，当虚则补之；实则见实象，当实则泻之。

反治，是指通过分析临床症状和体征，辨明其病变的寒热虚实性质，顺从疾病的假象从而指导具体疾病的治疗。《素问·至真要大论》说："热因寒（应为热）用，寒因热（应为寒）用，塞因塞用，通因通用。"热因热用者，如亡阳患者，由于阴寒内盛，格阳于外，出现烦躁、面颊浮红等热象，此热象为假象，阳虚才是其本，当用温热药物治疗。寒因寒用者，如外感热病，里热炽盛，阳盛格阴，出现四肢厥冷的寒象，此寒象即为假象，热盛才是其本，当用寒凉药物治疗。塞因塞用者，如脾虚不运而引起的脘腹胀满，塞滞不畅，当健脾益气，以补开塞。通因通用者，如食积停滞，影响脾的运化而出现的溏泄，此时不仅不能用止泻药，而要用消导泻下药以去除食积，溏泄自止。

（五）同病异治，异病同治

疾病的证候，是多种因素相互作用的综合体。凡邪气性质、人体体质、天时气候、饮食、情志、劳逸等，无不对证候的性质发生深刻的影响。因此，虽然同是一个病，但在不同的情况下，在不同的患者身上，就可以形成不同的证候，治疗时采取与证候相适应的不同措施，这就叫作"同病异治"。如《素问·五常政大论》说："西北之气散而寒之；东南之气收而温之。所谓同病异治也。"指出西北地区，气候寒冷，人们喜欢热食，导致阳热内郁，所以多里热证，治疗当散其外寒，清其内热；东南地区，气候温暖，人们喜欢冷食，导致阳气内耗，所以多里寒证，治疗当收敛其外泄之气，温其内寒。由于地理环境各异，同样的疾病治疗方法则不同，这就是同病异治的原则。《素问·异法方宜论》也说："医之治病也，一病而治各不同，皆愈何也？岐伯曰：地势使然也。"这是举地理环境为例，来说明同病异治的道理。《素问·病能论》还说："有病颈痈者，或石治之，或针灸治之，而皆已，其治安在？岐伯曰：此同名异等者也。夫痈气之息者，宜以针开除去之，夫气盛血聚者，宜石而泻之，此所谓同病异治也。"指出颈痈一病，或用砭石治疗，或用针灸治疗，都能治愈，这是由于颈痈在气在血有所不同的缘故。其属于气滞不行的，可用针灸行气导滞，消除颈痈；由于气盛壅滞而血液凝聚的，可用砭石以泻其瘀血。

在《内经》"同病异治"理论的启发下，张仲景又在实践上发展创造了"异病同治"的法则。所谓异病同治，是指不同的疾病，在出现相同的证候时，应该采取同样的治疗方法。如《金匮要略·疮痈肠痈浸淫病脉并治》应用王不留行散治金疮，其方后说："小疮即粉之，大疮但服之，产后亦可服。"这不仅说明"疮"虽一病，因其有"大""小"不同之证，其治各异，同时还说明产后与金疮虽并非一病，但二者皆出现血行瘀滞的共同证候，则可用同样的王不留行散治疗。后世医家根据"异病同治"的原则，提出"有是证，便用是药"，使之更广泛地应用于临床实践。例如久泻不止，中气下陷，可见脱肛；劳倦伤脾，中气不足，可致大便秘结。泻下脱肛与便秘虽是两种病，但因都是中气不足之证，故都可用升补中气的补中益气汤治疗，便属于"异病同治"之例。

（六）三因制宜

人与自然环境之间，存在着既然深刻又广泛的相互适应的关系，四时寒暑、昼夜晨昏、日月星辰、阴晴风雨等自然界的一切变化都必然在一定程度上影响人的生理功能和病理变化。因此治疗以及预防疾病，都必须遵循人与自然统一的客观规律，才能更好地促使或保持人与自然关系的相互协调。正如《素问·八正神明论》所说："用针之服，必有法则焉，今何法何则？岐伯曰：法天则地，合以天光。"《素问·疏五过论》也说："圣人之治病也，必知天地阴阳，四时经纪。"服，事也，此处指技术。说明治病的重要技术之一，是必须以天地阴阳升降、四时气候变化规律为依据，同时还要结合日月星辰的运行位置，如果违反了这个法则，忽视自然与人体的关系，则不论治病与养生，都不能收到预期的效果，甚至反而危害健康。正如《素问·阴阳应象大论》所说："治不法天之纪，不用地之理，则灾害至矣。"因此，治疗疾病必须以"人与天地相参也，与日月相应也"为依据，排除一切错误观念的干扰，这是保证治疗能够取得立竿见影效果的重要条件。《素问·宝命全形论》说："若法天则地，随应而动，和之者若响，随之者若影，道无鬼神，独来独往。"指出如能根据人与自然环境相统一的规律，随机应变地治疗疾病，则其效果就会如响之应、如影随形那样迅捷，掌握了治病的规律，就可以运用自如，并不是因为有什么鬼使神差一类的荒诞之事。

1. 因时制宜

根据时间的不同，而采取相应的预防保健与治疗疾病的措施，是《内经》论治学说的特点之一。所谓"时"，包括年、月、日、时辰等，现据《内经》记载分述如下。

(1) 因年施治

《素问·天元纪大论》等七篇"大论"以及《素问·六节藏象论》等文章，重点讨论了"五运六气"学说。该学说主要内容是以六十年为一周期，分析每一年的自然气候变化的特点，以及不同的气候对于生物界，特别是对人类所产生的影响。通过推演气候变化的规律，预测不同年份的多发病及病证的性质特点，从而为预防与治疗提供参考。所以《素问·六节藏象论》说："不知年之所加，气之盛衰，虚实之所起，不可以为工矣"，是说不了解运气的盛衰变化，不掌握虚实性质及其发病的原因，就不能做一个好医生。

(2) 因季施治

一年之中，春、夏、秋、冬四时循序，温凉寒热气候循环，人身中的阴阳气血亦随之发生相应的变化。医生必须认识和掌握这些相关的变化，并作为养生及治疗的依据之一，即《素问·八正神明论》所说："四时者，所以分春夏秋冬之气所在，以时调之也"，指出人身气血随自然界四时阴阳之气的升降浮沉，或趋向于表，或趋向于里，而"所在"不同。因此治疗时，当之所宜、所慎。《素问·六元正纪大论》说："用寒远寒，用凉远凉，用温远温，用热远热，食亦同法，有假反之，反是者病，所谓时也。"是说无论用药治病，还是饮食调养，都应该根据四时之气的特点而加以调整。天气暑热，人身的阳热之气偏胜，故当慎用温热药；天气严寒，则相应地要慎用寒凉药。气候反常，则调治之法也应用不同于一般的方法。如果违反上述原则，用以治病，就不能收到良好的效果；用以养生反而会导致疾病发生。张仲景在《伤寒论》168条白虎汤方后云："此方立夏后立秋前乃可服。立秋后不可服。正月、二月、三月尚凛冷，亦不可与服之。"正是因为白虎汤为寒凉之剂，故在寒凉的季节需当慎用。《金匮要略》千金麻黄醇酒煎煮说法："冬月用酒，春月用水煮之"。因酒性辛热而走散，故于冬月可用；春气阳升而温和，故宜慎用。这些都是因时用药的具体体现。

在针灸疗法中，根据时令选择和决定针刺的深浅，尤为重要。《灵枢·终始》说："春气在毛，夏气在皮肤，秋气在分肉，冬气在筋骨。刺此病者，各以其时齐。"由于春夏之时人的气血达于外，秋冬之季人的气血趋于内，所以春夏刺宜浅，秋冬刺可深。同时，还应按不同的时令而选穴配方。针刺治病，需就借助人身气血的运行，才能发挥作用，故四时气血所在不同，治法又有标本先后的区别。如《灵枢·师传》说："春夏先治其标，后治其本；秋冬先治其本，后知其标。"此指在外之病为标，在里之病为本。

《灵枢·本输》说："四时之序，气之所处，病之所舍，脏之所宜。"说明四季阴阳升降与五脏气血浮沉相互通应，气血之所在，即病气之易藏，据此而刺之，则有利于五脏功能的恢复，故说"脏之所宜"。本篇接着又指出了四季之所宜刺的腧穴、部位，如"春取络脉诸荥大经分肉之间，甚至深取，间者浅取之；夏取诸输孙络肌肉皮肤之上；秋取诸合，余如春法；冬取诸井诸俞之分，欲深而留之。"此节经文既说明了因季节不同而所宜刺的腧穴与部位，又指出还要因病之轻重而适当地调整。其四季取穴不同的道理，是因夏季阳气盛，内通于心气，而"心治于表"，故刺诸输孙络肌肉皮肤之上；冬则阳气闭藏，而内通于肾气，"肾治于里"，故刺井、俞，且宜深而留针。春气通于肝，秋气通于肺，其取穴则如张介宾所说："络浅荥微，皆应秋气。春以少阳之令，将升未升，其气在中，故刺之者在络在荥，皆中取于大经分肉之间，因其间甚而可深可浅也""诸合应秋，故宜取之。秋以少阴之令，将降未降，气亦在中，故余如春法"。《灵枢·四时气》也说："春取经、血脉、分肉之间，甚者深刺之，间者浅刺之；夏取盛经孙络，取分间绝皮肤；秋取经腧，邪在腑，取之合；冬取井荥，必深以留之。"《内经》关于四季所宜刺部位的记载很多，但所指具体部位，常有小异。如《素问·诊要经终论》说："春刺散俞，及与分理；夏刺络俞；秋刺皮肤；冬刺俞窍于分理。春夏秋冬，各有所刺，法其所在。"此节与前述经文略有不同，但根据四时气血浅深不同而刺的基本原则，仍然是一致的。

(3) 因日、月施治

古人用十天干和十二地支相配来记日，如甲子日、乙丑日、丙寅日，六十日而一周，复而甲子开始。《内经》中记载了十天干日与治疗的关系，如《素问·脏气法时论》说："肝主春，其日甲乙，……心主夏，其日丙丁，……脾主长夏，其日戊己，……肺主秋，其日庚辛，……肾主冬，其日壬癸"，指出十天干日与五脏所配属的关系。《灵枢·五禁》又说："甲乙日自乘，无刺头，无发蒙于耳内；丙丁日自乘，无振埃于肩喉廉泉；戊己日自乘四季，无刺腹，去爪泻水；庚辛日自乘，无刺关节于股膝；壬癸日自乘，无刺足胫。"以十天干日配属人身之头、肩、腹、膝、胫等部位。"日自乘"，即天干所值之日。如甲乙日应头，则甲乙日是"头"的自乘日，而不宜刺头部的穴位。《灵枢·九针论》也有干支日配属人体不同部位的记载，同样也有关于禁刺之日的论述，曰："身体有痛肿者，欲治之，无以其所值之日溃治之，是谓天忌日也。"这些将人身脏腑、肢体各部与一定时日相联系的记载，皆属于"人与自然相统一"的理论范畴。目前的针灸临床实践，已多不讲求"忌日"，因此对"忌日"的科学性，尚待研究。

不仅时令变化和"干支日"影响治疗效果，而且月亮环绕地球所形成的朔月、望月等，对于治疗也同样具有不可忽视的影响。如《素问·八正神明论》说："月始生，则血气始精，卫气始行；月郭满，则血气实，肌肉坚；月郭空，则肌肉减，经络虚，卫气去，形独居。是以应天时而调血气也。"精，此指运行流畅。由于人体的气血虚实，肌肤坚脆，与月亮的盈亏有如此密切的关系，因此它就会成为治疗疾病使必须考虑的一个因素。故《素问·八正神明论》又说："月生无泻，月满无补，月郭空无治，是谓得时而调之。"如果违背了这个治疗规律，就会导致不良的后果。故本篇又接着指出："月生而泻，是谓脏虚；月满而补，血气扬溢，络有留血，命曰重实；月郭空而治，是谓乱经。阴阳相错，真邪不别，沉以留止，外虚内乱，淫邪乃起。"

治疗失时，可以引起人体内阴阳乖错，疾病不仅不能减轻，反而深入，使在外之卫气虚弱，在内之脏气紊乱，从而增加新的疾病。根据这一原则，《素问·缪刺论》提出了对于某些实证，采取"以月生死为痏数"的针灸取穴法，说："用针者，随其盛衰，以为痏数，针过其日数则脱气，不及日数则气不泻……月生一日一痏，二日二痏，渐多之，十五日十五痏，十六日十四痏，渐少之"。痏，此指穴位而言。取穴不能与月之"生死"相应而过多，则泻之太过，伤人正气，故曰"脱气"；取穴太少，则邪气不能尽除，故为"气不泻"。

(4) 因昼夜时辰施治

人身气血的运行，脏腑的功能活动，因昼夜时辰的不同而有或盛或衰，或在表或在里的改变。营气行于脉中，夜半子时从手太阴肺经起始，循十二经脉依次流注，日夜五十周于身。卫气行于脉外，循经而行，平旦从足太阳经睛明穴起始，昼行于阳二十五周，夜行于阴二十五周，夜半与营气大会于手太阴经。不仅营卫的运行部位具有明显的时间性，脏腑的功能活动也因时间的不同而有盛衰的变化。《内经》将一日划分为四时，而分别与不同的脏腑相通应。朝则应春，通于肝；日中应夏，通于心；日入应秋，通于肺；夜半应冬，通于肾。各脏腑当其所应之时，则脏器相对旺盛。如《灵枢·顺气一日分为四时》云："以一日分为四时，朝则为春，日中为夏，日入为秋，夜半为冬。"《灵枢·卫气行》也说："卫气之在于身也……分有多少，日有长短，春秋冬夏，各有分理，然后常以平旦为纪，以夜尽为始，是故一日一夜，水下百刻……随日之长短，各以为纪而刺之。"由于昼夜时辰与人体的生理活动有密切关系，因此也必然影响到治疗效果，故在讨论治疗方法时，应予充分注意。《灵枢·顺气一日分为四时》又说："顺天之时，而病可与期。"《灵枢·卫气行》还说："谨候其时，病可与期，失时反候者，百病不治。"说明如果掌握适当的时间进治，则可以收到应有的疗效；否则，失时反候，则疾病不能治愈。《灵枢·卫气行》还举疾病或在于阴，或在于阳为例，指出针刺治疗的时间，应选择卫气运行到病变所在部位时进行。说："谨候气之所在而刺之，是为逢时。在于三阳，必候其气在于阳而刺之；病在于阴，必候其气在阴分而刺之。"

根据昼夜时辰，推断脏腑经脉的盛衰及指导治疗，在《伤寒论》都有突出的反映，如六经病的"欲解时"、十枣汤在"平旦服"等，都是对《内经》理论的具体应用。后世有关论述颇多，且发展为具体的治疗方法，如"子午流注"针刺取穴法，就是在这一理论指导下产生和发展起来的。

此外，气温的高低也影响人的气血运行，而天气的寒热除与季节、日夜晨昏等时间因素有关外，还和天气的晴朗与阴雨等有关。《素问·八正神明论》说："天温日明，则人血淖液而卫气浮，故血易泻，气易行；天寒日阴，则人血凝泣而卫气沉。"天气晴朗温和，则阳气偏胜，人身气血应之，故血濡润周身而流行滑利，卫气浮而易行；天寒日阴，则阴气偏胜，故人血凝涩而卫气沉，血涩故不易泻，卫气沉故不易行。因此，天寒而阴，不宜用针刺；天温晴朗，刺之效必速。

总之，时间常常影响治疗效果，故在临床实践中应根据病情、病位等情况，结合时间因素，而采取相应的治疗措施。正如《素问·八正神明论》所说："以日之寒温，月之虚盛，四时气之浮沉，参伍相合而调之。"

2. 因地制宜

我国的地理特点，是西北方地势高，温度和湿度较低；东南方地势低，温度与湿度都偏高。《内经》称这个特点为西北方水土刚强，东南方水土柔弱。由于地势及温度、湿度等的差异，各地域的物产丰盛程度及其种类也各不相同，民众的饮食以及生活习惯亦因之而异。这就导致各地域民众体质产生一定的差别，疾病的特点也不一致。

《素问·阴阳应象大论》说："天不足西北，地不满东南。"即是说西北方阳热之气不足，而地势较高；东南方地势偏低，而阴寒之气则较少。《素问·五常政大论》又进一步阐述地势与阴阳盛衰及气候寒热温凉的关系，说："天不足西北，左寒而右凉；地不满东南，右热而左温，其何故也？岐伯曰：阴阳之气，高下之理，太少之异也。东南方，阳也，阳者其精降于下，故右热而左温；西北方，阴也，阴者其精奉于上，故左寒而右凉。是以地有高下，气有温凉，高者气寒，下者气热……此腠理开闭之常，太少之异耳。"左寒，言北方；右凉，言西方；右热，言南方；左温，言东方。高下，言地势。太少，阴阳之气的衰旺。西北方气候寒冷，则阴气上奉，人体阳气密闭，抗拒外邪之力较强；东南方气候温热，阴气不足，而阳气易散，人之腠理疏松，外邪容易侵袭。所以，无论居处任何地方，只要注意养生，均可延年益寿。但仅就自然环境而言，寒凉之地更有利于健康。故《素问·五常政大论》接着指出："阴精所奉其人寿，阳精所降其人夭。""高者气寿，下者气夭，地之大小异也，小者小异，大者大异。"小者小异，指一域之内，虽相离不远，但地势也有小的差异。大者大异，谓相去甚远之地域，地势相差悬殊。就治疗而言，大异者，治疗区别当大；小异者，治疗区别则小。但都要注意这个差别，才能做到正确施治。

西北之气寒凉，人体也较能适应寒凉的气候；东南之气温热，人体也较能适用于温热的环境。西北地区和东南地区，在治疗特点上，也相应地有较大的区别，正如《素问·五常政大论》所说："西北之气散而寒之，东南之气收而温之，所谓同病异治也。故曰气寒气凉，治以寒凉，行水渍之；气温气热，治以温热，强其内守。"此属于大者大异治例。西北之人，寒凉束于外，而热郁于内，故治疗宜散其外寒，而清其内热；东南之人，腠理疏松，阳气外泄，而内多虚寒，故治疗宜收其元阳，温其中气，行水渍之，指用汤浴之法，以开其腠理，外散其邪。强其内守，谓补其正气，以固其表。又说："一州之气，生化寿夭不同……高下之理，地势使然也。"此为小者小异之例，指出一州之内，相离虽不远，然而其较小的地势环境差别，也能给人体以不同的影响。

《素问·异法方宜论》较为具体地论述了五方地域的地理环境、人们的生活习惯、饮食特点等方面，对人体生理和病理的影响，以及与各自地域相适应的治疗方法。

"东方之域，天地之所始生也。鱼盐之地，海滨傍水，其民食鱼而嗜咸，皆安其处，美其食。鱼者使人热中，盐者胜血，故其民皆黑色疏理，其病皆为痈疡，其治宜砭石。砭石者，亦从东方来。"东方应于春，气主温和，因临海而盛产鱼盐，食鱼能助内热，咸为水味而胜血。故腠理疏松，内热及血，所以病多痈疡。治疗宜用砭石开除其痈脓，去其邪气。

"西方者，金玉之城，沙石之处，天地之所收引也。其民陵居而多风，水土刚强，其民不衣而褐荐，其民华食而脂肥，故邪不能伤其形体，其病生于内，其治宜毒药。故毒药者，亦从西方来。"西方之地应于金秋，有肃杀收引的特点，民居高陵而多经受风气，故谓水土刚强。食物华美，故人体脂肥。脂肥则外邪不易侵入而病自内生，治疗宜用毒药攻其内在之邪。

"北方者，天地所闭藏之域也。其地高陵居，风寒冰冽，其民乐野处而乳食，脏寒生满病，其治宜灸焫。故灸焫者，亦从北方来。"北方气候寒冷，民众多从事游牧而常食乳类，乳类难以消化，故生脏寒胀满之病。治疗宜用艾火烧焫，以散寒通滞。

"南方者，天地之所长养，阳之所盛处也。其地下，水土弱，雾露之所聚也。其民嗜酸而食腐，故其民皆致理而赤色，其病挛痹，其治宜微针。故九针者，亦从南方来。"南方之气应于夏，阳热偏盛而地多潮湿，湿热滞留，故生筋脉短缩挛急或痹阻痛楚之病。

"中央者，其地平以湿，天地所以生万物也众。其民食杂而不劳，故其病多痿厥寒热，其治宜导引按跷。故导引按跷者，亦从中央出也。"中央应于长夏的土气，万物盛长，湿邪不攘，可致痿厥。不劳则气易滞，而生寒热之病，治疗宜用导引按跷，以行血气，柔筋脉。

以上所述说明了我国传统的医药知识与医疗技术，是广大地域各族人民共同创造的财富，对医药知识起源的问题，给予了科学的解释，因此在医学史上具有重要的价值。当然，所论五方地理特点、疾病类型，以及相应的治疗方法，仅仅是概括而言，提示人们在治疗疾病时应该重视因地制宜的原则。

3. 因人制宜

治疗方法之施于患者，其所以能够发生效力，主要是人体正气的运载作用。如果正气疲极败散不能运载，则任何先进的治疗方法都将失去意义。《素问·汤液醪醴论》说："形弊血尽而功不立者何？岐伯曰：神不使也。"神，即指人身中的气血精神。张介宾注释说："凡治病之道，攻邪在乎针药，行药在乎神气。故治施于外，则神应于中，使之升则升，使之降则降，是其神之可使也。若以药剂治其内而脏气不应，针艾治其外而经气不应，此其神气已去，而无可使矣。虽竭力治之，终成虚废已尔，是即所谓不使也。"可见人身中的正气对于治疗效果的影响是十分巨大的。为了确保治疗效果，就必须充分注意人体的正气盛衰，据此以选择相应的治疗措施，此即所谓因人施治，又称"因人制宜"。《灵枢·终始》说："凡刺之法，必察其形气。"《灵枢·卫气失常》也说："必先别其三形，血之多少，气之清浊，而后调之，治无失常经。"三形之人，是指膏人、脂人、肉人。膏人腹肌宽纵，腹肉下垂，气多阳盛而耐寒；脂人多脂但体型不大，血清气滑利；肉人上下肢宽大，多血而气平和。所以要辨别"三形"之人及气血的盛衰与清浊，治疗时要区别对待。

(1) 年龄、体质因素

《灵枢·逆顺肥瘦》说："刺常人奈何：岐伯曰：视其白黑，各为调之，其端正敦厚者，其血气和调，刺此者，无失常数也。"对于正常人要根据皮肤颜色的黑白，分别调治。而对于那些端正敦厚的人，由于气血和调，针刺时不要超越常规治法即可。

《灵枢·逆顺肥瘦》又说："瘦人者，皮薄色少，肉廉廉然，薄唇轻言，其血清气滑，易脱于气，易损于血，刺此者，浅而疾之。"瘦人皮肤薄，颜色浅，肌肉消瘦，言语轻微，血清稀气滑利，气易散血易耗，耐受力弱，这种人宜浅刺并迅速出针。

《灵枢·逆顺肥瘦》还说："年质壮大，血气充盈，肤革坚固，因加以邪，刺此者，深而留之，此肥人也。广肩腋，项肉薄，厚皮而黑色，唇临临然，其血黑以浊，其气涩以迟……刺此者，深而留之，多益其数也。"指出壮年体质强而身躯魁梧的人，气血充盛，肤坚肉厚，病多实证，故可深刺留针。肥壮之人，肩宽背阔，皮厚色黑，唇厚下垂，其人血浊气涩耐受力强，故也可以深刺留针，而且可以增加针刺的次数。

《灵枢·逆顺肥瘦》更说："刺婴儿奈何？岐伯曰：婴儿者，其肉脆，血少气弱，刺此者，以毫针，浅刺而疾发针，日再可也。"婴儿由于肌肉脆薄，气少血弱，针刺时当选用毫针，而且要浅刺快出，一日可以针两次。

总之，对于普通体质的人，可根据其黑白及肌肤坚实的程度等情况，而决定针刺的浅深及穴位的多少。一般地说，形体及神态端正朴实的，气血多较和调，按照常规刺法就可以了。但是，对于骨骼坚实的"壮士"，其人稳重而不好动，则气血流行徐缓，故可多取穴位且深刺留针。对于瘦人，因气血滑利，故不要深刺行其气血，宜浅刺而快出针。婴儿的气血弱，肌肤不坚，耐受力也弱，故宜浅刺而迅速出针。如病不愈，不妨一日针刺两遍，但不应深刺和留针。以上说明由于年龄、肥瘦、强弱等因素，人身气血有多少滑涩之殊，皮肤肌肉有厚薄坚脆之异，所以刺法有浅深、取穴多少之不同，也有留针与不留针的区别。

由于人的个体差异，对于针、灸、药物的耐受性的敏感性也不同，施治时也应予注意。如《灵枢·论痛》说："筋骨之强弱，肌肉之坚脆，皮肤之厚薄，腠理之疏密，各不同，其于针石火焫之痛何如？……人之骨强、筋弱、肉缓、皮肤厚者，耐痛，其于针石之痛，火焫亦然。"指出人的筋骨有强弱，肌肉有坚脆，皮肤有厚薄，腠理有疏松和致密的不同，他们对于针刺或艾灸引起疼痛反应如何？人的骨强筋弱，肌肉舒缓，皮肤厚实，则能耐受疼痛。不仅能耐受针刺引起的疼痛，也能耐受艾灸导致的疼痛。《灵枢·论痛》还说："肠胃之厚薄坚脆亦不等，其于毒药何如？……胃厚、色黑、大骨及肥者，皆胜毒。故其瘦而薄胃者，皆不胜毒也。"指出肠胃有厚薄坚脆的不同，对药物的耐受程度如何？胃厚色黑，骨骼健壮，偏肥胖的人，气血充盛，对药物有较强的耐受力；体弱胃薄的人，气血不足，对药物的耐受力就差一些。《素问·五常政大论》也说："能毒者以厚药，不胜毒者以薄药。"毒，泛指药物而言。厚药，指气味厚，作用急的药物。薄，指气味薄而作用缓的药物。由于人的耐受力有不同，所以无论应用针、灸、药物，都要因人而异，灵活使用。张仲景用泻白散"强人服半钱匕，羸者减之"；外台走马汤"老少量之"，都是因人体体质不同而用药的典范。

(2) 饮食劳逸和精神因素

饮食成分、劳逸程度以及精神情绪的舒畅与忧闷等，都能对人体的气血、脏腑甚至形体产生一定的影响。而这些因素又常与生活环境、工作性质及社会地位有关。如《灵枢·根结》说："逆顺五体者，言人骨节之大小，肉之坚脆，皮之厚薄，血之清浊，气之滑涩，脉之长短，血之多少，经络之数，余已知之矣，此皆布衣匹夫之士也。夫王公大人，血食之君，身体柔脆，肌肉软弱，血气慓悍滑利，其刺之徐疾，浅深多少，可得同之乎？岐伯答曰：膏粱菽藿之味，何可同也？气滑则出疾，气涩则出迟，气悍则针小而入浅，气涩则针大而入深。深则欲留，浅则欲疾。以此观之，刺布衣者，深以留之；刺大人者，微以除之，此皆因气慓悍滑利也。"所谓"五体"，是指根据人们的性格、体形等而划分的五种体质类型，体质壮实的人，体力活动多，食杂粮野菜，故肌肉坚实，皮肤粗厚，气血运行徐缓，针刺可深而留针，取穴也可稍多。而达官贵人们，食厚味，四体不勤，故肉脆皮薄，气血运行较快。治疗宜少取穴，且轻微浅刺而迅速出针。《灵枢·寿夭刚柔》也说："刺布衣者，以火焠之；刺大人者，以药熨之。"焠，指针烧红后，直接针刺穴位。药熨，将药物加热后，用布包裹以温暖肢体。

长时间的喜怒忧思，不仅会导致疾病，而且能影响疾病的性质，因而关系到治疗方法的选择。所以《灵枢·大惑论》说"盛者泻之，虚者补之，必先明知其形志之苦乐，定乃取之。"实证当泻，虚证当补，固然是常规治法，但是究竟补什么，泻什么，以及补泻的程度如何，还应首先明了患者的形体劳逸以及情志苦乐，有了定见之后，才能进行正确的治疗。

《素问·疏五过论》讨论了情志苦乐给人体造成的各种不同的影响，说："暴乐暴苦，始乐后苦，皆伤精气，精气竭绝，形体毁沮。暴怒伤阴，暴喜伤阳，厥气上行，满脉去形。"指出医生治病时，要询问患者是否有突然高兴或突然痛苦的事，或先乐后苦之虞。因为突然乐或苦都会损伤人体的精气，使精气耗竭，形体败坏。另外，暴怒则伤阴，暴喜则伤阳，阴阳俱伤，气血厥逆而上行，充满经脉，神志离开形体而外越。

《素问·疏五过论》又说："诊有三常，必问贵贱，封君败伤，及欲侯王。故贵脱势，虽不中邪，精神内伤，身必败亡。始富后贫，虽不伤邪，皮焦筋屈，痿躄为挛。……尝富大伤，斩筋绝脉，身体复行，令泽不息。"三常，指贵贱、贫富、苦乐。本条指出喜怒哀乐过"暴"或久而不解，都能伤人精气，虽不受外邪，亦可致生命不保。如先受帝王宠信而后失势，属于始乐后苦之列；或虽无荣贵与失势的实际变化，但因欲望无穷，也同样能使精神气血受到耗伤。由筋脉的营养来源断绝，虽然从表面上看来身体行动如常，然而体内津液不能滋润于周身了。

《素问·血气形志》还讨论了形休劳苦和安逸与情志苦乐致病的特点及治疗方法，说："形乐志苦，病生于脉，治之以灸刺。形乐志乐，病生于肉，治之以针石。形苦志乐，病生于筋，治之以熨引。形苦志苦，病生于咽嗌，治之以百药。形数惊恐，经络不通，病生于不仁，治之以按摩醪药。"形乐者，身无劳也；志苦者，心多虑也。心主脉，深思过虑则脉病。脉病者，当治经络，故当随其宜而灸刺之。形乐者逸，志乐者闲，饱食终日，无所运用，多伤于脾，脾主肌肉，故发生肉病。肉病或为卫气留，或为脓血聚，故当用针石以取之。形苦者，身多劳；志乐者，心无虑。劳则伤筋，故病生于筋，治用药熨或导引。形苦志苦，必多忧思，忧则伤肺，思则伤脾，脾肺气伤，则虚而不行，气必阻滞。脾肺之脉，上循咽嗌，故病生于咽，故当以药物调补之。频繁受到惊恐，则神志失守，气血紊乱，经络不通，病生麻木不仁，故治宜按摩以导气行血，醪药以养正除邪，调中理气。总之一句话，形体的劳逸、精神情绪的改变，都能影响气血运动及脏腑功能活动。不同的形与志，常可引起不同的生理、病理变化，因而治疗措施也必须进行相应的调整。

（七）重视整体

人的身体，虽有上下左右、阴阳表里等各个不同的部位之分，但在经络的联系下，在气血远行的贯通下，形成一个统一的整体，各部位之间以及各个部位与整体之间，都保持着既相互制约又相互依存的协调关系，这便是生理；这些关系一有失调，就是病理。治疗疾病，就要掌握并利用这些关系，来全面地分析病情，从整体出发，采取适当的治疗措施。

1. 阴阳表里相贯

《素问·阴阳应象大论》说"从阴引阳，从阳引阴"，是根据人体阴阳表里相互依存、相互制约的关系，提出来的治疗原则。亦即病在于阴分或阴经，可以从阳分阳经进行治疗；病在于阳分或阳经，也可以从阴分或阴经进行治疗。张志聪解释说："夫阴阳气血，外内左右交相贯通，故善用针者，从阴而引阳分之邪，从阳而引阴分之气。"杨上善以肝胆经为例解释说："肝脏足厥阴脉实，肝腑胆足少阳脉虚，须泻厥阴以补少阳，即从阴引阳也，若少阳实，厥阴虚，须泻少阳以补厥阴，即从阳引阴也。余例准此。"肝胆相为表里，其经络互相络属，阴阳之气相互制约，此胜则彼衰，此虚则彼实，故泻阳经之实，则可补阴经之虚；泻阴经之实，亦可补阳经之虚。如果由于阴阳一方之虚，而另一方相对表现为实的，则当补其虚，而自可解其实。《素问·至真要大论》所谓"诸寒之而热者取之阴，热之而寒者取之阳。"王冰注"壮水之主以制阳光，益火之源以消阴翳"，即属此义。

脏与腑阴阳相合，对于确定治疗方法也有重要的参考意义。《素问·太阴阳明论》说"阳道实，阴道虚"。脾为阴，不足是其常；胃属阳，有余是其常。所以对于中焦之病，其实证多责之于胃；虚证多从脾来论治。后世称调"实则阳明，虚则太阴"。即使胃病属于虚寒，则所用方药宜多温脾补脾；脾病若属于实证、热证，则亦常用清泻胃腑之方药。

2. 左右上下相移

《素问·离合真邪论》说："气之盛衰，左右倾移，以上调下，以左调右。"指出气血偏盛偏衰之病，有盛于左而衰于右者，有盛于右而衰于左者；有盛于下而衰于上者，有盛于上而衰于下者。病之变化如此，故治疗亦应当从此出发，而进行相应调整。《灵枢·终始》说："病在上者下取之，在下者高取之，病在头者取之足，病在腰者取之腘。"张介宾解释说："此远取之法也，有病在上而脉通于下者，当取于下；病在下而脉通于上者，当取于上。故在头者取之足，在腰者取之腘，盖疏其源而流自通。"《素问·奇病论》所说"有病口苦，取阳陵泉"，就是上病下取之例，目前临床所用刺委中穴治腰背痛、刺光明穴治眼病等，均属上病下取之法；气虚脱肛灸百会、小便不利用开肺气的方法，均是"病在下者高取之"之例。此外，由于阴阳失调，出现上下寒热错杂之病，有时亦可采用"以上调下""以下调上"的方法治疗。如《灵枢·刺节真邪》说"上寒下热，先刺其项太阳，久留之，已刺则熨项与肩胛，令热下合乃止，此所谓推而上之者也。上热下寒，视其虚脉而陷之于经络者取之，气下乃止，此所谓引而下之者也。"腰以上寒冷而腰以下发热者，先刺颈项间足太阳膀胱经的大杼、天柱穴，久留针。针刺以后，还要温熨颈项部和肩胛部，使阳热之气上下相合，这就是推而上之的方法；腰以上发热而腰以下寒冷者，要查看下部经络上陷下的虚脉，再针刺施以补法，使阳气下行，这就是引而下之的方法。

经脉之气内外相贯，左右周旋，若病邪侵入经络，亦可随经气流行于内外左右。故治疗有病在左取之右、病在右取之左、病在中旁取之的方法。如《素问·五常政大论》说："病在中，旁取之。"《素问·阴阳应象大论》也说善用针"以右治左，以左治右"，即言刺身体健侧以治患侧之病。《素问·缪刺论》还具体地论述了根据病位浅深而采取的"缪刺"和"巨刺"方法，说："邪客大络者，左注右，右注左，上下左右，与经相干，而布于四末，其气无常处，不入于经俞，命曰缪刺……以左取右，以右取左。""邪客于经，左盛则右病，右盛则左病……必巨刺之，必中其经，非络脉也。"指出邪入经络，可以左右传注，或邪气盛于左而症状见于右，或邪气在于右而症状见于左，故皆可用左病取右、右病取左的方法刺治之。其邪气侵入于络脉，病位轻浅者，取浅表之络脉或"络"穴刺之，称为"缪刺"；而邪侵部位较深，入于经脉之中者，则当于较深的部位或"经"穴刺治之，称为"巨刺"。

《素问·方盛衰论》说："切阴不得阳，诊消亡。得阳不得阴，守学在湛。知左不知右，知右不知左，知上不知下，知先不知后，故治不久。"充分反映了《内经》论治学说对整体性的重视，如果只知道阴而不知道阳，或只知道阳而不知道阴，不能掌握上下、左右、先后相互通贯的理论去治病，那这种治疗方法就不能长久流传下去。

（八）因势利导

为了提高治疗效果，达到治疗目的，《内经》详尽地阐述了治疗疾病的各项原则，用以指导临床拟订具体的治疗方法。如《素问·至真要大论》说："谨道如法，万举万全，气血正平，长有天命。"指出严格按照治疗原则行事，可以获得"万举万全"的效果，人体的气血协调不乱，就可以达到自然所赋予的寿命。《素问·五常政大论》所说的"无盛盛，无虚虚，而遗人夭殃；无致邪，无伤正，绝人长命"，从反面告诫我们，治病不能使实邪得到助长，不能使已经不足的正气更受到损伤。同时，在正虚而补时，不要滞留邪气；在祛邪外出时，不得伤及正气。否则，都会有损人的健康和寿命。

"因势利导"是泛指顺着事物发展的趋势，而加以引导推动的意思。古人在长期而丰富的实践活动中，逐渐认识到这个科学的方法，并用它来指导医疗实践。如《史记·孙子吴起列传》说："善战者，因其势而利导之"是讲打仗的问题。《内经》也多处将治疗疾病比喻为作战，将针刺及遣药组方视如排兵布阵。如《灵枢·逆顺》说:"《兵法》曰:无迎逢逢之气,无击堂堂之阵。《刺法》曰:无刺熇熇之热,无刺漉漉之汗,无刺浑浑之脉,无刺病与脉相逆者。"《内经》成书之前的文献《兵法》曾经说过:当对方的军队来势凶猛,气焰嚣张的时候,要避其锐势,不可迎击;在敌方盛大整齐的阵势面前,也不可贸然出击,此乃兵家禁忌。针刺治疗和打仗一样,也不能冒失,所以《内经》之前的文献《刺法》亦说:高热炽盛者、大汗淋漓者、脉象紊乱者、脉与病情不符者,都不可以使用刺法,若刺之病情就会加重,甚至危及生命。

"因势利导"包含两个方面的意思。

1. 根据邪气的部位施治

对以实邪为主的病证,应根据邪气所在部位和性质而采取相应的方法,使之从最简捷的途径、以最快的速度排出体外,以免病邪深入,损伤正气。如《素问·阴阳应象大论》指出:"因其轻而扬之,因其重而减之,……其高者,因而越之;其下者,引而竭之;中满者,泻之于内。其有邪者,渍形以为汗。其在皮者,汗而发之。"指出疾病初期,势轻在表,可用宣散之法治疗,如辛凉、辛热之类;病情深重者,用逐渐衰减之法,如湿邪宜淡渗、癥瘕宜消坚之类。邪气在上部者,因其在上之势,当发越邪气,如催吐之类;邪气居下部者,因其在下之势,引之从下而出,如利尿、通便之类;中焦痞满者,则泻之于内,如消导之类;邪在表者,则因其在外之势,可用药物发汗,如风寒表邪之类。张仲景灵活运用《内经》的理论变为具体的治疗方法。如《伤寒论》51条说"脉浮者,病在表,可发汗",创制了数十首发汗解表之方;335条"病在胸中,当须吐之,宜瓜蒂散",381条"伤寒哕而腹满,视其前后,知何部不利,利之即愈";对中满痞塞者,制诸泻心汤,以"泻之于内"等,均为后世所宗。吴鞠通根据《内经》《伤寒论》的理论,在《温病条辨》中也说"逐邪者,随其性而宣泄之,就其近而引导之","邪不传化,传表传里,因势导之"。

2. 根据邪正盛衰施治

对于某些周期性发作的疾病,应在其未发作之前加以治疗,因为这个阶段的邪气比较弱,正气相对旺盛,如果给以适当的治疗,则可使标本相得,取得良好的治疗效果。《灵枢·逆顺》说:"上工,刺其未生者也。其次,刺其未盛者也。其次,刺其已衰者也。下工,刺其方袭者也,与其形之盛者也,与其病之与脉相逆者也。故曰:方其盛也,勿敢毁伤,刺其已衰,事必大昌。"指出高明的医生,在病未发作,邪气尚浅的时候进行针刺;或者病虽发作,但邪气未盛的时候进行针刺;或者在邪气衰退,而正气将恢复的时候进行针刺。技术水平不高的医生,当邪气猖盛之时,勉强进行针刺;或者患者形似盛壮,实则外强内虚时进行针刺;或者病情与脉象不相吻合时进行针刺。由于邪气过盛,迎其锐气而刺,就会损伤人体的元气,使病情加重。如果待邪气衰退的时候再进行针刺,则可以收到事半功倍的效果。《素问·阴阳应象大论》说:"其盛,可待衰而已。"

二、特殊治疗原则

以上论述了八种一般治疗原则，这些原则贯穿于所有的疾病之中，我们在治疗疾病的时候，必须在这些原则的指导下，方能制定针对具体病证的治疗原则。然而在一般治则和具体治则之间，还存在一种特殊治则，既不同于一般治则，也不同于具体治则，但是可以作为某一类疾病的治疗原则，对某一类疾病的治疗起到指导作用。

（一）调理脏腑

人体作为一个开放的巨系统，与外界始终保持着物质、能量、信息的交换，从而维持正常的生命活动。如果将人体作为一个大系统，那么脏腑就是这个系统中的组成要素，对于人体来说脏腑属于第二个层次，人体与脏腑的关系就是一般和特殊的关系。当脏腑发生异常的时候，对于脏腑这一类疾病的治疗就存在一个特殊的治疗原则，这个治则我们称之为"调理脏腑"。

由于脏腑包括五脏、六腑及相关组织，故调理脏腑重在调理五脏之间的关系、脏与腑之间的关系、脏腑与其他组织的关系。

1. 调理五脏

五脏之间的关系，主要是生、克、乘、侮的关系，这种联系我们在五行学说一章中已作了详细的阐述，而且引用了大量经文加以说明。

五脏相生，即木生火，肝生心，肝藏血以济心；火生土，心生脾，心阳温煦脾土；土生金，脾生肺，脾气散精，上归于肺；金生水，肺生肾，肺气清肃下降以助肾水；水生木，肾生肝，肾藏精以滋养肝血。生我者为"母"，我生者为"子"。当五脏出现虚证时，采用"虚则补其母"的治疗原则。所谓虚则补其母是指当某一脏出现虚证，不仅要补益本脏的虚衰，同时要补益其母脏，通过相生作用而促使其恢复正常功能。如肝的阴血不足，一方面滋养肝血，另一方面补益肾精，通过补肾而改善肝血不足。当五脏出现实证，采用"实则泻其子"的治疗原则。所谓实则泻其子是指某一脏出现实证，不仅要泻除本脏的实邪，同时还要泻除子脏的实邪，通过相生作用而达到清泻本脏实邪。如肝火炽盛，一方面要清泻肝火，另一方面还要清泻心火，通过泻心火增强泻肝火的作用。

五行相克，即木克土，肝克脾，肝木条达以疏泄脾土之壅滞；土克水，脾克肾，脾运化水湿以防止肾水泛滥；水克火，肾克心，肾水滋润上行以制约心火过亢；火克金，心克肺，心火的温煦有利于肺气的宣发和肃降；金克木，肺克肝，肺气清肃下降可抑制肝气的过度升发。如《素问·宝命全形论》说："木得金而伐，火得水而灭，土得木而达，金得火而缺，水得土而绝。"当某一脏太过或不及时，相克可能出现两种情况，一为克之过盛（相乘），二为反克（相侮）。由于太过引起的相乘或相侮，采取抑强的治疗原则；不及引起的相乘或相侮，采取扶弱的治疗原则。以肝为例，肝气有余，导致木旺乘土，制其所胜，治当泻肝之时兼补脾土；木旺侮金，侮所不胜，治当泻肝之时兼养肺阴。肝气不足，木虚金乘，己所不胜而乘之，治当补肝之时兼清肺热；木虚土侮，己所胜轻而侮之，治当补肝之时兼泄脾土湿热。其余各脏以此类推。

2.调理脏与腑

脏与腑的关系主要是表里关系，五脏病变时通过治腑从而治脏，六腑病变时通过治脏从而治腑。前者如心与小肠，当心火旺盛，则通利小肠，引心经之火下行，心火自灭。后者如肾阳虚衰引起的膀胱气化不足，小便不利，治当温肾补阳，增强膀胱气化功能，小便自利。

3.调理脏腑与官窍

肝开窍于眼，心开窍于舌，脾开窍于口，肺开窍于鼻，肾开窍于耳。如眼睛红肿，可清泻肝火；舌尖生疮，可泻心火及小肠实热；口腔溃疡，可清泻胃热；肺热鼻渊，可清泻肺热；耳鸣如蝉，可补益肾阴等。

（二）调理经络

《灵枢·官能》说："用针之服，必有法则。"经络是人体各组成部分的结构联络网、气血运行网和信息传导网，经络的病变主要表现在脏腑络属、循行部位、经气通达、经气虚实、经气厥逆、经气终绝等方面。所以，调理经络，必有一定的原则，这些原则可从以下几个方面进行考察。

1.精神专注

这里的精神，一指患者在施治前后的精神状态，二指医生治疗时要精神专注。如《灵枢·官能》说："用针之要，无忘其神。"指出入灸之前，消除患者的紧张心理，保持稳定的情绪，勿惊扰神气，才能收到良好的临床效果。如《素问·宝命全形论》说："凡刺之真，必先治神。"《素问·宝命全形论》还说："如临深渊，手如握虎，神无营于万物。"这两句条文指出医生在进行针刺治疗时，应该集中精神，专心致志，仿佛如临万丈深渊，小心谨慎，全神贯注，而不要为其他的事扰乱精神。

2.调节经气

《灵枢·刺节真邪》说："用针之类，在于调气。"这里的气是指经气，即经络之气。经气在经络中主要表现为得气、行气、气至病所等形式。得气的快慢、气行的长短、气至病所产生的效应，与针刺的准确性、针刺的方向、患者的敏感度等戚戚相关。诱发得气，加速气行，促使气至病所是调理经络的重要原则。

3.疏通经络

《灵枢·刺节真邪》说："用针者，必先察其经络之虚实，切而循之，按而弹之，视其应动者，乃后取之而下之。……一经上实下虚而不通者，此必有横络盛加于大经，令之不通，视而泻之，此所谓解结也。"指出用针治病，首先察看经络的虚实，用手循经切按，弹动经脉，触到应指而动的部位，然后再取针刺入穴位内。任何一经出现上实下虚而不通的，此乃络脉的壅盛之气加于正经所致，治疗时找到疾病的所在而采用泻法，这就是解结的方法。解结，就是疏通经络，使脉道通利，气血流畅。经络闭阻不通，实热证所致者多用针刺，虚寒证所致者多用灸疗。对于风寒湿邪引起的疼痛、痉挛或外伤疼痛，针刺可以祛风散寒除湿、活血化瘀的作用；经脉失养引起的麻木不仁、痿软无力、肢体偏瘫，灸疗可以引起温经通络、益气养血的功用。所以《灵枢·经脉》说："经脉者，所以能决死生，处百病，调虚实，不可不通也。"

（三）调理气血

气是构成人体的基本物质之一，气的运动维持了脏腑正常的生理功能。气的来源有三：一是先天的肾气，二是脾所化生的水谷之气，三是肺吸入的大自然的清气。所以，气的生成与肺、脾、肾三脏的关系最直接，也最密切。由此可见，气的病变主要体现在气虚不足和气的运动（气机）逆乱两个方面。气虚不足的治疗原则在于补气，重在补肺、脾、肾三脏之气。气机逆乱可见气滞、气逆、气陷、气闭、气脱等，气滞宜行气，气逆宜降气，气陷宜升气，气闭宜通闭，气脱宜固脱。

血也是构成人体的基本物质，血为水谷精微和肾精所化生，血在运行和储藏过程中，心主血，肝藏血。所以血的来源与脾、肾相关，血的运行与心相关，血的储藏与肝相关。可见，血的病变主要表现为血虚和血供异常两个方面。补血当以健脾为主，兼以补肾。血供异常或血瘀，或出血，血瘀者宜活血化瘀，出血者宜止血。

（四）补虚泻实

邪气盛实之病，当用泻法治疗；正气虚弱之病，当用补法治疗。正如《素问·三部九候论》说："实则泻之，虚则补之。"《素问·调经论》也说："有余泻之，不足补之。"皆指出了虚证当补、实证当泻的治疗原则。

1. 泻实与补虚

祛邪之谓泻，扶正之谓补，祛邪与扶正的具体方法很多。如《素问·至真要大论》说："散者收之，抑者散之，燥者润之，急者缓之，坚者软之，脆者坚之，衰者补之，强者泻之。"又说："坚者削之，客者除之，劳者温之，结者散之，留者攻之，燥者濡之，急者缓之，散者收之，损者温之，逸者行之，惊者平之，上之下之，摩之浴之，薄之劫之，开之发之，适事为故。"此两段将补泻两法相互对照地进行了论述。《素问·六元正纪大论》又专论各种泻法，如说："木郁达之，火郁发之，土郁夺之，金郁泄之，水郁折之，然调其气，过者折之，以其畏也，所谓泻之。"所谓补法，实质上是对各种助益正气治疗方法的概括，凡补气、补血、滋阴、壮阳以及治疗升散太过的收敛法，治疗正气脱失的固涩法，治疗津液亏耗的濡润法，治疗气下陷的升举法等，均属补法之列。同样，所谓泻法，也是对多种祛除邪气、调畅气血等方法的概括。凡通气、散火、逐水、开郁以及治疗上焦实邪的吐法，治疗中焦胀满的消导法，治疗邪在皮毛的发汗法，治疗邪在血脉的通决法，用于邪轻的扬散法，用于邪重浊的削减法，用于邪气坚实的软坚法，用于肠中有燥屎的攻下法，均属于泻法的范畴。

泻法只适用于实证，补法只适用于虚证，因此临床必须明辨证候之虚实，才能正确地使用补泻二法。若虚证误泻，则殊伐无过，使虚者愈虚；实证误补，则反助邪气，使盛者愈盛。故《素问·五常政大论》告诫说："无盛盛，无虚虚。"《素问·奇病论》也说："无损不足益有余。"《灵枢·五禁》更举"五夺"为例，指出虚证不可用泻法说："形肉已夺，是一夺也；大夺血之后，是二夺也；大汗出之后，是三夺也；大泄之后，是四夺也；新产及大血之后，是五夺也。此皆不可泻"。夺，即脱之意。五夺皆人体伤正气，故不可泻。如果误补或误泻，就会造成严重的危害。如《灵枢·根结》说，"满而补之，则阴阳四溢，肠胃充郭，肝肺内膜，阴阳相错；虚而泻之，则经脉空虚，血气竭枯，肠胃㑊辟，皮肤薄着，毛腠夭膲，予之死期。"腹满之实证误补，就会使阴邪或阳邪弥彰四溢，充斥周身，气机升降失常，阴阳错乱；虚证误泻，会使人气血枯竭，肠胃功能衰败，发现皮毛焦悴枯槁，则可知其寿命不会长久了。

虽然虚实证候已经明确，但在应用补法或泻法时，还要掌握适度，以防太过。即《灵枢·五禁》所说"补泻无过其度"，《素问·五常政大论》所言补则"无致邪"，泻则"无伤正"。

2. 补泻兼施

对于虚实错杂的疾病，应根据其具体的情况，而使用补泻兼施的方法。或先补后泻，或先泻后补，或补泻同用。《素问·通评虚实论》说："络满经虚，灸阴刺阳；经满络虚，刺阴灸阳。"此以灸为补，刺为泻。经在里，故属阴；络在外，故属阳。经与络虚实互见，故治疗当用补泻兼施之法。

其补泻之法，可以同时使用，也可分先后次序而用。《素问·病能论》用泽泻饮治疗"酒风"，则是补泻同用的典型方剂。其方用泽泻、麋衔清泻湿热，又用白术补气燥湿。但是在《内经》补泻兼施的记载中，一般多是先补而后泻，其意义在于首先固护本元之气，也有利于祛除病邪。如《灵枢·终始》说："阴盛而阳虚，先补其阳，后泻其阴而和之。阴虚而阳盛，先补其阴，后泻其阳而和之。"张介宾注释说："治病者，皆宜先顾正气，后治邪气。盖攻实无难，伐虚当畏，于此节之义可见，用针用药，其道皆然。"

但是，某些病证，由于其邪气嚣张，或性质毒疠，如不急速祛除，会过多地伤害正气；或因病邪阻滞，致使不能进一步采取治疗措施。凡通此类，则补泻顺序当灵活变通，也可先泻其邪，后补其正，亦即"急则治其标"。如"腹泻""小大不利"病症属于"实"，其虽有正气之虚，也当先治此二症。又如《灵枢·经脉》说："凡刺寒热者，皆多血络，必间日而一取之，血尽而止，乃调其虚实。"此举寒热病为例，说明治疗应先刺泻其恶血，然后再根据病情进一步调治。《素问·三部九候论》也指出："实则泻之，虚则补之。必先去其血脉，而后调之"。

（五）寒热清温

疾病有寒证、有热证，《内经》又将寒之轻者称为清，将热之轻者称为温。治疗寒热温清不同的证候，就要用温凉寒热四种不同性质药物。正如《素问·至真要大论》所说："寒者热之，热者寒之，温者清之，清者温之。"病属于寒证，当用热药治之；病属于热证，当用寒药治之；病属于温证，当用凉药治之；病属于清者，当用温药治之。但是如果病属虚劳，气血两亏，或有发热之症状，其治疗之法，则又不宜过用寒凉，而当用甘温之品以补其虚，正如《素问·至真要大论》所说"劳者温之""损者温之"。经文突出"温"字，其用意在于保护与恢复人体的生气，或称"少火"。后世医家治劳瘵多用温药，所谓"甘温除大热"，皆属此意。

同样，应用寒热温清治疗原则，也必须是详审病情，以正确诊断为基础，而"适事为故"。如《素问·至真要大论》所说："寒热温凉，衰之以属，随其攸利。"

药物疗法

一、药物的气味及其所入

（一）气味阴阳

一切中药都有其各自的气味特点和阴阳属性，因而具有不同的治疗作用。正如《素问·至真要大论》所说："气味有薄厚，性用有躁静，治保有多少，力化有深浅。"指出药物的气味有厚薄的不同，功效有静躁的差别，那么治病保真气的药物或用多，或用少，药物生化的功能发挥就会有深有浅。所谓"气"，是指药物的寒、热、温、凉四种性质，称为"四气"或"四性"，后世在《内经》理论的基础上，结合用药经验，又补入"平"性一类，但习惯上仍称"四气"。所谓"味"，即指酸、苦、甘、辛、咸五味，虽然尚有一种"淡"味，但自《内经》以至于今，仍均称"五味"。药物的气味有厚薄的不同，其性能与功用有缓急之殊，或偏于祛邪以治病，或偏于保真气以调养，药力所能达到的部位，亦有浅深之异。药物的性能虽然多种多样的，但概括言之，寒性之药可治热病，热性之药可治寒病，凉性之药可治温病，温性药物可治清冷病证。其味酸者长于收敛，味苦者长于坚阴，味甘者长于缓急，味辛者长于宣散，味咸者长于软坚。

如《素问·脏气法时论》所说："辛散、酸收、甘缓、苦坚、咸软……辛酸甘苦咸，各有所利，或散或收，或缓或急，或坚或软。"治疗疾病，则应当根据病情，选用适当性味的药物。

根据药物的气味及性能特点，可以分为阴阳两类，以气与味言之，则气为阳，味为阴；以四气言之，则温与热为阳，寒与凉为阴；以五味言之，则辛甘淡三味为阳，酸苦咸三味为阴。如《素问·阴阳应象大论》所说："阳为气，阴为味。……阴味出下窍，阳气出上窍。味厚者为阴，薄为阴之阳；气厚者为阳，薄为阳之阴。味厚则泄，薄则通；气薄则发泄，厚则发热。"以气味分阴阳，又因厚薄不同而分为阴中之阴，阴中之阳，阳中之阴，阳中之阳。马莳注释说："味之厚者为纯阴，所以用之则泄泻，其物于下，如大黄气大寒，味极厚，为阴中之阴，主于泄泻。……味之薄者，为阴中之阳，所以用之则流通，不至于泄泻也，如木通、泽泻，为阴中之阳，主于流通。……气之薄者，为阳中之阴，所以用之则发其汗于上，如麻黄，为气之薄者，阴也，升也，故能发表出汗。……气之厚者为纯阳，所以用之则发热不止于发汗也，如用附子则大热之类。"《素问·至真要大论》将五味分为阴阳两类，说："五味阴阳之用何如？岐伯曰：辛甘发散为阳，酸苦涌泄为阴，咸味涌泄为阴，淡味渗泄为阳。"其阴阳分类如表 11-1 和表 11-2 所示。

表 11-1 气味阴阳分类表

	味	作 用
阴	酸	收
	苦	坚
	咸	软
阳	辛	散
	甘	缓
	淡	渗泄

表 11-2 气味厚薄阴阳分类表

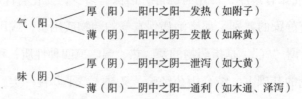

（二）五味所入

五味的属性各不相同，入胃以后，分别入于不同的脏腑。如《素问·宣明五气》说："五味所入，酸入肝，辛入肺，苦入心，咸入肾，甘入脾，是谓五入。"《灵枢·九针论》补充说："淡入胃。"这种五味入五脏的理论，直接指导五脏疾病的治疗用药，其不同味的药，服用之后，药力可先达到与其相应的脏腑。如《素问·至真要大论》说："夫五味入胃，各归所喜，故酸先入肝，苦先入心，甘先入脾，辛先入肺，咸先入肾。"

由于五脏与形体各部的特定联系，故五味亦与形体各部有着相应的联系，《内经》称为"走"。如《灵枢·九针论》说："五走：酸走筋，辛走气，苦走血，咸走骨，甘走肉，是谓五走也。"酸味入肝，肝主筋，故酸味走筋；辛味入肺，肺主气，故辛味走气；苦味入心，心主血脉，故苦味走血；咸味入肾，肾主骨，故咸走骨；甘味入脾，脾主肉，故甘味走肉。因此，筋、气、血、骨、肉之病，有其所适宜用和所不适宜用的药味。

二、五味所禁

由于药物气味各有阴阳之偏，所以才能纠正人体阴阳失调之病。但又因药有所偏，故治疗疾病时必须选药精当，用量适度。否则，就会损伤正气，滞留邪气。正如张介宾所说："药以治病，因毒为能，所谓毒者，以气味之有偏也。……为故也，正以人之为病，病在阴阳偏胜耳。欲救其偏，则惟气味之偏者能之。"《内经》根据药物阴阳之偏的特点，按五味之不同，主要从两方面提出应有"所禁"。

（一）用药勿过其度

根据疾病性质，虽然当用某味之药，但用量多少要适当，尤其不要过量，用药时间也不宜过长，以免损伤正气。如《素问·生气通天论》说："阴之所生，本在五味，阴之五宫，伤在五味。是故味过于酸，肝气以津，脾气乃绝。味过于咸，大骨气劳，短肌，心气抑。味过于甘，心气喘满，色黑，肾气不衡。味过于苦，脾气不濡，胃气乃厚。味过于辛，筋脉沮弛，精神乃央。是故谨和五味，骨正筋柔，气血以流，腠理以密，如是则骨气以精，谨道如法，长有天命。"五宫，指五脏。五味本是五脏生化的物质基础，但若太过反而会伤害五脏。如酸味入肝，本可以养肝，但酸味太过，则会使肝气淫溢，木旺还会乘脾土，日久而脾气绝。咸味入肾，本可以益肾，但咸味太过则伤肾，肾主骨，导致骨骼损伤；肾又主水，水邪过盛则侮土，脾土虚弱故肌肉短缩；水气凌心，故心气抑郁。甘味入脾，本可以健脾，但甘味太过，则滞缓上焦，故心气喘满；甘从土化，脾土太过克肾水，肾的精气在内不能平衡，在外则见黑色。苦味入心，本可以火生土以助脾，但苦味太过，脾气受损燥而不润，胃气滞留而胀满。辛未入肺，本可以补肺以平肝，但辛未太过，辛可散气，则精神耗伤；金能克木，肝主筋，可见筋脉沮弛。《素问·五脏生成》也指出五味太过引起各种病症说："多食咸，则脉凝泣而变色。多食苦，则皮槁而毛拔。多食辛，则筋急而爪枯。多食酸，则肉胝䐊而唇揭。多食甘，则骨痛而发落。此五味之所伤也。"

咸为水之味，心主血脉，多食咸味，水以制火，故脉凝涩而颜面色泽发生变化。苦为火之味，肺主皮毛，多食苦味，心火克肺金，故皮肤枯燥而毛发脱落。辛为金之味，肝主金，其华在爪，多食辛味，肺金克肝木，则筋脉拘急而爪甲干枯。酸为木之味，脾主肌肉开窍于口，味过于酸，木以乘土，故肌肉皱缩，皮肤厚硬而不柔。甘为土之味，甘能健脾益气，味过于甘，土以乘水，肾主骨，则骨骼疼痛头发脱落。《素问·六元正纪大论》举例说："妇人重身，毒之何如？岐伯曰：有故无殒，亦无殒也。……大积大聚，其可犯也，衰其太半而止，过者死。"殒，伤害之意，此节虽然首先强调"有是证便用是药"的论点，说明即使孕妇有当攻泻之病，亦应泻之，而不会伤胎，亦不会伤害母体。但又强调指出，治有当攻泻之"大积大聚，只可衰其大半而止药，若过重伤损正气，则不可救治，甚至发生死亡。

《素问·至真要大论》总结用药不可过量、过久的理论说："久而增气，物化之常也，气增而久，夭之由也。"言常用某种气味之药食，必助长人身阴阳气血某种功能活动，但"气"已增长而继续用之，必然产生危害。《素问·五常政大论》又根据药物毒性大小，提出用药的具体限制说："有毒无毒，服有约乎？岐伯曰：病有久新，方有大小，有毒无毒，固宜常制矣。大毒治病，十去其六；常毒治病，十去其七；小毒治病，十去其八；无毒治病，十去其九。谷肉果菜，食养尽之，无使过之，伤其正也。"即使用"无毒"之药治病，尚仅宜十去其九，未尽之病，当以饮食调养，使人体逐渐恢复健康，以免用药过多伤人正气。

（二）五味所禁

五味各有"所入""所走"，又有阴阳之所偏，故用之不当，亦必伤人正气。或伤所入之胜，或以五行相乘而克贼他脏，故《素问·宣明五气》说："五味所禁：辛走气，气病无多食辛；咸走血，血病无多食咸；苦走骨，骨病无多食苦；甘走肉，肉病无多食甘；酸走筋，筋病无多食酸。是谓五禁，无令多食。"辛味入肺而有宣散之性，故气病者勿食辛，以防更伤其气。咸属水，血属于心，水胜制火则血滞而不畅，故血病勿多食咸味。苦为火之味，肾主骨，苦味太过则火反侮水，故伤其骨，是以骨病勿多食苦味。甘走肉，脾主肌肉，过食甘则伤脾伤肉，故肉病不宜多食甘。酸味木之味，肝主筋，多食酸，易出现筋挛，所以筋病不宜食酸。张仲景《金匮要略·禽兽鱼虫禁忌并治》也有"肝病禁辛，心病禁咸，脾病禁酸，肺病禁苦，肾病禁甘"的论述，与《内经》五味所禁的理论是完全一致的。

三、用药方法

在治疗原则的指导下，根据药物的性味特点及其所入，予以恰当地使用，是用药的基本方法。《素问·脏气法时论》说："辛酸甘苦咸，各有所利，或散或收，或缓或急，或坚或软，四时五脏，病随五味所宜也。"指出按照四时气候变化和五脏之病的虚实寒热，随其所宜而用，是用药的基本方法。

（一）六气之病用药举例

每年运气不同，四时气候改变，用药亦应进行相应的调整。《素问·至真要大论》根据司天、在泉之气不同，论述了治疗六淫为病的规律，说道："诸气在泉，风淫于内，治以辛凉，佐以苦，以甘缓之，以辛散之。热淫于内，治以咸寒，佐以甘苦，以酸收之，以苦发之。湿淫于内，治以苦热，佐以酸淡，以苦燥之，以淡泄之。火淫于内，治以咸冷，佐以苦辛，以酸收之，以苦发之。燥淫于内，治以苦温，佐以甘辛，以苦下之。寒淫于内，治以甘热，佐以苦辛，以咸泻之，以辛润之，以苦坚之。"如在泉之风邪胜而侵于体内，因风为木气，金能胜之，辛凉属金气，故治以辛凉；又恐味过于辛而反伤气，故以苦制其辛；风木之气易急，故用甘味缓之；风邪宜散，故以辛散之。热为火气，侵于体内，当以咸寒之水味治之；为防咸味太过，故佐以甘；为泄其热，故又佐以苦；热盛于经而不敛者，以酸收之；热盛于内而不解者，以苦发之。

该篇又说："司天之气，风淫所胜，平以辛凉，佐以苦甘，以甘缓之，以酸泻之。热淫所胜，平以咸寒，佐以苦甘，以酸收之。湿淫所胜，平以苦热，佐以酸辛，以苦燥之，以淡泄之。湿上甚而热，治以苦温，佐以甘辛，以汗为故而止。火淫所胜，平以酸冷，佐以苦甘，以酸收之，以苦发之，以酸复之，热淫同。燥淫所胜，平以苦湿（温），佐以酸辛，以苦下之。寒淫所胜，平以辛热，佐以甘苦，以咸泻之。"司天之气在上，使之下，故曰"平以……"。风淫所胜，治与在泉同。惟此佐以甘，意在恐辛散太过，而以甘味益气；风性易散而数变，用酸味以制其性，故谓泻之。热淫所胜，与在泉"热淫于内"治同。湿邪郁于上而成热，以苦温之药燥其湿，用甘辛之药散其湿，燥而且散则湿热从汗而解。燥淫所胜，亦与在泉之燥气同。但有佐以酸辛与佐以甘辛之异。此以辛味布散津液以润燥，而用酸味以敛阴，彼则以辛布散而甘缓之。

（二）五脏用药举例

五脏功能特点及其病理变化不同，用药有其基本规律。如《素问·脏气法时论》说："肝苦急，急食甘以缓之。""肝欲散，急食辛以散之，用辛补之，酸泻之。""肝色青，宜食甘，粳米牛肉枣葵皆甘。"肝体阴而用阳，在志为怒，在体为筋，其病易"急"。当速用甘味之药进行缓解。因甘性柔，柔可制刚。木郁不达，故欲散，当急用辛散之药治之。惟散则能从其调达之性，故为补。酸则敛之，与散相对而防其太过，故谓泻。肝病多"急"，故宜食粳米、牛肉、枣、葵等甘味食品，以缓之。

"心苦缓，急食酸以收之。""心欲软，急食咸以软之，用咸补之，甘泻之。""心色赤，宜食酸，小豆犬肉李韭皆酸。"心气缓则心虚神散，故宜急食酸味之药以收敛之。心火太过则为躁越，故宜食咸味以软之。咸为水味，能制其过亢之火而使其恢复正常，故谓补。甘味属土，与咸味相对，故为泻。心神散乱，故宜食小豆、犬肉、李、韭等酸味食品，以收之。

"脾苦湿，急食苦以燥之。""脾欲缓，急食甘以缓之，用苦泻之，甘补之。""脾色黄，宜食咸，大豆豕肉栗藿皆咸。"湿邪伤脾，苦味有燥湿的功效，故急食之。脾性充和从容，故谓欲缓，甘味能缓，故食甘味为补。甘性缓，苦性急，两相对立，甘既为补，苦则为泻。咸为水味，入于肾，以肾为胃之关，咸能润，下而利其窍。因脾恶湿，故宜食大豆、豕肉、栗、藿等苦味食品，以燥之。

"肺苦气上逆，急食苦以泄之。""肺欲收，急食酸以收之，用酸补之，辛泻之。""肺色白，宜食苦，麦羊肉杏薤皆苦。"苦味降，肺气逆，故宜以苦味降泄之。肺气宜散，酸味敛之是为补，辛味与酸味相反，故谓泻。肺病最易上逆，故宜食麦、羊肉、杏、薤等苦味之食物，以泄之。

"肾苦燥，急食辛以润之。""肾欲坚，急食苦以坚之，用苦补之，咸泻之。""肾色黑，宜食辛，黄黍鸡肉桃葱皆辛。"燥，肾气不化，精亏液燥之证。急食辛味以化生津液而润之，辛则开腠理，生津液，如肉桂、附子之辛，以化阴浊而生成津液。肾之精气宜闭藏，苦能坚阴，故急食苦味以坚之。坚阴故为补，咸味与苦味对立，是为泻。肾病易燥，故宜食黍、鸡肉、桃、葱等辛味食品，以润之。

四、制方与方剂

（一）制方

所谓制方，是指组织方剂（或称处方）的原则和方法。主要包括以下两方面的内容。

1. 方剂的组成

《内经》用君、臣、佐、使四个字说明方剂的组成成分，并用以表明药物各自在方剂中的主次地位。如《素问·至真要大论》说："方制君臣，何谓也？岐伯曰：主病之谓君，佐君之谓臣，应臣之谓使。""君一臣二，制之小也；君一臣三佐五，制之中也；君一臣三佐九，制之大也。"指出方剂中的"君"是针对主症，起主要治疗作用的药物。"臣"是协同和加强君药功效的药物。"佐"是起辅助或"反佐"作用，使方剂更好地发挥效力的药物。"使"是引药达于病所或调和诸药的药物。正如张介宾所说："主病者，对证之要药也，故谓之君。君者，味数少而分量重，赖之以为主也。佐君者谓之臣，味数稍多，而分量稍轻，所以匡君之不逮也。应臣者谓之使，数可出入而分量更轻。所以备通行向导之使也。此则君臣佐使之义。"一般处方除必须确立君药外，其他臣、佐、使药之是否需要，以及使用的味数或用量的多少，可根据病情而定。

2. 因病制方

选药组方，是以疾病的客观存在为依据，不论选用何药为君，为臣，为佐，为使，以及每类药物的用数与用量，都以适合病情为原则。《素问·至真要大论》说："气有高下，病有远近，证有中外，治有轻重，适其至所为故也。""有毒无毒，所治为主，适大小为制也。"

根据因病制方的原则，本篇还按君、臣、佐、使各类药物的味数与用量，将方剂分为大、小、奇、偶、缓、急、重七类。

(1) 大方和小方

大方和小方是根据药味数的多少而分，即"君一臣二，制之小也；君一臣三佐五，制之中也；君一臣三佐九，制之大也。"凡臣、佐之药味数多的即为大方，味数少的即为小方。大方用于治疗较为复杂严重的疾病，小方用来治疗比较单纯或轻浅的疾病，如张志聪说："病之微者，制小其服。病之甚者，制大其服。"

(2) 奇方和偶方

奇方和偶方是以药味的单数或双数来区分的。如一味君药，二味臣药，总数是三为奇数，则称为奇方。二味君药，四味臣药，总数是六，为偶数，则称偶方。如《素问·至真要大论》说："君一臣二，奇之制也；君二臣四，偶之制也；君二臣三，奇之制也；君二臣六，偶之制也。"奇方的药味为单数，治疗作用单一而轻。偶方的药味为双数，治疗作用比较复杂而重。故《素问·至真要大论》又说："近者奇之，远者偶之；汗者不以偶，下者不以奇。"张介宾注释说："近者为上为阳，故用奇方，用其轻而缓也。远者为下为阴，故用偶方，用其重而急也。汗者不以偶，阴沉不能达表也。下者不以奇，阳升不能降下也。"在这里需要强调，奇方和偶方的作用并不是绝对的，其各方功效之强弱，还与用药的分量有关。故《素问·至真要大论》又说："近而奇偶，制小其服也。远而奇偶，制大其服也。大则数少，小则数多。多则九之，小则二之。"大，指用量大，而其味数少，则药力专一，故能治部位较"远"的病证。小，指用量小，而其味数多，则药力轻散，故用以治疗病位较"近"之病证。近而奇偶，制小其服，小则数多，而尽于九，盖数多则分量轻，分量轻则性力薄，而仅及近处也。远而奇偶，制大其服，大则数少而止于二。盖少则分量重，分量重则性力专，而直达深远。

(3) 缓方与急方

缓方与急方是以药力而言的。气味薄而药力缓的方剂，称为缓方。

气味厚而药力峻烈的方剂，称为急方。《素问·至真要大论》说："补上治上，制以缓，补下治下，制以急，急则气味厚，缓则气味薄，适其至所，此之谓也。"病在上焦者，欲其药力作用于上，则宜用缓方，病在下焦者，欲其药力能直达下焦病所，则宜用急方，此外，如病情轻缓的可用缓方，病势危急的当用急方。

(4) 重方

若病情复杂，单独使用奇方或偶方，大方或小方等，不易奏效的，应综合使用各类方剂以治之。如此组成之方，叫作重方，后世习称之为"复方"。正如《素问·至真要大论》所说："奇之不去则偶之，是谓重方。"张志聪解释说："所谓重方者，谓奇偶之并用也。"

（二）方剂举例

《内经》虽然全面系统地论述了治疗原则、药物性能及制方，但在药物具体治疗措施的记载方面，却约于针灸。全书仅以举例性质提出十三首方剂，分述如下。

1. 汤液醪醴

《素问·汤液醪醴论》说："黄帝问曰：为五谷汤液及醪醴奈何？岐伯对曰：必以稻米，炊之稻薪，稻米者完，稻薪者坚。帝曰：何以然？岐伯曰：此得天地之和，高下之宜，故能至完；伐取得时，故能至坚也。"汤液和醪醴，是由谷物制作而成。用五谷熬煮成的清液，作为五脏的滋养剂，即为汤液。用五谷熬煮，再经发酵酿造，作为五脏病的治疗剂，即为醪醴。正如王冰注释所说："液，谓清液。醪醴谓酒之属也。"虽然五谷（麦、黍、稷、稻、豆）均为汤液醪醴的原料，但经文又指出"必以稻米"，言稻为最佳原料。其生长在高下得宜的平地，上受天阳，下受水阴，而能得"天地之和"，故效用纯正完备。春种深秋收割，尽得秋金刚劲之气，故其薪"至坚"，所以是制作汤液醪醴的最好燃料。

古代的这种汤液醪醴，在剂型方面对后世医学发展有很深的影响，例如现代所用的汤剂、酒剂等。目前药物中使用粳米、秫米、赤小豆等谷类，也是直接从《内经》发展而来。

2. 生铁洛饮

《素问·病能论》说："帝曰：有病怒狂者，……治之奈何？岐伯曰：……使之服以生铁洛为饮。夫生铁洛者，下气疾也。""洛"与"落"通用。生铁洛即炉冶间锤落之铁屑。"气疾"，丹波元简云："凡狂易癫眩，惊悸瘈疭，心神不定之证，宜概称气疾焉。"生铁落用水研浸，可以为饮。因其属金，气寒而重，能坠热开结，平木火之邪，又能重镇安神，所以它能治善怒发狂之病。

生铁落治怒狂有良效，现临床亦常用。由于怒狂多由恼怒伤肝，肝气不得宣泄，郁而化火，煎熬津液，结为痰火而成。因此，近世治疗多佐以化痰开窍之品。

3. 左角发酒

《素问·缪刺论》说："邪客于手足少阴、太阴、足阳明之络，此五络皆会于耳中，上络左角，五络俱竭，令人身脉皆动，而形无知也，其状若尸，或曰尸厥。……剃其左角之发方一寸燔治，饮以美酒一杯，不能饮者灌之，立已。"尸厥，病名。左角，左耳上前方之额角。燔，烧也。燔治，即烧研制为末。手足少阴、太阴和足阳明五络，皆会于耳，上于额角。若邪气侵犯，五络闭塞不通，因而突然神志昏迷，不知人事，状如尸厥之证。可用针刺等法治之，如仍不能恢复知觉，则需用左角发酒治疗。其法：将患者左侧头角处的头发剃下约一方寸，烧制研为末，以美酒一杯冲服。如口噤不能饮者，则灌入口中，病即可痊愈。

发为血之余，作为药物称为"血余"。其性味苦涩微温，能治疗血症，为止血消瘀之良药。有消瘀利窍，通利小便之功能。酒性温热，功能温经散寒，活血通脉。所以本方具有通行经络，消瘀利窍，畅通气机等功用。五络通，气血行，阴阳调，则神志清。因为血余有止血消瘀的功能，故现仍为临床用来治疗吐血、衄血、血淋、崩漏等出血病证。此方在药物"烧研"炮制方法和"饮以美酒""灌之"服药法等方面，均给后世以很大启发。

4. 泽泻饮

《素问·病能论》说："有病身热懈堕，汗出如浴，恶风少气，此为何病？岐伯曰：病名曰酒风。帝曰：治之奈何？岐伯曰：以泽泻、术各十分，麋衔五分，合，以三指撮为后饭。"酒风，即《素问·风论》所说的漏风病。其主要症状是全身发热、身体倦怠无力、大汗如浴、恶风、少气。这是因为患者素常嗜酒，积热伤脾，湿热内生所致。酒性本热，过饮而为病，故令人生热；湿热伤筋，以致筋脉弛纵不收，身体懈堕倦怠无力；湿热郁蒸腠理，则汗出如浴；汗多则卫气虚故恶风；卫虚气衰，故少气。治疗用泽泻、白术各十分，麋衔五分，三药混合研末，每次服三指撮，先服药，后吃饭。

泽泻淡渗，能利水道，清湿热。白术苦温，能燥湿止汗。麋衔又名薇衔、鹿衔，为治风湿病之药。本方对湿热内蕴，汗出恶风，筋缓身重体倦，有一定的疗效。此节经文在论治酒风方药的同时，又以具体实例说明了补泻兼施法在组织方剂方面的应用，以"为后饭"说明服药时间应有所选择。

5. 鸡矢醴

《素问·腹中论》说："黄帝问曰：有病心腹满，旦食则不能暮食，此为何病？岐伯对曰：名为鼓胀。帝曰：治之奈何？岐伯曰：治之以鸡矢醴，一剂知，二剂已。"矢，同屎。《本草纲目》说："（鸡）屎白，气味微寒，无毒。鼓胀生于湿热，亦有积滞成者，鸡屎能下气消积，通利大小便，故治鼓胀有殊功，此岐伯神方也。"但若属于虚证之鼓胀病，则不宜使用本方。如张介宾说："鸡矢……攻伐实邪之剂也……凡鼓胀由于停积及湿热有余者，皆宜用之。若脾胃虚寒发胀及气虚中满等证，最所忌也，误服则死。"

鸡矢醴的制作及服用法，《本草纲目》引何大英云："用腊月干鸡屎白半斤，袋盛，以酒一斗，渍七日。温服三杯，日三次，或为末，服二钱亦可。"此方民间现仍流行，常治小儿消化不良之腹胀有佳效。用法，将鸡矢白晒干，焙黄，研末或作丸剂，温开水送服。又法将鸡矢白晒干，培黄一两，米酒三碗，煎数沸，去滓，过泸，澄清，空心热服，一日二次。

6. 乌贼骨丸

《素问·腹中论》说："帝曰：有病胸胁支满者，妨于食，病至则先闻腥臊臭，出清液，先唾血，四支清，目眩，时时前后血，病名为何？何以得之？岐伯曰：病名血枯，此得之年少时，有所大脱血，若醉入房中，气竭肝伤，故月事衰少不来也。帝曰：治之奈何？复以何术？岐伯曰：以四乌贼骨一芦茹，二物并合之，丸以雀卵，大如小豆，以五丸为后饭，饮以鲍鱼汁，利肠中及伤肝也。"血枯，即精血枯竭，月经闭止不来的病证。其成因，可由少年时有所大脱血，如吐、衄、崩、漏、失血过多，或因醉后行房，阴精尽泻，精血两伤，气亦耗散。肝主藏血，肾主藏精，肺主气，失血、伤精、耗气，则肝、肾、肺三脏俱伤，以致清浊升降失常，气逆于上，则见胸胁胀满，甚则妨碍饮食。常闻到腥臊气味及鼻流清涕症状。由于血不归经则可见唾血，气不荣于身则四肢清冷，气血两虚而见头目眩晕，气血逆乱则可见时常大小便出血。治疗可用乌贼骨四分，芦茹一分，二药混合研末，以麻雀卵和丸，如小豆大。每次饭前服五丸，鲍鱼汤送下，取其通利肠中和补益肝脏。

乌贼骨，又名海螵蛸。气味咸温下行，主女子赤白漏下及血闭血枯。芦茹，即茜草，气味甘寒，能止血治崩，又能和血通经。麻雀卵气味甘温，能补益精血，主男子阳痿不举及女子带下，便溺不利。鲍鱼，气味辛温，能通血脉益阴气，煮汁服之，能同诸药通女子血闭。故本方具有补养精、气、血，强壮肝、肾、肺，活血通经的作用，所以能治疗血枯精亏诸症。

7. 兰草汤

《素问·奇病论》说："有病口甘者，病名为何？何以得之？岐伯曰：此五气之溢也，名曰脾瘅。夫五味入口，藏于胃，脾为之行其精气，津液在脾，故令人口甘也，此肥美之所发也，此人必数食甘美而多肥也，肥者令人内热，甘者令人中满，故其气上溢，转为消渴。治之以兰，除陈气也。"

过食肥甘厚味，助热生湿，脾气滞而不能输布津液，上溢于口，而见口甘之症。正如王冰所说："食肥则腠理密，阳气不得外泄，故肥令人内热。甘者性气和缓而发散逆，故令人中满。然内热则阳气炎上，炎上则欲饮而嗌干，中满则陈气有余，有余则脾气上溢，故曰其气上溢转为消渴也。"兰，即佩兰。气味辛平芳香，能醒脾化湿，清暑辟浊。临床用佩兰一两，煎水代茶，治口甜舌苔腻，久久不除者有良效。骆龙吉《内经拾遗方论》说："兰草一两，用水三盏，煎一盏半，温服无时。"

8. 豕膏

《灵枢·痈疽》说："痈发于嗌中，名曰猛疽。猛疽不治，化为脓，脓不泻，塞咽，半日死；其化为脓者，泻已则合豕膏，无冷食，三日而已。"又说："发于腋下赤坚者，名曰米疽。治之以砭石，欲细而长，疏砭之，涂以豕膏，六日已，勿裹之。"豕膏，即猪脂，俗名猪油。嗌，即咽喉处，为肺气出入之道路。痈发于嗌，影响呼吸，病势凶猛，故叫猛疽。如发于腋下，坚硬红肿而小的，叫作米疽。猛疽和米疽，依其所生部位及症状辨证，皆属肺经积热，毒火入侵而成。

猛疽已经化脓者，先刺破猛疽以排脓，再口含猪油，不要咽下，如此三天即可痊愈。米疽的治疗，取砭石或细长的针具稀疏地点刺患部，再涂以猪油，不用包扎，约六日即可痊愈。

猪脂气味，甘，微寒，无毒，用以泄肺经之积热。《本草纲目》引孙思邈语："利血脉，散风热，润肺，入膏药，主诸疮。"此痈疽属毒热，尤其咽喉部，故宜冷服之，以加强解热的效力，使邪由下而出。后世用猪脂做膏药，即是从此方变化而来。

9. 陵翘饮

《灵枢·痈疽》说："发于胁，名曰败疵。败疵者，女子之病也，灸之，其病大痈脓，其中乃有生肉，大如赤小豆。治之，剉陵翘草根各一升，以水一斗六升煮之，竭为取三升，则强饮厚衣，坐于釜上，令汗出至足已。"陵，即菱角，其根能清热发汗。翘即连翘，又称连轺，味苦，微寒，有泻心肝二经火，清热解毒，消痈散结的作用。《本草纲目》谓连翘"苦平无毒。主治寒热鼠瘘瘰疬，痈肿恶疮瘿瘤，结热蛊毒"；谓连翘根"甘、寒、平、有小毒，主治下热气，益阴精，令人面悦好，明目，久服轻身耐老"。治疗时，取切剉的菱角和连翘根各一升，用水一斗六升煎煮，浓缩至三升，乘热强饮，并穿厚衣，坐在盛有热水的器皿上熏蒸，使汗出直到足底，病即痊愈。

此方"厚衣，坐于釜上，令汗出至足"，作为辅助疗法，对中医学的发展有很大的影响。仲景用桂枝汤则"温服"，用防己黄芪汤则"坐被上，以被绕腰下"，用甘草麻黄汤则"慎风寒"等，其理论根源，皆来自《内经》。

10. 半夏秫米汤

《灵枢·邪客》说："厥气客于五脏六腑，则卫气独卫其外，行于阳，不得入阴。行于阳则阳气盛，阳气盛则阳跷陷，不得入于阴，阴虚，故目不瞑。黄帝曰：善，治之奈何？伯高曰：补其不足，泻其有余，调其虚实，以通其道，而去其邪。饮以半夏汤一剂，阴阳已通，其卧立至。"又说："其汤方，以流水千里以外者八升，扬之万遍，取其清五升煮之，炊以苇薪，火沸，置秫米一升，治半夏五合，徐炊，令竭为一升半，去其滓，饮汁一小杯，日三，稍益，以知为度。故其病新发者，复杯则卧，汗出则已矣。久者，三饮而已也"。这两段均指出卫气行于阳则寤，行于阴则寐。如厥逆之气入侵脏腑，迫使卫气滞留于阳而不得入于阴，则卫阳之气盛于外，阴分不足，故称"阴虚"，不得行于阴，则失眠。治以半夏汤一剂，以除其厥逆之邪，使阴阳通调，卫气畅行，则可以睡眠。半夏秫米汤的制作方法，取用长流水八升，多次扬之，取其轻浮在上的水五升，用苇薪燃火煮水，沸后，放入秫米一升和炮制过的半夏五合，用徐火继续煎煮，至汤液减至一升半为止，去滓。每次服一小杯，日服三次，逐次可稍加量，以发生药效为度。如果是较轻的新病，服药后静卧，一服汗出即愈。病程较久的，服至三次也可以

417

痊愈了。

半夏、秫米，所以有如此疗效，主要是其具有调和阴阳的作用。半夏味辛，直驱少阴厥逆之气，使其上通于阳明；秫米甘，微寒，能泄阳补阴，利大肠，大肠利则卫气自阳明而入阴。二药合和，则能祛除邪浊，通利经脉，和畅营卫，协调阴阳，故可治失眠之症。流水千里，扬之万遍（《金匮要略》用之，称为"甘澜水"），取其流畅而无阻滞，以加强药效。此方详细记载了药物选择、药量、煎药用水、煎煮法、服药量、服药时间及次数等，成为后世用药之典范。

11. 马膏

《灵枢·经筋》说："足阳明之筋，……其病足中指支胫转筋，脚跳坚，伏兔转筋，髀前肿，㿗疝，腹筋急，引缺盆及颊，卒口僻。急者目不合，热则筋纵。目不开，颊筋有寒，则急引颊移口；有热则筋弛纵，缓不胜收，故僻。治之以马膏，膏其急者，以白酒和桂，以涂其缓者，以桑钩钩之，即以生桑灰置之坎中，高下以坐等，以膏熨急颊，且饮美酒，啖美炙肉，不饮酒者，自强也，为之三拊而已。"经筋分手足三阴三阳，合称十二经筋。这里仅举足阳明之筋，感受寒邪后所发生的一系列症状为例，而论其病机及治疗方法。寒主收引，热主纵缓，外邪侵入，阳明之经筋受病，或为收引，或为纵缓，或为转筋，表现为面部一侧筋脉拘急而目不开，一侧纵缓而目不闭，口僻㖞斜，足胫部的肌肉跳动而强硬不柔。由于经筋不与内脏直接相连，而布于体表，其受寒则必先因气血之虚，故治疗应以补虚祛寒为原则，而壮阳除阴，通络肌表，调和气血。"急者缓之"，甘以缓急，故用气味甘平之马膏，以缓其急。"寒者热之""虚者补之"，故用马膏热熨，桑炭火烤以劫寒，再啖炙肉以补其虚。白酒、宫柱和烧针，壮阳除阴，通经和血。同时，用桑钩牵引，已正其㖞僻。正如张介宾所说："马膏，马脂也。其性味甘平柔润，能养筋治痹，故可以膏其急者。白酒辣桂，性味辛温，能通经络，行血脉，故可以涂其缓者。桑之性平，能利关节，除风寒湿痹诸痛，故以桑钩钩之者，钩正其口也。复以生桑火炭，置之地坎之中。高下以坐等者，欲其深浅适中，便于坐而得其缓也。然后以前膏熨其急颊，且饮之美酒，啖之美肉，皆助血舒筋之法也。虽不善饮，亦自强者。三拊而已，言再三拊摩其患处，则病自己愈。"

12. 寒痹熨法

《灵枢·寿夭刚柔》说："寒痹之为病也，留而不去，时痛而皮不仁。……用醇酒二十升，蜀椒一升，干姜一斤，桂心一斤，凡四种，皆㕮咀，渍酒中，用棉絮一斤，细白布四丈，并内酒中。置酒马矢煴中，盖封涂，勿使泄，五日五夜，出棉絮曝干之，干复渍，以尽其汁。每渍必晬其日，乃出干。干，并用渣与棉絮，复布为复巾，长六七尺，为六七巾，则用之生桑炭炙巾，以熨寒痹所刺之处，令热入至于病所，寒复炙巾以熨之，三十遍而止。汗出，以巾拭身，亦三十遍而止。起步内中，无见风。每刺必熨，如此病已矣。"这段话的意思是说，治疗寒痹可以取醇酒、蜀椒、干姜、桂心四种药，用嘴咀嚼，浸于酒中，加入棉絮和白布，封盖勿泄气，然后将酒器置于燃烧的马矢中煨五日五夜。取出棉絮和白布，晒干后再浸入酒中，每次浸一昼夜时间，直到把酒全部收干。将布制成袋子，纳入棉絮和药渣，然后用生桑炭烤袋子，烤热后熨贴寒痹部位，直到汗出。反复治疗三十次，寒痹就能痊愈。

寒邪侵入经络血脉之中，久留不去，以致血脉凝滞作痛，或营卫不能滋养而肌肤麻木不仁。所以导致寒邪侵袭，而形成此寒痹之病，乃因命火不足，心血亏虚，肝筋失养的缘故。因此治疗之法，必以补命门之火，益肝心血源，通行经络，调和营卫为原则。本方用棉布浸药酒，晒干后，以桑炭火炙热后熨贴，以治寒痹，也是一种外治法。方中药物，酒性热而且悍急，能通行经脉，外达于肌肤。蜀椒赋纯阳之性，为交通心肾之药；干姜健脾胃补中土，而化生气血；桂心引火归原，温肝养筋。三味得酒力及炭火的热力，在针刺前后，熨贴患处，久久施行三十遍，则营卫通，汗液出，寒痹自能痊愈。张介宾解释此方制作时说："咬咀，古人以口嚼药，碎如豆粒而用之。后世虽用刀切，而犹称咬咀者，其义本此。渍，浸也。马矢温中者，燃干马屎而煨之也，此西北方所常用者。涂，盐泥封固也。晬，周岁也。复布为复巾者，重布为巾，如今之夹袋，所以盛储棉絮药渣也。炙巾以生桑炭者，桑能利关节，除风寒湿痹诸痛也。大人血气清滑，故当于未刺之先及既刺之后，但以药熨，则经通汗出而寒痹可除矣。……刺后起步于密室内中，欲其血气行而慎避风寒也。"此方虽然制作较繁，然其理法，颇有深意。

13. 小金丹

《素问·刺法论》说："小金丹方：辰砂二两，水磨雄黄一两，叶子雌黄一两，紫金半两，同入合中，外固，了地一尺筑地实，不用炉，不须药制，用火二十斤煅之也，七日终，候冷七日取，次日出合子，埋药地中，七日取出，顺日研之三日，炼白沙蜜为丸，如梧桐子大。每日望东吸日华气一口，冰水下一丸，和气咽之。服十粒，无疫干也。"

本方的炼制方法，是将辰砂、雄黄、雌黄、紫金（金箔）放入乳钵中研细，倾入瓷罐中，外用盐泥封好。另外在空地挖一个坑，约尺许，将罐置于坑内，封以薄土，筑实。另用炭火烧其地面，烧七天止火，候冷，至第八日，取出罐，将药刮出，入于另一罐，再埋于地下，以消除火热之气。埋七天，再取出，将药倾入钵中，研为细末，炼蜜为丸，如梧桐子大。服用方法，于每晨当太阳初出时，面向东方，吸口气，用冷水和气送下一丸，共十粒，可免受疫疠的传染。

《素问·刺法论》是后人补入的，所载小金丹恐亦是后人补入的方剂。本方的服法虽与道家的益气养生有关，但方中所用四味药物，特别是辰砂、雄黄，却是避瘟防疫的常用药物。

（三）剂型及给药途径

为了提高方药的治疗效果和使用方便，除对药物进行必要的加工炮制外，还要将方药制成一定的剂型。

根据上述十三方的记载,《内经》使用的剂型有:汤液、醪醴、饮(生铁洛饮)、酒(左角发酒)、药酒(鸡失醴)、汤(兰草汤)、散(泽泻饮)、丸(乌贼骨丸)、膏(马膏)、熨(寒痹熨法)十种。

所用药物有:稻米、生铁洛、发、酒、泽泻、术、麋衔、鸡矢白、乌贼骨、芦茹、雀卵、鲍鱼、兰草、豕膏、秫米、半夏、桂、桑木、马膏、蜀椒、干姜、桂心、陵翘草二十三味。

其药物炮制法有:左角发烧、研末;鸡矢白晒干、焙黄;陵翘草根锉;半夏制,干姜咀嚼等。

给药途径,《内经》用药以内服为主,外用法较少。《灵枢·脉度》说:"盛者泻之,虚者饮药以补之。"这是对针泻药补而言,然用药则以"饮"称之。全书十三方中有十方内服,仅三方外用,即涂法、膏法、熨法。

助疗法,在《内经》中也很突出,如马膏治疗气血虚而外寒侵入经络,其治疗中用桑炭火烤劫其寒,噉炙肉以补虚,是两项非常重要的辅助疗法。尤其是用饮食加强疗效,张仲景曾广泛应用,而成为服用某些药物所不可缺少的辅助成分。如服桂枝汤啜热稀粥,服五苓散需多饮暖水,服十枣汤后要糜粥自养等。又《内经》药后"无见风"、厚衣、取汗等辅助法,至今临床仍多有应用。

针灸疗法

一、九针及其应用

(一)九针的含义

《内经》中记载的治疗用针,主要有九种,即镵针、员针、鍉针、锋针、铍针、员利针、毫针、长针、大针。将针分为九种的用意,在于说明针的品种齐备,功用全面,能与天地四时阴阳、脏腑经络形体相匹配。如《灵枢·九针论》说:"九针者,天地之大数也,始于一而终于九。"天地的大数,从一起始,至九而终止,这是自然界事物发展的普遍规律,九针就是对应于各种自然现象而形成的。

（二）九针与自然界、形体相应

《素问·针解》说："帝曰：余闻九针，上应天地四时阴阳，……岐伯曰：夫一天、二地、三人、四时、五音、六律、七星、八风、九野，身形亦应之。针各有所宜，故曰九针，人皮应天，人肉应地，人脉应人，人筋应时，人声应音，人阴阳合气应律，人齿面目应星，人出入气应风，人九窍三百六十五络应野。"律，有十二，阳六为律，阴六为吕，这里的六律是指阳六律，即黄钟、太簇、姑洗、蕤宾、夷则、无射。七星，指北斗七星，即天枢、天璇、天玑、天权、玉衡、开阳、摇光。八风，指八方之风，即东风、南风、西风、北风、东北风、东南风、西南风、西北风。九野，一指天之九野，即中央曰钧天，东方曰苍天，南方曰炎天，西方曰颢天，北方曰玄天，东北曰变天，东南曰阳天，西南曰朱天，西北曰幽天；二指地之九州，古代行政区划，即冀、兖、青、徐、扬、荆、豫、梁、雍九州；三指人的形体，即首、喉、膺、腰、胁、手、足（手足有左右之分）等九个部分。另外，指出人的形体与一天、二地、三人、四时、五音、六律、七星、八风、九野相应。人皮应天：天在上属阳，肺为五脏六腑之华盖，位置最高，属阳，肺又主皮，皮在外也属阳，所以人皮以应天。人肉应地：地即土，脾土为气血化生之源，又主肉，所以人肉以应地。人脉应人：人之能发育生长，全赖血的濡养，所以人脉以应人。人筋应时：一年分为四时，人的手筋起于手指，足筋起于足趾，手足共有四肢，四时合四肢，所以人筋以应时。人声应音：人的发声，必有五音，声才可出，所以人声以应音。人阴阳合气应律：五脏六腑阴阳相合为六，六气相合而应六律。人齿面目应星：人有双耳、双眼、双鼻孔和口，共七窍，所以应七星。人出入气应风：出为呼，入为吸，呼吸出入犹如风动之象，所以人出入气应风。人九窍三百六十五络应野：天有九野，地有九州，人有九窍，人之三百六十五络，有如江河百川流注于九州之间，所以应九野。

（三）九针的形状

《灵枢·九针十二原》记载九针的形状说："九针之名，各不同形。一曰镵针，长一寸六分；二曰员针，长一寸六分；三曰鍉针，长三寸半；四曰锋针，长一寸六分；五曰铍针，长四寸，广二分半；六曰员利针，长一寸六分；七曰毫针，长三寸六分；八曰长针，长七寸；九曰大针，长四寸。"以上重点叙述了九针各自的长度。对其形状及主要用途，本篇又接着指出："镵针者，头大末锐，主泻阳气；员针者，针如卵形，揩摩分间，不得伤肌肉，以泻分气；鍉针者，锋如黍粟之锐，主按脉勿陷，以致其气；锋针者，刃三隅，以发痼疾；铍针者，末如剑锋，以取大脓；员利针者，尖如氂，且员且锐，中身微大，以取暴气；毫针者，尖如蚊虻喙，静以徐往，微以久留之，正气因之，真邪俱往，出针而养，以取痛痹；长针者，针利身薄，可以取远痹；大针者，尖如挺，其锋微圆，以泻机关之水也。九针毕矣。"指出镵针头大而针尖锐利，浅刺以泻肌肤的阳热；员针为长卵形，针尖圆钝，用以按摩和疏泄分肉之间的邪气；鍉针其尖圆如小米粒，按摩经脉，畅通气血，但不深陷皮肤之中；锋针三面有刃，治疗顽固性疾病；铍针尖如剑锋，刺脓疡以排毒；员利针圆而锐利，针身约粗，治疗急性病证；毫针针尖细如蚊虫的嘴，可刺入皮肉之中，提插或留针，扶助正气，去除邪气，出针后休养，临床治疗痛痹；长针针锋锐利，身薄而长，可治疗久痹；大针粗大而头尖，其形入杖，用以泻关节的积水。

（四）九针的应用

《灵枢·官针》所说："九针之宜，各有所为，长短大小，各有所施，不得其用，病弗能移。"九针的形状各有特点，具有不同的临床作用，所以要根据疾病的具体情况，选用一定的针具，才能治疗疾病，否则不能治愈疾病。如《灵枢·九针论》说："一曰镵针者，……主热在头身也；二曰员针，……主治分间气；三曰鍉针，……主按脉取气，令邪出；四曰锋针，……主痈热出血；五曰铍针，……主大痈脓，两热争者也；六曰员利针，……主取痈痹者也；七曰毫针，……主寒热痛痹在络者也；八曰长针，……主取深邪远痹者也；九曰大针，……主取大气不出关节者也。"

现参照《灵枢》的《九针十二原》《官针》《九针论》及《素问·针解》等篇的记载，将九针之形状及其适用范围列表、绘图于下（表11-3，图11-1）。

表11-3　九针形状及应用表

名　称	长度（寸）	形　状	应用范围
镵针	1.6	头大末锐	主热在头身，泻阳气
员针	1.6	针锋成卵形	主治分间气
鍉针	3.5	锋如黍粟之锐	主按脉勿陷，取气，令邪出
锋针	1.6	刃三隅	主泻热出血，发痼疾
铍针	4.0	末如剑锋，宽二分半	主大痈脓，排脓解毒
员利针	1.6	尖如氂	主取暴气，痈痹
毫针	3.6	尖如蚊虻喙	主寒痛痹在络
长针	7.0	锋利身薄	主取深部远痹
大针	4.0	尖如挺，锋微圆	主取大气不出关节，泻机关之水

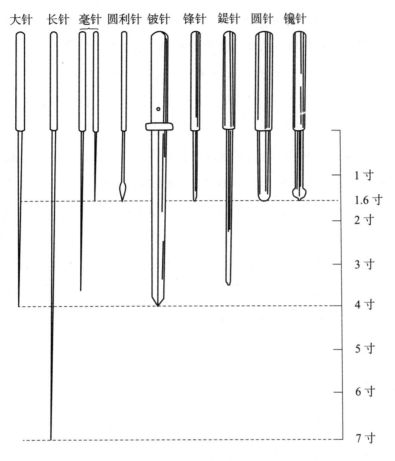

图 11-1　现代九针图

二、宁神守气与选穴

(一) 宁神守气

《灵枢·刺节真邪》说："用针之类，在于调气。"《灵枢·九针十二原》也说："以微针通其经脉，调其血气，营其逆顺出入之会。"可见，针刺所以能治病，在于可以通畅经脉，调和气血，使经脉气血能按其正常的规律升降出入，从而使人体保持健康。针刺的这种调整作用，必须通过经脉之气，才能发挥，即用针在适当的经络和腧穴上如法施术，使经脉之气发生感应(临床上称为"得气")，这种刺激和感应又随经气的运行，传播周身，从而起到调整人体功能以及祛除病邪的作用。因此，针刺效果的有无与多少，与能否"得气"密不可分的。所以《灵枢·终始》说："气至而有效。"《素问·离合真邪论》还说："以气至为故，如待所贵，不知日暮，其气已至，适而自护。"指出针刺必须"得气"才能有效，而当经气已至时，就要很好地守护，以加强治疗作用，这就是"守气"的意义所在。

要做到"守气",最重要的就是精神专注,即所谓"宁神"。首先要求医生施术时集中精神,意勿旁顾。同时,还要通过具体办法制约患者的精神,以使其神气集中而不散乱。如《灵枢·邪客》说:"持针之道,欲端以正,安以静。"《素问·宝命全形论》也说:"经气已至,慎守勿失。深浅在志,远近者一。如临深渊,手如握虎,神无营于众物。"无论病位是浅是深,或取气是远是近,而以得气为准,则是一致的。

人之气血运行,受着精神的制约和影响,患者的精神是否集中,对于针刺的治疗效果常有重要影响。所以医生对某些疾病施治时,应设法引导或制约患者的精神。如《素问·针解》说:"必正其神者,欲瞻病人,目制其神,令气易行也。"《素问·调经论》又说:"刺微奈何?岐伯曰:按摩勿释,出针视之。曰我将深之,适人必革。精气自伏,邪气散乱,无所休息,气泄腠理,其气乃相得。"指出患者治疗时,先用手按摩,时间稍长一点,然后拿出针给他看,并说我要深刺。实际上仅仅浅刺而已,一则使精气深伏于内,二则邪气散乱于外而无所留。邪气从肌表外泄,真气内外通达,其病自愈。一句话,为了使患者的精气内伏,以提高疗效,可以用语言或动作加以引导。

(二)选取穴位的原则

穴位,又称腧穴、孔穴、会、或称节,是经脉之气流注和转输之处,因而也是针刺和艾灸等治疗方法的施术部位。《灵枢·九针十二原》说:"节之交,三百六十五会……所言节者,神气之所游行出入也。"正由于腧穴是神气游行出入之处,所以对其施以针灸才能起到治疗作用。人体十四经脉上,共有腧穴三百六十五个,此外,尚有若干"经外奇穴"。临床治疗,可以根据不同疾病,选用不同的穴位。《内经》提出的选穴原则,主要有以下几点。

1. 邻近取穴

根据疾病的所在部位,就近取穴,是选穴的一条重要原则。如《素问·调经论》说:"病在脉,调之血;病在血,调之络;病在气,调之卫;病在肉,调之分肉;病在筋,调之筋;病在骨,调之骨。"又如《灵枢·寒热病》说:"经络治皮肤,分腠治肌肉,气口治筋脉。"因为络脉之位浅,故治皮肤,分腠为肉之纹理,故可治肌肉,气口为脉之大会所在之处,故用以治筋脉。《灵枢·卫气失常》更以邻近取穴为原则,指出不同部位之病所取俞穴说:"积于上者,泻人迎、天突、喉中;积于下者,泻三里与气街;上下皆满者,上下取之,与季胁之下一寸。"喉中,即廉泉穴;气街,即气冲穴;季胁下一寸,即章门穴。说的是气积蓄在上部胸中者,取上部人迎、天突、廉泉穴以治之;气积蓄在下部腹中者,取下部足三里、气冲穴以治之;病在上下二部,取上下部位之穴,还可以配合"上下皆满者旁取之",而刺胁下之章门穴。此外,某些疾病,还可以在其症状表现的部位上直接针刺,即《灵枢·经筋》所说:"以痛为腧"之义,后世称此种穴位为"阿是穴"。

2. 循经取穴

根据疾病的所属经脉，而取该经之腧穴刺治之，称为循经取穴。如《灵枢·官能》说："先得其道，稀而疏之，稍深以留，故能徐入之。"道，即经脉循行之道。此言先知疾病与经脉所属关系这一正确诊断的基础上，可根据经脉循行的路径，在距离病位较远的地方取穴。《素问·痹论》也说："五脏有俞，六腑有合，循脉之分，各有所发，各治其过，则病瘳也。"指出经脉各有循行的部位，经脉之气有所始发及其经过之处，可随病之所在部位而选择该经之腧穴以治疗。《灵枢·寒热病》还举例说明了循经取穴法，谓"病始手臂者，先取手阳明、太阴而汗出；病始头首者，先取项太阳而汗出；病始足胫者，先取足阳明而汗出"。手臂为手阳明与手太阴经所过，头为足太阳经所过，故病各取其所属经脉之穴而治之。

3. 根据腧穴和经脉的主治选穴

某些俞穴具有独特的性质，因而适宜治疗某些疾病。如《灵枢·邪气脏腑病形》说："荥输治外经，合治内府。"《灵枢·九针十二原》也说："十二原者，主治五脏六腑之有疾者也。"《灵枢·顺气一日分为四时》还说："病在脏者取之井，病变于色者取之经。"《素问·水热穴论》更说："取输以泻阴邪，取合以虚阳邪。"这些经文均说明井、荥、输、经、合等各种输穴，有其各自的特殊治疗作用，临床应随其所长加以选择使用。

此外，十二经脉各有其不同的性质，如太阳主开、阳明主合、少阳主枢等，临证治疗选穴时亦应予以重视。如《灵枢·九针十二原》说："疾高而内者，取之阴之陵泉。病高而外者，取之阳之陵泉。"张志聪解释说："疾高而内者，里阴之病见于上也，阴陵泉乃太阴之经，太阴主开也。便在内之病，从开而上出也。盖言阳病之入于内者，即从下解，阴病之出于上者，即从外解也。疾高而外者，外邪高而病在外之下也。阳陵泉乃少阳之经，少阳主枢也。盖邪在高而欲下入于内，故使从枢外出，勿使之内入也。"

4. 根据时令选穴

时令不同，人身气血运行有偏于表和偏于里的不同，治疗亦应选择相应的穴位。如《素问·通评虚实论》说："春亟治经络，夏亟治经输。"《素问·诊要经终论》也说："冬刺俞窍于分理。"

三、针刺法

（一）候气法

针刺既然以"气至"而有效，故或等待经气来至时，而后刺之，或于针刺时采取一定的措施促使气至。其中等待气至而刺的内容，已见前"因时制宜"部分。依靠操作手法促使气至者，如《素问·离合真邪论》所说:"必先扪而循之,切而散之,推而按之,弹而怒之,抓而下之,通而取之。"指出候气的操作法,首先要扪按局部,用指压切穴位周围,使经气得以疏通,再推按其针,弹动针体,或用指甲刮动针柄,待经气已至且有通行传导的时候,即可取针。

(二)刺法分类及主治

《内经》记载的针刺方法有数十种,分散于各篇文章之中,而以《灵枢·官针》最为集中。该篇将针刺法分为三类,即"九刺"用以治疗九种不同的疾病,"十二节刺"用以治疗十二经脉的病证,"五刺"用以治疗与五脏相应的肢体病变。

1. 九刺

所谓九刺,如《灵枢·官针》说:"凡刺有九,以应九变。一曰输刺,输刺者,刺诸经荥输脏俞也。二曰远道刺,远道刺者,病在上,取之下,刺腑俞也。三曰经刺,经刺者,刺大经之结络经分也。四曰络刺,络刺者,刺小络之血脉也。五曰分刺,分刺者,刺分肉之间也。六曰大泻刺,大泻刺者,刺大脓以铍针也。七曰毛刺,毛刺者,刺浮痹于皮肤也。八曰巨刺,巨刺者,左取右,右取左。九曰焠刺,焠刺者,刺燔针则取痹也。"指出针刺有九种方法,以适应九种不同的病变。第一种叫输刺,适用于四肢诸经的荥穴、输穴以及背部的肝俞、心俞、脾俞、肺俞、肾俞等五脏俞穴;第二种叫远道刺,是病在身体上部的,刺下肢足三阳经的腧穴;第三种叫经刺,刺经脉与络脉相结合部位;第四种叫络刺,即刺皮肤上的络脉;第五种叫分刺,刺皮肤下层的肌肉;第六种叫大泻刺,用以治疗脓肿;第七种叫毛刺,治疗皮肤表层的痹证;第八种叫巨刺,即左病治右侧腧穴,右病治左侧腧穴;第九种叫焠刺,即针加热后刺入患处,治疗寒痹证。

2. 十二节刺

所谓十二节刺,如《灵枢·官针》说:"凡刺有十二节,以应十二经。一曰偶刺,偶刺者,以手直心若背,直痛所,一刺前,一刺后,以治心痹。刺此者,傍针之也。二曰报刺,报刺者,刺痛无常处也,上下行者,直内无拔针,以左手随病所按之,乃出针,复刺之也。三曰恢刺,恢刺者,直刺傍之,举之前后,恢筋急,以治筋痹也。四曰齐刺,齐刺者,直入一,傍入二,以治寒气小深者。或曰三刺。三刺者,治痹气小深者也。五曰扬刺,扬刺者,正内一,傍内四,而浮之,以治寒气之搏大者也。六曰直针刺,直针刺者,引皮乃刺之,以治寒气之浅者也。七曰输刺,输刺者,直入直出,稀发针而深之,以治气盛而热者也。八曰短刺,短刺者,刺骨痹,稍摇而深之,致针骨所,以上下摩骨也。九曰浮刺,浮刺者,傍入而浮之,以治肌急而寒者也。十曰阴刺,阴刺者,左右卒刺之,以治寒厥,中寒厥,足踝后少阴也。十一曰傍针刺,傍针刺者,直刺傍刺各一,以治留痹久居者也。十二曰赞刺,赞刺者,直入直出,数发针而浅之出血,是谓治痈肿也。"针刺有十二种方法,以适应十二经的不同病变。十二节刺的操作方法及其所治疗的适应证候，对临床颇有实际意义。如偶刺法，虽在胸前、后背，正当痛处刺之，但要防止损伤内脏，故要求进针后，针尖向两旁斜刺。报刺法，在痛处垂直进针，出针后，再按前法连续进针，治疗痛无定处、上下游走的疾病。恢刺法，针刺入后不仅要提插，还要使针尖分别向前、向后刺之，以散筋脉之拘急。齐刺法、扬刺法，是根据不同的病证，采用数针齐下。直针刺法，是沿皮刺。输刺法，针直入直出，取穴少、针刺深、久留针，治疗气盛热重的病证。短刺法，进针慢，使针深入到骨，上下提插，主治骨痹。浮针法，在病处的旁边，用针浅刺肌表，治疗感寒而致的肌肉拘急。阴刺法，刺双足内踝足少阴肾经的太溪穴，治疗寒厥病证。傍针刺，直刺经穴一针，再从旁边的络脉刺一针，治疗经久不愈的病证。赞刺法，则要求针数多而浅，使之出血，现在临床使用的"七星针"（梅花针），似渊源此法。

3. 五刺

所谓五刺，如《灵枢·官针》说："凡刺有五，以应五脏。一曰半刺，半刺者，浅内而疾发针，无针伤肉，如拔毛状，取皮气，此肺之应也。二曰豹文刺，豹文刺者，左右前后针之，中脉为故，以取经络之血者，此心之应也。三曰关刺，关刺者，直刺左右，尽筋上，以取筋痹，慎无出血，此肝之应也。或曰渊刺，一曰岂刺。四曰合谷刺，合谷刺者，左右鸡足，针于分肉之间，以取肌痹，此脾之应也。五曰输刺，输刺者，直入直出，深内之至骨，以取骨痹，此肾之应也。"针有五种刺法，适应五脏的病变。半刺，进针浮浅而出针快，如拔毫毛，勿伤肌肉，主要去除皮肤的邪气，而肺主皮毛，所以半刺法与肺相应。豹文刺，是在患处的左右前后刺之，布针之状如豹斑，以刺中经络为准，使之出血，而心主血脉，所以豹文刺与心相应。关刺，直刺四肢关节达筋部，不宜出血，治疗筋痹，而肝主筋，所以关刺与肝相应。合谷刺，针刺入合谷穴，再提起向前、向后刺之，状如鸡足布趾，治疗肌痹，而脾主肌肉，所以合谷刺与脾相应。输刺，针刺直入直出，深刺到骨部，主要治疗骨痹，而肾主骨，所以输刺与肾相应。总之，诸刺之法，以应五脏，取之皮者则应肺，取之肉者则应脾，取之筋者则应肝，取之血者则应心，取之骨者则应肾。

4. 缪刺

所谓缪刺，是指针刺治疗络脉之病，而采取病在左取之右，病在右取之左的针刺方法，其刺部位较浅或取"络穴"刺之。如《素问·缪刺论》说："邪客大络者，左注右，右注左，上下左右，与经相干，而布于四末，其气无常处，不入于经俞，命曰缪刺。"邪气侵入十五络脉，可从左侧流注到右侧，从右侧流注到左侧，邪气上下左右流注，分布于四肢，由于邪气无定处，又不入经脉内，所以取络即可。《素问·调经论》也说："身形有痛，九候莫病，则缪刺之。"

5. 五节刺

所谓五节刺，是指振埃、发蒙、去爪、彻衣、解惑等五种针刺法，见于《灵枢·刺节真邪》。该篇对上述诸刺法的取穴及主治，作了这样的叙述："振埃者，刺外经，去阳病也；发蒙者，刺腑输，去腑病也；去爪者，刺关节之支络也；彻衣者，尽刺诸阳之奇输也；解惑者，尽知调阴阳，补泻有余不足，相倾移也。"振埃，即振落尘埃；发蒙，即开发蒙昧；去爪，即脱去余甲；彻衣，即脱去衣服；解惑，即解除迷惑。以下对五节刺作进一步解释。

《灵枢·刺节真邪》说："振埃者，阳气大逆，上满于胸中，愤瞋肩息，大气逆上，喘喝坐伏，病恶埃烟，馪不得息，请言振埃，尚疾于振埃。黄帝曰：善。取之如何？岐伯曰：取之天容。黄帝曰：其咳上气，穷拙胸痛者，取之奈何？岐伯曰：取之廉泉。黄帝曰：取之有数乎？岐伯曰：取天容者，无过一里，取廉泉者，血变而止。"恶埃烟，指厌恶埃尘烟灰之类，患者遇到此类物质病即发作或加重。馪，气不畅行之意。无过一里，言刺天容（突）穴留针，不超过人行一里路所用的时间。这里是讲振埃的针法，对于阳气逆上，充斥于胸中，引起胸部胀满，呼吸摇肩，气喘声出，坐而不能平卧，厌恶尘埃烟雾，咽部噎塞，呼吸不畅等，取天突穴，进针不超过一寸。有咳嗽胸痛者，取廉泉穴，血络畅通则止针。

"刺此者，必于日中，刺其听宫，中其眸子，声闻于耳，此其输也。黄帝曰：善。何谓声闻于耳？岐伯曰：刺邪以手坚按其两鼻窍，而疾偃其声，必应于针也。"指出发蒙刺法，适用于治疗六腑之病，应取六腑的输穴刺之。听宫，手太阳小肠腑之穴位，其脉通于瞳子。针刺时，令患者捏住鼻孔，然后闭口，怒腹鼓气，使气上走于耳目，感到有声音应于针。

"饮食不节，喜怒不时，津液内溢，乃下留于睾，水道不通，日大不休，俯仰不便，趋翔不能。此病荥然有水，不上不下，铍石所取，形不可匿，常不得蔽，故命曰去爪。"说明饮食不节，七情太过，导致津液不能正常运行而积于睾丸，水道不通，阴囊肿大，行动受到限制。这种阴囊水肿病，可用铍针放其水，等于修剪掉多余的指甲一样，故称之为去爪。

"阳气有余，而阴气不足，阴气不足则内热，阳气有余则外热。内热相搏，热于怀炭，外畏绵帛近，不可近身，又不可近席。腠理闭塞，则汗不出，舌焦唇槁，腊干嗌燥，饮食不让美恶。……取之于其天府、大杼三痏，又刺中膂，以去其热，补足手太阴，以去其汗，热去汗稀，疾于彻衣。"腊干，即肌肤干燥，又说唇舌干如腊肉样。饮食不让美恶，指不能辨别饮食滋味。天府，手太阴肺经穴，大杼、中膂俞，足太阳膀胱经穴。本句指出病为阳气有余而阴气不足所致，阴虚内热，阳虚外热，两热相搏，热如怀抱炭火，由于热势炽盛，避衣被、避身体、避坐席。由于腠理闭塞，汗不能出，热不得外泄，引起舌焦、唇槁、咽干、饮食无味等症状。针天府、大杼穴各三次，再刺中膂穴，汗出热除，效果甚速，如同脱衣一样的便捷。

"大风在身，血脉偏虚。虚者不足，实者有余，轻重不得，倾侧宛伏，不知东西，不知南北，乍上乍下，乍反乍复，颠倒无常，甚于迷惑。……泻其有余，补其不足，阴阳平复。用针若此，疾于解惑。"大风，即中风偏枯一类的疾病。该句指出中风疾病，气血偏虚，一侧虚一侧实，导致身体左右不相称，身体行走不稳，甚至神志昏迷，治当补正气之不足，泻邪气之有余。

6. 布憿著刺法

所谓布憿著刺法，是用布缠在针体的适当部位，以免刺入太深，伤及内脏，或用单布覆盖躯体，以防风寒，然后隔单布而刺，此法适用于胸腹等部位。如《素问·诊要经终论》说："刺胸腹者，必以布憿著之，乃从单布上刺，刺之不愈，复刺。"

以上六类，共 33 种刺法。可见《内经》对针刺治疗方法的论述颇详。

（三）针刺补泻法

依靠针刺手法和根据患者呼吸施术，是针刺补泻的主要方法。《内经》记载的针刺补泻法，主要有以下四种。

1. 呼吸补泻

所谓呼吸补泻，是根据患者的呼吸而进针、留针或捻转以进行补泻的方法。《素问·八正神明论》说："泻必用方，方者，以气方盛也，以月方满也，以日方温也，以身方定也，以息方吸而内针，乃复候其方吸而转针，乃复候其方呼而徐引针，故曰泻必用方，其气乃行焉。补必用员，员者行也，行者移也，刺必中其荥，复以吸排针也。"方，即正之意，如人气正盛、月亮正圆、天气正温、身体正安、呼吸正时等。员，即行之意，就是引导正气达到病所。本节除指出因时施治外，还指出根据患者呼吸而进行补泻的具体操作方法。即当患者吸气时刺入，再待其吸气时进行捻转，便是补法；而当患者呼气时，引针外出，便是泻法。《素问·离合真邪论》也说："吸则内针，无令气忤，静以久留，无令邪布，吸则转针，以得气为故，候呼引针，呼尽乃去，大气皆出，故命曰泻。"大气，此指邪气。意思是说吸气的时候进针，而且要留针静候其气，以免让邪气扩散。在吸气时捻转其针，以得气为原则，等到呼气的时候准备出针，呼气完毕，将针取出，则邪气随针外泄，因此叫作泻法。反之，呼进吸出则为补法。

2. 开合补泻

所谓开合补泻，是使针孔开大与闭合来进行补泻的方法。出针时速按针孔为补法；出针时不按针孔或摇大针孔为泻法。如《素问·针解》说："邪胜则虚之者，出针勿按。徐而疾则实者，徐出针而疾按之。疾而徐则虚者，疾出针而徐按之。"《素问·刺志论》也说："气实者，热也；气虚者，寒也。入实者，左手开针空也；入虚者，左手闭针空也。"指出按闭针孔为补，而不闭其针孔或以左手开大孔针为泻。《素问·调经论》又指出："泻实者……外门不闭，以出其疾，摇大其灌，如利其路，是谓大泻。"指出不仅不闭其针孔，还要摇动针体，开大其孔，以利邪气外出之道路，是为泻法。

3. 迎随补泻

所谓迎随补泻，是针刺入皮肤后调整针尖方向以进行补泻的方法。如《灵枢·小针解》说："迎而夺之者，泻也。追而济之者，补也。"《灵枢·卫气行》也说："刺实者，刺其来也；刺虚者，刺其去也。"说明以针尖指向经脉起始的方向（迎其来）为泻法，而针尖顺其经脉所去的方向（随、去），则为补法。所以《灵枢·九针十二原》说："迎而夺之，恶得无虚。追而济之，恶得无实。迎之随之，以意和之。"是说施用迎而夺之的刺法时，最忌（恶）邪气不能因之而虚；用随而济之的刺法时，则忌正气不能恢复充实。邪气去则针下为寒，正气复则针下热。所以《素问·针解》说："刺虚则实之者，针下热也，气实乃热也。满而泄之者，针下寒也，气虚乃寒也。"即刺虚证使正气充实，针下出现热的感觉，乃正气充实之故；刺实证使邪气得泄，针下出现寒的感觉，乃邪气衰退之故。

4. 疾徐补泻

所谓疾徐补泻，是指调节进针和出针的速度以进行补泻的方法。《内经》有关篇章种记载不尽相同，如《灵枢·小针解》说："徐而疾则实者，言徐内而疾出也。疾而徐则虚者，言疾内而徐出也。"《素问·针解》也说："徐而疾则实者，徐出针而疾按之。疾而徐则虚者，疾出针而徐按之。"后节经文所说疾徐，虽含有按闭针孔的速度之意，但两节经义又都说明进针或深插时的速度快，出针或提针时的速度缓，为补法，反之则为泻法。另外，《灵枢·官能》说："疾而徐出，邪气乃出，伸而迎之，摇大其穴，气出乃疾。……气下而疾出之，推其皮，盖其外门，其气乃存。"此节经文虽将"开合补泻""迎随补泻""疾徐补泻"一并论之。但对于疾徐补泻的内容，则明确指出"疾（入）而徐出"，为泻法；气下而"疾出"，为补法。虽然上述记载不一，但参考《灵枢·九针十二原》"刺诸热者，如以手探汤，刺寒清者，如人不欲行"之说。即"热者"多实，而以手探汤，自是徐入而疾出之象，故泻法宜于徐入而疾出。如人不欲行，则是留恋去缓之象，比喻治疗虚寒之证，疾入而徐出的针刺方法。

四、针刺治病举例

应用针刺疗法，可以治疗很多种疾病，在《内经》的记载中，主要有脏腑之病、经脉之病、形体之病、外淫之病，其他不同名称和性质的疾病等，分别举例叙述于下。

（一）脏腑之病

《灵枢·五邪》分别论述了邪在五脏的针刺方法。如说："邪在肺，则病皮肤痛，寒热，上气喘，汗出，咳动肩背。取之膺中外输，背三椎之傍，以手疾按之，快然，乃刺之，取之缺盆中以越之。"膺中外俞，即手太阴肺经之云门、中府穴。三椎之傍，指肺俞穴。缺盆中，指手阳明之天突穴。这段话是说邪气在肺，出现皮肤疼痛、恶寒发热、上逆气喘、汗出、咳嗽导致肩背疼痛症状等。治疗时可取胸部外侧的云门、中府穴以及背部的肺俞穴，然后再取天突穴，以祛散肺中邪气。

"邪在肝，则两胁中痛，寒中，恶血在内，行善掣节，时脚肿，取之行间，以引胁下，补三里以温胃中，取血脉以散恶血，取耳间青脉，以去其掣。"行间，肝经之荥穴。足三里，胃经之合穴。肝病克胃土，故取三里以实中气。这段话是说邪气在肝，两胁胀痛，肝木旺而克脾土，中焦虚寒，寒滞经脉，气血瘀阻，血不养筋，所以行动抽掣，关节肿痛。治疗时取足厥阴肝经荥穴行间穴及足阳明胃经足三里穴，同时刺本经血络以祛瘀血，刺耳根处的青络以消除抽掣及疼痛。

"邪在脾胃，则病肌肉痛，阳气有余，阴气不足，则热中善饥；阳气不足，阴气有余，则寒中肠鸣腹痛，阴阳俱有余，若俱不足，则有寒有热，皆调于三里。"阴阳俱有余，言脾胃之邪实，当于三里穴泻之，若脾胃俱虚，则宜于三里穴补之。

"邪在肾，则病骨痛阴痹，阴痹者，按之而不得，腹胀腰痛，大便难，肩背颈项强痛，时眩。取之涌泉、昆仑，视有血者尽取之。"由肾所发病位较深之证，肾受邪则气不能化，肾主骨，则骨痛。脏寒生满病，故腹胀。肾司二便，病则可见大便难。脏病及腑，足太阳膀胱经脉自头项下至背，故病可见肩背颈项痛，以及时常头眩。治疗肘当取足少阴肾经的涌泉穴和足太阳膀胱经的昆仑穴，若有瘀血应刺之令出血。

"邪在心，则病心痛喜悲，时眩仆，视有余不足而调之其输也。"邪气在心，则出现心痛、多悲伤、眩晕昏仆等。治疗时当视其证候之虚实，当补则补，当泻则泻，取本经的腧穴以调之。

（二）经脉之病

《素问·刺腰痛》说："足太阳脉令人腰痛，引项脊尻背如重状。刺其郄中，太阳正经出血，春无见血。"郄中即委中穴。太阳正经，即指昆仑穴。足太阳膀胱经发病可见腰痛，颈项、背腰、臀部有沉重感。治疗时刺委中和昆仑穴，出血以祛邪。但是太阳合肾水，水旺于冬而衰于春，故刺太阳经者，春天不宜出血。

"少阳令人腰痛，如以针刺其皮中，循循然不可以俯仰，不可以顾，刺少阳成骨之端出血，成骨在膝外廉之骨独起者，夏无见血。"膝外侧高骨独起之下，即阳陵泉穴，为足少阳胆经之合穴。足少阳胆经发生疾病可见腰痛，有如针刺，既不能前后俯仰，也不能左右回顾。治当针刺足少阳胆经的阳陵泉，令其出血。少阳合肝木，木旺于春而衰于夏，故刺少阳经者，夏天切忌出血。

"阳明令人腰痛，不可以顾，顾如有见者，善悲，刺阳明于胻前三痏，上下和之出血，秋无见血。"胻前，此指足三里穴。上下，指上、下巨虚穴。阳明胃经发病出现腰痛，颈项不能转动回顾，回顾则妄见怪异，多悲伤。治疗当刺足阳明胃经足三里穴三次，并取上巨虚、下巨虚针刺出血。秋季不要刺出血。

"足少阴令人腰痛，痛引脊内廉，刺少阴于内踝上二痏，春无见血。出血太多，不可复也。"

内踝上二痏，指足少阴肾经之太溪、复溜二穴。足少阴肾经发病出现腰痛，痛时牵引脊骨内侧。治疗时取足少阴肾经太溪、复溜穴，刺二次。因春时木旺水衰，故刺足少阴者，春无见血，若出血太多，则肾气不可复。

"厥阴之脉，令人腰痛，腰中如张弓弩弦，刺厥阴之脉，在腨踵鱼腹之外，循之累累然，乃刺之，其病令人善言，默默然不慧，刺之三痏。"腨，即腿肚。踵，足跟。鱼腹，言腨之形状如鱼腹。张介宾注："腨踵之间，鱼腹之外，循三累累然者，即足厥阴之络，蠡沟穴也。"厥阴经脉发病出现腰痛，腰部强直有如张开的弓箭一样。治疗时取足厥阴肝经的蠡沟穴，针刺三次即可。

（三）形体之病

《灵枢·寒热病》说："皮寒热者，不可附席，毛发焦，鼻槁腊，不得汗。取三阳之络，以补手太阴。肌寒热者，肌痛，毛发焦而唇槁腊，不得汗。取三阳于下以去其血者，补足太阴以出其汗。骨寒热者，病无所安，汗注不休。齿未槁，取其少阴于阴股之络。齿已槁，死不治。"三阳之络，即足太阳膀胱经之络穴飞扬。补手太阴的穴位，包括列缺、鱼际、太渊等三穴。少阴阴股之络，指足少阴肾经之络穴大钟。外邪侵入皮毛，导致皮肤寒热，疼痛不可着席，肺主皮毛，肺津不布，故毛发干枯；肺开窍于鼻，则鼻中干燥，汗不能出。治疗时取足太阳膀胱经的络穴飞扬，泻其表热，再针刺列缺、鱼际、太渊以补肺气。外邪侵入肌肉，引起肌肉寒热而疼痛，脾主肌肉，其华在唇，故口唇枯腊，不得汗出。治疗时刺足太阳膀胱经络穴飞扬，令其出瘀血；再补足太阴脾经使汗出。外邪入骨，骨发寒热则烦躁不安，汗出不止。如果牙未干枯，表示阴气尚存，治疗时可取足少阴肾经络穴大钟；如果牙齿干枯，表示阴气已绝，为不治之死证。总之，寒热之病，根据不同部位，分别刺肺、膀胱、脾、肾各经之穴位。

（四）外淫所致之病

根据外邪的性质及其所侵犯的部位，而采取不同的针刺之法。如《灵枢·官能》说："大寒在外，留而补之。入于中者，从合泻之。"言寒邪在外，可补其正气以抵御之。若入于腑，则应从合穴泻出之。《素问·骨空论》说："风从外入……治在风府，调其阴阳，不足则补，有余则泻。大风颈项痛，刺风府，风府在上椎……从风憎风，刺眉头。"此言风邪从外侵入人体，可刺风府穴。若迎风则恶风者，则当取眉头之攒竹穴刺之。《灵枢·九针十二原》指出："夫气之在脉也，邪气在上，浊气在中，清气在下。故针陷脉则邪气出，针中脉则浊气出，针太深则邪气反沉，病益。"此言邪气在脉，其风、暑之邪为阳侵犯于上；水谷寒热之浊气，伤人中焦之气；阴湿清冷之气，侵犯下部。邪气性质不同而侵犯部位各异，故针刺也相应而变化。陷脉言诸俞穴，多位于空陷之处。中脉，指中焦阳明胃经之足三里穴。可见风、寒、湿、暑诸邪为病，针刺穴位当有不同。

（五）其他诸病

人身所有疾病虽然都离不开脏腑、经脉、形体等部位，但《内经》又常以病名或症状为纲，而论述其针刺治疗方法。现择其主要的病证及刺法，列举如下。

1. 热病

热病，在《内经》中既有分散阐述，又有专题讨论。如《灵枢·热病》说："所谓五十九刺者，两手外内侧各三，凡十二痏；五指间各一，凡八痏，足亦如是；头入发一寸傍三分，各三，凡六痏；更入发三寸边五，凡十痏；耳前后口下者各一，项中一，凡六痏；巅上一，囟会一，发际一，廉泉一，风池二，天柱二。"痏，即穴位。发际包括前发际一和后发际一，风池二包括左风池一和右风池一。两手指外侧的三穴为少泽、关冲、商阳；内侧的三阳为少商、少冲、中冲；手五指间四穴位为后溪、中渚、三间、少府；足五趾间四穴位为束骨、临泣、陷谷、太白；入发际一寸旁三穴为五处、承光、通天；入发际三寸旁五穴位为临泣、目窗、正营、承灵、脑空；耳前后各一穴为听会、完骨；口下一穴为承浆；项中一穴为哑门；巅上一穴为百会；前发际一穴为神门，后发际一穴为风府；廉泉一穴为廉泉；风池二穴为左右风池穴；天柱一位为左右天池穴。上述各部位共计五十九个穴位，主要分布在头部和四肢，重在治疗热病。

《素问·水热穴论》也说："治热病五十九俞，……头上五行行五者，以越诸阳之热逆也。大杼、膺俞、缺盆、背俞，此八者，以泻胸中之热也。气街、三里、巨虚上下廉，此八者，以泻胃中之热也。云门、髃骨、委中、髓空，此八者，以泻四肢之热也。五脏俞傍五，此十者，以泻五脏之热也。凡此五十九穴者，皆热之左右也。"以上两节经文皆言泻热五十九穴，可以治疗热病。但两篇所言五十九穴，又多不同，《热病》所言，多在四肢，乃泻热之本。《水热穴论》所言，多随邪之所在，乃泻热之标。义自不同，各有取用。由于《灵枢》在前，《素问》在后，后者补前之略，故皆谓之热病五十九俞，非缪异。

除针刺热病当用五十九俞的论述外，《素问·刺热论》还指出应根据病情及经脉、腧穴的主治特点进行选穴，如"热病先胸胁痛，手足躁，刺足少阳，补足太阴，病甚者为五十九刺。"本文除说明热病之轻浅者，不必用五十九刺之法，而可随其症状表现加以此治外，还说明由于足少阳胆经布胁肋，故刺足少阳经以泻热而治胸胁痛。脾主四肢，故补足太阴脾经以培补脾土治手足躁扰。该篇又说："热病气穴：三椎下间主胸中热，四椎下间主膈中热，五椎下间主肝热，六椎下间主脾热，七椎下间主肾热。"指出因穴位各有主治特点，故临证宜根据病情而选择适当的穴位。

2. 疟疾

疟疾，也是《内经》用针刺治疗的主要疾病之一。如《素问·刺疟》说："足太阳之疟，……刺郄中出血。足少阳之疟，……刺足少阳。足阳明之疟，……刺足阳明跗上。足太阴之疟，……即取之。足少阴之疟，……其病难已。足厥阴之疟，……刺足厥阴。肺疟者，……刺手太阴阳明。心疟者，……刺手少阴。肝疟者，……刺足厥阴见血。脾疟者，……刺足太阴。肾疟者，……刺足太阳少阴。"讨论了六经疟疾和五脏疟疾，由于循行部位和脏腑功能的不同，表现为不同的症状，相应地采取不同的针刺方法，或取本经之穴进行针刺，或取本脏之穴进行针刺。

根据疟疾所先发现的症状和部位，先给予针刺。如《素问·刺疟》说："刺疟者，必先问其病之所先发者，先刺之。先头痛及重者，先刺头上及两额两眉间出血。先项背痛者，先刺之。先腰脊痛者，先刺郄中出血。先手臂痛者，先刺手少阴阳明十指间。先足胫酸痛者，先刺足阳明十指间出血。"

根据疟疾的症状特点，《素问·刺疟》指出："胻酸痛甚，按之不可，名曰胕髓病，以镵针针绝骨出血。立已。身体小痛，刺至阴，诸阴之井无出血，间日一刺。疟不渴，间日而作，刺足太阳。渴而间日作，刺足少阳。温疟汗不出，为五十九刺。"绝骨，属于足少阳经，是八会穴之一的髓会。少阳主风气，风入骨髓而疼，故刺绝骨穴。疟不渴，是病未入里之征，故刺足太阳。渴则反映病渐深入，故刺少阳以利枢机。温疟，但热不寒，故可用刺热病之五十九刺治之。

3. 水病

针刺治疗"水病"，《内经》也有专论。如《素问·水热穴论》指出五十七个治疗水病的穴位："帝曰：水俞五十七处者，是何主也？岐伯曰：肾俞五十七穴，积阴之所聚也，水所从出入也。尻上五行行五者，此肾俞。……伏兔上各二行行五者，此肾之街也，三阴之所交结于脚也。踝上各一行行六者，此肾脉之下行也，名曰太冲。凡五十七穴者，皆脏之阴络，水之所客也。"肾主水，故治水之穴皆称"肾俞"。治疗水病共有五十七个穴位，为肾所结络之处，是阴气积聚的部位，也是津液出入的地方。尻以上有五行，每行有五个俞穴，计二十五穴。分别为督脉的脊中、悬枢、命门、腰俞、长强；督脉旁开 1.5 寸足太阳膀胱经（左右）的大肠俞、小肠俞、膀胱俞、中膂俞、白环俞；督脉旁开 3 寸（左右）的胃仓、肓门、志室、胞门、秩边。这二十五穴是肾气所及的俞穴。伏兔上有二行，每行有五个俞穴，计二十穴，分别为冲脉（左右）的中注、四满、气穴、大赫、横骨；冲脉外足阳明经脉的外陵、大巨、水道、归来、气街等。以上二十穴，是肾气所通行的道路。踝以上（左右）各一行，每行六穴，计十二穴，分别为太冲、复溜、阴谷、照海、交信、筑宾等。

"胀"及"飧泄"的针刺法，如《灵枢·九针十二原》说："胀取三阳，飧泄取三阴。"

4. 痈疡

痈疡的针刺方法，在《素问》的《通评虚实论》《长刺节论》和《灵枢·上膈》等篇都有论述。如《素问·通评虚实论》说："痈不知所，按之不应手，乍来乍已，刺手太阴傍三痏与缨脉各二。腋痈大热，刺足少阳五，刺而热不止，刺手心主三，刺手太阴经络者大骨之会各三。暴痈筋软，随分而痛，魄汗不尽，胞气不足，治在经俞。"痏，即次数。乍来乍已，言痛不时而作。手太阴傍，指胸部中府之旁足阳明经之穴。缨脉，指帽缨系结处之颈部阳明经穴。魄汗，肺经所主之汗。胞气，此指膀胱之气。该段经文是说痈毒尚未固定，刺手太阴肺经旁足阳明胃经之穴三次，以及近结缨处（亦足阳明脉）二次。腋窝生脓而高热者，刺足少阳胆经穴五次，如高热不退，宜刺手厥阴心包经三次，并刺手太阴经络穴及大骨之会穴各三次。痈肿严重，毒气流行，筋脉挛急，肌肉疼痛，痛甚汗出不止，需要刺本经的俞穴。

其他如咳嗽、喘息、胸闷、失音、狂癫、痛证、眩晕、头痛、耳聋、目不明、痹证、痿证、厥证、挛急、浮肿、口鼻溢血等多种疾病，《内经》均论述其各自当刺的经脉与俞穴。

五、禁刺与滞针

（一）禁针与误刺

针刺虽然能治疗多种疾病，但必须按照正确的治疗原则和准确的方法施术，否则针刺不当或刺之失宜，都会造成或加重气血紊乱，不仅不能治愈疾病，反而使病情更加严重，甚至危及生命。如《素问·离合真邪论》所说："诛罚无过，命曰大惑，反乱大经，真不可复。用实为虚，以邪为真，用针无义，反为气贼，夺人正气。以从为逆，荣卫散乱，真气已失，邪独内著，绝人长命。"此虽仅举针刺犯"虚虚实实"之戒，但也可看出，针刺不当的严重后果。《内经》指出的误刺，主要有以下几种情况。

1. 不知四时变化

春夏秋冬四季变迁，人身的气血分布也相应地发生不同的变化，针刺时若不能适当调整穴位及深浅，就会影响疗效，甚至造成新的疾病。如《素问·诊要经终论》说："春刺夏分，脉乱气微，入淫骨髓，病不能愈，令人不嗜食，又且少气。春刺秋分，筋挛逆气，环为咳嗽，病不愈，令人时惊，又且哭。春刺冬分，邪气著藏，令人胀，病不愈，又且欲言语。"指出针刺违反四时，不仅病不能痊愈，反而引起其他病证。例如春天刺了夏天的部位，夏为心主，心又主脉，故脉乱气微；水受气于夏，肾主骨，故入淫于骨髓；心火微则脾土不足，故不多食而少气。春天刺了秋天的部位，肝木受气于秋，肝主筋，故筋挛；肝气上逆，秋应肺，气周及肺，故咳嗽；母病及子，母病子旺，肾主惊恐，故时惊；肺主悲，故悲伤欲哭。春天刺了冬天的部位，冬主阳气闭藏，故邪气着藏；肾实，则令人胀；火受气于冬，心主言，故多言语。

《素问·四时刺逆从论》也说"逆四时而生乱气奈何？岐伯曰：春刺络脉，血气外溢，令人少气。春刺肌肉，血气环逆，令人上气。春刺筋骨，血气内著，令人腹胀。"说明不能根据四时气血所在部位而针刺，会加重气血逆乱的程度。

2. 不明刺之深浅和病情

《素问·刺要论》指出："病有浮沉，刺有深浅，各至其理，无过其道。过之则内伤，不及则生外壅，壅则邪从之。浅深不得，反为大贼，内动五脏，后生大病。"说明针刺应根据病位的浅深，不可过深也不可过浅。若过深则正气伤于内，过浅则邪气从之而为壅肿，皆贼害正气，伤动内脏。本篇接着又指出，针刺失宜所造成的危害，曰："是故刺毫毛腠理无伤皮，皮伤则内动肺，肺动则秋病温疟，淅淅然寒栗。刺皮无伤肉，肉伤则内动脾。……刺肉无伤脉，脉伤则内动心。……刺脉无伤筋，筋伤则内动肝。……刺筋无伤骨，骨伤则内动肾。……刺骨无伤髓，髓伤则销铄胻酸，体解㑊然不去矣"。说明针刺过深，不仅损伤形体，而且扰动相应的内脏之气。所以针刺必须当其病所，不可损伤其他部位。

《灵枢·热病》根据热病的病情，提出禁刺有九。"热病不可刺者有九：一曰，汗不出，大颧发赤哕者死。二曰，泄而腹满甚者死。三曰，目不明，热不已者死。四曰，老人婴儿，热而腹满者死。五曰，汗不出，呕下血者死。六曰，舌本烂，热不已者死。七曰，咳而衄，汗不出，出不至足者死。八曰，髓热者死。九曰，热而痉者死，腰折，瘛疭，齿噤齘也。凡此九者，不可刺也。"以上诸证皆为阴液枯槁，脾气竭绝，肾本元气已败，故刺之无益。

3. 不明内脏位置

内脏及某些器官应禁针刺，否则会引起严重损伤，甚至造成生命危险，故针刺时当先知解剖位置。如《素问·诊要经终论》说："凡刺胸腹者，必避五脏。中心者环死，刺中肝五日死，中脾者五日死，中肾者七日死，中肺者五日死，中隔者皆为伤中，其病虽愈，不过一岁必死。刺避五脏者，知逆从也。所谓从者，膈与脾肾之处，不知者反之。"针刺胸腹，易伤五脏均可致命。心脏为十二官之主，若伤之则其死最速，气血环周一日而死。若误伤膈膜，病虽似痊愈，但因正气受伤，终不免死。《素问·刺禁论》也说："脏有要害，不可不察。……刺中心，一日死，其动为噫。刺中肝，五日死，其动为语。刺中肾，六日死，其动为嚏。刺中肺，三日死，其动为咳，刺中脾，十日死，其动为吞。"噫，即嗳气，出自脾胃。足阳明之络属心，刺中心，则火土之气郁，则噫出以伸之。刺伤肝，则肝失条达，故为语，以宣畅气机之郁。肾之经脉贯膈入肺中，刺伤于肾，气欲达而上走肺窍，故喷嚏而出。肺主肃降，伤之则气逆为咳，或为气满胸中。刺中脾，则津液泛于口，而为吞咽之证，或运化失常而见吞酸。

刺伤重要器官，或刺法不当，均可起不良后果。如针刺关节时，不应使关节腔之液外出，否则会引起关节僵直。如《素问·刺禁论》说："刺膝髌出液，为跛，……刺关节中，液出，不得屈伸"。

若刺中脑户、动脉等处，可以造成死亡。刺中乳房，发生肿胀甚至溃烂等。故《素问·刺禁论》说："刺跗上中大脉，血出不止死，刺头中脑户，入脑立死，刺乳上，中乳房为肿根蚀"。

另外，误刺面部溜脉，可引起眼睛失明；刺舌下廉泉穴太过，出血不止，导致失音；刺脊柱间隙，中伤脊髓，使人腰背伛偻；刺上关穴太深，令耳底生脓，使人耳聋；刺眼眶部深陷处，伤及络脉，泪流不止，甚至致盲。故《素问·刺禁论》说："刺面中溜脉，不幸为盲，……刺舌下中脉太过，血出不止为瘖，……刺脊间中髓，为伛，……刺客主人内陷中脉，为内漏为聋，……刺眶上陷骨中脉，为漏为盲"。溜脉，指与目相通的经脉。客主人，即足少阳胆经之上关穴。

4.不审人体功能状态

人之患病，气血已经失和，若再由于其他因素干扰，更使气血紊乱，必然影响针刺的治疗效果。故针刺应选择在患者气血相对较平稳的时候进行，在由于某种因素引起气血动乱之时，则当禁刺。如《素问·禁刺论》说："无刺大醉，令人气乱，无刺大怒，令人气逆。无刺大劳人，无刺新饱人，无刺大饥人，无刺大渴人，无刺大惊人。"酒醉则气血本乱，故刺之不宜。怒则气上，刺之气亦上逆。劳则气耗，饱则气满，饥则气虚，渴则液亏，皆属气血不静之时，故不宜刺之。《灵枢·终始》也说："凡刺之禁：新内勿刺，新刺勿内。已醉勿刺，已刺勿醉。新怒勿刺，已刺勿怒。新劳勿刺，已刺勿劳。已饱勿刺，已刺勿饱。已饥勿刺，已刺勿饥。已渴勿刺，已刺勿渴。大惊大恐，必定其气，乃刺之。乘车来者，卧而休之，如食倾乃刺之。步行来者，坐而休之，如行十里倾，乃刺之。凡此十二禁者，其脉乱气散，逆其营卫，经气不次，因而刺之，则阳病入于阴，阴病出为阳，则邪气复生。粗工不察，是谓伐身，形体淫泆，乃消脑髓，津液不化，脱其五味，是谓失气也。"在气血失和的活动之后，不应立即进行针刺，针刺之后，亦不应立即进行各种活动，否则都会加剧气血营卫失调的程度，使疾病阴阳错杂混乱，邪气浸淫形体，气血津液枯竭。为了避免此类针刺失误，本经文又举例指出了具体措施。如患者就诊时，应先有适当的休息，待其气血恢复到较平稳的状态时，再予针刺。

（二）滞针及其处置法

针刺失宜除可造成各种危害外，有时还会出现滞针现象，即当针体刺入后，肌肉紧缩，使针体不能转动，亦不能拔出。《灵枢·血络论》说："针入而肉著者，何也？岐伯曰：热气因于针则热，热则内著于针，故坚焉。"说明滞针的原因是肌肉之气热，而针刺之先又未能使其热气散解，以致热气包裹，肌肉紧缩。此外，张志聪认为是应当浅刺而误深所引起，说："三阳之气，主于肤表。热气，阳气也。热气因于针则针热，热则肉着于针，故针下坚而不可拔也。按此篇论血气出入于络脉之间，故篇名《血络论》，论有所留积，皆因于络，则而泻之万全也。若取之肉，则肉著于针，而针下坚矣。"对于滞针的处置，《内经》并未论及，惟杨上善认为："肤肌气热，故令针热，则肉著转之为难，可动针久留，热去针寒，自然相离也。"即轻轻拨动针柄，留针待热去，滞针即解。

六、艾灸疗法

（一）灸法的治疗作用

艾叶，性温味苦，入肝、脾、肾三经，有温经通络，祛散寒湿、回阳救逆的作用。用艾火灸于肢体的某些穴位，可以达到治疗疾病的目的。《素问·通评虚实论》说："络满经虚，灸阴刺阳；经满络虚，刺阴灸阳。"络在浅表，称为阳，经在于内，故称阴。虚则灸之，满则刺之。此节说明灸法具有补益的作用，既能补阴，也能补阳。《灵枢·禁服》也说："陷下则徒灸之，陷下者，脉血结于中，中有著血，血寒，故宜灸之。"《灵枢·官能》也说："经陷下者，火则当之。结络坚紧，火所治之。"《素问·异法方宜论》也说："脏寒生满病，其治宜灸焫。"焫，烧也，即灸法。北方气候寒冷，人们久居野外，导致内脏受寒而发生胀满病证，宜用灸法治疗。以上三段经文皆说明艾灸具有温经通脉、散祛寒凝以及补气升陷等方面的作用。适用于寒凝为病，气血运行不畅，经脉陷下，以及坚紧挛缩诸证。

（二）艾灸补泻法

灸法具有温补阳气与散除寒实等补泻两方面的作用。但其补泻作用的发挥，取决于使用方法。如《灵枢·背腧》说："气盛则泻之，虚则补之。以火补者，毋吹其火，须自灭也。以火泻者，疾吹其火，传其艾，须其火灭也。"艾灸的补法，在于令其自然燃烧，待其自灭；艾灸的泻法，则是吹其火，令其迅速燃烧，急速熄灭。

（三）艾灸治疗疾病举例

艾灸与针刺都通过俞穴和经气而发挥治疗作用的，虽然某些疾病和个别穴位有"针所不为，灸之所宜"，或宜针不宜灸。但在一般情况下，针刺取穴原理也适用于艾灸疗法，有时还在一个患者身上同时使用针灸两种治疗方法。艾灸疗法，能够治疗多种疾病。

《灵枢·癫狂》说："脉癫疾者，暴仆，四肢之脉皆胀而纵。脉满，尽刺之出血；不满，灸之挟项太阳，灸带脉于腰相去三寸。"指出病入脉的脉癫狂，突然仆倒，四肢的脉皆胀。如果脉胀满者，令针刺出血；脉不胀满者，可灸挟颈项两旁足太阳膀胱经的天柱、大杼穴，再灸足少阳胆经的带脉穴。《灵枢·癫狂》又说："狂而新发，未应如此者，先取曲泉左右动脉，及盛者见血，有顷已，不已，以法取之，灸骶骨二十壮。"言狂证刺之不愈者，亦可灸长强穴治之。

《素问·骨空论》举出灸法所治的多种疾病，说："灸寒热之法，先灸项大椎（大椎穴），以年为壮数。次灸橛骨（长强穴），以年为壮数。视背俞陷者灸之，举臂肩上陷者灸之，两季胁之间（京门穴）灸之，外踝上绝骨之端（阳辅穴）灸之，足小指次指间（侠溪穴），灸之，腨下陷脉（承山穴）灸之，外踝后（昆仑穴）灸之，缺盆骨上切之坚痛如筋者灸之，膺中陷骨间（天突穴）灸之，掌束骨下（阳池穴）灸之，脐下关元三寸灸之，毛际动脉（气冲穴）灸之，膝下三寸分间（足三里穴）灸之，足阳明跗上动脉（冲阳穴）灸之，巅上（百会穴）一灸之。犬所啮之处灸之三壮，即以犬伤病法灸之，凡当灸二十九处。伤食灸之，不已者，必视其经之过于阳者，数刺其俞而药之。"指出灸寒热之法，有二十九个俞穴，先灸项部之大椎穴，以年龄决定艾灸的壮数。也说明"犬啮""伤食"，诸病都可应用灸法治疗。为了加强疗效，有些疾病还应配合使用针刺与药物疗法。

其他疗法

《内经》除详细论述了针灸疗法之外，还记载了很多其他治疗方法。

一、精神疗法

精神疗法是治疗疾病的重要方法之一，《内经》主要从两方面进行论述。

（一）祝说病由，移精变气

《素问·移精变气论》说："余闻古之治病，唯其移精变气，可祝由而已。"《灵枢·贼风》说："先巫者，因知百病之胜，先知其病之所生者，可祝而已也。"祝，同咒。祝由，即祝说发病的缘由。古代巫医治病的秘密，是因为他们掌握了疾病发展变换的规律及其临床表现，对于具体的患者，又事先了解到得病的原因，从而可以通过祝说病由的方式，转移患者的精神，因而具有一定的调整气机的作用。对于某些疾病，特别是因精神刺激所引起的疾病，具有一定的治疗作用。对于一般的疾病，祝说病由也常可解除患者思想负担，稳定情绪，有利于治愈疾病和恢复健康。反之，如果医生不能究其致病之由，不能重视转移患者的精神意识和情绪波动，可能会影响治疗效果。如《素问·疏五过论》说："医不能严，不能动神，外为柔弱，乱至失常，病不能移，则医事不行。"如果医生不能说服患者，转变其精神状态，而表现为柔弱无能，手足无措，则患者的情志不能改变，因而使很多疾病不能收到良好的治疗效果。

祝由，在后世的医疗活动中，往往带有神秘的色彩。但就《内经》记载而言，它确实含有不可忽视的科学内容。

（二）语言开导和以情相胜

根据五行相克的关系，用情志变化治疗情志之病，在《内经》中有明确的记载，如《素问·阴阳应象大论》说："怒伤肝，悲胜怒；喜伤心，恐胜喜；思伤脾，怒胜思；忧伤肺，喜胜忧；恐伤肾，思胜恐"。怒属肝木之志，故以悲（属金）制之；喜属心火之志，故以恐（属水）制之；思属脾土之志，故以怒（属木）制之；忧属肺金之志，故以喜（属火）制之；恐属肾水之志，故以思（属土）制之。

用语言开导患者，讲明利害，使之与医生密切合作，也是治疗工作的一个重要方面。如《灵枢·师传》所说："人之情，莫不恶死而乐生，告之以其败，语之以其善，导之以其所便，开之以其所苦，虽有无道之人，恶有不听者乎？"

二、按摩导引疗法

按摩又称按跷，是医生举动患者的肢体或揉按人身的某些部位，用以治疗疾病的方法。正如王冰注《素问·异法方宜论》所说："按谓抑按皮肉，跷谓捷举手足。"《内经》指出，按跷主要用于筋脉不柔，气血流行不通畅，而产生的筋骨肌肉等形体疾患。如《灵枢·九针论》说："形数惊恐，筋脉不通，病生于不仁，治之以按摩醪药。是谓形。"《素问·异法方宜论》也说："中央者，其地平以湿，……其病多痿厥寒热，其治宜导引按跷。"

导引是通过调整呼吸和运动肢体进行防治疾病的方法，这种疗法是在医生指导下，患者主动进行的。其具体做法如张志聪说："导引者，擎手而引欠也。"谓高举双手而深呼吸。《庄子·刻意》有"此导引之士"语。说明导引之法，应是通过一定的呼吸法，引导气机，使之和调通畅，运动肢体，使之轻柔灵活。如《素问·上古天真论》所说："上古有真人者，提挈天地，把握阴阳，呼吸精气，独立守神，肌肉若一，故能寿敝天地，无有终时，此其道生。"指出精神内守，调整呼吸，有助于健康与长寿。《素问·刺法论》说："肾有久病者，可以寅时面向南，净神不乱思，闭气不息七遍，以引颈咽气顺之，如咽甚硬物。如此七遍后，饵舌下津令无数。"也指出静神思，调呼吸，是治疗肾虚久病的一种具体方法。

三、烧针、药熨、渍浴疗法

烧针，包括燔针和焠针二种。燔针，是将针刺入穴位后再火烧使暖。焠针，是将针烧至赤热再刺入穴位。二者一般都用于身体壮实而感受寒邪的疾病。《素问·调经论》说："病在骨，调之骨，燔针劫刺其下及与急者；病在骨，焠针药熨。"《灵枢·寿夭刚柔》说："刺布衣者，以火焠之。"正如张介宾所说："燔针者，盖纳针之后，以火燔之使暖也；焠针者，用火先赤其针而后刺之，不但暖也，寒毒固结，非此不可。但病有浅深，故圣人用分微甚耳。"

熨法，是将药物加热后，以布包裹，趁热熨覆于肢体某个部位，用以治疗疾病的方法。主要用于气血结滞不通或虚寒脉陷之病。《灵枢·周痹》说："刺痹者……大络之血结而不通，及虚而脉陷空者而调之，熨而通之。"《素问·玉机真脏论》也说："痹不仁肿痛，当是之时，可汤熨及火灸刺而去之。"《灵枢·寿夭刚柔》说："刺大人者，以药熨之。"此三段经文皆说明熨法适用于血脉不通、肢体疼痛以及体质比较脆弱之人。

渍浴法，是用热水或药汤洗浴及浸渍身体，以治疗疾病的方法。如《素问·阴阳应象大论》说："其有邪者，渍形以为汗。"《素问·至真要大论》也说："摩之、浴之、薄之……适事为故。"指出对于邪气在表之病，可用渍浴之法治之以祛邪外出。而渍浴以及摩（按摩之类）薄（薄贴膏药之类），均宜随病情而选用。

四、寒冷、饥饿、束指、吹耳疗法

寒冷疗法，是通过寒冷之物或寒冷的环境对于患者机体的影响，来治疗疾病的方法。主要是用于热性病热势较高时的临时处置措施。如《素问·刺热》说："诸治热病，饮之寒水乃刺之，必寒衣之，居止寒处，身寒而止也"，指出可通过饮冷水，穿单薄的衣服，居住于凉爽的环境中等，使身热从外而减，身凉而病愈。

饥饿疗法，是限制或者在一定时间内禁止患者进食，通过饥饿而达到治疗目的的治疗方法。该法主要用于实热证的治疗。如《素问·病能论》治怒狂病，除用生铁落饮之外，还采用饥饿的方法，说："有病怒狂者，此病安生？岐伯曰：夺其食即已。夫食入于阴，长气于阳，故夺其食即已。使之服生铁落为饮。"因为食气可以助长人身之阳热，故夺食之法，减去其阳热之势，促使怒狂病痊愈。

束扎手指、足趾治疗疟疾，至今在某些地区仍有使用。此法见于《素问·疟论》，谓："疟之且发也，阴阳之且移也，必从四末始也，阳已伤，阴从之，故先其时，坚束其处，令邪气不得入，阴气不得出，审候见之，在孙络盛坚而血者皆取之，此真往而未得并者也。"四末，即指四肢末端，亦即手足指。用绳带束扎患者的手指、足趾，视其孙络有充血之处，即针刺之出血，可使邪气不能与真气相并从而控制或解除疟疾的发作。

吹耳疗法，是以竹管向患者耳中吹气，治疗"尸厥"的方法。《素问·缪刺论》说："邪客于手足少阴、太阴、足阳明之络，此五络皆会于耳中，上络左角，五络俱竭，令人身脉皆动，而形无知也，其状若尸，或曰尸厥，刺其足大指内侧爪甲上，……不已，以竹管吹其两耳，剔其左角之发方一寸燔治，饮以美酒一杯，不能饮者灌之，立已。"尸厥，即气机闭塞不通之昏厥，又称卒（猝）死。用竹管吹患者的两耳，可以促使经脉之气流通，从而治疗尸厥之病。

五、放腹水及治哕三法

腹腔有水液蓄留不去，称为腹水，除用药物等方法治疗外，《灵枢·四时气》还记载了用"筒针"放出腹水的方法。该篇说："徒疢，先取环谷下三寸，以铍针针之，已刺而筩之，而内之，入而复之，以尽其疢，必坚束之，束缓则烦悗，束急则安静，间日一刺之，疢尽乃止。"疢，此同水。徒水，单纯腹水，而无风邪所致的周身浮肿，以针体宽大之铍针刺入后，再以筒针插入腹腔，令腹水自筒针流出。腹水流出的同时，也会使正气受到影响，所以要用布袋束扎腹部，如果束扎松缓则使人产生烦闷。但腹水不可一次放净，需隔日一次，再服以利水的药物，使腹水逐渐去尽。张志聪说："筩，筒也，以如筒之针而内之。"环谷下三寸，即少腹部关元穴处。杨上善说："环谷，当是脐中也。脐下三寸，关元之穴也。"又说："水去人虚，当坚束身令实。"

《灵枢·杂病》记载了"治哕三法"，说："哕，以草刺鼻，嚏，嚏而已；无息而疾迎引之，立已；大惊之，亦可已"。哕，即呃逆，今称膈肌痉挛。该句指出：一法，可用草刺激鼻腔，使其喷嚏，喷嚏后哕自愈；二法，闭气停止呼吸，待哕上冲时，迅速提气，然后呼气，使气下行，哕则愈；三法，用"惊"的方法治疗，即当其发作时突然使之受惊，也能治愈。

上述可以看出，《内经》除记载了论治原理以及数十种针灸疗法、药物疗法外，还记载了很多其他疗法。而所有这些理论与方法，是由无数古代医家集体创造的。正如《灵枢·病传》说："余受九针于夫子，而私览于诸方，或有导引、行气、跷、摩、灸、熨、刺、焫、饮药之一者，可独守耶，将尽行之乎？岐伯曰：诸方者，众人之方也，非一人之所尽行也。"说明医药科学是"众人之方"，而"非一人所尽"。但医生应力求做到技术全面，临床才能灵活运用，即如《素问·异法方宜论》所说："圣人杂合以治，各得其所宜"。《素问·缪刺论》记载治"尸厥"的方法中，既有针刺，又有内服药，还应用了竹管吹耳的方法，就是一病而多法并进的具体实例。张仲景在《金匮要略》中不仅几乎原封不动地采用了"左角发酒"，同时又发展了《内经》吹耳疗法，用薤汁"灌耳"，治疗"卒死"，正是"杂合以治，各得所宜"的典范。

护理与调养

病中护理与病后调养，对于治疗的效果和健康的恢复都有重要的影响。《内经》不仅强调了护理与调养的重要性，而且还从饮食五味、精神情志、衣服与居住环境的寒温及肢体运动等方面，提出了具体的方法。

一、饮食的选择及调养

任何药物都有阴阳之偏，故用药治病不可过量，而应在基本去除疾病时，即行停药，然后依靠饮食调养，使正气逐渐恢复，则疾病自可痊愈。如果不知及时停药，而打算用药物尽去其病则不仅病不能愈，反伤正气。正如《素问·五常政大论》所说："大毒治病，十去其六……无毒治病，十去其九，谷肉果菜，食养尽之，无使过之，伤其正也。"

（一）饮食五味的选择

谷肉果菜各有其味，因而分别入于不同的脏腑，所以在疾病或病后调养中，应根据疾病的性质和人体的具体情况，对饮食的五味加以选择，使之调和而适宜于患者。如《素问·脏气法时论》说："毒药攻邪，五谷为养，五果为助，五畜为益，五菜为充，气味合而服之，以补精益气。"指出了饮食虽具有补养作用，但也应根据其气味调和应用。《灵枢·五味》具体地指出饮食五味所归入的脏腑，说："五味各走其所喜：谷味酸，先走肝；谷味苦，先走心；谷味甘，先走脾；谷味辛，先走肺；谷味咸，先走肾。……五谷：秔米甘，麻酸，大豆咸，麦苦，黄黍辛。五果：枣甘，李酸，栗咸，杏苦，桃辛。五畜：牛甘，犬酸，猪咸，羊苦，鸡辛。五菜：葵甘，韭酸，藿咸，薤苦，葱辛。"五谷、五菜、五畜、五果其味各不相同，因而分别走一脏而发挥补养作用，所以本篇接着指出五脏病证所宜食的食物，说："脾病者，宜食秔米饭牛肉枣葵；心病者，宜食麦羊肉杏薤；肾病者，宜食大豆黄卷猪肉栗藿；肝病者，宜食麻犬肉李韭；肺病者，宜食黄黍鸡肉桃葱"。

五脏之病不仅有所宜之味，也有所禁之味。如《灵枢·五味》又指出，凡五脏之虚证，皆禁用相胜之味，说："五禁：肝病禁辛，心病禁咸，脾病禁酸，肾病禁甘，肺病禁苦"。因为肝属木，虚不宜散，故禁五行之金（辛）味；脾属土，虚不宜疏泄，故禁五行之木（酸）味；心病禁咸，肾病禁甘，肺病禁苦，皆禁其所胜之味。但若五脏之病，并非虚证，而属于气机逆乱者，则又当别论。《素问·脏气法时论》《灵枢·五味》诸篇，根据"肝苦急，急食甘以缓之"，提出"肝色青，宜食甘，秔米饭牛肉枣葵皆甘"；根据"心苦缓，急食酸以收之"，提出"心色赤，宜食酸，犬肉麻李韭皆酸"；根据"肺苦气上逆，急食苦以泄之"，提出"肺色白，宜食苦，麦羊肉杏薤皆苦"；根据"肾苦燥，急食辛以润之"，提出"肾色黑，宜食辛，黄黍鸡肉桃葱皆辛"；根据"肾为胃关，脾与胃合，故假咸柔软以利其关"，提出"脾色黄，宜食咸，大豆豕肉栗藿皆咸"。说明五脏之病各有所宜之味，而五脏虚实不同的证候，其所宜的饮食物又各有不同。

任何疾病及其恢复期，一般说来都应节制进食的量，某些疾病还应选择食物的种类。《内经》在上述一般原则的基础上，特别提出膨胀、热病、消渴等疾病的饮食调养问题。如《素问·腹中论》说："鼓胀，……其时有复发者，何也？岐伯曰：此饮食不节，故时有病也。"说明饮食数量或种类不当，都可以导致鼓胀病的复发。《素问·热论》也说："热病已愈，时有所遗者，何也？岐伯曰：诸遗者，热甚而强食之，故有所遗也。若此者，皆病已衰而热有所藏，因其谷气相薄，两热相合，故有所遗也。……病热当何禁之？岐伯曰：病热少愈，食肉则复，多食则遗，此其禁也。"热病而多食，则谷气与邪热相搏结，不得散，故热遗留不去，肉食难于消化且能生热，故食肉过量，或食非宜之肉类，皆可令热病复发。《素问·腹中论》还指出："热中、消中，不可服高粱、芳草、石药。"因为膏粱厚味能助热生湿，芳草及金石丹药能助阳劫阴，故必加剧内热及消渴的病症。《素问·刺法论》说："大疫……无食一切生物，宜甘宜淡。"指出急性传染性疾病，不宜食生冷油腻等食物，以免碍邪及伤害脾胃之气。

（二）饮食寒温的调节

饮食物的温度，应随着疾病的性质而进行调节。如《灵枢·师传》说："胃欲寒饮，肠欲热饮，两者相逆，便之奈何？……饮食者，热无灼灼，寒无沧沧。寒温中适，故气将持，乃不致邪僻也。"胃热肠寒之病，当调节饮食的温度，勿使灼热而伤胃，亦勿使过寒而碍肠，必持寒温适中方不致伤正助邪。《素问·脏气法时论》又根据五脏之病，指出其所不宜的饮食温度，病在心，"禁温食"，心为火脏，易于炎上，温热食物助火，故禁温食。病在脾，"禁温食饱食"，脾主运化，饱食则使已病之脾气更伤；"温食"，高世栻认为是"湿食"之误，谓水湿之食伤脾，故当禁之。病在肾，"禁犯焠㷱热食"，肾恶燥，焦枯及热食，伤人津液，故宜禁勿犯。病在肺，"禁寒饮食"，肺喜温而恶寒，若寒饮食入胃，则寒气随经脉上入于肺，使肺气更伤，故当禁。

二、调适衣被，活动肢体

衣被的厚薄寒暖以及居处环境的温度和湿度等条件，对于治疗效果和健康的恢复都有重要的影响，因而在护理及调养中必须予以重视。同时应该注意，不同疾病的不同要求。如《素问·脏气法时论》所说的病在肝，"禁当风"；病在心，禁"热衣"；病在脾，禁"湿地濡衣"；病在肺，禁"寒衣"；病在肾，禁"温灸衣"。风气通于肝，故肝病者，慎勿受风邪；心为火脏，故病勿穿热衣；湿气通于脾，湿气过盛则伤脾，故不要居湿地、穿湿衣；肺主皮毛，衣服单薄寒冷，寒气向上入肺，损伤肺气，故禁寒衣；肾阴易亏，相火易亢，故肾病勿穿用火熏烘的衣服。《素问·宣明五气》说："心恶热，肺恶寒，肝恶风，脾恶湿，肾恶燥。"其义虽泛指五脏病理及治疗宜禁，但对于护理、穿衣、居处环境的选择有指导意义。

如果患者不能很好地配合，其要求不利于治疗和恢复健康，则应采取变通的办法。如《灵枢·师传》说："便其相逆者，奈何？岐伯曰：便此者，食饮衣服，亦欲适寒温，寒无凄怆，暑无汗出。"指出患者在不遵医嘱的情况下，虽可以采取灵活措施，但必须有一定的限度。如病应保暖和进热饮食，而患者执意取冷，则虽可以稍凉以适其意，但不可使之受"凄怆"之寒。病证宜凉，而患者坚持取温，也要尽可能不使因热而出汗。

某些疾病，还应该适当活动肢体，以便尽快恢复健康。其活动肢体的方法，除鼓励患者主动进行外，也可以采取被动的办法，即由他人举抬摇动患者的四肢以及躯体。如《素问·汤液醪醴论》在论述对水肿病的治疗方法时，特别指出要"微动四极"，以使阳气通畅，化气以祛水邪。

三、调摄精神

无论在患病期间或是疾病初愈之后，都应该保持精神情志的安静。在患病期间如果情绪波动过大，可以加剧气血逆乱的程度，从而加重病情。疾病初愈，气血未复，如遇强烈的精神刺激，可使脏气受损，导致疾病复发。所以《内经》中强调"恬淡虚无""静神"。例如《素问·刺法论》提出"土疠……精神不乱思。……水疠……其刺如毕，慎勿大喜，欲情于中。如不忌，即其气复散也。令静七日，心欲实，令少思。……金疠……即勿怒。……火疫……刺毕，静神七日，勿大悲伤也。悲伤即肺动，而真气复散也。"此举具有传染性的"疫疾"为例，说明在疾病之中以及治疗之后，要做到勿乱思、勿大喜、勿大怒、勿大悲伤，从而保持心情愉快、安静，这也是恢复健康的一个重要条件。

第 12 章　摄生学说

　　摄生，又称养生，是通过养精神、调饮食、炼身体、适寒温、慎房事等各种方法，长期修习，从而达到保养生命、增进健康、延年益寿的一种医事活动。生命是基础，健康是关键，长寿是目标。生命主要是指人现实的、具体的、活生生的存在，为人活着的状态。生命的存在包括两方面的意思：一是形体的存在；二是思维的存在。健康主要是指人身体、心理的健康和社会完满幸福的状态，而不仅仅是没有疾病或虚弱。这里包括三个意思，即身体健康、心理健康、社会适应能力。所谓身体健康是指人体发育正常，各组织器官形体结构完整，生化指标正常，生理功能良好，没有疾病，身体不虚弱；心理健康是指和平的情绪，良好的智能，充沛的精力，坚强的意志，优雅的气质；社会适应能力是指个人生活自理能力，劳动生产能力，社会交际能力，处理事物能力，用道德规范约束自己的能力等。长寿主要是指人的寿命达到 100 岁以上。寿命的推测有以下四种方法：第一种按照生长期推断，认为人的寿命是生长期的 5～6 倍，而人的生长期为 20～25 年，预测寿命可达 100—150 岁；第二种按照细胞分裂期推断，人体的成纤维细胞在体外分裂 50 次左右，细胞分裂的周期为 2.4 年，两者相乘等于 120，认为人的生命为 120 岁左右；第三种按照性成熟期推断，认为人的寿命是性成熟期的 8～10 倍，人类性成熟期为 14—15 岁，因此寿命可达到 112—150 岁；第四种按照中医的推断，认为人的生命可在 100 岁以上，如《素问·上古天真论》说："上古之人，春秋皆度百岁，而动作不衰。""尽终其天年，度百岁乃去。"综合以上四种寿命推断方法，提示人的寿命应该在 100—150 岁。由此可见，摄生的最根本目标就是维持人的生命，保护人的健康，争取人的长寿。

　　摄生学说，就是研究和讨论有关养生的原则、方法和系统理论的学说。中医学的摄生学说，起源很早。据《通史》记载，早在唐尧时代，人们就知道用舞蹈预防关节疾病。《老子》《庄子》《吕氏春秋》等著作中，亦有不少关于养生理论和方法的论述，但形成较为完整和系统的摄生理论，则始于《内经》。后世医家和养生家，虽有许多发展，并有不少养生专著问世。但就学术思想和理论体系来说，皆源自《内经》。

　　《内经》摄生学说的内容，除在少数篇章，如《素问》"上古天真论""四气调神大论""生气通天论"等比较集中地论述外，其余都散在各篇。历代用分类方法研究《内经》的注家，从隋杨上善《黄帝内经太素》，元滑寿《读素问钞》，到明张介宾《类经》和李中梓《内经知要》等，虽然都列有"摄生"（或"道生"）类，但这些著作的内容，或收集不全而失之过简，或兼收并蓄而失之庞杂，或条目不清而使人难得其要，因而系统整理《内经》摄生学说，突出学术思想和理论原则，是继承发扬中医学的重要一环。

摄生的理论基础

《内经》的摄生学说认为，人的天赋寿命当在百岁以上，人体生长衰老的整个生命过程，就是五脏功能盛衰变化的生理过程。所以，协调脏腑功能，保养肾气特别是肾阳，是整个摄生学说的理论基础。如《灵枢·天年》说："人生十岁，五脏始定，血气已通，其气在下，故好走。二十岁，血气始盛，肌肉方长，故好趋。三十岁，五脏大定，肌肉坚固，血脉盛满，故好步。四十岁，五脏六腑十二经脉，皆大盛以平定，腠理始疏，荣华颓落，发颇斑白，平盛不摇，故好坐。五十岁，肝气始衰，肝叶始薄，胆汁始减，目始不明。六十岁，心气始衰，苦忧悲，血气懈惰，故好卧。七十岁，脾气虚，皮肤枯。八十岁，肺气衰，魄离，故言善误。九十岁，肾气焦，四脏经脉空虚。百岁，五脏皆虚，神气皆去，形骸独居而终矣。"这段指出，人生长到十岁的时候，五脏发育到一定的程度，血气的运行通畅，而人的生长本于肾脏的精气自下而上，所以喜动好走。到了二十岁，血气开始壮盛，肌肉渐渐发达，所以行动更加敏捷。到了三十岁，五脏发育强健，全身肌肉坚固，血气充盛，所以步履稳重，从容不迫。到了四十岁，五脏六腑十二经脉，发育非常健全，已到了不能继续生长的程度，腠理开始疏松，颜面荣华逐渐衰退，鬓发开始发白，精气平定而不再充沛，所以喜欢坐不喜欢动。到了五十岁，肝气开始衰退，肝叶薄弱，胆汁开始减少，两眼开始昏花。到了六十岁，心气开始衰减，经常出现忧愁悲伤的情绪，血气不利，形体懈惰，所以喜欢卧。到了七十岁，脾气开始衰弱，皮肤干枯无光泽。到了八十岁，肺气衰退，不能藏魄，说话经常发生错误。到了九十岁，肾气枯竭，脏腑经脉空虚。到了一百岁，五脏气血皆亏，五脏所藏神气也消失了，形骸虽存，天年将尽。由此可见，其一，说明人体的生长衰老过程与五脏的盛衰有着密切的关系，从始定、大定、平定、肝衰、心衰、脾衰、肺衰、肾衰到五脏皆虚。其二，讲人的寿命长短与血气的盈亏有着不可分割的联系，从血气已通、血气始盛、血脉盛满、经脉大胜、血气懈惰到经脉空虚。其三，描述了由十岁到一百岁整个过程人的形体变化，从肌肉方长、肌肉坚固到腠理疏松、荣华颓落、发颇斑白、目始不明、皮肤枯、形骸独居等。其四，论述人体由生到老步态的变化，从"好走""好趋""好步""好坐"到"好卧"。其五，心里情绪也有明显的变化，从忧悲、魄离到神去。以上所述，形象地描述了人体脏腑、血气、形体、步态、精神等的变化，充分地反映了人体由年幼到年老盛衰变化的全过程，也可以看出五脏的盛衰决定了人体生长壮老已的整个生命过程，所以研究摄生必须以研究五脏的盛衰变化为出发点，或者说摄生的理论基础在于五脏的盛衰变化。

然而在五脏的盛衰变化中，肾又处在核心位置，特别重视肾气的盛衰变化对人体生长发育的决定性作用。如《素问·上古天真论》说："女子七岁，肾气盛，齿更发长。二七而天癸至，任脉通，太冲脉盛，月事以时下，故有子。三七，肾气平均，故真牙生而长极。四七，筋骨坚，发长极，身体盛壮。五七，阳明脉衰，面始焦，发始堕。六七，三阳脉衰于上，面皆焦，发始白。七七，任脉虚，太冲脉衰少，天癸竭，地道不通，故形坏而无子也。丈夫八岁，肾气实，发长齿更。二八，肾气盛，天癸至，精气溢泻，阴阳和，故能有子。三八，肾气平均，筋骨劲强，故真牙生而极。四八，筋骨隆盛，肌肉满壮。五八，肾气衰，发堕齿槁。六八，阳气衰竭于上，面焦，发鬓颁白。七八，肝气衰，筋不能动。八八，天癸竭，精少，肾脏衰，形体皆极，则齿发去。"这段主要强调肾气对整个人体功能盛衰的决定性影响：第一，女子 14 岁以下、男子 16 岁以下为发育阶段。此时肾气渐长，肾主骨生髓，齿为骨之余，肾精又能生血，发为血之余，所以这个阶段女子和男子头发茂盛，乳牙更换。第二，女子 14—21 岁、男子 16—24 岁为生长阶段。此时肾气实盛，女子月事以时下，男子精气溢泻，故能有子。而且智齿生出，牙齿长全。第三，女子 21—35 岁、男子 24—40 岁为成熟阶段。此时肾气充满，筋骨健壮，肌肉丰隆，头发长到最茂盛阶段。第四，女子 35—49 岁、男子 40—64 岁为衰老阶段。女子由阳明脉衰、三阳脉衰到任脉虚，太冲脉衰少，天癸竭，导致面部焦枯，头发脱落变花白，不能生子；男子从肾气衰、阳气衰到肝气衰，天癸竭，精少，出现面部枯焦，头发脱落花白，筋的活动也不灵活。在这里，提示了肾气对人体发育、生长、成熟、衰老各个阶段皆起到重要的作用，指出保养肾气的紧迫性和必要性。故姚止庵说："男女之壮也，并始于肾气盛实；其后也，亦由于肾气之衰微，人之盛衰，皆本源于肾。"正因为肾气是人体生长衰老的根本，因此保持肾气充实，人体不仅健康，还可以延缓衰老的进程。另外，由于肾与其他脏腑相互为用，后天脏腑之气对肾气的滋生，又是充实肾气的重要保证，所以《内经》在强调肾气根本作用的同时，也重视脏腑功能盛衰对于衰老过程的影响。如《灵枢·天年》说："五脏坚固，血脉和调，肌肉解利，皮肤致密，营卫之行，不失其常，呼吸微徐，气以度行，六腑化谷，津液布扬，各如其常，故能长久。"说明加强后天的调养，保持脏腑之气的旺盛以充养先天肾气，是延年益寿的重要内容。

肾藏精，精能化气，肾精所化之气为肾气。肾气又有阴阳之分，分别称为肾阴和肾阳，肾阳为全身阳气之根，肾阴为全身阴液之本。肾阳能温煦全身脏腑形体官窍，促进精血津液的新陈代谢，推动脏腑的各种生理功能；而肾阴能濡润全身脏腑形体官窍，抑制精血津液的新陈代谢，减缓脏腑的各种功能活动。肾阴和肾阳是一对矛盾的两个方面，无阴则阳无以生，无阳则阴无以化。在两者之中，肾阳的作用显得更加宝贵。如《素问·生气通天论》说："阳气者，若天与日，失其所，则折寿而不彰。"指出天之阳气，以太阳为本，如果天空没有太阳，则昼夜不分，四时无序，万物也不能生长了。人的肾阳，就像天上的太阳一样，如果人体没有肾阳之气，或者不能发挥它的正常作用，脏腑的生理功能就会衰退，人的寿命就会缩短甚至夭折。

由上可见，《内经》摄生学说的理论基础可见概括为三：一要注意五脏功能的盛衰变化，二要特别强调肾的作用，三要突出肾阳的重要功能。摄生的主要任务，就在于运用各种方法，保持脏腑正常的功能，充实肾气，固护肾阳，凡是懂得养生的人都必须明白这个道理。

摄生的基本原则

一、治未病的预防思想

《内经》摄生学说中，治未病的预防思想是非常突出的。如《素问·四气调神大论》说："圣人不治已病治未病，不治已乱治未乱，此之谓也。夫病已成而后药之，乱已成而后治之，譬犹渴而穿井，斗而铸锥，不亦晚乎？"本段经文强调防胜于治的预防学思想。医术高明的人在疾病没有发生之前，通过积极的摄生，提高健康水平，防止疾病的发生；有远见卓识的人在没有发生动乱之前，通过社会治理，消除动乱的症结，防止乱事的发生。如果生了病再去治疗，发生动乱再去平息，好比口渴了临时掘井取水，战乱发生了再去制造兵器，那就太晚了。

治未病的对象，主要针对健康人群和亚健康人群。根据世界卫生组织的一项全球性调查表明，在所有人群中，真正健康的人仅占5%，患病的人占20%，而75%的人处于亚健康状态。我们也曾用3个月的时间，对北京中央商务区（CBD地区）269名白领人士的健康做了一次调查，结果提示：在269人中，健康者13人，占4.8%；患病者52人，占19.4%；亚健康者204人，占75.8%。该结果与世界卫生组织的调查基本一致。

治未病，是《内经》的特色和优势，具体来说包含两个方面的内容。

（一）未病先防

未病先防，就是在未发病之前，做好各种预防工作，提高健康水平，以防止疾病的发生。如《素问·上古天真论》说："上古之人，其知道者，法于阴阳，和于术数，食饮有节，起居有常，不妄作劳，故能形与神俱，而尽终其天年，度百岁乃去。"讲的是上古时代的人，懂得养生者，能够适应自然界阴阳变化之理，调和养生的方法，饮食有节制，起居有规律，不过度劳累，所以形体健壮，精神饱满，活到天赋的自然寿命，甚至超过百岁才离开人世。即是说从饮食、起居、过劳三个方面进行养生，皆可达到增进身体健康，延年益寿的目的。又如《素问·上古天真论》说："夫上古圣人之教下也，皆谓之虚邪贼风，避之有时，恬淡虚无，真气从之，精神内守，病安从来。"由于疾病的发生，关系到邪正两个方面，正气不足是疾病发生的内在根据，邪气侵犯是疾病发生的外在条件。所以养生的法则，一是避免外界致病因素的侵扰，二是避免内部情志的刺激。只有这样，才能保养人的真气，**保持正气的充盛**，疾病也就无从发生。再如《素问·上古天真论》说："余闻上古有真人者，提挈天地，把握阴阳，呼吸精气，独立守神，肌肉若一，故能寿敝天地，无有终时，此其道也。中古之时，有至人者，淳德全道，和于阴阳，调于四时，去世离俗，积精全神，游行天地之间，视听八达之外，此盖益其寿命而强者也，亦归于真人。其次有圣人者，处天地之和，从八风之理，适嗜欲于世俗之间，无恚嗔之心，行不欲离于世，被服章，举不欲观于俗，外不劳形于事，内无思想之患，以恬愉为务，以自得为功，形体不敝，精神不散，亦可以百数。其次有贤人者，法则天地，象似日月，辨列星辰，逆从阴阳，分别四时，将从上古合同于道，亦可使益寿而有极时。"指出上古的真人，掌握天地阴阳变化的规律，能够调节呼吸吸收新鲜的空气，超然独处令精神守持于内，锻炼身体使筋骨肌肉与整个身体达到高度的协调，所以他的寿命同天地一样没有终了的时候，这是修道养生的最高标准。中古的至人，具有淳厚的道德，能全面地把握养生之道，和调于阴阳四时的变化，离开世俗社会生活的干扰，积蓄精气，集中精神，使其驰骋于广阔的天地之中，让视觉和听觉的注意力远在八方之外，这是他强壮身体和延长寿命的方法，这种人也可以归属真人的行列。其次，中古的圣人，能够安处于天地自然的正常环境之中，顺从八风的活动规律，使自己的嗜好同世俗社会相应，没有恼怒怨恨之情，行为离不开世俗的基本准则，穿着普通的衣服，言谈举止与世俗雷同，在外不使身体过于劳累，在内不增加思想负担，以安静愉快为目的，以悠闲自得为满足，所以他的形体不易衰惫，精神不易耗散，寿命也可以达到百岁左右。再其次，中古的贤人，能够根据天地的变化，日月的升降，星辰的位置，以顺从阴阳的消长和适应四时的变迁，追随上古真人，使生活符合养生之道，这样的人也能增益寿命，但是有终结的时候。这段经文总的来说，包括多方面的意思：第一，养生的原则必须适应天地日月星辰四时阴阳消长的变化规律。如真人的"提挈天地，把握阴阳"，至人的"和于阴阳，调于四时"，圣人的"处天地之和，从把风之理"，贤人的"法则天地，象似日月，辨列星辰，逆从阴阳"等。第二，养生要重视调神。所谓调神，就是对人的观察、记忆、思维、心理、行为等精神活动进行自我控制，从而达到调节情绪，开发潜能，增加智慧的目的。如真人的"独立守神"，至人的"积精全神"，圣人的"内无思想之患"等。第三，养生要注意调息。所谓调息，就是主动地、自觉地调整和控制呼吸，以改变呼吸的频率、节律、深度等，从而达到吐故纳新、行气活血、激活脏腑功能的目的。如真人"呼吸精气"，就是强调要选择幽静的环境，调整呼吸，吸收清新的空气，有利于清

450

浊之气的交换。第四，养生要强调调身。所谓调身，就是调整身体，通过姿势和动作的不断变化，从而达到疏通经络，调畅气血，强筋健骨的目的。如真人的"肌肉若一"。

在这里我们要特别说到的是，古时候我们的祖先在养生时，将调神、调息、调身有机地结合在一起，称之为"导引"。导引是我国劳动人民发明和创造的，即通过调理气机和肢体动作的方法，从而达到养生治未病、疗疾康复、延年益寿为目的的一种方法。导引包括"导气"理论和"引体"技术两个方面，"导气令和，引体令柔"。

"导引"的发展历史，可以概括为四个阶段。

第一，"导引"概念的提出。根据文献记载，最早提出"导引"概念者，应该是《庄子》和《黄帝内经》。如《庄子·刻意》说："吹响呼吸，吐故纳新，熊经鸟申，为寿而已矣。此导引之士，养形之人，彭祖寿考者之所好也。"这段话的意思是说，吹嘘呼吸，吐出浊气，吸进新鲜空气，像熊攀缘引体，鸟儿展翅飞翔，为的是延年益寿而已，这是导引养形的人，像彭祖那样高寿者所喜好的（彭祖，先秦道家先驱之一；寿考即高寿）。而《黄帝内经》提到"导引"二字者，共有 4 篇文章。如《素问·异法方宜论》说："中央者，其地平以湿，天地所以生万物也众，其民食杂而不劳，故其病多痿厥寒热，其治宜导引按跷。故导引按跷者，亦从中央出也。"指出中央地区，地势平坦而湿润，人们食物品种繁多，生活比较安稳，少于劳动，易发生痿痹、厥逆一类的疾病，这种病可用导引按摩的方法治疗，所以用导引按摩治病的方法是从中央地区传播而来的。《素问·奇病论》也说："病胁下满，气逆，二三岁不已，是为何病？岐伯曰：病名曰息积，此不防于食，不可灸刺，积为导引服药，药不能独治也。"讲的是有病胁下胀满，气逆喘促，二三年不好的，是什么疾病呢？岐伯说病名曰息积，这种病在胁下而不在胃，所以不妨碍饮食，治疗时切不可用艾灸和针刺，必须用导引法疏通气血，并结合药物慢慢调治，若单靠药物也是不能治愈的。《灵枢·病传》还说："余受九针于夫子，而私览于诸方，或有导引、行气、乔、摩、灸、熨、刺、焫、饮药之一者，可独守耶，将尽行之乎？"意思是说我从你这里学习了九针的知识，又自己阅读了一些方书，其中如导引、按摩、灸、熨、针刺、火针、服药等疗法，在应用时是只采用其中的一种坚持下去，还是同时统统使用上？《灵枢·官能》更说："缓节柔筋而心和调者，可使导引行气。"即肢节缓和，筋骨柔顺，心平气和的人，可以使用导引之术，通过运行气血的方法来治病。

第二，"导引"盛行于西汉初期的楚国。1972—1974 年在长沙马王堆汉墓（西汉初期诸侯家族墓地）的发掘过程中，出土了一幅帛画，这幅帛画是我国也是世界上现存的最早的导引图谱。帛画长 100 厘米，宽 40 厘米。画中分上下四层绘制类 44 个各种人物的导引图示。每一图示代表一个人，有的穿衣，有的露背，有的徒手，有的拿器械，有男女，有老少。肢体动作有伸臂、转头、后仰、弯腰、踢腿、马步等。从这幅图可以看出，西汉初期非常盛行导引养生术。不同年龄、不同职业、不同社会地位的人都普遍采用导引养生方法。

1984年，在湖北荆州张家山发现西汉墓葬群，发掘过程中出土了一部著作，这部著作名为《引书》（成书于西汉初期，公元前186年之前）。引书是我国也是世界现存的最早的一部导引专著。全书分成三个部分：第一部分论述了四季养生之道，与《黄帝内经》讲的内容基本相同，强调天人相应，养生必须顺从自然界的运动变化规律。第二部分介绍了110种养生术，其中治病的有50种，将导引与临床治疗有机地结合起来，说明导引不仅能养生，还能治病。第三部分讨论致病原因、防治方法和养生理论等。《黄帝内经》成书于战国时期（公元前475年—公元前221年），湖南长沙马王堆导引图和湖北荆州张家山《引书》的出土，考古证实这一图一书出自西汉初期（西汉为公元前206年—公元前23年），可见导引在《内经》时代就已经出现，或者稍晚一些。而且，导引最早可能盛行于战国至西汉初期的楚国，即现在湖南、湖北一带。

第三，《诸病源候论》乃我国"导引"之集大成。《诸病源候论》为隋巢元方所著。《诸病源候论》共50卷，记载了67大类、1739种疾病的发生原因、发病机制、临床表现、预后转归等，涉及内、外、妇、儿等诸种疾病。其书未载一方一药，只记载了287条导引法，用于治疗疾病。目前，系统研究《诸病源候论》导引法的专著有三部，分别是1989年赵邦柱主编的《古代气功治病法——诸病源候论导引新解》、1993年丁光迪编著的《诸病源候论养生方导引法研究》和2012年刘峰等编著的《诸病源候论导引法还原》。《古代气功治病法——诸病源候论导引新解》对导引法首次进行了创造性的复原工作，该书作者按照原书病候，统一整理归类病候下的导引法，删繁就简，分列出若干组导引方法，大大提高了《诸病源候论》导引法的临床实用价值，在学术上也突出了其朴素、简单的特点。《诸病源候论养生方导引法研究》在版本校勘和文字释义上倾注了大量心血，使得《诸病源候论》导引法的文字表述更加流畅自然，文义也更加容易理解。该书有三个特点：第一，对每一条导引进行了字对字的直译，并给出了功能上的解释；第二，对导引方法按部位进行了分类；第三，尝试进行了初步的导引操作要领的总结。《诸病源候论导引法还原》对提炼出来的关键性操作术语进行分析，尽量符合《诸病源候论》导引操作的本意。继而运用三调合一的理论，结合练功体会，总结《诸病源候论》导引操作特点。最为可贵的是运用影像技术，将导引动作制成光盘，图文并茂，使后学者深得导引之要义。

第四，历代"导引"术之精华。

1. 五禽戏

五禽戏是古代导引术的一种，模仿虎、鹿、熊、猿、鸟五种动物，可以活动筋骨、疏通气血、防病治病、延年益寿。五禽戏由东汉医学家华佗创编，在西晋陈寿所著《三国志·华佗传》记载："吾有一术，名五禽之戏，一曰虎、二曰鹿、三曰熊、四曰猿、五曰鸟，亦以除疾，并利蹄足，以当导引。"南北朝名医陶弘景在《养性延命录中》用文字描述了五禽戏的动作，明代周履靖的《夷门广牍·赤凤髓》、清代曹无极的《万寿仙书·导引》和席锡蕃的《五禽舞功法图说》等著作中，都以图文并茂的形式，详细地描述了五禽戏的习练方法。

2. 易筋经

相传易筋经是南北朝时期达摩和尚创造，并从少林寺流传出来的一种导引术。"易"即变易、改变；"筋"即筋骨、肌肉。所以本法的主要作用是锻炼筋骨，使之柔韧。其口诀为韦驮献杵第一势、韦驮献杵第二势、韦驮献杵第三势、摘星换斗势、倒拽九牛尾势、出爪亮翅势、九鬼拔马刀势、三盘落地势、青龙探爪势、卧虎扑食势、打躬势、掉尾势，共十二势。

3. 八段锦

八段锦是导引术的另一典型代表，起源于北宋时期。八段锦名称出自北宋洪迈《夷坚志》："政和七年，李似矩为起居朗，常以夜半时起坐，嘘吸按摩，行所谓八段锦者。"现在流行的八段锦是晚清时所传的歌诀：两手托天理三焦，左右开弓似射雕；调理脾胃须单举，五劳七伤往后瞧；摇头摆尾去心火，两手攀足固肾腰；攒拳怒目增气力，背后七颠百病消。八段锦可以对人体五脏六腑、气血经络进行调理，同时对头颈、五官、腰背、胸腹、四肢等各部位进行锻炼，是机体内外全面调养的导引方法。八段锦动作势正圆润，相对于五禽戏、易筋经等导引法，动作比较简单易学。

4. 太极拳

太极拳是我国传统的一种导引术，强调调神、调息、调身相结合，精神内守，全神贯注；呼吸均匀，气沉丹田；动作协调，圆柔连贯。太极拳流派众多，主要有陈氏、杨氏、武氏、吴氏、孙氏五大流派。现在社会上流传的当属国家体育局推荐的"简化太极二十四势"。研究证实，太极拳能够加速血液循环，阻止人体组织器官的退行性变化。另外，还可以改善新陈代谢，促进消化功能，提高人体免疫能力，调节血糖、血压、血脂等。

（二）既病防变

既病防变，是指疾病已经发生，则争取早期诊断、早期治疗，以防止疾病的发展与传变。如《素问·阴阳应象大论》说："故邪风之至，疾如风雨，故善治者治皮毛，其次治肌肤，其次治筋脉，其次治六腑，其次治五脏。治五脏者，半死半生也。"说明外邪侵袭人体后伤人的过程，由皮毛、肌肤、筋脉、六腑再到五脏。如果不及时治疗或治疗不当，外邪就有可能由表传里，由浅入深，由轻变重，以致侵犯内脏，造成不良的后果。虽然外邪疾如暴风骤雨，只要我们抓住时机，当邪在皮毛时，就给予积极治疗，差些的等邪气到了肌肤才治疗，再差些的等邪气到了筋脉才治疗，更差些的等邪气到了六腑才治疗，最差的等邪气到了五脏才治疗。疾病到了五脏，病势危重，寿命将终止。故《素问·八正神明论》说："上工救其萌芽……下工救其已成，救其已败。"指出医术高明的大夫可以做到早诊断和早治疗，把疾病消灭在萌芽阶段，防止疾病的传变。医术不精的大夫，不可能做到早诊断和早治疗，只好等到疾病发生以后或疾病严重后再进行治疗，这样就耽误了病情。汉代张仲景在《金匮要略》中提出"见肝之病，知肝传脾，当先实脾"的治疗法则。临床上根据这一防止疾病传变的原则，常在治疗肝病的同时，配合健脾益胃的方法，这就是既病防变法则的具体应用。

二、顺应自然界四时阴阳消长变化的规律

自然界的四时阴阳消长运动，影响着人体阴阳之气的盛衰，人体必须适应大自然的阴阳消长变化，才能维持正常的生命活动。如果不能适应自然界的这种变化，就会导致疾病的发生，甚至危及生命。如《素问·四气调神大论》说："夫四时阴阳者，万物之根本也，……逆其根，则伐其本，坏其真矣。故阴阳四时者，万物之终始也，死生之本也。逆之则灾害生，从之则苛疾不起，是谓得道。"此段经文指出万物阴阳之气是随着春夏秋冬四季的变化而消长，而且四时阴阳的变化是万物生长的根本。如果违背了这个根本，就会戕伐生命，破坏真元之气。因此，四时阴阳消长变化存在于万物萌生直至终结的全过程，是事物盛衰存亡之所在。人违逆了四时阴阳的变化，则产生灾害；而顺从了，人体就不会发生疾病。可见，顺应自然界四时阴阳消长变化规律而进行摄生，是《内经》摄生学说的重要原则之一。《素问·四气调神大论》提出的四时"养生""养长""养收""养藏"的"春夏养阳，秋冬养阴"的方法，目的就是通过养生以抗御外邪的侵袭，预防疾病的发生，保持机体阴阳平衡，取得人与自然界的统一。另外，《素问·生气通天论》说："苍天之气清净，则志意治，顺之则阳气固，虽有贼邪，弗能害也，此因时之序。故圣人传精神，服天气，而通神明。失之则内闭九窍，外壅肌肉，卫气散解，此为自伤，气之削也。"说的是太空天气清净，则人的精神情志调畅平和，由于顺应了天气的变化，所以人体的阳气固密。虽有贼风外邪，也不会伤害人体，这是适应四时阴阳变化的结果。懂得养生的人能够专心致志，顺应天气，通晓四时阴阳变化的道理。违反了这个原则，就会导致九窍不通，肌肉壅塞，卫气涣散不固，这种不适应自然界四时阴阳变化引起的伤害谓之自伤，此时阳气也会受到削弱。总之，经文中"因时之序""服天气"，就是顺应自然界四时变化规律的养生，从而"通神明"，使天人阴阳统一起来，达到"阳气固"，邪不能侵害的目的。

在一年四季之中人体有着阴阳消长的变化，一个月内阴阳气血也会出现变化。如《素问·八正神明论》说："月始生，则血气始精，卫气始行。月郭满，则血气实，肌肉坚。月郭空，则肌肉减，经络虚，卫气去，形独居。"指出一个月中月亮初升的时候，人体的气血运行流畅，卫气也开始畅行。当月亮的轮廓满圆时，则人体气血充实，肌肉坚强。当月亮的轮廓空虚时，人体的肌肉减弱，经络空虚，卫气也随月而虚，唯形骸独存。可见，人体的阴阳气血随着月亮朔、望的变化而发生变化，当月亮由生到满的时候，人体气血生发和充盛，这是养生的最好时机，选择此时养生效果最佳。

在一天之中人体的阳气也有着盛衰的变化，如《灵枢·顺气一日分为四时》说："以一日分

为四时，朝则为春，日中为夏，日入为秋，夜半为冬。"又如《素问·生气通天论》说："故阳气者，一日而主外，平旦人气生，日中而阳气隆，日西而阳气已虚，气门乃闭。是故暮而收拒，无扰筋骨，无见雾露，反此三时，形乃困薄。"指出人身的阳气，白天主司体表，因平旦属春，阳气开始活跃；日中属夏，阳气最旺盛；日西属秋，阳气逐渐减少；入夜属冬，阳气最少。人们可以根据这种规律，调节自己的起居作息，这就是一日之中顺应自然阴阳变化的养生方法。

顺应自然界阴阳消长规律养生的目的，实际上也就是充盛人体真元之气，增强调节生命节律的能力，从而保持人体内外环境的统一，正如张介宾说："元气者，即化生精气之元神也。生气通天惟赖于此。"元气充盛，生气不竭，是却病延年的重要保证。

现代研究告诉我们，在自然环境中，阳光充足、气候适宜、空气新鲜、水质洁净、土壤良好等，最适合人类的生存，最有益于人体的健康，最能延缓人体的老化，使人延年益寿。充足的阳光可激活人体的组织细胞，增强人体的新陈代谢，改善微循环，提高免疫力。适宜的气候，即人体的体温为 37°C，其黄金分割线（比例为 0.618）为 22.8°C，故人处于 20～24°C 时感觉最为舒适，其新陈代谢和生理功能处于最佳状态。新鲜无污染而含有丰富负离子的空气，能增强人的肺活量，提高血液中氧的浓度，促进细胞的新陈代谢，加速废物的排出。洁净而充沛的水质中含有丰富的微量元素，能活跃人体细胞，促进新陈代谢，增强免疫功能。良好的土壤中富有大量的无机盐，而且为植物的生长和大部分农作物的种植提供了有利条件，是人类物质生活不可缺失的。所以，良好的自然环境是人类养生的前提，我们一定要保护好人类赖以生存的自然环境，这是每一个人义不容辞的责任。

但是，当今社会经济虽然高度发展，但由于生产方式初放，产业结构不合理，大量废气、废水、废渣排放，引发了自然生态环境的恶化，生态系统失调，生态环境遭到严重破坏。所谓生态系统是由生产者（绿色植物）、消费者（食草动物、食肉动物、人类）、分解者（微生物）、非生物环境（无机自然界）四大要素所组成。正常情况下，生态系统处于平衡状态之中，称为生态平衡。生态平衡是指在一定时间内，生态系统中的生产者、消费者、分解者之间，生物种群和数量之间，生物群落和非生物环境之间始终保持的一种动态平衡。在异常情况下，生态系统遭到破坏，称为生态环境恶化。生态环境恶化是指由于人类的社会活动作用于自然环境而引发的生态平衡破坏，导致生态系统的结构和功能严重失调，从而威胁到人类的生存、健康和长寿的现象。生态环境恶化包括生态环境破坏和生态环境污染两个方面：第一，生态环境破坏有自然因素和人为因素之分，自然因素如地震、火山、洪涝、滑坡、泥石流、台风、冰雪雨霜、森林火灾等，人为因素如盲目开垦、过度放牧、泛伐森林、无度采掘、掠夺性捕捞等。由于生态环境的破坏，森林面积减少、草原退化、水土流失、土地沙化、湿地破坏、野生动物减少、水资源日益枯竭、各种灾害频繁发生，人类的生存和健康受到严重威胁。第二，生态环境污染有大环境污染和小环境污染，大环境污染如大气污染、水污染、土壤污染等，小环境污染如职业环境污染、公共场所污染、居住环境污染等。环境污染造成的危害主要有急慢性中毒、损伤、三致（畸形、突变、癌），引起的疾病有公害病、地方病、职业病、食物中毒等。

由于现在的自然环境发生了较大的变化，如何养生，如何适应新的自然生态环境，为我们今后研究养生提出了新的课题和新的方向。

三、与社会生活环境保持一致

人是组成社会的元素，家庭是组成社会的细胞，千千万万的细胞共同组建成人类社会。由于社会环境是由许多因素构成，当这些社会因素处于良性运行和协调发展状态时，则形成优良的社会环境，对人的生存和健康是有好处的。在社会环境中，经济发展、社会关系、文化需求、辛勤劳动等社会因素都是人类生存、健康、长寿不可缺少的条件。事实证明，人的健康水平和寿命长短与经济的发展有着密切的关系，经济越发达的社会，人的健康水平越高，寿命也越长，反之亦然。社会人际关系中，四世同堂，儿女孝顺，衣食无忧，邻里融洽，和睦相处，精神愉快，情志舒畅，其乐融融。文化需求方面，我们以今天湖南麻阳的"福寿"文化为例，麻阳的"福寿"文化已有几千年的历史，底蕴深厚，内涵丰富，形式多样，是中华文化的重要组成部分。麻阳的"福寿"文化包括物质文化、精神文化、社会文化、民间文化等，物质文化是指以衣食住行和手工艺品等物化形式组成的物质总和，如民居、服饰；精神文化是以民俗为主要内容的意识形态、价值观和世界观，如对"福寿"的信仰和崇拜以及宗教、伦理、文化艺术等；社会文化是指社会生活中的家族、民族、村落、民间社团等，以"福寿"理念作为纽带，将所有人紧密地团结在一起；民间文化有饮食文化、节日文化、礼仪文化等。"福寿"文化体现了湖南麻阳人民对生命的关注，对健康的追求，对长寿的期望。再就辛勤劳动来说，凡长寿老人都有一个共同的特点，即把劳动当作立身之本，日出而作，日落而息，劳动伴随着他们的一生。纵使到了晚年也闲不住，仍然做一些力所能及的劳动，如洗衣、做饭、扫地、拾柴火、带孙子等，把劳动当成一种乐趣。

《内经》所讲的社会生活包括物质生活和精神生活两个方面，物质生活如衣、食、住、行、用等，精神生活如文化、旅游、体育等。所有养生既要重视物质生活，也要注意精神生活。如《素问·上古天真论》说："其次有圣人者，……适嗜欲于世俗之间，无恚嗔之心，行不欲离于世，被服章，举不欲观于俗，外不劳形于事，内无思想之患，以恬愉为务，以自得为功，形体不敝，精神不散，亦可以百岁。"指中古时代修养高深的人，使自己的嗜好同世俗社会相适应，没有恼怒怨恨的情绪，行为离不开世俗一般原则，穿着普通纹彩的衣服，举止也没有炫耀世俗的地方，在外没有做劳累形体的事，在内没有思想负担，以精神愉快为目的，以逍遥自得为满足，身体不会衰退，精神不会耗散，寿命可以达到百岁左右。一者，在物质生活方面，与普通世俗一样，如穿纹彩衣服，行为举止不炫耀等；二者，在精神生活方面，无恼怒怨恨，没有精神负担，心情愉快。

再如《素问·上古天真论》说："故美其食，任其服，乐其俗，高下不相慕，其民故曰朴。是以嗜欲不能劳其目，淫邪不能惑其心，愚智贤不肖不惧于物，故合于道。所以能年皆度百岁而动作不衰者，以其德全不危也。"了解和掌握养生的人，吃什么食物都觉得甘美，穿什么衣服都感到满意，依据社会盛行的风俗高兴地生活，无论社会地位高低不相倾慕，这些人才称得上是朴实无华的人。因为任何不正当的嗜欲都不会引起他们的注意，任何淫乱的事都不会蒙惑他们的心志，无论愚笨的或聪明的人，无论能力大的或能力小的人，都不会因为外界事物的变化而焦虑，这符合养生之道，所以他们能够活到百岁以上而动作不衰，由于掌握和领会了修身养性方法，身体就不易被外邪侵害。这段经文论述了几个问题：其一，无论吃什么食物，如五谷、五果、五畜、五菜等，都觉得味美甘甜，不挑剔，不偏食，酸苦甘辛咸五味兼顾，营养丰富，有利于身体健康。其二，穿衣也比较随意，根据四季气候的变化，以夏天不热、冬天不冷为原则，固护卫气，保持正常的体温，维持脏腑的正常生理功能，有益于身体健康。其三，尊重社会的风俗，对社会的不良习惯或淫乱之事不必关注和介意，保持良好的心态。其四，对待不同智力和能力的人要一视同仁，不要因为他们地位的高低而另眼相看。总之一句话，物质生活随遇而安，精神情绪保持稳定，通过两方面的修身养性，身体健康，外邪不易侵犯，就可以长寿。

更如《素问·上古天真论》说："今时之人不然也，以酒为浆，以妄为常，醉以入房，以欲竭其精，以耗散其真，不知持满，不时御神，务快其心，逆于生乐，起居无节，故半百而衰也。"这段话讲现在的人和古人不同，饮酒如喝米汤，酗酒无度，养成不良的生活习惯，醉酒后还要行房，耗竭其阴精，耗散其真气，不知道保持精气的充满，不善于驾驭精神，只图一时快乐，违反了人生的乐趣，起居又无规律，活到半百身体就衰退了。这说明养生的重要特点之一，在于养成良好的生活习惯，保持正常的生活规律，养精保神以全真，防止偏颇，否则就会早衰。

四、以内因为主

《内经》理论体系中内因为主的辩证法思想，也充分反映在摄生学说中，认为养生的根本问题在于充实人体的正气。正气，其实质就是真气、肾气。肾气的盛衰既决定人体生长衰老过程，又是机体抗病能力的源泉，因此《内经》把充实真气，维护肾气作为养生的基本原则。如《素问·上古天真论》提出的"法于阴阳，和于术数，食饮有节，起居有常"，以及"恬淡虚无""精神内守"等养生措施，都是为了充实真气，维护肾气，从而提高机体自我调节的功能和抗病能力，保持阴阳的动态平衡，达到延年益寿的目的。所以《素问·生气通天论》又说："是以圣人陈阴阳，筋脉和同，骨髓坚固，气血皆从。如是则内外调和，邪不能害，耳目聪明，气立如故。"这里"陈阴阳"，即运用各种养生方法，保持阴阳的平衡；"气立如故"，指受天地之气而立命，就能长久而尽终其天年。全句话讲的是懂得养生的人，强调人体阴阳必须平衡，不要偏盛偏衰，从而使筋脉调和，骨髓坚固，气血顺畅，在内的五脏六腑与在外的皮毛筋骨相互协调，邪气就不能侵害，耳聪目明，气机也就正常运行了。摄生学说虽然也提出养生要外避虚邪的侵袭，但毕竟是次要的，而且"避虚邪以安其正"，就是为了维护正气，以免引起机体阴阳失调而发病。因此，以内因为主的养生原则是《内经》摄生学说的重要原则之一。

摄生学说中以内因为主的思想，对中医养生学的发展有深远的影响。后世的养生学家，就是在这一思想指导下，创造性地发明了许多健身方法，如后世的五禽戏、八段锦、易筋经、气功等。这些健身方法都是通过机体自我锻炼来充实人体正气，从而达到健康长寿目的的。

五、强调精神意志

精神意志活动，是五脏精气活动的体现，但反过来，精神意志在一定程度上又能控制脏腑的活动。如《灵枢·本脏》说："志意者，所以御精神，收魂魄，适寒温，和喜怒者也，……志意和则精神专直，魂魄不散，悔怒不起，五脏不受邪矣。寒温和则六腑化谷，风痹不作，经脉通利，肢节得安矣。""御""收""适""和"，都有主动地含义。指出人的志意，可以统摄精神活动，收敛魂魄，调节对寒温刺激的适应能力，调整喜怒哀乐的情志变化。如果人的志意和顺，精神就会集中，魂魄的活动就会有条不紊，没有喜怒悲忿的刺激，因此五脏就会安定。寒温和则六腑运化水谷功能正常，气血来源充盛，经脉运行流利，就不会发生风病和痹病，肢体关节也能保持正常的活动。故充分发挥人的意志作用，重视精神的调养，既是养生防病、预防早衰的重要原则，也是内因为主的学术思想在摄生学说中的体现。

《内经》运用"四时五脏阴阳"理论，对调养精神意志的摄生原则作了精辟的论述。如《素问·四气调神大论》详细讨论了顺应四时气候变化，调养精神意志，以养五脏生、长、收、藏之气，从而保持"身无奇病，万物不失，生气不竭"的道理。"春三月，此谓发陈，天地俱生，万物以荣，……以使志生，生而勿杀，予而勿夺，赏而勿罚，此春气之应，养生之道也。"这就突出了人的意志在养生中的重要意义，如果违反了上述调精神的原则，尤其是情志的过激，就会损伤五脏，导致疾病的发生。因此，养生应当以调养精神为第一要务。又如《素问·阴阳应象大论》说："是以圣人为无为之事，乐恬淡之能，从欲快志于虚无之守，故寿命无穷，与天地终，此圣人之治身也。"该文强调养生的高人，常做些无所作为的事，乐于保持恬淡的状态，处在快乐自如的虚无境界之中，因此其寿命绵长，这就是圣人的养生之道。

摄生的具体方法

一、养精神

《内经》所讲的精神活动，用现在的活来说就是思维活动，广义的思维活动包括感觉、记忆、思维、心理、行为五个方面。大脑是精神活动的形态结构学基础，当大脑的结构、代谢、功能处于正常的状态时，才可以进行有效的精神活动。《内经》的精神情志观点认为，精神包括神、魂、魄、意、志、思、虑、智，情志包括喜、怒、忧、思、悲、恐、惊。当人的精神情志安稳宁静，不偏不倚时，一则可以使人的精神活动有条不紊地进行，表现为感觉灵敏、记忆清晰、思维敏捷、心理愉悦、行为正常等；二则精气血津液是精神活动的物质基础，但是反过来，精神活动又可以调节和控制精气血津液在体内的正常代谢，使体内外物质和能量的交换沿着正常的轨道运行；三则精神情志活动对脏腑的气机运行起到调控作用，使升降出入运动有序地进行。强烈而持久的精神情志刺激，就会影响脏腑的气机，导致脏腑气机升降出入运动失常。如过喜伤心，心气涣散不收；过怒伤肝，肝气郁结不畅；过思伤脾，脾气郁结不得升降；过悲过忧伤肺，肺气不得宣降；过惊过恐伤肾，肾气不能正常布散。

如何具体调养精神，从以下五个方面进行论述。

（一）根据不同的季节调养精神

由于春夏秋冬四季的气候不同，所有要根据不同的季节调养精神。如《素问·四气调神大论》说："春三月，此谓发陈，天地俱生，万物以荣，夜卧早起，广步于庭，被发缓形，以使志生，生而勿杀，予而勿夺，赏而勿罚，此春气之应，养生之道也。逆之则伤肝。夏三月，此谓蕃秀，天地气交，万物华实，夜卧早起，无厌于日，使志无怒，使华英成秀，使气得泄，若所爱在外，此夏气之应，养长之道也。逆之则伤心。秋三月，此谓容平，天气以急，地气以明，早卧早起，与鸡俱兴，使志安宁，以缓秋刑，收敛神气，使秋气平，无外其志，使肺气清，此秋气之应，养收之道也。逆之则伤肺。冬三月，此谓闭藏，水冰地坼，无扰乎阳，早卧晚起，必待日光，使志若伏若匿，若有私意，若已有得，去寒就温，无泄皮肤，使气亟夺，此冬气之应，养藏之道也。逆之则伤肾。"春季三个月，谓之发陈，天地自然颇富生气，万物欣欣向荣，人们应当入夜即睡，早些起身，散开头发，宽松衣带，在庭园中大步行走，敞开胸怀，舒发情志，适应春生之气。春天生命旺盛不要滥杀他物，多施予少敛夺，多奖励少惩罚，这是适应春季的时令，保养生发之气的方法，如果违背了春生之气，就会伤害肝脏。夏季三个月，谓之蕃秀，万物茂盛华美，此时天气下降，地气上腾，天地之气相交，植物长势旺盛，鲜花盛开，人们入夜时睡觉，早早起床，不要厌恶白天日子太长，情志保持愉快，切勿发怒，使神气之精华适应夏气以成其秀美，气机得以宣畅，精神外向，对外界事物有浓厚的兴趣，这是适应夏季的气候，保护长养之气的方法，如果违背了夏长之气，就会损伤心脏。秋季三个月，谓之容平，自然界万物成熟而平定收敛，此时天高风急，地气清肃，人当早睡早起，与鸡的活动时间相一致，保持神志的安宁，减缓秋季肃杀之气对人体的影响，收敛神气，以适应秋季容平的特征，不使神志外越，从而保持肺气的清肃功能，这就是适应秋令的特点而保养人体收敛之气的方法，如果违背了秋收之气，就会损伤肺脏。冬季三个月，谓之闭藏，是生机潜伏，万物蛰藏的时令，水寒成冰，大地龟裂，不要轻易地扰动阳气，人应该早睡晚起，等到日光照耀时再起床，使神志深藏于内，安静自若，好像人的隐私应当严守而不外泄，又像得到了所期望的东西而秘藏起来一样，要躲避寒冷，求取温暖，不要使皮肤开泄而导致阳气不断损伤，这是适应冬季的气候而保养人体闭藏功能的方法，违背了冬令的闭藏之气，就会损伤肾脏。

上述经文概括起来，说明四个问题：第一，一年四季的气候有春、夏、秋、冬的不同变化，万物有生、长、收、藏的气化之序，即春生、夏长、秋收、冬藏。第二，养生起居要适应四时气候的变化而调整，春三月"夜卧早起，广步于庭，被发缓形"；夏三月"夜卧早起，无厌于日"；秋三月"早卧早起，与鸡俱兴"；冬三月"早卧晚起，必待日光"。第三，指出调养精神要根据四季的不同变化而有所区别，春天应舒畅，"以使志生，生而勿杀，予而勿夺"；夏天当充实，"使志无怒，使华英成秀，使气得泄，若所爱在外"；秋天要安定内敛，"使志安宁，以缓秋刑，收敛神气，使秋气平"；冬天要伏藏而不露，"使志若伏若匿，若有私意，若以有得"等。第四，如果四季养生做得不好，春无养生之道则伤肝，夏无养长之道则伤心，秋无养收之道则伤肺，冬无养藏之道则伤肾。所以《灵枢·本神》说："故智者之养生也，必顺四时而适寒温，和喜怒而安居处，节阴阳而调刚柔，如是则僻邪不至，长生久视。"总之，凡能顺应四时阴阳消长变化规律进行养生，就能保持人体真元之气充盛不衰，人体就会健康，少生病，或生了病也容易痊愈。

（二）以心为主的调养精神法

所谓精神在《内经》里面又称为"神"，神是人体生命活动的主宰及其外在表现的统称。前者是指精气血津液的充盈和有序运行，物质和能量转化的新陈代谢，脏腑功能的发挥和相互协调，情志活动的产生和调畅，心理状态的安宁平静，却病延年的养生之道，都离不开神的统帅和调节，神是人体生命活动的主宰和生命存在的根本标志。后者是指神的外在表现形式，如形体、脸色、眼神、言谈、表情、应答、举止、声息、行为、脉象等。

神的来源包括三个方面：一方面，来源于先天父母之精。《灵枢·本神》说："两精相搏谓之神。"古人在生殖繁育后代的过程中，观察到男女生殖之精相结合，便产生了新的生命，随着生命的诞生神也就自然而然地存在了。另一方面，生命之神产生后，必须得到精气血津液的濡养。如《素问·六节藏象论》说："气和而生，津液相成，神乃自生。"说明精气血津液是神所赖以产生的物质基础。再一方面，脏腑精气可以产生精神情志活动。神可以调节脏腑的生理功能，使脏腑的升降出入运动协调有序，反之脏腑生理活动的正常与否可以反映神的存在，临床上通过调节脏腑的生理功能治疗许多精神方面的疾病，就是明证。

精神有神、魂、魄、意、志、思、虑、智之分，它们之间有着密切的关系。如《灵枢·本神》说："随神往来者谓之魂，并精而出入者谓之魄，心有所忆谓之意，意之所存谓之志，因志而存变谓之思，因思而远慕谓之虑，因虑而处物谓之智。"魂是指知觉、感觉；魄是指运动、行为；意是指记忆；志是指记忆的积累；思是指思考、思维；虑是指对未来的估计深谋远虑；智是指巧妙处理事物的能力。这段话是讲阴阳两精互相搏结而形成的生命力叫作神；随着神往来的叫作魂；与精同时出入的叫作魄；对被观察的事物表象用心记忆叫作意；将记忆保留和储存下来叫作志；在记忆的基础上，反复分析和思考叫作思；对未来事物的发展进行评估叫作虑；能够巧妙处理事物，正确支配行为者叫作智。这里有六个问题值得注意：第一，感觉是客观存在的事物作用于感觉器官，通过传入神经，在大脑感觉中枢所产生的对事物个别属性的反映，类似信息的获取。感觉由感觉对象、感觉器官、传入神经、感觉中枢 4 个部分组成。按照刺激的来源，感觉可以分为外部感觉和内部感觉。外部感觉如视觉、听觉、嗅觉、味觉、肤觉等，内部感觉如运动觉、平衡觉、机体觉等。第二，记忆是指大脑对经历过的事物的识记、保持、再认和回忆的方式，类似信息的编码、存储和提取。记忆的种类包括形象记忆、情境记忆、情绪记忆、语义记忆、动作记忆等。形象记忆是指以感知过的事物的形象作为内容的记忆，包括对事物的形状、质地、体积、颜色、气味、声音等具体形象的识记和保持；情境记忆即以时间和空间为坐标，对个体亲身经历的、发生在一定时间和地点的事件的记忆；情绪记忆主要是以体验过的情绪、情感为内容的记忆；语义记忆是指通过对事物和概念的了解，对语言、文字、数字、符号、图像等抽象的内容所进行的记忆；动作记忆是以完成过的动作、活动为内容的记忆。第三，狭义思维是对记忆中的信息进行判断、推理、分析、综合、比较、抽象的过程，目的在于揭示事物的本质和规律，类似信息的加工处理。狭义思维包括抽象思维、形象思维、创造性思维等。抽象思维是以概念为基本单元，以抽象为基本思维方法，以语言、符合为基本表达工具的思维形态；形象思维是人们在认识世界的过程中，对事物表象进行取舍时，用直观形象的表象来解决问题的思维方法；创造性思维是一种具有开创意义的思维，即开拓人类认识新领域、新成果的思维方法。第四，心理情志是在思维的基础上，表现出来的一种感受，类似信息的输出。心理情志的活动形式包括怒、喜、思、悲、恐等。怒，就是忿怒，是指欲望得不到满足，实现愿望的行为一再受阻，情绪紧张，不断积累而产生的心理活动。怒可以分为轻微不满、生气、忿怒、大怒、暴怒等不同等级。喜，就是快乐，是指一个人追求并达到所期望的目的时而产生是一种心理活动。喜的程度包括满意、愉快、快乐、大喜、狂喜等。思，就是思考，是指人为了达到某种目的而进行反复思索和考量，由此产生的一种心理活动。悲，就是悲哀，是指个人失去某种他所重视和追求的事物时产生的一种心理活动。悲哀的程度有遗憾、失望、难过、悲伤、悲痛等。恐，就是恐惧，是指人企图摆脱、逃避某种危险因素和场景，但是又缺乏应对能力而产生的一种心理活动。第五，行为是在思维的基础上，自觉地确定目标、采取行动，以期实现预定目标的过程，也类似信息的输出。人类的行为可分为本能行为和社会行为。本能行为是不需要学习和练习就可以产生的、与生俱来的固有行为，如摄食行为、排泄行为、睡眠行为、性行为、攻击和自我防御行为等。社会行为是指个体作为自然人向社会人的转变，同时还贯穿其一身的自我教育过程。如生活技能社会化、角色社会化、观念社会化、行为社会化等。生活技能是指在人的整个成长过程中，学习并获得维持生存和改善生活的各种职业技能，做到独立生活，自食其立。角色是指充分认识自己所扮演的社会角色，所处的社会地位，了解社会期望，实践与角色一致的情感、态度、行为方式，并形成与社会角色相统一的自我。观念是指认同社会主导的价值，包括思想体系、社会价值、世界观、人生观、价值观等。行为是指按照社会行为规范塑造自身行为，包括法律、道德、宗教、习俗，以及礼节往来、交通规则、集体规章制度等日常行为。第六，我们发现神、魂、魄、意、志、思、虑、智等的渐进发展过程与现代思维科学感觉、记忆、思维、心理、行为的过程是非常吻合的，与现代计算机从信息的获得（感觉，魂），到信息编码、存储、提取（记忆，意、志），再到信息的加工处理（思维，思），直至信息的输出（心理、行为，魄、虑、智）等也非常相似。由此可见，《内经》时代的人何等的聪明和伟大，他们对人类精神情志的认识远远超过了同时代的其他民族。

神、魂、魄、意、志分别藏于心、肝、肺、脾、肾五脏之中，如《素问·宣明五气》说："五脏所藏：心藏神，肺藏魄，肝藏魂，脾藏意，肾藏志，是谓五脏所藏。"但是，哪一脏所以藏的精神活动最重要，《内经》认为心所藏的神最贵。《素问·灵兰秘典论》载："心者，君主之官，神明出焉，……故主明则下安，以此养生则寿，殁世不殆，以为天下则的大昌。主不明则十二官危，使道闭塞而不通，形乃大伤，以此养生则殃，以为天下者，其宗大危，戒之戒之。"心好比一国的君主，是人体精神、意识、思维的主宰。君主开明豁达，其下属就会安定宁静，如果用这样的道理来养生，人就可以长寿，终身不会发生危险，用来治理天下，国家就会繁荣昌盛。君主不能开明豁达，在人体来说十二官就要发生危险，气血不能运行，闭塞不通，身体受到严重伤害，在这种情况下进行养生只会遭殃，以这样的道理来治国，政权就会出现危险，千万要警惕。《灵枢·口问》也说："心者，五脏六腑之主也，……故悲哀愁忧则心动，心动则五脏六腑皆摇。"提示心是五脏六腑的主宰，悲哀忧愁等情志变化，首先冲击心神，心神受到冲击而不安，进而波及其他脏腑。《灵枢·邪客》还说："心者，五脏六腑之大主也，精神之所舍也，其脏坚固，邪弗能容也，容之则心伤，心伤则神去，神去则死矣。"这几段经文集中起来就是讲一个问题，即"心藏神"问题。所谓"心藏神"，是指心具有主司精神、意识、思维等大脑活动的功能，并通过这种功能管辖全身的脏腑。精神、意识、思维三者是同一个意思，思维是物质运动的最高形式，是人脑的主要功能，是人脑对客观事物的反映，是人类认识的高级阶段。如果思维发生异常，叫作思维紊乱。思维紊乱是指一种不能自主控制的由于大脑发生病变引起的疾病，或情志不佳不能控制自己的思想。思维紊乱包括思维联想障碍、思维内容障碍、思维属性障碍。思维联想障碍有以下四种：①思维散漫。缺乏目的性和逻辑性，联想范围松散，交谈时经常游离于主题之外，回答问题缺乏中心，抓不住重点，使人感到交流困难；②思维破裂。语言支离破碎，联系全无逻辑联系，句子之间缺乏联系，不能表达完整的意思，只是词汇和句子的堆积；③思维倒错。推理过程十分荒谬，甚至古怪，既无前提，又缺乏逻辑依据，有的甚至因果倒置，不可理解；④思维凌乱。以普通的具体的概念、词句或动作来表示某些特殊的、除患者自己以外别人都无法理解的意义，是语言与抽象思维之间的联系障碍。思维内容障碍有以下形式：①被害妄想。是指患者总感觉到有人在捉弄、诽谤、暗算或谋害自己，感到自己被跟踪、被监视，食物中被放了毒药，甚至医生为其治疗也被看作对他进行陷害；②关系妄想。是患者讲周围环境中一些与他无关的现象，都认为与他本人有关，如周围人的言行、电视或报纸上的内容，认为与自己有关系；③夸大妄想。患者认为自己很有才能，可担任重要职务，已经发明或创立了某些有重要价值的事物或学说；④疑病妄想。是患者坚信自己患了某种严重或非常怪异的疾病，如认为自己血液干枯了，肠子腐烂等；⑤钟情妄想。即患者坚信某异性对自己已产生了感情，但确无此事；⑥嫉妒妄想。患者坚信自己的配偶有外遇，因此对配偶的行为加以检查和跟踪。思维属性障碍有三个方面：①被动悉感。患者觉得自己的思想刚冒出来就被别人知道了，至于别人是通过什么方式知道的，他却说不清楚；②思维插入。患者感到自己头脑里出现了不属于自己的思维；③思维被夺。突然感到自己的思维被外力夺走。

总而言之，养生中的调神必须以心为重点，特别是要围绕心所藏之神做文章。

（三）恬淡虚无，保持乐观的情绪和良好的心态

人的情志活动，要保持"恬淡虚无"。恬淡是指思想上的安静、朴素；虚无，则指无患得患失的思想杂念。恬淡虚无，也就是《素问·上古天真论》所说的"内无思想之患，以恬愉为务，以自得为功"的意思。摄生学说认为，人们只有调和情志，保持"恬淡虚无"，才能"年度百岁而动作不衰"。所以《素问·上古天真论》又说："恬淡虚无，真气从之，精神内守，病安从来。是以志闲而少欲，心安而不惧，形劳而不倦，气从以顺，各从其欲，皆得所愿。"指出心情清净安定而没有杂念，使真气顺畅，精神居守于内，疾病就无从发生。情志安闲少有欲望，心神稳定没有焦虑，形体虽然劳作而不疲倦，真气调顺，各人随着自己的爱好去生活，不断满足自己的愿望。懂得养生的长寿老人，基本上都能保持乐观的情绪和良好的形态，做到淡泊名誉，清

净如水，清淡如云。他们之所以成为长寿之星，是因为始终保持一种平常心，不为身外之物所累，不为荣辱所惑。他们对生活的态度总是贫富不惊，富贱不移，去留无意，乐在其中。长寿老人有比较明显的特点：第一，普遍视力良好，能听清楚别人的问话，并正确回答；第二，记忆力尚可，许多人都能回忆得起过往年代的一些事、人、物；第三，思维保持良好，语言清晰，说话具有一定的逻辑，判断是非和分析问题均属正常；第四，情感快乐，语言幽默，性格开朗，乐于助人；第五，生活多能自理，吃饭、穿衣、走路、大小便等无须他人照料；第六，生活起居保持早睡早起的习惯，睡眠较充足，大多数人不吸烟、不饮酒。根据调查，现阶段我国长寿之乡主要分布在：①大都分布在北纬38°线以下的南方地区；②多沿江河流域分布；③多在少数民族聚集地；④多集中在五个长寿地带；⑤土壤和食物中富含微量元素；⑥地方病少流行或没有流行病；⑦海拔高度在1500米以上，多为丘陵和冲击平原地区；⑧大多具有家庭长寿史；⑨良好的生活方式；⑩心态平和。

保持乐观情绪和良好的心态，是战胜疾病的重要一环，如《素问·汤液醪醴论》说："精神不进，志意不治，故病不可愈。"《素问·刺法论》也提出，病中"慎勿大怒""勿大悲伤"等，强调控制精神情志变化在疾病治疗中的重要意义。

（四）根据体质的不同调养精神

不同体质的人，存在着阴阳脏腑气血活动的个体差异，其情志活动也有不同特点，因此，养生也要根据个体特点来调节自己的精神情志。

1. 阴阳体质

《内经》认为体质就是指人体的素质，由于人体有阴阳气血偏多偏少之分，所以人体的素质就会出现差异，而且这种差异，皆出于天然禀赋。根据禀赋的不同，以阴阳学说为指导，将人划分为太阴、少阴、太阳、少阳、阴阳和平五种不同类型，并分别描述它们的心理特征和外部形态。如《灵枢·通天》说："太阴之人，贪而不仁，下齐湛湛，好内而恶出，心和而不发，不务于时，动而后之，此太阴之人也。……太阴之人，其状黮黮然黑色，念然下意，临临然长大，膕然未偻，此太阴之人也。"指出太阴之人，贪婪而不仁义，表面谦虚，内心却非常阴险，只进不出，喜怒不形于色，不识时务，只知利己，行动上喜欢后发制人，这是太阴之人的心理特征。太阴之人，面色阴沉黑暗，假装谦虚下气，身体长大，卑躬屈膝，并非真正有佝偻病，这就是太阴之人的外部形态。《灵枢·通天》又说："少阴之人，小贪而贼心，见人有亡，常若有得，好伤好害，见人有荣，乃反愠怒，心疾而无恩，此少阴之人也。……少阴之人，其状清然窃然，固以阴贼，立而躁崄，行而似伏，此少阴之人也。"指出少阴之人，喜贪小便宜，暗藏贼心，见到别人有难，好像自己得到了什么好处似的，喜欢破坏和伤害人，见别人有了荣誉，愤愤不平，心怀嫉妒，不知感恩，这是少阴之人的心理特征。少阴之人，外貌好像清高，但是行动鬼鬼祟祟，偷偷摸摸，深藏阴险害人的贼心，站立时躁动不安，走路时低身向前，这是少阴之人的外部形态。《灵枢·通天》再说："太阳之人，居处于于，好言大事，无能而虚说，志发于四野，举措不顾是非，为事如常自用，事虽败，而常无悔，此太阳之人也。……太阳之人，其状轩轩储储，反身折腘，此太阳之人也。"指出太阳之人，处处表现自己，扬扬自得，好说大话，其实没有能力，言过其实，好高骛远，作风虚浮，不顾是非，意气用事，所做之事，虽然遭到失败，也不知悔改，这是太阳之人的心理特征。太阳之人，外部表现高傲自满，昂首挺胸，身躯向后反张，两腘曲折，这是太阳之人的外部形态。《灵枢·通天》还说："少阳之人，提谛好自贵，有小小官，则高自宣，好为外交，而不内附，此少阳之人也。……少阳之人，其状立则好仰，行则好摇，其两臂两肘，则常出于背，此少阳之人也。"指出少阳之人，做事精细审慎，颇具自尊心，能做小官，过分地自我宣传，喜欢对外交际，不想埋头做事，这是少阳之人的心理特征。少阳之人，站立时喜欢把头仰的很高，行走时习惯摇摆身体，喜欢将两臂两肘放在腰背，这是少阳之人的外部形态。《灵枢·通天》更说："阴阳和平之人，居处安静，无为惧惧，无为欣欣，婉然从物，或与不争，与时变化，尊则谦谦，谭而不治，是谓至治。……阴阳和平之人，其状委委然，随随然，颙颙然，愉愉然，暶暶然，豆豆然，众人皆曰君子，此阴阳和平之人也。"阴阳和平之人，生活安静自处，心安而无所畏惧，少欲而无过分期望，顺从事物发展的规律，遇事不与人争执，适应形势的变化，地位虽高但为人谦虚，用说服而不是压服的方法治人，具有极高的治理才能，这是阴阳和平之人的心理特征。阴阳和平的人，外貌从容稳重，举止大方，善于适应环境，态度严肃，待人和蔼，目光慈祥，处事条理分明，为众人尊重与夸奖，这是阴阳和平之人的外部形态。

以上是从人体阴阳气血偏多偏少的角度，将人类的体质划分为太阴、少阴、太阳、少阳、阴阳和平五种不同的类型，并描述了各自的心理特征和外部形态。首先，就心理特征而言，太阴之人表面正经，内心阴险；少阴之人贪图便宜，损人利己；太阳之人言过其实，好高骛远；少阳之人做事认真，缺乏实干；阴阳和平之人审时度势，大将风范。其次，就外部形体来说，太阴之人面色黑暗，弯腰驼背；少阴之人行为鬼祟，偷偷摸摸；太阳之人昂首挺胸，骄傲自大；少阳之人走路摇摆，双手挽于后背；阴阳和平之人举止稳重，待人可亲。

2.五行体质

《内经》除了应用阴阳学说划分人体体质外，还应用五行学说划分人体的体质，将人分成木、火、土、金、水五种体质类型，这五种类型其肤色、形体、性格、对时令的适应等均存在差异。每一类型又以五音的阴阳属性及左右上下等各分出五类，合为二十五种体质的人，这就是我们平常所说的"阴阳二十五人"。其中木形之人分为上角、大角、左角(少角)、钛角(右角)、判角之人；火形之人分为上徵、质徵（太徵）、少徵、右徵、质判之人；土形之人分为上宫、大宫、加宫、少宫、左宫之人；金形之人分为上商、钛商、右商、大商、少商之人；水形之人分为上羽、大羽、少羽、众之为人，桎之为人等类型。

在这里我们主要讲述五行体质。如《灵枢·阴阳二十五人》说："木形之人，……其为人苍色，小头，长面，大肩背，直身，小手足，有才，好劳心，少力，多忧劳于事。"指出木形人皮肤苍色，头小，面长，肩背宽大，身体挺直，手足小，有才干，喜欢动脑筋，力气小，担忧和操劳各种事情。《灵枢·阴阳二十五人》又说："火形之人，……其为人赤色，广䏚，脱面小头，好肩背髀腹，小手足，行安地，疾心，行摇，肩背肉满，有气轻财，少信，多虑，见事明，好颜，急心，不寿暴死。"指出火形人皮肤色赤，齿根宽广，颜面尖锐，头小，肩背髀腹各个部位的发育匀称，手足小，行走急速，心浮躁，行动摇摆，肩背部肌肉丰满，有气魄，轻钱财，但少信用，多忧虑，明事理，好面子。急躁易怒，不能长寿，多暴死。《灵枢·阴阳二十五人》再说："土形之人，……其为人黄色，圆面，大头，美肩背，大腹，美股胫，小手足，多肉，上下相称，行安地，举足浮，安心，好利人，不喜权势，善附人也。"指出土形人皮肤黄色，面圆，头大，肩背丰满，腹大，腿健美，手足小，肌肉健壮，身体匀称，步履稳重，做事取信于人，很安静，好帮助别人，不步追逐权势，善于团结人。《灵枢·阴阳二十五人》还说："金形之人，……其为人方面，白色，小头，小肩背，小腹，小手足，如骨发踵外，骨轻，身清廉，急心，静悍，善为吏。"指出金形人皮肤白色，小头，小肩背，小腹，小手足，足跟坚壮，骨如生在足根的外侧一样，行动轻快，禀性廉洁，性急，不动则静，动则凶悍异常，性喜吏治。《灵枢·阴阳二十五人》更说："水形之人，……其为人黑色，面不平，大头，廉颐，小肩，大腹，动手足，发行摇身，下尻长，背延延然，不敬畏，善欺绍人，戮死。"指出水形人皮肤黑色，面多皱纹，大头，颐部宽广，两肩小，腹部大，手足喜动，行走时身体摇摆，尻骨较长，脊背也长，对人的态度既不恭敬也不畏惧，善于欺诈，常被杀身而死亡。

从以上分析可以看出，在精神情志的调摄方面，无论是阴阳体质，或五行体质，都要根据不同个体的体质特点进行调养，目的是要达到人体阴阳脏腑气血的平衡，故《素问·至真要大论》说："谨察阴阳之所在而调之，以平为期。"正常的精神情志活动，是人体对外界刺激的保护性反应，对人体的健康是有益的。但是精神情志偏激，就会成为七情之患，成为一种致病因素，使人发病或病情加重。精神情志致病有以下两种情况：一种是精神情志波动过于剧烈，如过怒、过喜、过思、过悲、过恐等，导致怒伤肝、喜伤心、思伤脾、悲伤肺、恐伤肾，怒则气上、喜则气缓、思则气结、悲则气消、恐则气下。另一种是精神情志受到刺激的时间太久，积怒、积喜、积思、积悲、积恐，长期处在不良的环境中，引起精神情志的紊乱，导致疾病的发生。为了保障人体阴阳五脏的平衡，《内经》在精神情志的养生方面采用了以下三种方法：①移精变气法。如《素问·移精变气论》说："古之治病，惟其移精变气，可祝由而已。"意思是说古时治病，只是移易改变患者的精气，使精神复强而内守，用祝由的方法就能将疾病治好。《灵枢·贼风》亦说："先巫者，因知百病之胜，先知其病之所从生者，可祝而已也。"古时的巫医，因为他知道疾病发生的原因，又知道治疗各种疾病的方法，因此遇到一些可用精神疗法治愈的疾病，他们采用祝由的方法是可以治好病的。祝由是一种精神疗法，使患者脱离不良环境，一则排除不良刺激的干扰，二则改变自己的心态。②情志克制法。精神情志有阴阳和五行的属性，某些属性不同的精神情志之间，存在相互克制的关系，利用这种克制关系可以采用一种情志去克制另一种情志，从而恢复阴阳脏腑之间的平衡。如《素问·阴阳应象大论》说："悲胜怒""恐胜喜""怒胜思""喜胜忧""思胜恐"。"悲胜怒"是指通过悲哀的情绪来克制忿怒太过的方法，"恐胜喜"是指通过恐惧的情绪收敛耗散的心神的方法；"怒胜思"是指通过忿怒的情绪来克制思虑太过的方法；"喜胜忧"通过喜乐的情绪来消除悲哀太过的方法；"思胜恐"是指通过思虑情绪来克制惊恐太过的方法。③疏导法。通过交谈，用浅显的道理，诱导交谈对象发泄心中的委屈或忿怒，以此缓解或消除不良心理状态的方法。如《灵枢·师传》说："告之以其败，语之以其善，导之以其所便，开之以其所苦。"这段话是说对患者进行说服和开导，告诉他不遵医嘱的危害，讲清楚遵医嘱对恢复健康的好处，同时诱导患者创造适用于治愈疾病的条件，让他明白不适应病情的发展将会带来更大的痛苦。

二、调饮食

饮食物由脾胃化生精微，营养五脏六腑，维持人体的生命活动。若水谷摄入不当，就会损伤脾胃，导致多种疾病的发生。

（一）节饮食

节，节制。节制饮食包括饮食定时、定量、定质三个方面。饮食定时是指每天要按时进食。这与食物在胃中停留和传递的时间有关，一日三餐，定时进食，使脾胃功能相互协调，有张有弛，升降适宜，食物有条不紊被消化和吸收。养成定时进食的习惯，可以维护脾胃正常的功能活动，保持后天之本的生机旺盛不衰，这对于防病抗衰有积极意义。《素问·上古天真论》所说"食饮有节"，指的就是这个意思。饮食定量是指根据各人不同体质，进食一定量的食物，不可过饥或过饱。过饥容易导致营养缺乏，气血亏虚，身体瘦弱，精力不济。过饱则加重肠胃负担，食物停滞于胃肠，不能及时消化吸收，严重的可能引起肠胃疾患。正如《素问·痹论》说："饮食自倍，肠胃乃伤。"指出肠胃损伤，则后天水谷化源不足，易生百病。因此饮食养生强调定量饮食，这样既满足机体的营养需要，又无戕伤脾胃之弊。饮食定质是指荤素搭配，食物尽量齐全，粮食、油、肉、禽、蛋、奶、蔬菜、水果样样均有，碳水化合物、蛋白质、脂肪、维生素、无机盐身体必备的营养一样不缺，这样才能满足生命活动的需要。如《素问·脏气法时论》说："五谷为养，五果为助，五畜为益，五菜为充，气味合而服之，以补精益气。"指出饮食的多样性决定了食物的质量和营养。

(二)忌偏食

饮食有酸、苦、甘、辛、咸五味以养人，各从其脏。如《灵枢·五味》说："五味各走其所喜，谷味酸，先走肝；谷味苦，先走心；谷味甘，先走脾；谷味辛，先走肺；谷味咸，先走肾。"指出饮食五味分别入于五脏，滋养五脏的精气，维持五脏的生理功能。但是偏嗜五味又会损伤五脏之气，久之可导致脏腑病变，甚则出现早衰。如《素问·生气通天论》说："是故谨和五味，骨正筋柔，气血以流，腠理以密，如是则骨气以精，谨道如法，长有天命。"指出谨慎地调和饮食五味，就会使骨骼健壮，筋脉柔和，气血通畅，腠理致密，这样骨气精强有力。所以重视养生之道，按照正确的方法实行，就会保持天赋的寿命。

合理调配饮食的五味，保证各种营养物质的比例均衡，就能达到补精益气的目的。如《灵枢·五味》介绍五谷、五果、五畜、五菜的气味时说："五谷：秔米甘，麻酸，大豆咸，麦苦，黄黍辛。五果：枣甘，李酸，栗咸，杏苦，桃辛。五畜：牛甘，犬酸，猪咸，羊苦，鸡辛。五菜：葵甘，韭酸，藿咸，薤苦，葱辛。"指出在五谷当中，粳米味甘，芝麻味酸，大豆味咸，麦味苦，黄米味辛。在五果之中，大枣味甘，李子味酸，栗子味咸，杏子味苦，桃子味辛。在五畜之中，牛肉味甘，狗肉味酸，猪肉味咸，羊肉味苦，鸡肉味辛。在五菜之中，葵菜味甘，韭菜味酸，豆叶味咸，薤白味苦，大葱味辛。任何食物都有酸苦甘辛咸的不同，酸味者如芝麻李子狗肉韭菜，苦味者如麦杏子羊肉薤白，甘味者如粳米大枣牛肉葵菜，辛未者如黄米桃子鸡肉大葱，咸味者如大豆栗子猪肉豆叶等。

在正常情况下，人们应用食物进行养生时，可根据五脏的需求，选择不同气味的食物，调和搭配服用，以维持五脏正常的生理功能。当五脏精气不足，则根据五味入五脏的原理，选择不同气味的食物补益五脏，达到纠偏的目的。如《灵枢·五味》记载五脏病使用"五宜"的饮食养生方法云："脾病者，宜食秔米饭牛肉枣葵；心病者，宜食麦羊肉杏薤；肾病者，宜食大豆黄卷猪肉栗藿；肝病者，宜食麻犬肉李韭；肺病者，宜食黄黍鸡肉桃葱。"这就是借本脏之味滋补五脏的食疗之法。同时，亦可根据病变性质和五行生克原理调节饮食气味，配合治疗，或补救药物攻邪的弊端。如《素问·脏气法时论》说："肝色青，宜食甘，粳米牛肉枣葵皆甘；心色赤，宜食酸，小豆犬肉李韭皆酸；肺色白，宜食苦，麦羊肉杏薤皆苦；脾色黄，宜食咸，大豆豕肉栗藿皆咸；肾色黑，宜食辛，黄黍鸡肉桃葱皆辛。"指出肝主青色，肝病苦急，宜食甘味食物以缓和肝气；心主赤色，心病苦缓，宜食酸味食物以收敛之；脾主黄色，脾病苦湿，宜食咸味食物以燥之；肺主白色，肺病苦气上逆，宜食苦味食物以泄之；肾主黑色，肾病苦燥，宜食辛味食物以润泽之。

由于食物的五味通五脏，五味可以滋养五脏，但是任何事物都有一定的限度，如果五味太过，对人体也会产生副作用。如《素问·五脏生成》说："是故多食咸，则脉凝泣而变色。多食苦，则皮槁而毛拔。多食辛，则筋急而爪枯。多食酸，则肉胝皱而唇揭。多食甘，则骨痛而发落，此五味之所伤也。"指出过食咸味，会使血脉凝涩不畅，颜面的色泽也会发生变化。过食苦味，则皮肤枯槁而毛发脱落。过食辛味，则筋脉拘急而爪甲干枯。过食酸味，则肌肉粗糙皱缩而口唇掀揭。过食甘味，则骨骼疼痛而头发脱落。这是偏食五味所造成的损害。《素问·生气通天论》也说："是故味过于酸，肝气以津，脾气乃绝。味过于咸，大骨气劳，短肌，心气抑。味过于甘，心气喘满，色黑，肾气不衡。味过于苦，脾气不濡，胃气乃厚。味过于辛，经脉沮弛，精神乃央。"指出酸味入肝，适量的酸味可以养肝，过食酸则肝气溢盛，肝在五行属木，木旺则克土，脾又属土，因此出现肝强脾弱的现象，日久则导致脾气绝。过食咸则伤肾，肾主骨，则骨骼损伤；肾阳虚不能化生脾气，脾主肌肉，则肌肉短缩；肾主水，水气凌心，故心气抑郁。过食甘则滞缓上焦则心气喘满，甘属土，土盛则克水，肾水病则面见黑色，肾气在内也不平衡。过食苦，心火旺盛而令脾气受损，脾不能运化胃中津液，胃气呆滞胀满。过食辛则肺金之气乘肝，肝主筋则筋脉拘挛，辛又散气则精神耗伤。所以，饮食五味适可而止，不是越多越好，多多益善，太过就会给人体带来危害。

控制肥甘厚味的摄入，防止饮酒过度。适量的鸡鸭鱼肉等肥甘厚味与谷食同餐，能滋补精血，但过食无度或久食不化，反会变为秽浊，甚至酿为消瘅、痿厥、卒中、偏枯等证。因此，《内经》养生学说反对恣食肥甘厚味。后世据此而主张养生以清淡为主，特别是老人，年老脾弱，运化不健，尤当注意。此外，热病或疫病患者，食宜清淡、适量，忌多食或进食肉类等难以消化的食物。在热病或疫病中，病情稍愈，患者常欲进食，但由于脾胃虚弱，所以易引起食复或热遗，甚至使病情恶化，故《素问·刺法论》说："无食一切生物，宜甘宜淡。"《素问·热论》也说："病热少愈，食肉则复，多食则遗，此其禁也。"另外，酒为熟谷之液，性辛而类湿。微饮可助通气血，促进消化；多饮则致气逆，所以忌多饮也是养生的重要内容。如果"以酒为浆"，嗜酒无度，也会引起早衰。所以孙思邈说："饮酒不欲使多，……久饮酒者，腐烂肠胃，渍髓蒸筋，伤神损寿。"

饮食要寒温有度，不冷不热，才能为脾胃化运水谷提供必要的条件。如《灵枢·师传》说："食饮者，热无灼灼，寒无沧沧。寒温中适，故气将持，乃不致邪僻也。"灼灼，如火烧样；沧沧，寒凉；气将持，指元气得以执持。由于饮食寒温适中，脾胃健运，则食以养人，元气充盛，寒热痰浊之邪不生，这也是饮食养生中不可忽视的一个方面。

三、炼身体

《内经》主张形神兼养，神寓形中，形壮则气足神旺，生机强盛，虽病易愈。因此，加强身体锻炼，是养生的一个重要方法。

（一）顺应四时之序

《素问·四气调神大论》说，春天"夜卧早起，广步于庭，被发缓形，以使志生"，夏天"夜卧早起，无厌于日"，秋天"早卧早起，与鸡俱兴"，冬天"早卧晚起，必待日光……去寒就温，无泄皮肤，使气亟夺"。这就是说，春夏由寒变暖，万物新生茂盛，人们应该加强室外活动，使阳气生长；秋冬气候逐渐转凉变寒，万物趋于收藏，人们要注意防寒保暖，适当调整作息时间，使阳气敛藏，不妄施泄。这种随四时调整作息时间，顺应四时之序的健身方法，为后世养生家所遵循。

（二）锻炼肢体

肢体锻炼方法，包括一般的肢体活动和特殊技巧的健身活动。

如《素问·移精变气论》说："古人居禽兽之间，动作以避寒，阴居以避暑，内无眷慕之累，外无伸宦之形，此恬淡之世，邪不能深入也。"指出古人巢居树上，生存于各种禽兽之间，活动肢体以御寒，居阴穴之处以避暑，内无眷恋羡慕而劳其精神，外无追逐名利而劳其形体，身处于清静无为之中，精气内守，邪气不能侵犯人体。这里的"动作"就是最简单的肢体运动，通过肢体运动激发人体的阳气，促进气血的运行，使肢体温暖，故能抵御寒气的侵袭。又如《素问·汤液醪醴论》说："平治于权衡，去宛陈莝，微动四肢，温衣，缪刺其处，以复其形，开鬼门，洁净府。"这段话包含四个意思：第一，此水肿为阳虚所致，由于阳气虚衰，水无阳气则无以化，水液停滞而溢于肌肤，导致水肿；第二，阳虚水肿的治疗原则是"去宛陈莝"，即去除停聚的水液；第三，治疗阳虚水肿的方法，采用"微动四肢""温衣""缪刺"，即轻微摇动四肢以鼓舞阳气，穿温暖的衣服以保暖使水气易行，用左取右、右取左的缪刺法以使水气去除；第四，治疗阳虚水肿的另一种方法，就是"开鬼门，洁净府"，即通过发汗和利小便以排出身体中的积水。其中"微动四极"就是稍微活动四肢，助阳行气，有利于水肿病的治疗。因此，经常活动肢体是一种较好的养生方法，不仅有益于身体健康，而且有益于疾病的康复。

此外，《内经》也提出一些运动肢体的特殊方法，如《素问·异法方宜论》所说的"导引按跷"就是一种特殊的运动肢体的方法。导引按跷，是摇动筋骨肢节，举转手足，并结合按摩皮肉，具有疏通气血作用的一种健身运动。对于缺乏体力劳动的人，未病而行之，可以增强体质，预防疾病；同时，对于一些慢性疾病，如关节重滞疼痛、痿厥等，也能起到治疗作用。如华佗《中藏经》说："导引可逐客邪于关节"，张仲景《金匮要略》也说："四肢才觉重滞，即导引、吐纳、针灸、膏摩，勿令九窍闭塞。"后世养生家在此基础上，创造了多种运动肢体、强健筋骨的独特方法，如五禽戏、八段锦、易筋经、太极拳等。华佗说："人体欲得劳动，但不当使极耳。动摇则谷气得消，血脉流通，病不得生，譬如房枢，终不朽也。是以古之仙者，为导引之事，熊经鸱顾，引挽腰体，动诸关节，以求难老。"实践证明，生命在于运动，运动肢体确能疏通气滞，活血化瘀，除旧布新，从而增强体质，达到健康长寿的目的。

（三）劳逸结合

《素问·上古天真论》提出养生要"不妄作劳"。适当的体力劳动可以畅通气血，活动筋骨，有利于身体健康。过度劳累，则耗伤气血，有损于身体健康。如《素问·经脉别论》说："故春夏秋冬，四时阴阳，生病起于过用，此为常也。"指出春夏秋冬四时阴阳的变化都有一定的常度，由于劳作过用，超过了这个常度，就会耗气伤血，阴阳失去平衡，筋骨肌肉受到损伤，从而导致疾病的发生。《素问·宣明五气》也说："五劳所伤：久视伤血，久卧伤气，久坐伤肉，久立伤骨，久行伤筋，是谓五劳所伤。"五种过度疲劳，可以耗伤五脏的精气，久视烦劳精气而伤血，久卧阳气不伸而伤气，久坐气血不畅而伤肉，久立筋骨不坚而伤肾，久行筋脉受累而伤筋。过劳能损伤人体阴阳脏腑，但是过度安逸，肢体缺乏必要的活动，人体气血运行不畅，筋骨脆弱，正气不足，抵抗力降低，也容易发生疾病，或使病情加重。因此，养生要劳逸结合，唐代医学家孙思邈所说的"养性之道，常欲小劳，但莫疲及强所不能堪耳"，就是这个意思。

四、适寒温

"起居有常"是指生活起居要有一定的规律。古人观察到，日月江河所以能长久，是因为"天行有常"，人要长寿，就要"法则天地，象似日月"，使自己的生活作息保持一定的规律，才能"生气不竭"，故《素问·四气调神大论》有四季卧起早晚之宜，《素问·生气通天论》有平旦、日中、日西将暮三时劳作歇息之分。现代生物学也认为，人体存在许多生命节律，如日节律、月节律、季节律、年节律等，控制着机体的生理活动。《内经》"起居有常"的养生方法，就是要人们顺从这些生命节律，安排起居作息，维持机体生理功能的协调统一，保持生命力长久不衰。另外，居处潮湿、职业近湿或居处环境的其他不良因素，都可伤及人体，因此注意居处环境的适宜，也是养生的方法之一。

五、慎房事

《内经》认为，肾精是先后天之精华，生命的根本，肾精的盛衰决定生命力的强弱。如《素问·金匮真言论》说："夫精者，身之本也。"从人身三宝精气神来看，精盈则气盛，气盛则神全，神全则身健，身健则少病，少病则体壮。可知，精乃生命之本，不可妄泄。

《内经》指出，为了保精益气全神，房事不可太过，否则耗伤肾精，损伤肾气，从根本上削弱了生命力，不仅导致疾病的发生，而且会影响人体生长衰老的生命过程。如《灵枢·邪气脏腑病形》说："若入房过度，汗出浴水，则伤肾。"《素问·痿论》也说："入房太甚，宗筋弛纵，发为筋痿，及为白淫。"男子精盛则思室，女子血盛则欲动，男女结婚行房，一是生理需要，二是传宗接代的需要，属于正常的性生活。房事要有节制，如果随心纵欲，房事频繁，就会损伤肾精，引起宗筋松弛，筋骨痿软等。

《内经》强调酒后禁房事，如《素问·上古天真论》说："醉以入房，以欲竭其精，以耗散其真。"《灵枢·邪气脏腑病形》也说："若醉入房，汗出当风，则伤脾。"现代研究证实，酒后易引起生殖器官充血，失去自制能力，导致房事过度，戕伐肾精。并因此提出"积精全神"的养生方法。积精，就是积累固护精气，谨防耗伤。

《内经》中特别提到慎房事的七损八益的问题。如《素问·阴阳应象大论》说："能知七损八益，则二者可调，不知用此，则早衰之节也。"指出如果掌握七损八益的养生道理，阴精和阳气就会相互协调，使人长寿；不懂得这个道理就会出现早衰。所谓"七损"，是指"一曰闭，二曰泄，三曰渴，四曰弗，五曰烦，六曰绝，七曰费。"七损主要是指的房事中对人体有害的七种做法，即两性行房时动作粗暴，鲁莽而发生疼痛，行房不能继续进行，叫"闭"；行房时大汗淋漓，精气溢泄，叫"泄"；房事无节制，纵欲过度，精气耗竭，叫"渴"；"弗"是指虽然有一定的性欲冲动，却因阳痿不举而不能行房；行房时心烦意乱，叫"烦"；一方无性欲要求而对方强烈行房，这时双方的身心健康都不利，犹如陷入绝境，叫"绝"；行房过于急速，无愉悦快乐感，浪费精力，叫"费"。古人用非常形象的语言说出了在房事养生中对人体身心健康有害的七种做法。所谓"八益"，是指"一曰治气（调摄肾气），二曰致沫（分泌津液），三曰智时（掌握时机），四曰蓄气（养精蓄锐），五曰和沫（调和阴液），六曰积气（聚积肾精），七曰待盈（阳具充盈），八曰定倾（防止阳痿）。""七损八益"是古人在房室养生过程中总结出来的各种性保健措施和性禁忌经验，在综合性心理保健、性生理保健、性行为规范等多方面知识的基础上总结出来的房室养生方法，对人体身心健康还是具有一定意义的。

六、避虚邪

虚邪，泛指一切能伤害人体的自然界不正之气，如六淫、疫疠邪气等。对于外来的邪气，要"避之有时"，以免邪气侵入人体，耗伤正气，导致疾病的发生，如《灵枢·九宫八风》说："谨候虚风而避之，故圣人日避虚邪之道，如避矢石然，邪弗能害，此之谓也。"指出风与当令季节的关系，凡是风来自当令的方位，与季节相适应的气候，叫作实风，可养育万物。凡风从当令相对的方位而来，与季节相悖的气候，叫作虚风，可加害万物。所以懂得养生的高人，要避开虚风，有如躲避弓箭和石头的攻击一样，才不会受到外邪的侵犯。

另外，对于具有强烈传染性的疫疠毒气，更要远离其传染源。如《素问·刺法论》说："五疫之至，皆相染易，无问大小，病状相似，不施救疗，如何可得不相染易者？……不相染者，正气存内，邪不可干，避其毒气。"指出木、火、土、金、水五种疫病，都可以相互传染，无论大人和小孩，症状基本一样，怎样才能做到相互之间不传染呢？一方面，提高人体的正气和抗病能力，疠气之邪就不能侵入人体，即使侵犯人体发生疾病，病情也比较轻浅；另一方面，要想方设法避开疫毒邪气，切断传染源，使人与人之间不互相传播。可见，《内经》的摄生学说，在重视内因、增强体质的同时，也注意作好避免外界致病因素侵袭的预防工作，这就是摄生学说既重视内因正气，又不否认外因邪气致病作用的观点。如2020年在我国湖北省武汉市暴发的新冠肺炎，属于中医学"湿疫"范畴，由于措施得当，很快就得到了控制。一则积极隔离，阻断患者与健康人之间的接触，避免人与人相互传染；二则研发抗病毒的药物，争取将病毒消灭；三则利提高人体的免疫功能，扶助正气，使人不得病，即使得了病症状也比较轻。

七、其他

《内经》摄生学说提出的具体养生方法，除上述外，还有其他一些养生术，如针灸、推拿、导引等。

（一）针灸

灸法有保健作用，如《灵枢·官能》说："阴阳皆虚，火自当之。"说明灸法可以补益阴阳。保健灸的作用，在加强脾胃功能方面更为突出，如《灵枢·经脉》说"灸则强食生肉"，指出通过灸法能激发脾胃消化功能，增进食欲，增强体质。后世对灸法的保健作用有进一步认识，如孙思邈《千金要方》说："凡人自觉十日以上健康，即须灸三数穴，以泻风气，……预防诸病也。"明代杨继州《针灸大成》也提出足三里主治"脏气虚惫，真气不足"。近代常以足三里、气海、关元等作为保健灸穴位，确有提高机体抗病能力、预防疾病和抗衰老的效果。

（二）推拿

《素问·血气形志》说："经络不通，病生于不仁，治之于按摩。"指出由于经络不通导致麻木，应用按摩手法开通闭塞，使气血畅通，麻木自愈。按摩应用持久有力、均匀柔和、刚柔相济的各种手法，起到疏通经络，行气活血，松弛肌肉，活动关节的作用，从而达到养生的目的。

（三）气功

《内经》虽然没有"气功"的名称，但却精辟地论述了气功的原理和练功要点。如《素问·上古天真论》所说："呼吸精气，独立守神，肌肉若一。"就是讲气功修炼方法的。独立，即主宰的意思；守神，就使神志守持于内而不外弛。在排除杂念，精神清静的基础上，使神守于内，也就是气功的入静、意守过程。神行则气行，神住则气住，则能排除干扰真气运行的各种因素，促进机体的功能活动。加之调节呼吸、放松肌肉，即调神、调息、调身的"三调"，正是气功的练功三要领。《内经》的这种呼吸精气、独立守神之术，为后世气功的发展奠定了基础。与气功相类似的吐纳养生法，古代也是很重视的，如《素问·刺法论》说："所有来自肾有久病者，可以寅时面向南，净神不乱思，闭气不息七遍，以引颈咽气顺之，如咽甚硬物，如此七遍后，饵舌下津令无数。"指出肾有久病的咽气之法，即有慢性肾病的人，可以在寅时，面向南方，集中精神，排除杂念，屏住气息，只吸而不呼，连续做七遍。再伸直颈项，用力咽气，像咽硬物一样，再连续做七遍，最后吞咽舌下的津液。这种吐纳养生的方法，也应属于气功之类。

总之，《内经》的摄生学说，内容极为丰富，继承和总结了以前的养生经验，形成了系统的理论，为后世养生学的发展奠定了基础；同时，也提出了不少具体的养生方法，对养生防病起到了积极的作用。

第13章 运气学说

概 述

运是运动，气指岁气。岁气，是存在于宇宙空间的气候变化要素。在运气学说中，把岁气的变化因素，概括为五运和六气两部分，因此"运气"，也就是"五运六气"的简称。运气将天候、气候、物候、人候紧密地联系在一起，形成了一个统一的整体。

五运六气，是我国古代研究天时气候变化，以及气候变化对生物影响的一种学说。它是以自然界的气候变化以及生物体（包括人体在内）对这些变化所产生的相应反应作为基础，从而把自然气候现象和生物的生命现象统一起来；把自然气候变化和人体发病规律统一起来，从宇宙间的节律上来探讨气候变化对人体健康与疾病发生的关系。"人与天地相参"，气候变化与人体生理、病理相关的理论，充实反映出中医学理论体系中的"天人相应"的学术观点。近年来由于对宇宙节律及生物活动和生理变化节律研究的进展，关于四时气候变化对人体生理、病理的关系，已日益引起世界学者的重视，特别是气象医学的研究，已有很大的进展。为此，对我国古代运气学说加以发掘和研究，仍然具有一定的现实意义。

五运六气学说的基本内容，就是以五运、六气、三阴三阳等理论为基础，运用天干地支等符号作为演绎工具，来推论气候变化、生物的生化和疾病流行的关系。《内经》中记载五运六气内容主要见于《素问》的《天元纪大论》《五运行大论》《六微旨大论》《气交变大论》《五常政大论》《六元正纪大论》《至真要大论》等七篇文章中，称之谓"七篇大论"，一般认为这七篇大论是唐代王冰在注《素问》时补入的。

一、什么叫五运六气

五运六气，主要由"五运"和"六气"两部分组成的。

"五运"，就是木、火、土、金、水五行之气的运动。它既是用以说明形成气候变化的地面因素，同时也是古代用以解释宇宙运动变化规律的一个哲学概念。

"六气"，即存在于空间的风、寒、暑、湿、燥、火六种气候变化要素，正如《素问·五运行大论》说："帝曰：地之为下否乎？岐伯曰：地为人之下，太虚之中者也。帝曰：凭乎？岐伯曰：大气举之也。燥以干之，暑以蒸之，风以动之，湿以润之，寒以坚之，火以温之。故风寒在下，燥热在上，湿气在中，火游行其间，寒暑六入，故令虚而生化也。故燥胜则地干，暑胜则地热，风胜则地动，湿胜则地泥，寒胜则地裂，火胜则地固矣。"所以说风寒暑湿燥火是形成气候变化的空间因素。因为暑和火性质相同，在病因学说中，仅是因为季节的特点，所以将夏季的火热之邪，称之谓暑，实际上也就是风热湿燥寒五气。在运气学说中，因为六气化生于三阴三阳，所以运气学说中的六气，是指风、君火、相火、湿、燥、寒。

五运六气学说，就是运用五运和六气的运动节律及其相互化合，来解释说明天体运动对气候变化以及天体运动、气候变化对生物和对人类的关系及其影响。所以《素问·天元纪大论》说："夫五运阴阳者，天地之道也，万物之纲纪，变化之父母，生杀之本始，神明之府也，可不通乎！"因此，运气学说的内容，除了有关医学的知识外，还有古代的天文、历法、气象以及生物等方面的知识，从而也说明了中医学理论和天文、历法、气象、生物学等是密切联系的。

二、五运与六气的关系

五运，是形成气候变化的地面因素，也就是来自五方的五种气流的运动。这五种气流运动，概括起来不外乎来自东、南、中、西、北五个方位，而五行生五方，所以五运实际上也就是五方五行之气的气流运动。正如《素问·天元纪大论》说："天有五行御五位，以生寒暑燥湿风。""御"，是临御的意思。"五位"，即东、南、中、西、北五个方位。这里的五位，包含着春、夏、长夏、秋、冬五时的含义。五时，是由于地轴并不垂直于地球绕日的轨道平面而造成的。所以五行临御五方，合应五时，就产生了寒、暑、燥、湿、风五时气候更迭的主气，反映出一年中气候寒、热、温、凉的变化，这就是运气学说对正常气候变化规律的认识。所以《素问·五运行大论》又说："东方生风，风生木。""南方生热，热生火。""中央生湿，湿生土。""西方生燥，燥生金。""北方生寒，寒生水。"

东南中西北五行御五位，化生在天的风、热、湿、燥、寒五气，在天的五气，又化生在地的木、火、土、金、水五行。这就是"在天为气，在地成形"的理论。"气"，就是五气；"形"，这里统指万物之形体。这种形与气的化生关系，是运气学说对宇宙客观存在和太阳、地球都具有物质性的朴素认识。

运气学说，将可以看得见的物质称谓"形"，眼睛看不见的物质叫作"气"。气充盈于天地上下四方六合之间，一切事物形成、发展和消亡，就是气的聚合、化散运动。所以《素问·天元纪大论》说："夫变化之为用也，在天为玄，在人为道，在地为化，化生五味，道生智，玄生神。神在天为风，在地为木；在天为热，在地为火；在天为湿，在地为土；在天为燥，在地为金；在天为寒，在地为水。故在天为气，在地成形，形气相感，而化生万物矣。"

"神"，这里指阴阳而言。因为阴阳变化神奇莫测，故称神。天为阳，地为阴，气为阳，形为阴，阳化气，阴成形。在天的风、热、湿、燥、寒五气的运动，下降于地，以生、长、化、收、藏，而成木、火、土、金、水五行之形，所以说："在天为气，在地成形"。天地中一切事物发生与发展，都是"形"和"气"的运动化合，这就是"形气相感而万物化生"的含义。因此，五气和五行，分之则二，合之则一，化气为风、热、湿、燥、寒，成形为木、火、土、金、水。形气相感，形化气，气成形，形为阴，气为阳，阴阳的对立统一运动，推动了事物的不断发展。

形与气所以能相感，能运动，其根源又在于天体的运动，即日月星辰的运动。所以《素问·五运行大论》说："夫变化之用，天垂象，地成形，七曜纬虚，五行丽地。地者，所以载生成之形类也。虚者，所以列应天之精气也。形精之动，犹根本之与枝叶也，仰观其象，虽远可知也。"指出五运六气的运动，根源日月星辰天体的运动，与地面生物的形气相感，成形化气有着像根与枝叶一样密切关系。

三、运气与人体的关系

自然界有五运六气的变化，人体也有五脏之气和三阴三阳六经之气的运动，正如马莳说："五运属阴守于地内，六气属阳周于天外。其化生于人也，五运化生五脏，属内；六气化生六腑、十二经，属外。其病变于人也，五运内变，病于五脏，甚则兼外；六气外变，病于六腑十二经，甚则入内，内外变极，然后死也。"

自然气候的变化，关系于五运六气的运动，人体生理活动和病理变化，取决于五脏和三阴三阳六经之气的协调。因此，认为人体的生命活动与自然变化是同一道理，这就是"天人一理""人身一小天地"的观点。同时又认为自然界五运六气的运动，与人体五脏六经之气的运动是相通应的，这就是"天人相应"和"人与天地相参"的理论。

上述这些理论，把自然界的变化和人体的生命活动有机地结合起来，统一于客观物质世界，形成人与自然统一的医学理论体系。《素问·气交变大论》说："五运更始，上应天期，阴阳往复，寒暑迎随，真邪相薄，内外分离，六经波荡，五气倾移，太过不及，专胜兼并。"

五运六气，与人体五脏六经之气是外内通应的，因而自然界的五运六气，可以影响人体五脏六经之气，使之波荡倾移，从而有太过不及的病变。太过则气有余制己所胜而侮所不胜，一气专胜；不及则己所不胜乘而侮之，己所胜轻而侮之，二气兼并。

运气学说的这些基本观点及其与医学的关系，提示了人们从天文、气象学等来研究人体生命活动的重要意义。正如《素问·天元纪大论》说："至数之机，迫迮以微，其来可见，其往可追，敬之者昌，慢之者亡，无道行私，必得天殃，谨奉天道，请言真要"。

干支甲子

干支甲子，是古人纪年、月、日、时和演绎五运六气的工具，所以在介绍五运六气的理论之前，首先要了解干支甲子的内容。

一、天干地支

天干和地支是运气学说的推演符号，在五运上配以天干（十干统运），六气上配以地支（地支主气），根据各年纪年由干支组合成的甲子，来推测该年的气候变化和发病情况，所以运气学说里的主要演示法则都脱离不了天干地支。正如刘温舒在《素问入式运气论奥》中说："天气始于甲，地气始于子，干支者乃圣人究乎阴阳轻重之用也，著名以彰其德，立号以表其事，由是甲子相合，然后成其纪，远可以步岁，而统六十年，近可以推于日而明十二时，岁运之盈虚，气令之早晏，万物之死生，将今验古，咸得而知之，……明其用而察向往之死生，则精微之用，可谓大矣。"

十天干统运，运从甲始；十二地支主气，气从子始，所以甲子相合，就成为推算六十年中运和气的演变工具，成为气候的变化及其对生物和人体影响演示的法则。

（一）天干

天干：甲、乙、丙、丁、戊、己、庚、辛、壬、癸十个，故又称"十干"。十干原本是古代物候的符号。如《后汉书·章帝纪》说："方春生养，万物孚甲。"孚，即孵化；甲，就是种子生机发动，芽孢初裂，将破甲壳而出土的形状。故《礼·月令》注："万物皆解孚甲，自抽轧而出。"乙是初生之芽呈乙屈的形象。丙是萌芽生长，其形态已显著可见。丁是继丙而进一步壮大，如《史记·历书》说："丁者，言万物之丁壮也。"戊是茂盛的形态，如《尔雅》曰："戊，茂也。物皆茂盛也。"己，就是万物由茂盛而含英吐秀，是戊的进一步发展。如《礼·月令》郑注："己之言起也，其含英者抑屈而起。"庚，万物由茂盛而更向枝叶萧条之象就是庚。如《礼·月令》郑注："庚之言，更也，万物皆肃然更改。"辛，新也。如刘温舒说："万物肃然更茂，实新成。"实新成，就是果实也接着成熟。壬，妊也。即万物凋谢后生机内藏的意思。如《礼·月令》郑注："时万物怀妊于下。"癸，是继壬之生机内藏后，度此又将萌芽，故刘温舒说："癸者，揆也。天令至此，万物闭藏，怀妊于其下，揆然萌芽"。

天干，用来作为计算天、日次第的符号，大致始于殷代以前，至迟是在殷代。至于所以名天干，颜师古注《汉书·食货志》说："干犹个也"。十干，就是十个的意思。因为用它来计算天日的次第，所以称谓"天干"。

（二）地支

地支：子、丑、寅、卯、辰、巳、午、未、申、酉、戌、亥共十二个，又称："十二地支"。十二地支的原意，也是物候的符号，是生物一年发展过程形象的记录。如《史记·律书》说："寅，言万物始生寅然也。……卯之为言茂也。……辰者，言万物之娠也。……巳者，言阳气已尽也。……午者，阴阳交，故曰午。……未者，言万物皆成有滋味也。……申者，言阴用事，申贼万物，故曰申。……酉者，万物之老也，故曰酉。……戌者，言万物尽灭故曰戌。……亥者，该也，言阳气藏于下，故该也。……子者，滋也，滋者言万物滋于下也。……丑者，纽也，言阳气在上未降，万物厄纽未敢出。"寅是万物开始萌动；由萌动而初茂为卯；万物之动，破土而出是辰；阳气已尽是巳；阳尽阴生为午；未是万物长成，果实结成而有滋味；阴气主事，贼害万物就是申；万物衰老是为酉；尽收是为戌；亥是阳气藏于下；生机滋于下为子；生机潜藏厄纽待发就是丑。《大戴礼》说："支地计象"，说明了地支的意义，就是地之生物演变之象。

地支计象，是与一年中十二月份生物发展的形象吻合的。因而把十二地支分建于十二月，标志各月生物发展的形态，称谓"月建"。如表 13-1 所示。

表 13-1　月建表

春			夏			秋			冬		
正月	二月	三月	四月	五月	六月	七月	八月	九月	十月	十一月	十二月
寅	卯	辰	巳	午	未	申	酉	戌	亥	子	丑

孟春正月，阳气发动，"始生寅然"，故正月建寅；仲春二月，阳气方盛，成长渐"茂也"，故二月建卯；季春三月，阳气娠动，"万物之娠，动而出土"，故三月建辰；孟夏四月，"阳气已尽"，故四月建巳；仲夏五月，阳尽阴生，"夏至一阴生"，阴阳交，故五月建午；季夏六月，果实成而"有滋味"，故六月建未；孟秋七月，秋凉肃杀，"申贼万物"，故七月建申；仲秋八月，阴气渐盛，"万物之老"，故八月建酉；季秋九月，冬季将至，"万物尽灭"，故九月建戌；孟冬十月，"阳气藏于下"，故十月建亥；仲冬十一月，冬至阳生，"万物滋于下（生机潜藏）"，故十一月建子；季冬十二月，阴尽阳生，万物"厄纽未敢出"，故十二月建丑。

上述十二支标志各该月份生物发展情况，又与北斗斗柄在十二月份所指方位相一致的。《汉书·律历志》说："斗建下为十二辰，视其建而知其次。"辰，即时辰，古时以十二支命十二辰。斗柄所指的辰，即斗建。又如《淮南子》说："帝张四维，运之以斗，月徙一辰，复反其所，正月指寅，十一月指子，一岁而匝，终而复始。"四维、八干（十干去戊己）、十二支共二十四个方位。四维即乾（西北方）、坤（西南方）、巽（东南方）、艮（东北方）。这就指出正月建寅，十一月建子等，是根据斗建的方位，配合十二支而来的，并且还说明了所谓"建"，即北斗星所指的方位，故曰"斗建下为十二辰"。由于十二支分建于十二月，积月以成岁，岁为地气所化。所以叫作"十二地支"。

（三）天干地支五行分属

天干地支，各有其五行所属，如表13-2所示。

表13-2　干支五方五行所属表

五方	东	南		中				西		北	
五时	春	夏		长夏				秋		冬	
五行	木	火		土				金		水	
十二月	一	二	四	五	三	六	九	十二	七	八	十	十一
天干	甲	乙	丙	丁	戊		己		庚	辛	壬	癸
地支	寅	卯	巳	午	辰	未	戌	丑	申	酉	亥	子

附：天干地支五方五行分属歌诀：东方甲乙寅卯木，南方丙丁巳午火，西方庚辛申酉金，北方壬癸亥子水，辰戌丑未旺四季，戊己中央皆属土。

天干的五行所属，其原因是以五行之气的性质，结合五时生物生长的情况为依据的。如《素问·脏气法时论》说："肝主春，……其日甲乙；心主夏，……其日丙丁；脾主长夏，……其日戊己；肺主秋，……其日庚辛；肾主冬，……其日壬癸。"

肝气应于春，春主木气，木气生发，万物萌芽，甲乙为万物破甲乙屈初生之貌，故在日为甲乙。王冰说："甲乙为木，东方干也。"心气应于夏，夏主火气，火主长养，万物丰茂，丙丁为万物成长明显壮大之貌，故在日为丙丁。王冰说："丙丁为火，南方干也。"脾应长夏，长夏主土气，土主备化，万物含英吐秀，戊己为丰茂后开花结果之貌，故在日为戊己。王冰说："戊己为土，中央干也。"肺应秋，秋含金气，金主敛肃，万物萧条敛肃，庚辛为枝叶萧条，果实成熟之貌，故在日为庚辛。王冰说："庚辛为金，西方干也。"肾应冬，冬主水气，水主闭藏，万物潜藏，生机蛰伏，壬癸为生机藏伏，待春而动之貌，故在日为壬癸。王冰说："壬癸为水，北方干也。"这里的日，虽然是指日干而言，但也是根据天干的五行属性而来的。

地支的五行所属，主要是根据方位而定的。木是东方之气，寅卯位于东方；火是南方之气，巳午位于南方；金是西方之气，申酉位于西方；水是北方之气，亥子位于北方；土为中央之气，寄旺于四维，在四季之末各十八日，辰戌丑未位于四季之末，故配中央。

（四）天干地支阴阳所属

运气学说，是以阴阳、五行学说为其理论基础的，因此干支必然有其阴阳属性。如天干中，甲、丙、戊、庚、壬为阳干，乙、丁、己、辛、癸为阴干；地支中，子、寅、辰、午、申、戌为阳支，丑、卯、巳、未、酉、亥为阴支。由于有阴阳之性，才能运动变化。其阴阳所属如表13-3所示。

表 13-3　天干地支阴阳所属表

天干	阳干	甲	丙	戊	庚	壬	
	阴干	乙	丁	己	辛	癸	
地支	阳支	子	寅	辰	午	申	戌
	阴支	丑	卯	巳	未	酉	亥

天干地支的阴阳属性，是以奇偶数为依据的，奇数为阳，偶数为阴，所谓"先言者为阳，后言者为阴"。

天干地支既各有五行所属，又各有阴阳所属，这样五行中有阴阳，如木有阳木阴木，火有阳火阴火；阴阳中有五行，如阳有木火土金水，阴也有木火土金水。五行中有阴阳就能运，阴阳中有五行就能化，自然界阴阳五行的不断运动，不断生化，一切事物就能生长收藏，生化不息，《素问·天元纪大论》所说的五运阴阳天地的规律，就是这个意思。

二、甲子

天干与地支配合，天干在上，地支在下，一上一下组合起来，就叫"甲子"。如《素问·六微旨大论》说："天气始于甲，地气始于子，子甲相合，命曰岁立，谨候其时，气可与期。"

十干为岁阳，甲为十干之始，故岁阳之气始于甲。地支为岁阴，子为十二支之始，故岁阴之气始于子。甲为岁阳在上，子为岁阴在下，甲子相合，乙丑相合，其余顺次相合，就叫"甲子"。古代就是用甲子来纪岁，所以说"命曰岁立"。因为天干数是十，地支数是十二，依次相合，凡六十又回复到甲子。这六十组合，又称"六十甲子"，如表13-4所示。

表 13-4　六十甲子表

甲子	乙丑	丙寅	丁卯	戊辰	己巳	庚午	辛未	壬申	癸酉
甲戌	乙亥	丙子	丁丑	戊寅	己卯	庚辰	辛巳	壬午	癸未
甲申	乙酉	丙戌	丁亥	戊子	己丑	庚寅	辛卯	壬辰	癸巳
甲午	乙未	丙申	丁酉	戊戌	己亥	庚子	辛丑	壬寅	癸卯
甲辰	乙巳	丙午	丁未	戊申	己酉	庚戌	辛亥	壬子	癸丑
甲寅	乙卯	丙辰	丁巳	戊午	己未	庚申	辛酉	壬戌	癸亥

从表13-4可以看出，甲子的配合是：天干往复轮回六次，地支往复轮回五次而构成。天干数为十，阴阳相合是五；地支数为十二，阴阳相合是六，天干周转六次，地支周转五次，合为六十甲子之数。由此五、六之数化合，则成岁、时、节气。如《素问·天元纪大论》说："天以六为节，地以五为制。周天气者，六气为一备；终地纪者，五岁为一周。……五六相合而七百二十气，为一纪，凡三十岁；千四百四十气，凡六十岁，而为一周，太过不及，斯皆见矣。"

古代以六十甲子来纪年、纪月、纪日，以推算四时节气，故《素问·六节藏象论》也说："天为阳，地为阴，日为阳，月为阴；行有分纪，周有道理，……五日谓之候，三候谓之气，六气谓之时，四时谓之岁，而各从其主治焉。五运相袭，而皆治之，终期之日，周而复始，时立气布，如环无端。"

天干地支，五六相合，构成了六十年一个气候变化的大周期。甲子中的天干，主五运的盛衰；甲子中的地支，司六气是变化。所以，研究五运六气，离不开天干地支所组成的六十甲子。

运气学说，就是以纪年的甲子作为演绎工具，推算运和气的盛衰以测知气候的变化，所以说"谨候其时，气可与期"。

五　运

五运，即木、火、土、金、水五行五方之气的运动。刘温舒说："运之为言动也。""动"，就是运动的意思。

运气学说，认为形成气候变化的主要因素关系到两个方面：一是在天的六气，六气的形成与天体运转、天阳之气的盛衰有关；二是在地五方气流的运动，地面五方气流的运动，受地区、地势、山川河流分布等各种因素的影响。

由于"守于地内"的五运，受着各种因素的影响，所以，五运又有岁运、主运和客运的不同，但它们的变化规律，都是以当年纪年的天干为推算准则的。

一、十干统运

推算五行之气的运动规律，就是在五行上配以天干，根据纪年的天干及其阴阳属性作为推演的工具，推算出值年的岁运、主运、客运，以及五运之气的太过不及，这种在五行上配以天干就叫"十干统运"。如《素问·五运行大论》说："首甲定运，余因论之。鬼臾区曰：土主甲己，金主乙庚，水主丙辛，木主丁壬，火主戊癸。"指出十干统运，就是每两干统一运，即甲己为土运，乙庚为金运，丙辛为水运，丁壬为木运，戊癸为火运。

凡是土运主治甲己年，金运主治乙庚年，水运主治丙辛年，木运主治丁壬年，火运主治戊癸年。五运之所以为十干所统，历代有不同的解释，《内经》则提出五气经天之说。如《素问·五运行大论》说："臣览《太始天元册》文，丹天之气经于牛、女戊分；黅天之气经于心、尾己分；苍天之气经于危、室、柳、鬼；素天之气经于亢、氐、昴、毕；玄天之气经于张、翼、娄、胃。所谓戊己分者，奎、壁、角、轸，则天地之门户也。夫候之所始，道之所生，不可不通也。"《太始天元册》是古代的天文书籍。丹、黅、苍、素、玄，即红、黄、青、白、黑五色之气。牛、女、心、尾、危、室、柳、鬼、亢、氐、昴、毕、张、翼、娄、胃、奎、壁、角、轸等，即二十八宿名称。

牛女二宿在北方偏东之癸位，奎壁二宿当西北方戊位，"丹天之气经于牛女戊分"，所以戊癸主火运；心尾二宿当东方偏北之甲位，角轸二宿当东南方己未，"黅天之气经于心尾己分"，所以甲己主土运；危室二宿当北方偏西之壬位，柳鬼二宿当南方偏西之丁位，"苍天之气经于危室柳鬼"，所以定壬主木运；亢氐二宿当东方偏南之乙位，昴毕二宿当西方偏南之庚位，"素天之气经于亢氐昴毕"，所以乙庚主金运；张翼二宿位于南方偏东之丙位，娄胃二宿位于西方偏北之辛位，"玄天之气经于张翼娄胃"，所以丙辛主水运。

明代张景岳则提出正月建干，五行相生而化的说法，在《类经图翼》中说："月建者，单举正月为法，如甲己之岁，正月首建丙寅，丙者火之阳，火生土，故甲己为土运；乙庚之岁，正月首建戊寅，戊者土之阳，土生金，故乙庚为金运；丙辛之岁，正月首建庚寅，庚者金之阳，金生水，故丙辛为水运；丁壬之岁，正月首建壬寅，壬者水之阳，水生木，故丁壬为木运；戊癸之岁，正月首建甲寅，甲者木之阳，木生火，故戊癸为火运，此五运生于正月之建者也"。

此外，还有一种根据十二肖三月辰龙而化的解释。月建三月建辰，辰在十二肖中为龙，龙善变。其法就是看与辰所配的天干，从其天干的五行属性而化。例如甲己年三月建戊辰，戊属土，故甲己从土运；乙庚年三月建辰，庚属金，故乙庚化金运；丙辛年三月建壬辰，壬属水，故丙辛化水运；丁壬年三月建甲辰；甲属木，故丁壬化木运；戊癸年三月建丙辰，丙属火，故戊癸化火运。

二、岁运

统主一岁的五运之气，叫"岁运"。如《素问·天元纪大论》说："甲己之岁，土运统之；乙庚之岁，金运统之；丙辛之岁，水运统之；丁壬之岁，木运统之；戊癸之岁，火运统之。"凡逢甲己年岁运为土运所统，乙庚年为金运所统，丙辛年为水运所统，丁壬年为木运所统，戊癸年为火运所统。

岁运又称中运或大运，之所以称为中运，是因为五运之气处于天地气升降之中的缘故。如《素问·六元正纪大论》说："天气不足，地气随之，地气不足，天气从之，运居其中而常先也。"天气在上，地气在下，天地之气流，不断上升下降运动。天气不足则地气随之而上升，地气不足则天气随之而下降，因为运居其中，并随气流的运动而先升后降，所以称谓"中运"。又因为岁运是一运统治一岁，所以也有称谓"大运"的。

三、主运

五运之气，分别主治一年五时的叫"主运"。正如《医宗金鉴·主运歌》说："主运者，主运行四时之常令也。"

主运之气，是主治一年五时正常气候的变化，每运主一时，依五行相生的顺序，始于木运，终于水运，年年不变。五运主五时，每运主七十三日零五刻，合计三百六十五日零二十五刻，正合周天之数。

初运木运，在大寒节当日交运；二运火运，在春分节后十三日交运；三运土运，在芒种后十日交运；四运金运，在处暑后七日交运；五运水运，在立冬后四日交运。五运分主五时，是一年气候的常规，五运轮转，周而复始（图13-1）。

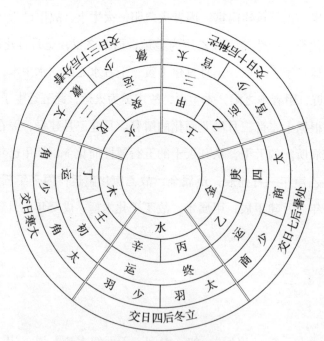

图13-1　五运主运图

主运分主五时，虽然是居恒不变，但主运五步的太过不及则有变化。推算的方法，可采用"五音建运""太步相生"和"五步推运"等。

（一）五音建运

五音，即角、徵、宫、商、羽。《素问·阴阳应象大论》说："在地为木，……在音为角；在地为火，……在音为徵；在地为土，……在音为宫；在地为金，……在音为商；在地为水，……在音为羽。"

角为木音，徵为火音，宫为土音，商为金音，羽为水音。五音建运，就是以五音为符号，建于五运（主运）之上，根据五音的太少，来推求主时五运的太过和不及。

（二）太少相生

太，即太过、有余；少，即不及、不足。五音建五运，五运的十干分阴阳，凡阳干都属太，阴干都属少。例如：丁壬木运，丁为阴木为少角，壬为阳木为太角；戊癸火运，戊为阳火为太徵，癸为阴火为少徵；甲己土运，甲为阳土为太宫，己为阴土为少宫；乙庚金运，乙为阴金为少商，庚为阳金为太商；丙辛水运，丙为阳水为太羽，辛为阴水为少羽。

十干分阴阳，五音分太少，依循十干的顺序，也就是太少相生的顺序。正如张景岳说："盖太者属阳，少者属阴，阴以生阳，阳以生阴，一动一静，乃成易道。故甲为阳土，生乙之少商；乙以阴金，生丙之太羽；丙以阳水，生丁之少角；丁以阴木，生戊之太徵；戊以阳火，生己之少宫；己以阴土，生庚之太商；庚以阳金，生辛之少羽；辛以阴水，生壬之太角；壬以阳水，生癸之少徵；癸以阴火，夏生甲之太宫。"如图 13-2 所示。

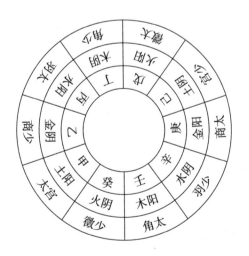

图 13-2　五音建运太少相生图

（三）五步推运

主运虽然始于木角音，循五行相生之序，终于水羽者，年年不变。但初运是太角还是少角，是太生还是少生。太也就是主运各自是太过还是不及，这就需用五步推运之法。其法是以当年年干的属太（阳干）属少（阴干），逐步上推至角（依循五音建运太少相生图），便可得出初运的太少，然后循太少相生而定二三四终运的太少。

例如，甲年为阳土，岁运属太宫用事。即从太宫本身上推，生太宫的是少徵，生少徵的是太角，则甲年主运的初运为太角，太少相生，二运为少徵，三运为太宫，四运为少商，终运为太羽。

己年为阴土，岁运属少宫用事。即从少宫本身上推，生少宫的是太徵，生太徵的是少角，则己年主运的初运为少角，太少相生而终于少羽。

乙年为阴金，岁运属少商用事。即从少宫商本身上推，生少商的是太宫，生太宫的是少徵，生少徵的是太角，则乙年主运的初运为太角，太少相生而终于太羽。

庚年为阳金，岁运属太商用事。即从太商本身上推，生太商的是少宫，生少宫的是太徵，生太徵的是少角，则庚年主运的初运为少角，太少相生而于少羽。主运五步推运太少相生如表13-5所示。

表13-5　主运五步推运太少相生表

年 干	初 运		二 运		三 运		四 运		终 运
甲	木→	太生少→	火→	少生太→	土→	太生少→	金→	少生太→	水
乙	木→	太生少→	火→	少生太→	土→	太生少→	金→	少生太→	水
丙	木→	太生少→	火→	少生太→	土→	太生少→	金→	少生太→	水
丁	木→	少生太→	火→	太生少→	土→	少生太→	金→	太生少→	水
戊	木→	少生太→	火→	太生少→	土→	少生太→	金→	太生少→	水
己	木→	少生太→	火→	太生少→	土→	少生太→	金→	太生少→	水
庚	木→	少生太→	火→	太生少→	土→	少生太→	金→	太生少→	水
辛	木→	少生太→	火→	太生少→	土→	少生太→	金→	太生少→	水
壬	木→	太生少→	火→	少生太→	土→	太生少→	金→	少生太→	水
癸	木→	太生少→	火→	少生太→	土→	太生少→	金→	少生太→	水

注：字体为斜体的为少，正体的为太。

从上表可以看出：①主运的太少不及是五年一转，十年一周期。②各主运的太过不及，与岁运的太过不及是一致的。如戊年岁运为火运太过，则该年主运二运火运也是太过。又如辛年岁运为水运不及，则该年主运终运水运也是不及。我们掌握了这个规律推算主运的太过不及就有了一个简便的方法。这个方法是：看该年的岁运是什么运，是太过还是不及，则该年的主运与岁运一致的，再前后波浪式一推便得。如丙年岁运为水运太过，则该年的主运终运也是太过，前四运金运为不及，三运土运为太过，二运火运为不及，初运木运为太过。

四、客运

客运是与主运相对而言，因其十年内年年不同，如客之来去，故名客运。

客运与主运相同点有二：一是主运分主一年五时，每运主七十三日零五刻；二是循五行相生之序，太少相生，五步推运。他们的不同点在于客运随着岁运而变不同于主运的初木，二火、三土、四金、终水，年年不变。

客运的推算方法，以当年的岁运为初运，依循五行太少相生的顺序，分作五步，行于主运之上，逐年变迁，十年一周期。如图 13-3 所示。

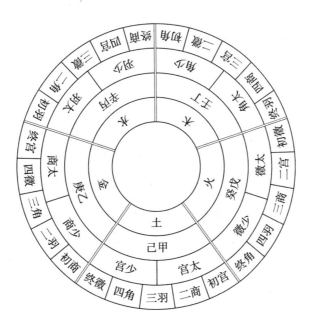

图 13-3　五运客运图

六　气

气，即风、寒、暑、湿、燥、火六种"周于天外"的气候变化要素。这六种气候变化要素，也就是在天的阴阳之气。如《素问·天元纪大论》说："寒、暑、燥、湿、风、火，天之阴阳也，三阴三阳上奉之。""奉"是奉承的意思。三阴，即厥阴、少阴、太阴；三阳，即少阳、阳明、太阳。

三阴三阳，是阴阳气盛衰多少的三个不同名称。所以《素问·天元纪大论》又说："何谓气有多少，形有盛衰？鬼臾区曰：阴阳之气各有多少，故曰三阴三阳也。"一阴是厥阴，二阴是少阴，三阴是太阴；一阳是少阳，二阳是阳明，三阳是太阳。阴阳之气的盛衰多少，就是用一二三来标明的。

六气是气候变化的本元，三阴三阳是六气的标象。标本相合，就是风化厥阴，热化少阴，湿化太阴，火化少阳，燥化阳明，寒化太阳。所以《素问·天元纪大论》又说："厥阴之上，风气主之；少阴之上，热气主之；太阴之上，湿气主之；少阳之上，相火主之；阳明之上，燥气主之；太阳之上，寒气主之。所谓本也，是谓六元。""上"，即上奉，也就是"三阴三阳上奉之"的意思。六气时至而至，是一年中气候变化的本元，也就是天地间的六元正气。如果非其时而至，就成为邪气了。正如《素问·六微旨大论》说："非其位则邪，当其位则正，邪则变甚，正则微。"

每年的六气，分为主气、客气以及主客加临三种情况，在观察主气的常序上，结合客气来分析气候变化对生物的影响。推求的方法，就是在六气上配以地支，根据纪年的地支，来作为推演的工具。

一、十二支配六气

《素问·五运行大论》说："子午之上，少阴主之；丑未之上，太阴主之；寅申之上，少阳主之；卯酉之上，阳明主之；辰戌之上，太阳主之；巳亥之上，厥阴主之。""上"指上位，即司天之位。子午年，为少阴君火主司天之位。余仿此，如表13-6所示。

表13-6　十二支配六气表

地　支	子　午	丑　未	寅　申	卯　酉	辰　戌	巳　亥
三阴三阳	少阴	太阴	少阳	阳明	太阳	厥阴
六气	君火	湿土	相火	燥金	寒水	风木

十二支之所以这样配六气，历代有不同的说法，例如《玄珠密语》中提出正对化之说。并为后世张机、刘温舒、李挺、张介宾等人所从。

《玄珠密语·天元定化纪》说："厥阴所以司于巳亥者何也？谓厥阴木也，木生于亥，故正司于亥，对化于巳也。少阴所以司于子午者何也？谓少阴为君火，君火尊位所以正得南方离位也，即正化于午对化于子也。太阴所以司于丑未者何也？谓太阴为土也，土主中宫，寄卦于坤，坤位西南居未分也，即正化于未对化于丑也。少阳所以司于寅申者何也？谓少阳为相火之位，卑于君火也，虽有午位君火以居之，即火生于寅也，故正司于寅对化于申也。阳明所以司于卯酉者何也？谓阳明为金，酉为西方金位，即正司于酉对化于卯也。太阳所以司于辰戌者何也？谓太阳为水，水虽有于子位，谓君火对化也，水乃复于土中，即六戊在天门，即戌是也。六巳在地户，即辰是也。故水归土用，正司于戌对化于辰也。"如图13-4所示。

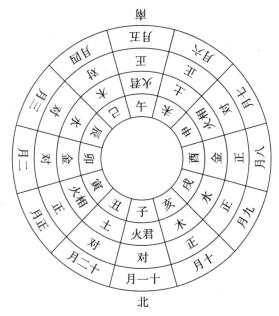

图 13-4　十二支正对化三阴三阳六气图

二、主气

主气，是主司一年的正常气候变化，也就是季节性的气候变化，所以又叫主时之气。

（一）主气六步

主气一年分六步，一步主四个节气，也就是六十天八十七刻半，始于厥阴风木，终于太阳寒水，年年不变。第一步厥阴风木为初之气，斗建从丑到卯中，即大寒节到春分节，相当于十二月中到二月中。第二步少阴君火为二之气，斗建从卯中到巳中，即春分节到小满节，相当于二月中到四月中。第三步少阳相火为三之气，斗建从巳中到未中，即小满节到大暑节，相当于四月中到六月中。第四步太阴湿土为四之气，斗建从未中到酉中，即大暑节到秋分节，相当于六月中到八月中。第五步阳明燥金为五之气，斗建从酉中到亥中，即秋分节到小雪节，相当于八月中到十月中。第六步太阳寒水为终之气，斗建从亥中到丑中，即小雪节到大寒节，相当于十月中到十二月中。《素问·六微旨大论》说："显明之右，君火之位也；君火之右，退行一步，相火治之；复行一步，土气治之；复行一步，金气治之；复行一步，水气治之；复行一步，木气治之；复行一步，君火治之"。王冰说："日出谓之显明。"显明在正东偏北卯位也，自东而南延，即为右行（图 13-5）。

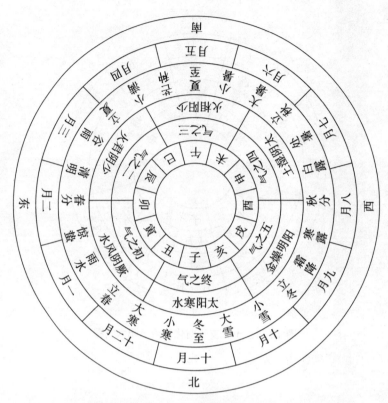

图 13-5　六气主时节气图

上述六气六步分主十二个月二十四节气，仅是大致的情况，其具体始终刻、分，如《素问·六微旨大论》说："帝曰：愿闻其岁，六气始终，早晏何如？岐伯曰：明乎哉问也！"

甲子之岁：初之气，天数始于水下一刻，终于八十七刻半；二之气，始于八十七刻六分，终于七十五刻；三之气，始于七十六刻，终于六十二刻半；四之气，始于六十二刻六分，终于五十刻；五之气，始于五十一刻，终于三十七刻半；六之气，始于三十七刻六分，终于二十五刻。所谓初六，天之数也。

乙丑之岁：初之气，天数始于二十六刻，终于一十二刻半；二之气，始于一十二刻六分，终于水下百刻；三之气，始于一刻，终于八十七刻半；四之气，始于八十七刻六分，终于七十五刻；五之气，始于七十六刻，终于六十二刻半；六之气，始于六十二刻六分，终于五十刻；所谓六二，天之数也。

丙寅之岁：初之气，天数始于五十一刻，终于三十七刻半；二之气，始于三十七刻六分，终于二十五刻；三之气，始于二十六刻，终于一十二刻半；四之气，始于一十二刻六分，终于水下百刻；五之气，始于一刻，终于八十七刻半；六之气，始于八十七刻六分，终于七十五刻；所谓六三，天之数也。

丁卯之岁：初之气，天数始于七十六刻，终于六十二刻半；二之气，始于六十二刻六分，终于五十刻；三之气，始于五十刻，终于三十七刻半；四之气，始于三十七刻六分，终于二十五刻；五之气，始于二十六刻，终于一十二刻半；六之气，始于一十二刻六分，终于水下百刻。所谓六四，天之数也。

戊辰之岁：初之气，复始于一刻，常如是无已，周而复始。

"终于"是指六十日后的刻分。"初六"指以甲子年开始六气的第一周。"天"指天之六气。"数"，指六气始终的刻分数。"次"六气始终刻分早晏的一个周期为四年，第五年为第二周期开始，所以用次字。

（二）亢害承制

六气主时，主司季节性正常气候的变化，还必须得下承之气的抑制，如春季厥阴风木主令，必得下承燥金之气的抑制，才能保持气候温和而不致太亢。所以《素问·六微旨大论》说："相火之下，水气承之；水位之下，土气承之；土位之下，风气承之；风位之下，金气承之；金位之下，火气承之；君火之下，阴精承之。"

"下"，指下承之气，即相抑制之气。"承"，抑制、防止、随之的意思。正因为主时六气，有下承之气的抑制，才不致使主时之气太过从而保持各时气候正常，相互承袭，顺序不乱，生化不受贼害。如果没有下承之气的抑制，就会使主时之气过亢，亢则生化大病。所以《六微旨大论》又说："亢则害，承乃制，制则生化，外列盛衰，害则败乱，生化大病。"

三、客气

客气，就是天阳之气本身能量的盛衰变化，也就是三阴三阳之气。客气虽然和主气同样也是每年分六步走，但二者在六步的次第上则完全不同，并且还随着纪年的地支而变化。《素问·六微旨大论》说："上下有位，左右有纪，故少阳之右，阳明治之；阳明之右，太阳治之；太阳之右，厥阴治之；厥阴之右，少阴治之；少阴之右，太阴治之；太阴之右，少阳治之。"指出客气六步的次第是以阴阳为序，三阴在前，三阳在后，顺序是：一阴厥阴风木，二阴少阴君火，三阴太阴湿土，一阳少阳相火，二阳阳明燥金，三阳太阳寒水。

客气的盛衰变化有其周期性，不同于主气的年年不变，而是随各年纪年地支而演变。客气的三阴三阳互为司天，互为在泉，互为间气，构成了六年一周期的变化。

（一）司天

司天，就是轮值主司天气之令的意思。刘温舒说："司天者，司之为言值也。言行天之令，上之位。"

"上之位"，即正南方位，这里是指司天之气的位置在正南方主气的三之气上，其轮值是以纪年的地支为推演工具。正如《素问·天元纪大论》说："帝曰：其与三阴三阳合之奈何？鬼臾区曰：子午之岁，上见少阴；丑未之岁，上见太阴；寅申之岁，上见少阳；卯酉之岁，上见阳明；辰戌之岁，上见太阳；巳亥之岁，上见厥阴。少阴所谓标也，厥阴所谓终也。"凡逢子午年，则为少阴君火司天，丑未年则为太阴湿土司天，寅申年则为少阳相火司天，卯酉年则为阳明燥金司天，辰戌年则为太阳寒水司天，巳亥年则为厥阴风木司天。

（二）在泉

与司天相对之气，叫"在泉"。在泉的位置在正北，即主气的终之气上，所以子午少阴君火与卯寅阳明燥金相对，二者互为司天在泉；丑未太阴湿土与辰戌太阳寒水相对，二者互为司天在泉；寅申少阳相火与巳亥厥阴风木相对，二者互为司天在泉。由于客气是阴阳为序，所以轮值的司天在泉，总是一阴一阳，二阴二阳，三阴三阳相对。反之，阳气司天也是一样。

司天和在泉，是值年客气在这一年主事的统称，司天主管上半年，在泉则主司下半年。正如《素问·六元正纪大论》说："岁半之前，天气主之；岁半之后，地气主之；上下交互，气交主之，岁纪毕矣。"这里的"天气"，即指司天；"地气"，即指在泉。

（三）间气

客气除司天和在泉外，其余四气统称谓"间气"。《素问·至真要大论》说："帝曰：间气何谓？岐伯曰：司左右者，是谓间气也。帝曰：何以异之？岐伯曰：主岁者纪岁，间气者纪步也。"指出司天在泉的左右，都叫间气，它主要是纪客气六步的。

由于司天在泉的南北方位不同因而有司天的左间右间和在泉的左间右间不同。司天的左间，在主气的四之气上，右间，在主气的二之气上；在泉的左间，在主气的初之气上，右间，在主气的五之气上。《素问·五运行大论》记载了各年司天在泉间气如下，"左右者，诸上见厥阴（巳亥年），左少阴右太阳；见少阴（子午年），左太阴右厥阴；见太阴（丑未年），左少阳右少阴；见少阳（寅申年），左阳明右太阴；见阳明（卯酉年），左太阳右少阳；见太阳（辰戌年），左厥阴右阳明。所谓面北而命其位，言其见也。"又说："厥阴在上则少阳在下（巳亥年），左阳明右太阴；少阴在上则阳明在下（子午年），左太阳右少阳；太阴在上则太阳在下（丑未年），左厥阴右阳明；少阳在上则厥阴在下（寅申年），左少阴右太阳；阳明在上则少阴在下（卯酉年），左太阴右厥阴；太阳在上则太阴在下（辰戌年），左少阳右少阴。所谓面南而命其位，言其见也。"

此外，在《素问·刺法论》中，还提出"不迁正""不退位"的说法，所谓不迁正，就是应值司天之气不足，不能按时主值。不退位，就是旧的司天之气太过，应让位而依然在原位上的意思。例如巳亥年厥阴风木司天，如果风木之气太过，留而不去，至次年在气候变化及其他方面依然出现厥阴风木的特点，这就是厥阴风木不退位。在这种情况下，左右间气自然也应升不升，应降不降，致使整个客气的规律失常。

（四）客主加临

客主加临，就是每年轮值客气的六步，分别加在年年不变的主气六步上。"临"，就是会和的意思。加临的方法，将司天之气加于主气的三之气上，在泉加于主气的终之气上，其余四个间气依次相加（图 13-6）。

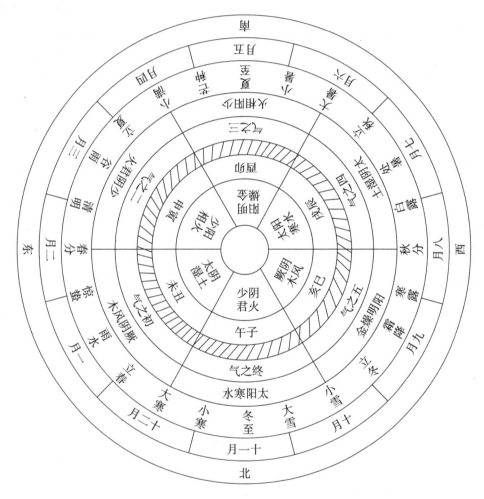

图 13-6　客主加临图

图 13-6 为卯酉年阳明燥金司天的客主加临情况，因为客气的六步是随着纪年的地支而变，所以只要把图中客气逐圈逐年向左移动一格，就是各该年的客主加临图。

客主加临，主要是用以推测各该年四时气候变化的正常与否。正如《运气易览》说："天之六气主之，每岁转居其上，以行天之令也。是故当其时而行，变之常也，非其时而行，变之兴也。如春行夏秋冬之令，冬行春夏秋之令，此客加主之变也。故有德化政令之常，有暴风疾雨，

493

风雷飘电之变，冬有烁石之热，夏有凄风之清，此无他，天地之气胜复郁发之致也。"

客主加临对气候正常与否的影响，是根据客主之间相得不相得，顺和逆的关系来表明的。如《素问·五运行大论》说："气相得则和，不相得则病。"凡客主之气，五行相生，或客主同气，便是相得。相得，则气候平和，人不病。如果是五行相克，便是不相得。不相得，就是气候反常，人体致病。由于相克之中，又有主胜客和客胜主的不同，因而又有逆和从的不同情况。如《素问·至真要大论》说："主胜逆，客胜从。"

主气居而不动，为岁气之常，客气动而不居，为岁气之暂，如果经常地主气制胜客气，则客气即无从司令。因而宁使客气制胜主气而毋使主气制胜客气。也正因为客气的时间短暂，它虽制胜主气，但一转眼就会过去，所以说："主胜逆，客胜从。"从，也就是顺从的意思。

（五）六气标本

本，指气候变化的本源，亦即六气。标，指三阴三阳，因其为六气的标象。正如王冰说："三阴三阳为标，寒暑燥湿风火为本，故云所谓本也。"标本之间，中见之气，称谓中气，中气，亦即与三阴三阳相表里之气。如《素问·六微旨大论》说："少阳之上，火气治之，中见厥阴；阳明之上，燥气治之，中见太阴；太阳之上，寒气治之，中见少阴；厥阴之上，风气治之，中见少阳；少阴之上，热气治之，中见太阳；太阴之上，湿气治之，中见阳明。"

少阳之本火，故火气在上，与厥阴为表里，故中见厥阴，是以相火而兼风木之化；阳明之本燥，故燥气在上，与太阴为表里，故中见太阴，是以燥金而兼湿土之化；太阳之本寒，故寒气在上，与少阴为表里，故中见少阴，是以寒水而兼君火之化；厥阴之本风，故风气在上，与少阳为表里，故中见少阳，是以风木而兼相火之化；少阴之本热，故热气在上，与太阳为表里，故中见太阳，是以君火而兼寒水之化；太阴之本湿，故湿气在上，与阳明为表里，故中见阳明，是以湿土而兼燥金之化（表13-7）。

表13-7　六气标本中气表

本	火气	燥气	寒气	风气	热气	湿气
中	厥阴	太阴	少阴	少阳	太阳	阳明
标	少阳	阳明	太阳	厥阴	少阴	太阴

表中上之火燥寒风热湿六气，为三阴三阳之本；下之三阴三阳，为六气之标；而兼见于标本之间者，是阴阳表里之相合，而互为中见之气。所以《素问·六微旨大论》又说："所谓本也，本之下，中之见也；见之下，气之标也。本标不同，气应异象。"张景岳说："本标不同者，若以三阴三阳言之，如太阳本寒而标阳，少阴本热而标阴也，以中见之气言之，如少阴所至为

火生，而中为风；阳明所至为燥生，而中为湿；太阳所至为寒生，而中为热；厥阴所至为风生，而中为火；少阴所至为热生，而中为寒；太阴所至为湿生，而中为燥也。故岁气有寒热之非常者，诊法有脉从而病反者，病有生于本、生于标、生于中气者，治有取本而得、取标而得、取中气而得者，此皆标本之不同而气应之异象，即下文所谓物生其应，脉气其应者是也"。

运气同化

五运，是在地的五方气流；六气，是在天的五时主气。气候变化，关系到天气和地气的升降运动，如《素问·六微旨大论》说："帝曰：其升降何如？岐伯曰：气之升降，天地之更用也。帝曰：愿闻其用何如？岐伯曰：升已而降，降者谓天；降已而升，升者谓地。天气下降，气流于地；地气上升，气腾于天。故高下相召，升降相因而变作矣。"

天干统运，地支主气，以甲子纪年，实际上就已体现了运和气的结合主治。在运和气的合治中，还存在着运气同化的关系。

（一）天符

天符，是指岁运之气与司天之气的五行属性相符合而言。如《素问·六微旨大论》说："帝曰：土运之岁，上见太阴；火运之岁，上见少阳、少阴；金运之岁，上见阳明；木运之岁，上见厥阴；水运之岁，上见太阳，奈何？岐伯曰：天之与会也。故《天元册》曰天符。"

土运、火运等指岁运。上见，即司天之气。土运之岁，上见太阴，即己丑、己未年，土湿同化。火运之岁，上见少阳、少阴，即戊寅、戊申、戊子、戊午年，火与暑热同化。金运之岁，上见阳明，即乙卯、乙酉年，金燥同化。木运之岁，上见厥阴，即丁巳、丁亥年，木风同化。水运之年，上见太阳，即丙辰、丙戌年，水寒同化。六十年中形成天符的有十二年（图 13-7）。

（二）岁会

岁会，是岁运与岁支的五行属性同属相会。如《素问·六微旨大论》说："木运临卯，火运临午，土运临四季，金运临酉，水运临子，所谓岁会，气之平也。"

丁卯年，丁岁木运，寅卯五行属木，是谓木运临卯；戊午年，戊岁火运，巳午五行属火，是谓火运临午；甲辰、甲戌、己丑、己未年，甲己岁土运，辰戌丑未五行属土，是谓土运临四季；乙酉年，乙岁金运，申酉五行属金，是谓金运临酉；丙子年，丙岁水运，亥子五行属水，是谓水运临子。六十年中，形成岁运的有八年（图 13-8）。

（三）同天符

岁运太过之气，与客气在泉之气相合而同化的，就叫"同天符"。《素问·六元正纪大论》说："太过而同地化者亦三，……甲辰、甲戌太宫，下加太阴；壬寅、壬申太角，下加厥阴；庚子、庚午太商，下加阳明，如是者三。"又说："加者何谓？岐伯曰：太过而加同天符。"

甲辰、甲戌，岁土太宫，太阴湿土在泉，土湿同化；庚子、庚午，岁金太商，阳明燥金在泉，金燥同化；壬申、壬寅，岁木太角，厥阴风木在泉，木风同化。这六年，岁运太过于在泉之气同化，都属于天符。所谓下加，即指在泉之气。因为司天之气在上，岁运之气居中，在泉之气位于下，所以叫下加。

（四）同岁会

岁运不及之气，与客气在泉之气相合而同化的，叫作"同岁会"。《素问·六元正纪大论》说："不及而同化者亦三，癸巳、癸亥少徵，下加少阳；辛丑、辛未少羽，下加太阳；癸卯、癸酉少徵，下加少阴，如是者三。"又说："不及而加，同岁会也。"

癸巳、癸亥、癸卯、癸酉，岁火少徵，巳亥少阳相火在泉，卯酉少阴君火在泉，是皆同气相化；辛丑、辛未，岁水不及，太阳寒水在泉，水寒同化。这六年，岁运不及与在泉之气同化，均属同岁会（图13-9）。

（五）太乙天符

既是天符，又是岁会，叫做"太乙天符"。《素问·六微旨大论》说："天符岁会何如？岐伯曰：太乙天符之会也。"

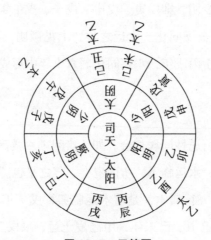

图13-7　天符图

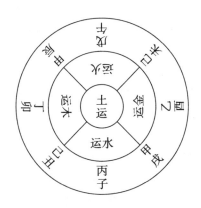

图 13-8　岁会图

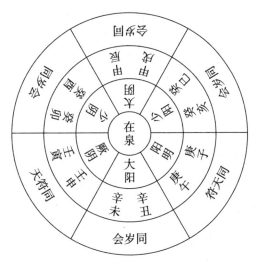

图 13-9　同天符同岁会图

在六十年中，有戊午、乙酉、己丑、己未四年，是属太乙天符。例如戊午年，既是"火运之岁，上见少阴"的天符，又是"火运临午"的岁会，所以属太乙天符。太乙天符，也就是司天之气，岁运之气，岁支之气三者的会合，所以《天元纪大论》称之谓"三合为治"。

运气与德化政令

气候变化对生物有着密切关系，因而运气学说，不仅阐发了气候变化的因素及其规律，而且也论述了气候变化的德化政令对生物以及对人体发病的影响。正如《素问·六节藏象论》说："未至而至，此谓太过，则薄所不胜，而乘所胜也，命曰气淫。至而不至，此谓不及，则所胜妄行，而所生受病，所不胜薄之也，命曰气迫。""薄"，是迫害、侵犯的意思。这就指出了时令未到而气候已先到，或时令已到而气候未到者，都是气候的反常。这种反常的气候，都影响着生物的化生和人体的疾病。

一、五运与德化政令

五运，是形成气候变化的地面因素，因而五运主五时之常或变，对生物就有德化之常和灾害之变的不同。如《素问·气交变大论》说："夫气之动变，固不常在，而德化政令灾变，不同其候也。帝曰：何谓也？岐伯曰：东方生风，风生木，其德敷和，其化生荣，其政舒启，其令风，其变振发，其灾散落。南方生热，热生火，其德彰显，其化蕃茂，其政明曜，其令热，其变销烁，其灾燔焫。中央生湿，湿生土，其德溽蒸，其化丰备，其政安静，其令湿，其变骤注，其灾霖溃。西方生燥，燥生金，其德清洁，其化紧敛，其政劲切，其令燥，其变肃杀，其灾苍陨。北方生寒，寒生水，其德凄沧，其化清谧，其政凝肃，其令寒，其变凓冽，其灾冰雪霜雹。"

五运之气的常和变，其德化政令对生物有一定的影响，人是生物之一，因而它也影响人体发病，且有一定的规律。如《素问·五运行大论》说："气有余则制己所胜而侮所不胜；其不及则己所不胜侮而乘之，己所胜轻而侮之。侮反受邪，侮而受邪，寡于畏也。""气有余"是指运气太过，"气不及"是指运气不足。它致病的规律，主要就在所胜和所不胜两脏。

五运主岁，有太过、不及及平气的不同，故其对德化政令的影响也不尽相同。如《素问·天元纪大论》说："五行之治，各有太过不及。故其始也，有余而往，不足随之，不足而往，有余从之，知迎知随，气可与期。"指出五运治时的太过不及规律，是太少相间，预期可知的，这是因为纪年天干是阴阳相生的缘故。

五运的太过不及，表现在交运的日期上是有余则先至，不及则后至。所以《素问·天元纪大论》说："运有余，其至先；运不及，其至后，此天之道，气之常也。运非有余非不足，是谓正岁，其至当其时也。"正岁，即指既非太过，又非不及的平气之年。

（一）平气

1. 凡运太过而被抑制，或运不及而得资助，就称为平气

所谓抑制或资助，是指当年轮值的司天之气，或地之四方正气与运的生克关系而言。例如戊辰年，岁运火运太过，太阳寒水司天。运太过的司天之气的抑制，即是平气之年。又如辛亥年，岁运水运不及，但亥子属北方水，水运不及得到北方亥水的资助，也是平气之年。再如癸巳年，岁运火运不及，但巳午属南方火，火运不及得到南方巳火的资助，是谓平气之年。

2. 凡交运的日干和时干与运同属相合，也称为平气之年

例如丁亥年，木运不及，如交运日的日干或时干为壬，如壬寅、壬戌等，这就形成运与日干或时干同属相合，便是平气之年。平气之年，气候平和，疾病很少流行。如《素问·五常政大论》说："愿闻平气何如而名？何如而纪也？岐伯对曰：昭乎哉问也！木曰敷和，火曰升明，土曰备化，金曰审平，水曰静顺。"敷和、升明、备化、审平、静顺，是五运木火土金水平气之象，在这种情况下，生化正常，因而也很少发病。

所以《素问·五常政大论》又说："敷和之纪，木德周行，阳舒阴布，五化宣平，其气端，其性随，其用曲直，其化生荣，其类草木，其政发散，其候温和，其令风，其脏肝，肝其畏清，其主目，其谷麻，其果李，其实核，其应春，其虫毛，其畜犬，其色苍，其养筋，其病里急支满，其味酸，其音角，其物中坚，其数八。""升明之纪，正阳而治，德施周普，五化均衡，其气高，其性速，其用燔灼，其化蕃茂，其类火，其政明曜，其候炎暑，其令热，其脏心，心其畏寒，其主舌，其谷麦，其果杏，其实络，其应夏，其虫羽，其畜马，其色赤，其养血，其病膶瘛，其味苦，其音徵，其物脉，其数七。""备化之纪，气协天休，德流四政，五化齐修，其气平，其性顺，其用高下，其化丰满，其类土，其政安静，其候溽蒸，其令湿，其脏脾，脾其畏风，其主口，其谷稷，其果枣，其实肉，其应长夏，其虫倮，其畜牛，其色黄，其养肉，其病否，其味甘，其音宫，其物肤，其数五。""审平之纪，收而不争，杀而无犯，五化宣明，其气洁，其性刚，其用散落，其化坚敛，其类金，其政劲肃，其候清切，其令燥，其脏肺，肺其畏热，其主鼻，其谷稻，其果桃，其实壳，其应秋，其虫介，其畜鸡，其色白，其养皮毛，其病咳，其味辛，其音商，其物外坚，其数九。""静顺之纪，藏而勿害，治而善下，五化咸整，其气明，其性下，其用沃衍，其化凝坚，其类水，其政流演，其候凝肃，其令寒，其脏肾，肾其畏湿，其主二阴，其谷豆，其果栗，其实濡，其应冬，其虫鳞，其畜彘，其色黑，其养骨髓，其病厥，其味咸，其音羽，其物濡，其数六。""故生而勿杀，长而勿罚，化而勿制，收而勿害，藏而勿抑，是谓平气。"这段经文虽长，主要论述平气之年气候、物候、人候之间的关系。

（二）太过

太过，即五运之气太过而有余。凡阳干之年，均属运气太过之年。例如甲己土运，甲为阳土，所以凡逢甲年为土运太过之年，因此，六十年中，凡甲子、甲戌、甲申、甲午、甲辰、甲寅六甲之年，都是岁运土气太过之年。余六丙、六戊、六庚、六壬之年，均仿此。

五运太过，各有不同的名称，如《素问·五常政大论》说："帝曰：太过何谓？岐伯曰：木曰发生，火曰赫曦，土曰敦阜，金曰坚成，水曰流衍。"五运太过的气候变化规律是本运之气盛，本气流行。如《素问·五常政大论》说："发生之纪，是谓启陈，土疏泄，苍气达，阳和布化，阴气乃随，生气淳化，万物以荣。其化生，其气美，其政散，其令条舒，其动掉眩巅疾，

其德鸣靡启坼，其变振拉摧拔。其谷麻稻，其畜鸡犬，其果李桃，其色青黄白，其味酸甘辛，其象春，其经足厥阴、少阳，其藏肝、脾，其虫毛介，其物中坚外坚，其病怒。上徵则其气逆，其病吐利。""赫曦之纪，是谓蕃茂，阴气内化，阳气外荣，炎暑施化，物得以昌。其化长，其气高，其政动，其令鸣显，其动炎灼妄扰，其德暄暑郁蒸，其变炎烈沸腾，其谷麦豆，其畜羊彘，其果杏栗，其色赤白玄，其味苦辛咸，其象夏，其经手少阴、太阳，手厥阴、少阳，其藏脏心、肺，其虫羽鳞，其物脉濡，其病笑疟，疮疡血流、狂妄目赤。上羽与正徵同。其收齐，其病痓。上徵而收气后也。""敦阜之纪，是谓广化，厚德清静，顺长以盈，至阴内实，物化充成，烟埃朦郁，见于浓土，大雨时行，湿气乃用，燥政乃辟，其化圆，其气丰，其政静，其令周备，其动濡积并稸，其德柔润重淖，其变震惊飘骤崩溃，其谷稷麻，其畜牛犬，其果枣李，其色黔玄苍，其味甘咸酸，其象长夏，其经足太阴、阳明，其脏脾、肾，其虫倮毛，其物肌核，其病腹满，四肢不举，大风迅至，邪伤脾也。""坚成之纪，是谓收引，天气洁，地气明，阳气随，阴治化，燥行其政，物以司成，收气繁布，化洽不终。其化成，其气削，其政肃，其令锐切，其动暴折疡疰，其德雾露萧飔，其变肃杀雕零，其谷稻黍，其畜鸡马，其果桃杏，其色白青丹，其味辛酸苦，其象秋，其经手太阴、阳明，其脏肺、肝，其虫介羽，其物壳络，其病喘喝胸凭仰息。上徵与正商同。其生齐，其病咳。政暴变则名木不荣，柔脆焦首，长气斯救，大火流，炎烁旦至，蔓将槁，邪伤肺也。""流衍之纪，是谓封藏，寒司物化，天地严凝，藏政以布，长令不扬，其化凛，其气坚，其政谧，其令流注，其动漂泄沃涌，其德凝惨寒雾，其变冰雪霜雹，其谷豆稷，其畜彘牛，其果栗枣，其色黑丹黅，其味咸苦甘，其象冬，其经足少阴、太阳，其脏肾、心，其虫鳞倮，其物濡满，其病胀，上羽而长气不化也。政过则化气大举，而埃昏气交，大雨时降，邪伤肾也。"这段经文主要论述岁运太过之年气候、物候、人候之间的密切联系。

岁运太过之年，对人体疾病的发生、变化，也有其一定的影响和规律。如《素问·气交变大论》说："岁木太过，风气流行，脾土受邪。民病飧泄食减，体重烦冤，肠鸣腹支满。上应岁星。甚则忽忽善怒，眩冒巅疾。化气不政，生气独治，云物飞动，草木不宁，甚而摇落，反胁痛而吐甚，冲阳绝者，死不治，上应太白星。""岁火太过，炎暑流行，肺金受邪。民病疟，少气咳喘，血溢血泄注下，嗌燥耳聋，中热肩背热。上应荧惑星。甚则胸中痛，胁支满胁痛，膺背肩胛间痛，两臂内痛，身热骨痛而为浸淫。收气不行，长气独明，雨水霜寒，上应辰星。上临少阴少阳，火燔焫，水泉涸，物焦槁，病反谵妄狂越，咳喘息鸣，下甚血溢泄不已，太渊绝者，死不治，上应荧惑星。""岁土太过，雨湿流行，肾水受邪。民病腹痛，清厥意不乐，体重烦冤。上应镇星。甚则肌肉萎，足痿不收，行善瘈，脚下痛，饮发中满食减，四肢不举。变生得位，藏气伏，化气独治之，泉涌河衍，涸泽生鱼，风雨大至，土崩溃，鳞见于陆，病腹满溏泄肠鸣，反下甚，太溪绝者死不治，上应岁星。""岁金太过，燥气流行，肝木受邪。民病两胁下少腹痛，目赤痛眦疡，耳无所闻。肃杀而甚，则体重烦冤，胸痛引背，两胁满且痛引少腹。上应太白星。甚则喘咳逆气，肩背痛，尻阴股膝髀腨胻足皆病。上应荧惑星。收气峻，生气下，草木敛，苍干雕陨，病反暴痛，胠胁不可反侧，咳逆甚而血溢，太冲绝者，死不治，上应太白星。""岁水太过，寒气流行，邪害心火。民病身热烦心躁悸，阴厥上下中寒，谵妄心痛，寒气早至，上应辰星。甚则腹大胫肿，喘咳，寝汗出憎风。大雨至，埃雾朦郁，上应镇星。上临太阳则雨冰雪霜不时降，湿气变物，病反腹满肠鸣，溏泄，食不化，渴而妄冒，神门绝者，死不治。上应荧惑、辰星。"可见岁运太过致病的基本规律，主要是在其相胜之脏。

（三）不及

不及，指五运之气的不足而衰少。凡阴干之年，均为运气不及之年。如甲己土运，己为阴土，所以凡逢己年为土运不及之年。因此，六十年中，凡己巳、己卯、己丑、己亥、己酉、己未六己之年，都是岁运土气不及之年。余六丁、六乙、六辛、六癸之年，均仿此。

五运不及，各有其名，如《素问·五常政大论》说："帝曰：其不及奈何？木曰委和，火曰伏明，土曰卑监，金曰从革，水曰涸流。"

五运不及之年，其气候变化规律是本运之气衰，胜运之气大行。如《素问·五常政大论》说："委和之纪，是谓胜生，生气不收，化气乃扬，长气自平，收令乃早，凉雨时降，风云并兴，草木晚荣，苍干雕落，物秀而实，肤肉内充，其气敛，其用聚，其动緛戾拘缓，其发惊骇，其脏肝，其果枣李，其实核壳，其谷稷稻，其味酸辛，其色白苍，其畜犬鸡，其虫毛介，其主雾露凄沧，其声角商，其病摇动注恐，从金化也。""伏明之纪，是谓胜长，长气不宣，藏气反布，收气自政，化令乃衡，寒清数举，暑令乃薄，承化物生，生而不长，成实而稚，遇化已老，阳气屈伏，蛰虫早藏，其气郁，其用暴，其动彰伏变易，其发痛，其脏心，其果栗桃，其实络濡，其谷豆稻，其味苦咸，其色玄丹，其畜马彘，其虫羽鳞，其主冰雪霜寒，其声徵羽，其病昏惑悲忘，从水化也。""卑监之纪，是谓减化，化气不令，生政独彰，长气整，雨乃愆，收气平，风寒并兴，草木荣美，秀而不实，成而粃地，其气散，其用静定，其动疡涌分溃痈肿，其发濡滞，其脏脾，其果李栗，其实肉核，其谷豆麻，其味酸甘，其色苍黄，其畜牛犬，其虫倮毛，其主飘怒振发，其声宫角，其病留满痞塞，从木化也。""从革之纪，是为折收，收气乃后，生气乃扬，长化合德，火政乃宣，庶类以蕃，其气扬，其用躁切，其动铿禁瞀厥，其发咳喘，其脏肺，其果李杏，其实壳络，其谷麻麦，其味苦辛，其色白丹，其畜鸡羊，其虫介羽，其主明曜炎烁，其声商徵，其病嚏咳鼽衄，从火化也。""涸流之纪，是谓反阳，藏令不举，化气乃昌，长气宣布，蛰虫不藏，土润水泉减，草木条茂，荣秀满盛，其气滞，其用渗泄，其动坚止，其发燥槁，其脏肾，其果枣杏，其实濡肉，其谷黍稷，其味甘咸，其色黅玄，其畜彘牛，其虫鳞倮，其主埃郁昏翳，其声羽宫，其病痿厥坚下，从土化也。"

运岁不及，不仅影响德化政令，人亦与之相应而受其影响，如《素问·气交变大论》说："位天者，天文也。位地者，地理也。通于人气之变化者，人事也。故太过者先天，不及者后天。所谓治化而人应之也。"《素问·气交变大论》又说："岁木不及，燥乃大行，生气失应，草木晚荣，肃杀而甚，则刚木辟著，柔萎苍干，上应太白星。民病中清，胠胁痛，少腹痛，肠鸣溏泄，凉雨时至，上应太白星、岁星，其谷苍。""岁火不及，寒乃大行，长政不用，物荣而下，凝惨而甚则阳气不化，乃折荣美，上应辰星。民病胸中痛，胁支满，两胁痛，膺背肩胛间及两臂内痛，郁冒朦昧，心痛暴喑，胸腹大，胁下与腰背相引而痛，甚则屈不能伸，髋髀如别，上应荧惑、辰星，其谷丹。""岁土不及，风乃大行，化气不令，草木茂荣，飘扬而甚，秀而不实，上应岁星。民病飧泄霍乱，体重腹痛，筋骨繇复，肌肉瞤酸，善怒。藏气举事，蛰虫早附，咸病寒中，上应岁星、镇星，其谷黅。""岁金不及，炎火乃行，生气乃用，长气专胜，庶物以茂，燥烁以行，上应荧惑星。民病肩背瞀重鼽嚏，血便注下，收气乃后，上应太白、荧惑星，其谷坚芒。""岁水不及，湿乃大行，长气反用，其化乃速，暑雨数至，上应镇星。民病腹满身重，濡泄，寒疡流水，腰股痛发，腘腨股膝不便，烦冤足痿清厥，脚下痛，甚则跗肿。藏气不政，肾气不衡，上应镇星、辰星，其谷秬。"

（四）胜复

在运不及的情况下，还会出现胜复之气。

胜，即胜气，指胜运之气。如上述岁木不及，燥乃大行；岁火不及，寒乃大行等。其中燥乃大行的燥气，即是胜木运的胜气；寒乃大行的寒气，即是胜火运的胜气。复，即复气，也就是报复之气。当不及之运，胜气司令一个时气后，不及之运则产生相生之气来抑制其胜气。这种所产生的相生之气，就是复气。例如木运不及，胜运的胜气燥金之气亢盛，不及的木运就会产生相生的火气来报复燥金之气。如《素问·五常政大论》说："委和之纪，……少角与判商同，上角与正角同，上商与正商同。其病支废痈肿疮疡，其甘虫，邪伤肝也。上宫与正宫同。萧飋肃杀，则炎赫沸腾，眚于三，所谓复也。其主飞蠹蛆雉，乃为雷霆。""伏明之纪，……少徵与少羽同，上商与正商同。邪伤心也。凝惨凓冽则暴雨霖霪，眚于九。其主骤注雷霆震惊，沉黔淫雨。""卑监之纪，……少宫与少角同，上宫与正宫同，上角与正角同。其病飧泄，邪伤脾也。振拉飘扬则苍干散落，其眚四维。其主败折虎狼，清气乃用，生政乃辱。""从革之纪，……少商与少徵同，上商与正商同，上角与正角同。邪伤肺也。炎光赫烈则冰雪霜雹，眚于七。其主鳞伏彘鼠，岁气早至，乃生大寒。""涸流之纪，……少羽与少宫同，上宫与正宫同。其病癃闭，邪伤肾也。埃昏骤雨，则振拉摧拔，眚于一。其主毛显狐貉，变化不藏。"眚，灾害的意思。委和之纪所见的萧飋肃杀为燥金之胜气，炎赫沸腾则火气来复；伏明之纪的凝惨凓冽为水气之胜，暴雨霖霪则为土气来复。以下卑监、从革、涸流义同此。又如《素问·气交变大论》说："木不及，春有鸣条律畅之化，则秋有雾露清凉之政；春有惨凄残贼之胜，则夏有炎暑燔烁之复；其眚东，其脏肝，其病内舍胠胁，外在关节。火不及，夏有炳明光显之化，则冬有严肃霜寒之政；夏有惨凄凝冽之胜，则不时有埃昏大雨之复；其眚南，其脏心，其病内舍膺胁，外在经络。土不及，四维有埃云润泽之化，则春有鸣条鼓拆之政；四维发振拉飘腾之变，则秋有肃杀霖霆之复；其眚四维，其脏脾，其病内舍心腹，外在肌肉四肢。金不及，夏有光显郁蒸之令，则冬有严凝整肃之应；夏有炎烁燔燎之变，则秋有冰雹霜雪之复；其眚西，其脏肺，其病内舍膺胁肩背，外在皮毛。水不及，四维有湍润埃云之化，则不时有和风生发之应；四维发埃昏骤注之变，则不时有飘荡振拉之复；其眚北，其脏肾，其病内舍腰脊骨髓，外在溪谷踹膝。"

复气产生以后，因为它能制胜胜气，所以复气对生物的生化，对人体的病变，都能产生一定的影响。如《素问·气交变大论》说："岁木不及，燥乃大行，……复则炎暑流火，湿性燥，柔脆草木焦槁，下体再生，华实齐化，病寒热疮疡痱胗痈痤。上应荧惑、太白，其谷白坚。""岁火不及，寒乃大行，……复则埃郁，大雨且至，黑气乃辱。病鹜溏腹满，食饮不下，寒中肠鸣，泄注腹痛，暴挛痿痹，足不任身，上应镇星、辰星，玄谷不成。""岁土不及，风乃大行，……复则收政严峻，名木苍凋，胸胁暴痛，下引少腹，善太息，虫食甘黄，气客于脾，黅谷乃减，民食少失味，苍谷乃损，上应太白、岁星。""岁金不及，炎火乃行，……复则寒雨暴至，乃零冰雹，霜雪杀物，阴厥且格，阳反上行，头脑户痛，延及囟顶，发热，上应辰星、荧惑，丹谷不成，民病口疮，甚则心痛。""岁水不及，湿乃大行，……复则大风暴发，草偃木零，生长不鲜，面色时变，筋骨并辟，肉瞤瘛，目视䀮䀮，物疏璺，肌肉胗发，气并膈中，痛于心腹，黄气乃损，其谷不登，上应岁星、镇星。"

一般来说，复气是由岁运不及，产生了胜气以后，才能有复气的产生。但太过之运也能产生复气。这种复气，往往是由于太过之运，失去了正常的性能（亢盛所致），至其胜己之时令，产生复气。如《素问·五常政大论》说："发生之纪，……不务其德则收气复，秋气劲切，甚则肃杀，清气大至，草木凋零，邪乃伤肝。赫曦之纪，……暴烈其政，藏气乃复，时见凝惨，甚则雨水霜雹切寒，邪伤心也。坚成之纪，……政暴变则名木不荣，柔脆焦首，长气（夏气）斯救，大火流，炎烁且至，蔓将槁，邪伤肺也。流衍之纪，……政过则化气大举，而埃昏气交，大雨时降，邪伤肾也。故曰：不恒其德，则所胜来复，政恒其理，则所胜同，此之谓也。"

"所胜来复"就指在岁运太过的情况下，由于它暴政太过，因而至胜运之时，则胜气就要报复，形成复气。

（五）郁发

五运之气，被胜制后，由于抑郁过极，则有复气发作，称谓郁发之气。如木胜制土，土气抑郁过极，则郁极而发，故《素问·六元正纪大论》说："土郁之发，岩谷震惊，雷殷气交，埃昏黄黑，化为白气，飘骤高深，击石飞空，洪水乃从，川流漫衍，田牧土驹。化气乃敷，善为时雨，始生始长，始化始成。故民病心腹胀，肠鸣而为数后，甚则心痛胁膜，呕吐霍乱，饮发注下，胕肿身重。云奔雨府，霞拥朝阳，山泽埃昏，其乃发也，以其四气。云横天山，浮游生灭，怫之先兆也。""金郁之发，天洁地明，风清气切，大凉乃举，草树浮烟，燥气以行，霜雾数起，杀气来至，草木苍干，金乃有声。故民病咳逆，心胁满引少腹，善暴痛，不可反侧，嗌干，面尘色恶。山泽焦枯，土凝霜卤，怫乃发也，其气五。夜零白露，林莽声凄，怫之兆也。""水郁之发，阳气乃辟，阴气暴举，大寒乃至，川泽严凝，寒氛结为霜雪，甚则黄黑昏翳，流行气交，乃为霜杀，水乃见祥。故民病寒客心痛，腰椎痛，大关节不利，屈伸不便，善厥逆，痞坚腹满。阳光不治，空积沉阴，白埃昏暝，而乃发也，其气二火前后。太虚深玄，气犹麻散，微见而隐，色黑微黄，怫之先兆也。""木郁之发，太虚埃昏，云物以扰，大风乃至，屋发折木，木有变。故民病胃脘当心而痛，上支两胁，膈咽不通，食饮不下，甚则耳鸣眩转，目不识人，善暴僵仆。太虚苍埃，天山一色，或为浊色，黄黑郁若，横云不起雨，而乃发也，其气无常。长川草偃，柔叶呈阴，松吟高山，虎啸岩岫，怫之先兆也。""火郁之发，太曛肿翳，大明不彰，炎火行，大暑至，山泽燔燎，材木流津，广厦腾烟，土浮霜卤，止水乃减，蔓草焦黄，风行惑言，湿化乃后。故民病少气，疮疡痈肿，胁腹胸背，面首四支，䐜愤胪胀，疡痱呕逆，瘛瘲骨痛，节乃有动，注下温疟，腹中暴痛，血溢流注，精液乃少，目赤心热，甚则瞀闷懊憹，善暴死。刻终大温，汗濡玄府，其乃发也，其气四。动复则静，阳极反阴，湿令乃化乃成。华发水凝，山川冰雪，焰阳午泽，怫之先兆也。有怫之应而后报也，皆观其极而乃发也。木发无时，水随火也。谨候其时，病可与期，失时反岁，五气不行，生化收藏，政无恒也。"

由于五运之气有太过不及的不同，所以其郁极而发的复气，发作时也就有轻微和厉害之异，轻微的但见其本气之变，厉害的就要兼见其下承之气的变化。因此，知道了它所承之气，见到它所至之变，就可以知道它是什么复气了。正如《素问·六元正纪大论》又说："水发而雹雪，土发而飘骤，木发而毁折，金发而清明，火发而曛昧，何气使然？岐伯曰：气有多少，发有微甚，微者当其气，甚者兼其下，征其下气而见可知也。"

（六）五星之应

观五星之大小，光芒之强弱，以测吉凶，这是我国古代的一种星占术。如《素问·气交变大论》说："夫子之言岁候，其不及太过，而上应五星。今夫德化政令灾眚变易，非常而有也，卒然而动，其亦为之变乎？岐伯曰：承天而行之，故无妄动，无不应也。卒然而动者，气之交变也，其不应焉。故曰：应常不应卒。此之谓也。帝曰：其应奈何？岐伯曰：各从其气化也。帝曰：其行之徐疾逆顺何如？岐伯曰：以道留久，逆守而小，是谓省下。以道而去，去而速来，曲而过之，是谓省遗过也。久留而环，或离或附，是谓议灾与其德也。应近则小，应远则大。

芒而大倍常之一，其化甚；大常之二，其眚即发也。小常之一，其化减；小常之二，是谓临视，省下之过与其德也。德者福之，过者伐之。是以象之见也，高而远则小，下而近则大，故大则喜怒迩，小则祸福远。岁运太过，则运星北越，运气相得，则各行以道。故岁运太过，畏星失色而兼其母；不及则色兼其所不胜。"

二、六气与德化政令

（一）主气

六气有主客之分。主气，即主时令正常之气。在正常情况下，时至而至，气候正常，其施化，按生、长、化、收、藏的顺序正常发展。但主岁之气亦有太过不及的变化，如《素问·六微旨大论》说："帝曰：其有至而至，有至而不至，有至而太过，何也？岐伯曰：至而至者和；至而不至，来气不及也；未至而至，来气有余也。"说明主岁之气，如果时令至而气不至，是气之不及，时令未至而气已至，则是气之有余。

1. 六气施化

六气施化的作用，都是加于不胜之气而产生变化。如《素问·六元正纪大论》说："夫六气之用，各归不胜而为化。故太阴雨化，施于太阳；太阳寒化，施于少阴；少阴热化，施于阳明；阳明燥化，施于厥阴；厥阴风化，施于太阴。各命其所在以征之也。"

"不胜"，就是被克制的气。"归不胜而化"，就是加于不胜所克之处而发生变化。例如太阴雨湿之气，加于太阳而为化。太阳寒水之气，加于少阴而为化等。六气的施化作用对人及万物生化都起到很大的影响，所以《素问·五运行大论》说："帝曰：寒暑燥湿风火，在人合之奈何？其于万物，何以生化？岐伯曰：东方生风，风生木，木生酸，酸生肝，肝生筋，筋生心。其在天为玄，在人为道，在地为化。化生五味，道生智，玄生神，化生气。神在天为风，在地为木，在体为筋，在气为柔，在脏为肝。其性为暄，其德为和，其用为动，其色为苍，其化为荣，其虫毛，其政为散，其令宣发，其变摧拉，其眚为陨，其味为酸，其志为怒。怒伤肝，悲胜怒；风伤肝，燥胜风；酸伤筋，辛胜酸。""南方生热，热生火，火生苦，苦生心，心生血，血生脾。其在天为热，在地为火，在体为脉，在气为息，在脏为心。其性为暑，其德为显，其用为燥，其色为赤，其化为茂，其虫羽，其政为明，其令郁蒸，其变炎烁，其眚燔焫，其味为苦，其志为喜。喜伤心，胜喜；热伤气，寒胜热；苦伤气，咸胜苦。""中央生湿，湿生土，土生甘，甘生脾，脾生肉，肉生肺。其在天为湿，在地为土，在体为肉，在气为充，在脏为脾。其性静兼，其德为濡，其用为化，其色为黄，其化为盈，其虫倮，其政为谧，其令云雨，其变动注，其眚淫溃，其味为甘，其志为思。思伤脾，怒胜思；湿伤肉，风胜湿；甘伤脾，酸胜甘。""西方生燥，燥生金，金生辛，辛生肺，肺生皮毛，皮毛生肾。其在天为燥，在地为金，在体为皮毛，在气为成，在脏为肺。其性为凉，其德为清，其用为固，其色为白，其化为敛，其虫介，其政为劲，其令雾露，其变肃杀，其眚苍落，其味为辛，其志为忧。忧伤肺，喜胜忧；热伤皮毛，寒胜热；辛伤皮毛，苦胜辛。”“北方生寒，寒生水，水生咸，咸生肾，肾生骨髓，髓生肝。其在天为寒，在地为水，在体为骨，在气为坚，在脏为肾。其性为凛，其德为寒，其用为藏，其色为黑，其化为肃，其虫鳞，其政为静，其令霰雪，其变凝冽，其眚冰雹，其味为咸，其志为恐。恐伤肾，思胜恐；寒伤血，燥胜寒；咸伤血，甘胜咸。”

2. 六气正与变

六气变化，有正常之化，有异常之变。关于六气正常与反常的变化，有气化，有变化，有胜气，有复气，有作用，有病气，各有不同的情况。如《素问·六元正纪大论》说：“夫气之所至也，厥阴所至为和平，少阴所至为暄，太阴所至为埃溽，少阳所至为炎暑，阳明所至为清劲，太阳所至为寒雰。时化之常也。”指出六气之所至时，厥阴风木之气至时，则为平和；少阴君火之气至时，则为温暖；太阴湿土之气至时，则尘埃湿润；少阳相火之气至时，则火炎暑热；阳明燥金之气至时，则清凉刚劲；太阳寒水之气至时，则寒冷气氛。这就是四时气化正常的现象。

《素问·六元正纪大论》又说：“厥阴所至为风府，为璺启；少阴所至为火府，为殊荣；太阴所至为雨府，为员盈；少阳所至为热府，为行出；阳明所至为司杀府，为庚苍；太阳所至为寒府，为归藏。司化之常也。”这就是六气司化的一般情况。

“厥阴所至为生，为风摇；少阴所至为荣，为形见；太阴所至为化，为云雨；少阳所至为长，为番鲜；阳明所至为收，为雾露；太阳所至为藏，为周密。气化之常也。”这就是所化的一般情况。

“厥阴所至为风生，终为肃；少阴所至为热生，中为寒；太阴所至为湿生，终为注雨；少阳所至为火生，终为蒸溽；阳明所至为燥生，终为凉；太阳所至为寒生，中为温。德化之常也。”“厥阴所至为毛化，少阴所至为羽化，太阴所至为倮化，少阳所至羽化，阳明所至为介化，太阳所至为鳞化。德化之常也。”这都是六气德化的一般情况。

“厥阴所至为生化，少阴所至为荣化，太阴所至为濡化，少阳所至为茂化，阳明所至为坚化，太阳所至为藏化。布政之常也。”这就是六气施政的一般情况。

“厥阴所至为飘怒，大凉；少阴所至为大暄，寒；太阴所至为雷霆骤注，烈风；少阳所至为飘风燔燎，霜凝；阳明所至为散落，温；太阳所至为寒雪冰雹，白埃。气变之常也。”这就是胜我之气相乘而变，谓之气变。

“厥阴所至为挠动，为迎随；少阴所至为高明焰，为曛；太阴所至为沉阴，为白埃，为晦暝；少阳所至为光显，为彤云，为曛；阳明所至为烟埃，为霜，为劲切，为凄鸣；太阳所至为刚固，为坚芒，为立。令行之常也。”这就是六气行令的一般情况。

"厥阴所至为里急；少阴所至为疡胗身热；太阴所至为积饮否隔。少阳所至为嚏呕，为疮疡；阳明所至为浮虚；太阳所至为屈伸不利。病之常也。""厥阴所至为支痛；少阴所至为惊惑，恶寒战慄，谵妄；太阴所至为稸满；少阳所至为惊躁，瞀昧暴病；阳明所至为鼽，尻阴股膝髀腨䯒足病；太阳所至为腰痛。病之常也。""厥阴所至为緛戾；少阴所至为悲妄衄衊；太阴所至为中满霍乱吐下；少阳所至为喉痹，耳鸣呕涌；阳明所至为皲揭；太阳所至为寝汗，痓。病之常也。""厥阴所至为胁痛呕泄；少阴所至为语笑；太阴所至为重胕肿；少阳所至为暴注，瞤瘛暴死；阳明所至为鼽嚏；太阳所至为流泄禁止。病之常也。"这些就是六气致病的一般情况。

3. 六气胜复

主岁之气，未至而至，是主时之气的太过，主时之气太过，使其所胜之气发生变化，其病也在所胜之脏。如《素问·至真要大论》说："清气大来，燥之胜也，风木受邪，肝病生焉。热气大来，火之胜也，金燥受邪，肺病生焉。寒气大来，水之胜也，火热受邪，心病生焉。湿气大来，土之胜也，寒水受邪，肾病生焉。风气大来，木之胜也，土湿受邪，脾病生焉。所谓感邪而生病也。"清气大来，这是燥金之气胜，金克木，故风木受邪而病在肝。其他热气、寒气、湿气、风气，义同。故《素问·六微旨大论》说："气有胜复，胜复之作，有德有化，有用，有变，变则邪气居之。"

三阴三阳主岁之气。虽然始于厥阴风木，终于太阳寒水，年年不变，为一年中温热寒凉正常的主时之气。但其淫胜，既能影响气候变化，也能导致人体疾病的发生。其淫胜致病的规律，如《素问·至真要大论》说："厥阴之胜，耳鸣头眩，愦愦欲吐，胃膈如寒；大风数举，倮虫不滋；胠胁气并，化而为热，小便黄赤，胃脘当心而痛，上支两胁，肠鸣飧泄，少腹痛，注下赤白，甚则呕吐，膈咽不通。少阴之胜，心下热善饥，脐下反动，气游三焦；炎暑至，木乃津，草乃萎；呕逆躁烦，腹满痛溏泄，传为赤沃。太阴之胜，火气内郁，疮疡于中，流散于外，病在胠胁，甚则心痛热格，头痛喉痹项强，独胜则湿气内郁，寒迫下焦，痛留顶，互引眉间，胃满；雨数至，燥化乃见；少腹满，腰脽重强，内不便，善注泄，足下温，头重，足胫胕肿，饮发于中，胕肿于上。少阳之胜，热客于胃，烦心心痛，目赤，欲呕，呕酸善饥，耳痛，溺赤，善惊谵妄；暴热消烁，草萎水涸，介虫乃屈。少腹痛，下沃赤白。阳明之胜，清发于中，左胠胁痛，溏泄，内为嗌塞，外发㿗疝；大凉肃杀，华英改容，毛虫乃殃；胸中不便，嗌塞而咳。太阳之胜，凝溧且至，非时水冰，羽乃后化；痔疟发，寒厥入胃，则内生心痛，阴中乃疡，隐曲不利，互引阴股，筋肉拘苛，血脉凝泣，络满色变，或为血泄，皮肤否肿，腹满食减，热反上行，头项囟顶脑户中痛，目如脱，寒入下焦，传为濡泻。"这段经文指出厥阴风木为胜气、少阴君火为胜气、太阴湿土为胜气、少阳相火为胜气、阳明燥金为胜气、太阳寒水为胜气时出现的各种病证。

有胜气必有复气，所以《素问·至真要大论》又说："帝曰：六气之复何如？岐伯曰：悉乎哉问也？厥阴之复，少腹坚满，里急暴痛；偃木飞沙，倮虫不荣；厥心痛，汗发呕吐，饮食不入，入而复出，筋骨，掉眩清厥，甚则入脾，食痹而吐；冲阳绝，死不治。少阴之复，燠热内作，烦躁鼽嚏，少腹绞痛，火见燔炳，嗌燥，分注时止，气动于左，上行于右，咳，皮肤痛，暴瘖心痛，郁冒不知人，乃洒淅恶寒，振慄谵妄，寒已而热，渴而欲饮，少气骨痿，隔肠不便，外为浮肿，哕噫；赤气后化，流水不冰，热气大行，介虫不复；病痱胕疮疡，痈疽痤痔，甚则入肺，咳而鼻渊；天府绝，死不治。太阴之复，湿变乃举，体重中满，食饮不化，阴气上厥，胸中不便，饮发于中，咳喘有声；大雨时行，鳞见于陆，头顶痛重，而掉瘛尤甚，呕而密默，唾吐清液，甚则入肾，窍泻无度；太溪绝，死不治。少阳之复，大热将至，枯燥燔蓺，介虫乃耗；惊瘛咳衄，心热烦躁，便数憎风，厥气上行，面如浮埃，目乃瞤瘛，火气内发，上为口糜，呕逆，血溢血泄，发而为疟，恶寒鼓慄，寒极反热，嗌络焦槁，渴引水浆，色变黄赤，少气脉萎，化而为水，传为胕肿，甚则入肺，咳而血泄；尺泽绝，死不治。阳明之复，清气大举，森木苍干，毛虫乃厉；病生胠胁，气归于左，善太息，甚则心痛否满，腹胀而泄，呕苦，咳哕，烦心，病在膈中，头痛，甚则入肝，惊骇筋挛；太冲绝，死不治。太阳之复，厥气上行，水凝雨冰，羽虫乃死；心胃生寒，胸膈不利，心痛否满，头痛善悲，时眩仆，食减，腰脽反痛，屈伸不便，地裂冰坚，阳光不治；少腹控睾，引腰脊，上冲心，唾出清水，及为哕噫，甚则入心，善忘善悲；神门绝，死不治。"这段经文指出厥阴风木为复气、少阴君火为复气、太阴湿土为复气、少阳相火为复气、阳明燥金为复气、太阳寒水为复气时出现的各种病证。

复气的产生，是在胜气到来之时就已萌芽，到胜气终了的时候，就开始了，而且复气的盛衰，也是随胜气的盛衰而盛衰的。所以《素问·至真要大论》又说："帝曰：胜复之变，早晏何如？岐伯曰：夫所胜者，胜至已病，病已愠愠，而复已萌也。夫所复者，胜尽而起，得位而甚。胜有微甚，复有少多，胜和而和，胜虚而虚，天之常也。"

（二）客气

客气有司天、在泉、客主加临的不同，它们的德化政令也各不相同。

1. 司天、在泉

三阴三阳分别司天，各随阴阳化生六气。如《素问·至真要大论》说："厥阴司天，其化以风；少阴司天，其化以热；太阴司天，其化以湿；少阳司天，其化以火；阳明司天，其化以燥；太阳司天，其化以寒。以所临脏位，命其病者也。"

司天之气的三阴三阳所化生的六气，是与在泉、间气之化相同的。所以《素问·至真要大论》说："帝曰：地化奈何？岐伯曰：司天同，间气皆然。""地化"，即是指在泉之化。

司天、在泉之化，与生物的胎孕不育有密切关系。如《素问·五常政大论》说："厥阴司天，毛虫静，羽虫育，介虫不成；在泉，毛虫育，倮虫耗，羽虫不育。少阴司天，羽虫静，介虫育，毛虫不成；在泉，羽虫育，介虫耗不育。太阴司天，倮虫静，鳞虫育，羽虫不成；在泉，倮虫育，鳞虫耗不成。少阳司天，羽虫静，毛虫育，倮虫不成；在泉，羽虫育，介虫耗，毛虫不育。阳明司天，介虫静，羽虫育，介虫不成；在泉，介虫育，毛虫耗，羽虫不成。太阳司天，鳞虫静，倮虫育；在泉，鳞虫育，羽虫耗，倮虫不育。"指出六气与五类动物之间，有相胜而制约的关系，若五类动物的五行属性和六气五行属性相同者生育就旺盛，不相同者生育就衰退，这是自然界有关动物生化的一般规律。

司天在泉之气，对生物有影响，人亦受其影响。司天之气对人体疾病的影响，如《素问·至真要大论》说："厥阴司天，风淫所胜，则太虚埃昏，云物以扰，寒生春气，流水不冰。民病胃脘当心而痛，上支两胁，膈咽不通，饮食不下，舌本强，食则呕，冷泄腹胀，溏泄瘕水闭。蛰虫不去。病本于脾。冲阳绝，死不治。""少阴司天，热淫所胜，怫热至，火行其政。民病胸中烦热，嗌干，右胠满，皮肤痛，寒热咳喘。大雨且至。唾血血泄，鼽衄嚏呕，溺色变，甚则疮疡胕肿，肩背臂臑及缺盆中痛，心痛肺镇，腹大满，膨膨而喘咳。病本于，尺泽绝，死不治。""太阴司天，湿淫所胜，则沉阴且布。雨变枯槁。胕肿骨痛阴痹，阴痹者，按之不得，腰脊头项痛，时眩，大便难，阴气不用，饥不欲食，咳唾则有血，心如悬，病本于肾。太溪绝，死不治。""少阳司天，火淫所胜，则温气流行。金政不平。民病头痛，发热恶寒而疟，热上皮肤痛，色变黄赤，传而为水，身面胕肿，腹满仰息，泄注赤白，疮疡，咳唾血，烦心胸中热，甚则鼽衄。病本于肺。天府绝，死不治。""阳明司天，燥淫所胜，则木乃晚荣，草乃晚生，筋骨内变。民病左胠胁痛，寒清于中，感而疟，大凉革候，咳，腹中鸣，注泄鹜溏。名木敛，生菀于下，草焦上首。心胁暴痛，不可反侧，嗌干面尘，腰痛，丈夫㿗疝，妇人少腹痛，目昧眦疡，疮痤痈。蛰虫来见，病本于肝。太冲绝，死不治。""太阳司天，寒淫所胜，则寒气反至，水且冰，血变于中，发为痈疡。民病厥心痛，呕血血泄鼽衄，善悲，时眩仆。运火炎烈，雨暴乃雹，胸腹满，手热肘挛掖肿，心澹澹大动，胸胁胃脘不安，面赤目黄，善噫嗌干，甚则色焰，渴而欲饮。病本于心。神门绝，死不治。"

在泉之气，对岁（年）疾病的影响，如《素问·至真要大论》说："岁厥阴在泉，风淫所胜，则地气不明，平野昧，草乃早秀。民病洒洒振寒，善伸数欠，心痛支满，两胁里急，饮食不下，膈咽不通，食则呕，腹胀善噫，得后与气，则快然如衰，身体皆重。""岁少阴在泉，热淫所胜，则焰浮川泽，阴处反明。民病腹中常鸣，气上冲胸，喘不能久立，寒热皮肤痛，目瞑齿痛颔肿，恶寒发热如疟，少腹中痛，腹大，蛰虫不藏。""岁太阴在泉，草乃早荣，湿淫所胜，则埃昏岩谷，黄反见黑，至阴之交。民病饮积心痛，耳聋浑浑焞焞，嗌肿喉痹，阴病血见，少腹痛肿，不得小便，病冲头痛，目似脱，项似拔，腰似折，髀不可以回，腘如结，腨如别。""岁少阳在泉，火淫所胜，则焰明郊野，寒热更至。民病注泄赤白，少腹痛，溺赤，甚则血便。少阴同候。""岁阳明在泉，燥淫所胜，则霜雾清瞑。民病喜呕，呕有苦，善太息，心胁痛不能反侧，甚则嗌干面尘，身无膏泽，足外反热。""岁太阳在泉，寒淫所胜，则凝肃惨栗。民病少腹控睾，引腰脊，上冲心痛，血见，嗌痛颔肿。"

司天之气或在泉之气，使人体五脏相应而发病，但也出现应当某脏有病而不病，或脏气应当相应和起作用，反而不相应不起作用的情况，这是因为受着天气的制约，乃人身脏气从于天气的关系。如《素问·五常政大论》说："其岁有不病，而脏气不应不用者何也？岐伯曰：天气制之，气有所从也。帝曰：愿卒闻之。岐伯曰：少阳司天，火气下临，肺气上从，白起金用，草木眚。火见燔炳，革金且耗，大暑以行，咳嚏鼽衄鼻窒，曰疮疡寒热胕肿。风行于地，尘沙飞扬，心痛胃脘痛，厥逆膈不通，其主暴速。阳明司天，燥气下临，肝气上从，苍起木用而立，土乃眚。凄沧数至，木伐草萎，胁痛目赤，掉振鼓栗，筋痿不能久立。暴热至，土乃暑，阳气郁发，小便变，寒热如疟，甚则心痛，火行于槁，流水不冰，蛰虫乃见。太阳司天，寒气下临，心气上从，而火且明，丹起，金乃眚。寒清时举，胜则水冰。火气高明，心热烦，嗌干善渴，鼽嚏，喜悲数欠。热气妄行，寒乃复，霜不时降，善忘，甚则心痛。土乃润，水丰衍，寒客至，沉阴化，湿气变物，水饮内稸，中满不食，皮㿷肉苛，筋脉不利，甚则胕肿，身后痈。厥阴司天，风气下临，脾气上从，而土且隆，黄起，水乃眚。土用革。体重肌肉萎，食减口爽。风行太虚，云物摇动，目转耳鸣。火纵其暴，地乃暑，大热消烁，赤沃下，蛰虫数见，流水不冰，其发机速。少阴司天，热气下临，肺气上从，白起金用，草木眚。喘呕寒热，嚏鼽衄鼻窒。大暑流行，甚则疮疡燔灼，金烁石流。地乃燥清，凄沧数至，胁痛善太息，肃杀行，草木变。太阴司天，湿气下临，肾气上从，黑起水变，火乃眚。埃冒云雨，胸中不利，阴痿气大衰而不起不用，当其时反腰脽痛，动转不便也，厥逆。地乃藏阴，大寒且至，蛰虫早附，心下否痛，地裂冰坚，少腹痛，时害于食，乘金则止水增，味乃咸，行水减也。"

2. 客主加临

主气固定不动，客气逐年流转，以客气加于主气之上，这样上下相互交合，寒暑相互加临，如果加临之气与主气相克就会使人生病。如《素问·五运行大论》说："上下相遘，寒暑相临，气相得则和，不相得则病。帝曰：气相得而病者何也？岐伯曰：以下临上，不当位也。""相得"，是指客主之气五行相生；"不相得"，就是客主之气，相互克贼。"以下临上"，是说君火和相火，下加于上位逆，上加于下为顺。如《素问·六微旨大论》说："君位臣则顺，臣位君则逆，逆则其病近，其害速；顺则其病远，其害微。所谓二火也。"这种以下位加临于上位的情况，虽似相得，但也属于克贼之类。

在客主加临的关系上，是有胜气而无复气的，主气胜是逆，客气胜是顺。其致病情况如《素问·至真要大论》说："厥阴司天，客胜则耳鸣掉眩，甚则咳；主胜则胸胁痛，舌难以言。少阴司天，客胜则鼽嚏颈项强，肩背瞀热，头痛少气，发热，耳聋目瞑，甚则胕肿血溢，疮疡咳喘；主胜则心热烦躁，甚则胁痛支满。太阴司天，客胜则首面胕肿，呼吸气喘；主胜则胸腹满，食已而瞀。少阳司天，客胜则丹胗外发，及为丹熛疮疡，呕逆喉痹，头痛嗌肿，耳聋，血溢，内为瘛疭；主胜则胸满，咳仰息，甚而有血，手热。阳明司天，清复内余，则咳衄嗌塞，心膈中热，咳不止而白血出者死。太阳司天，客胜则胸中不利，出清涕，感寒则咳；主胜则喉嗌中鸣。厥阴在泉，客胜则大关节不利，内为痉强拘瘛，外为不便；主胜则筋骨繇并，腰腹时痛。少阴在泉，客胜则腰痛，尻股膝髀腨胻足病，瞀热以酸，胕肿不能久立，溲便变；主胜则厥气上行，心痛发热，膈中，众痹皆作，发于胠胁，魄汗不藏，四逆而起。太阴在泉，客胜则足痿下重，便溲不时，湿客下焦，发而濡泻，及为肿隐曲之疾；主胜则寒气逆满，食饮不下，甚则为疝。少阳在泉，客胜则腰腹痛而反恶寒，甚则下白溺白；主胜则热反上行而客于心，心痛发热，格中而呕。……阳明在泉，客胜则清气动下，少腹坚满而数便泻；主胜则腰重腹痛，少腹生寒，下为鹜溏，则寒厥于肠，上冲胸中，甚则喘，不能久立。太阳在泉，寒复内余，则腰尻痛，屈伸不利，股胫足膝中痛。"

三、运气合治与德化政令

应天之五运之气，五岁一周期；应地之三阴三阳六气，六岁一周期，天地之气相感，上下相临，而变生三十年一纪、六十年一周的德化政令的变化。如《素问·天元纪大论》说："所以欲知天地之阴阳者，应天之气，动而不息，故五岁而右迁，应地之气，静而守位，故六期而环会，动静相召，上下相临，阴阳相错，而变由生也。""变"，这是指气候之变。由于气候的变化，从而主治六十年的德化政令。

由于五运和六气的动静相召，上下相迎，所以五运与六气就发生同化。也就是风温之气与春天的木气同化；热熏昏火之气，与夏天的火气同化；燥清烟露之气与秋天的金气同化；云雨昏埃之气，与长夏的土气同化；寒霜冰雪之气，与冬天的水气同化。如《素问·六元正纪大论》说："帝曰：愿闻同化何如？岐伯曰：风温春化同，热曛昏火夏化同，胜与复同，燥清烟露秋化同，云雨昏暝埃长夏化同，寒气霜雪冰冬化同。此天地五运六气之化，更用盛衰之常也。"

（一）三十年运、气同治之常

《素问·六元正纪大论》说：

"甲子　甲午岁

上少阴火　中太宫土运　下阳明金　热化二，雨化五，燥化四，所谓正化日也。其化上咸寒，中苦热，下酸温，所谓药食宜也。（子午上临少阴君火司天，少阴之气为热，火之生数为二，故热化二。甲年土运太过，雨为土湿之气所成，五位土数，故雨化五。子午年下加阳明燥金在泉，四维金之数，故燥化四。下文意相似，可以此类推）

乙丑　乙未岁

上太阴土　中少商金运　下太阳水　热化寒化胜复同，所谓邪气化日也。灾七宫。湿化五，清化四，寒化六，所谓正化日也。其化上苦热，中酸和，下甘热，所谓药食宜也。（热化寒化胜复同，是指金运不及，所以有火气赖盛的热化。有胜必有复，热气胜金，所以有水气来复之寒化。因胜复之气，均非本身之化，故曰邪气化日。七宫，指正西方。灾七宫，谓胜复之邪损害所及的方位在正西方）

丙寅　丙申岁

上少阳相火　中太羽水运　下厥阴木　火化二，寒化六，风化三，所谓正化日也。其化上咸寒，中咸温，下辛凉，所谓药食宜也。

丁卯　丁酉岁

上阳明金　中少角木运　下少阴火　清化热化胜复同，所谓邪化日也。灾三宫，燥化九，风化三，热化七，所谓正化日也。其化上苦小温，中辛和，下咸寒，所谓药食宜也。

戊辰　戊戌岁

上太阳水　中太徵火运　下太阴土　寒化六，热化七，湿化五，所谓正化日也。其化上苦温，中甘和，下甘温，所谓药食宜也。

己巳　己亥岁

上厥阴木　中少宫土运　下少阳相火　风化清化胜复同，所谓邪气化日也。灾五宫。风化三，湿化五，火化七，所谓正化日也。其化上辛凉，中甘和，下咸寒，所谓药食宜也。

庚午（同天符）庚子岁（同天符）

上少阴火　中太商金运　下阳明金　热化七，清化九，燥化九，所谓正化日也。其化上咸寒，中辛温，下酸温，所谓药食宜也。

辛未（同岁会）辛丑岁（同岁会）

上太阴土　中少羽水运　下太阳水　雨化风化胜复同，所谓邪气化日也。灾一宫。雨化五，寒化一，所谓正化日也。其化上苦热，中苦和，下苦热，所谓药食宜也。

壬申（同天符）壬寅岁（同天符）

上少阳相火　中太角木运　下厥阴木　火化二，风化八，所谓正化日也。其化上咸寒，中酸和，下辛凉，所谓药食宜也。

癸酉（同岁会）癸卯岁（同岁会）

上阳明金　中少徵火运　下少阴火　寒化雨化胜复同，所谓邪气化日也。灾九宫。燥化九，热化二，所谓正化日也。其化上苦小温，中咸温，下咸寒，所谓药食宜也。

甲戌（岁会　同天符）甲辰岁（岁会　同天符）

上太阳水　中太宫土运　下太阴土　寒化六，湿化五，正化日也。其化上苦热，中苦温，下苦温，药食宜也。

乙亥　乙巳岁

上厥阴木　中少商金运　下少阳相火　热化寒化胜复同，邪气化日也。灾七宫。风化八，清化四，火化二，正化度也。其化上辛凉，中酸和，下咸寒，药食宜也。

丙子（岁会）丙午岁

上少阴火　中太羽水运　下阳明金　热化二，寒化六，清化四，正化度也。其化上咸寒，中咸温，下酸温，药食宜也。

丁丑　丁未岁

上太阴土　中少角木运　下太阳水　清化热化胜复同，邪气化度也。灾三宫。雨化五，风化三，寒化一，正化度也。其化上苦温，中辛和，下甘热，药食宜也。

戊寅（天符）戊申岁（天符）

上少阳相火　中太徵火运　下厥阴木　火化七，风化三，正化度也。其化上咸寒，中甘和，下辛凉，药食宜也。

己卯　己酉岁

上阳明金　中少宫土运　下少阴火　风化清化胜复同，邪气化度也。灾五宫。清化九，雨化五，寒化七，正化度也。其化上苦小温，中甘和，下咸寒，药食宜也。

庚辰　庚戌岁

上太阳水　中太商金运　下太阴土　寒化一，清化九，雨化五，正化度也。其化上苦热，中辛温，下甘热，药食宜也。

辛巳　辛亥岁

上厥阴木　中少羽水运　下少阳相火　雨化风化胜复同，邪气化度也。灾一宫。风化三，寒化一，火化七，正化度也。其化上辛凉，中苦和，下咸寒，药食宜也。

壬午　壬子岁

上少阴火　中太角木运　下阳明金　热化二，风化八，清化四，正化度也。其化上咸寒，中酸凉，下酸温，药食宜也。

癸未　癸丑岁

上太阴土　中少徵火运　下太阳水　寒化雨化胜复同，邪气化度也。灾九宫。雨化五，火化二，寒化一，正化度也。其化上苦温，中咸温，下甘热，药食宜也。

甲申　甲寅岁

上少阳相火　中太宫土运　下厥阴木　火化二，雨化五，风化八，正化度也。其化上咸寒，中咸和，下辛凉，药食宜也。

乙酉（太一天符）乙卯岁（天符）

上阳明金　中少商金运　下少阴火　热化寒化胜复同，邪气化度也。灾七宫。燥化四，清化四，热化二，正化度也。其化上苦小温，中酸和，下咸寒，药食宜也。

丙戌（天符）　丙辰岁（天符）

上太阳水　中太羽水运　下太阴土　寒化六，雨化五，正化度也。其化上苦热，中咸温，下甘热，药食宜也。

丁亥（天符）　丁巳岁（天符）

上厥阴木　中少角木运　下少阳相火　清化热化胜复同，邪气化度也。灾三宫。风化三，火化七，正化度也。其化上辛凉，中辛和，下咸寒，药食宜也。

戊子（天符）　戊午岁（太一天符）

上少阴火，中太征火运，下阳明金。热化七，清化九，正化度也。其化上咸寒，中甘寒，下酸温，药食宜也。

己丑（太一天符）　己未岁（太一天符）

上太阴土　中少宫土运　下太阳水　风化清化胜复同，邪气化度也。灾五宫。雨化五，寒化一，正化度也。其化上苦热，中甘和，下甘热，药食宜也。

庚寅　庚申岁

上少阳相火　中太商金运　下厥阴木　火化七，清化九，风化三，正化度也。其化上咸寒，中辛温，下辛凉，药食宜也。

辛卯　辛酉岁

上阳明金　中少羽水运　下少阴火　雨化风化胜复同，邪气化度也。灾一宫。清化九，寒化一，热化七，正化度也。其化上苦小温，中苦和，下咸寒，药食宜也。

壬辰　壬戌岁

上太阳水　中太角木运　下太阴土　寒化六，风化八，雨化五，正化度也。其化上苦温，中酸和，下甘温，药食宜也。

癸巳（同岁会）　癸亥（同岁会）

上厥阴木　中少徵火运　下少阳相火　寒化雨化胜复同，邪气化度也。灾九宫。风化八，火化二，正化度也。其化上辛凉，中咸温，下咸寒，药食宜也。

凡此定期之纪，胜复正化，皆有常数，不可不察。故知其要者，一言而终，不知其要，流散无穷，此之谓也。"

（二）六十年运气合治之变

《素问·六元正纪大论》说："先立其年，以明其气，金木水火土运行之数，寒暑燥湿风火临御之化，则天道可见，民气可调，阴阳卷舒，近而无惑。数之可数者，请遂言之。

帝曰：太阳之政奈何？岐伯曰：辰戌之纪也。

太阳　太角　太阴　壬辰　壬戌　其运风，其化鸣紊启拆，其变振拉摧拔，其病眩掉目瞑。

太角（初正）　少徵　太宫　少商　太羽（终）

太阳　太徵　太阴　戊辰　戊戌同正徵　其运热，其化喧暑郁燠，其变炎烈沸腾，其病热郁。

太徵　少宫　太商　少羽（终）　少角（初）

太阳　太宫　太阴　甲辰岁会（同天符）　甲戌岁会（同天符）　其运阴雨，其化柔润重泽，其变震惊飘骤；其病湿下重。

太宫　少商　太羽（终）　太角（初）　少徵

太阳　太商　太阴　庚辰　庚戌　其运凉，其化雾露萧飋，其变肃杀雕零，其病燥背瞀胸满。

太商　少羽（终）　少角（初）　太徵　少宫

太阳　太羽　太阴　丙辰（天符）　丙戌（天符）　其运寒肃，其化凝惨凓冽，其变冰雪霜雹，其病大寒留于溪谷。

太羽（终）　太角（初）　少徵　太宫　少商

凡此太阳司天之政，气化运行先天，天气肃，地气静　寒临太虚，阳气不令，水土合德，上应辰星镇星。其谷玄黅，其政肃，其令徐。寒政大举，泽无阳焰，则火发待时。少阳中治，时雨乃涯，止极雨散，还于太阴，云朝北极，湿化乃布，泽流万物，寒敷于上，雷动于下，寒湿之气，持于气交。民病寒湿发，肌肉萎，足痿不收，濡泻血溢。

初之气，地气迁，气乃大温，草乃早荣，民乃厉，温病乃作，身热头痛，呕吐，肌腠疮疡。二之气，大凉反至，民乃惨，草乃遇寒，火气遂抑，民病气郁中满，寒乃始。三之气，天政布，寒气行，雨乃降，民病寒，反热中，痈疽注下，心热瞀闷，不治者死。四之气，风湿交争，风化为雨，乃长乃化乃成。民病大热少气，肌肉萎足痿，注下赤白。五之气，阳复化，草乃长，乃化乃成、民乃舒。终之气，地气正，湿令行，阴凝太虚，埃昏郊野，民乃惨凄，寒风以至，反者孕乃死。

故岁宜苦以燥之温之，必折其郁气，先资其化源，抑其运气，扶其不胜，无使暴过而生其疾，食岁谷以全其真，避虚邪以安其正。适气同异，多少制之，同寒湿者燥热化，异寒湿者燥湿化，故同者多之，异者少之。用寒远寒，用凉远凉，用温远温，用热远热，食宜同法。有假者反常，反是者病，所谓时也。"

《素问·六元正纪大论》又说："帝曰：善。阳明之政奈何？岐伯说：卯酉之纪也。

阳明　少角　少阴　清热胜复同，同正商。丁卯（岁会）　丁酉　其运风，清热。

少角（初正）　太徵　少宫　太商　少羽（终）

阳明　少徵　少阴　寒雨胜复同　同正商。癸卯（同岁会）癸酉（同岁会）其运热寒雨。

少徵　太宫　少商　太羽（终）太角（初）

阳明　少宫　少阴　风凉胜复同。己卯　己酉　其运雨风凉。

少宫　太商　少羽（终）少角（初）太徵

阳明　少商　少阴　热寒胜复同，同正商。乙卯天符　乙酉岁会，太乙天符。其运凉热寒。

少商　太羽（终）太角（初）少徵　太宫

阳明　少羽　少阴　雨风胜复同，辛卯少宫同，同少宫。辛卯　辛酉

其运寒雨风。

少羽（终）少角（初）太徵　太宫　太商

凡此阳明司天之政，气化运行后天。天气急，地气明，阳专其令，炎暑大行，物燥以坚，淳风乃治，风燥横运，流于气交，多阳少阴，云趋雨府，湿化乃敷，燥极而泽。其谷白丹，间谷命太者，其耗白甲品羽，金火合德，上应太白荧惑。其政切，其令暴，蛰虫乃见，流水不冰。民病咳嗌塞，寒热发暴，振栗癃闷，清先而劲，毛虫乃死，热后而暴，介虫乃殃，其发躁，胜复之作，扰而大乱，清热之气，持于气交。初之气，地气迁，阴始凝，气始肃，水乃冰，寒雨化。其病中热胀、面目浮肿，善眠，鼽衄，嚏欠呕，小便黄赤，甚则淋。二之气，阳乃布，民乃舒，物乃生荣，厉大至，民善暴死。三之气，天政布，凉乃行，燥热交合，燥极而泽，民病寒热。四之气，寒雨降，病暴仆，振栗谵妄，少气嗌干引饮，及为心痛，痈肿疮疡，疟寒之疾，骨痿血便。五之气，春令反行，草乃生荣，民气和。终之气，阳气布，候反温，蛰虫来见，流水不冰。民乃康平，其病温。故食岁谷以安其气，食间谷以去其邪，岁宜以咸以苦以辛，汗之清之散之。安其运气，无使受邪，折其郁气，资其化源。以寒热轻重少多其制，同热者多天化，同清者多地化。用凉远凉，用热远热，用寒远寒，用温远温，食宜同法。有假者反之，此其道也。反是者，乱天地之经，扰阴阳之纪也。"

《素问·六元正纪大论》还说："帝曰：善。少阳之政奈何？岐伯曰：寅申之纪也。

少阳　太角　厥阴　壬寅（同天符）壬申（同天符）。其运风鼓，其化鸣紊启拆，其变振拉摧拔，其病掉眩，支胁惊骇。

太角（初正）少徵　太宫　少商　太羽（终）

少阳　太徵　厥阴　戊寅（天符）戊申（天符）。其运暑，其化喧嚣郁懊，其变炎烈沸腾。其病上热郁，血溢血泄心痛。

太徵　少宫　太商　少羽（终）少角（初）

少阳　太宫　厥阴　甲寅　甲申　其运阴雨，其化柔润重泽，其变震惊飘骤。其病体重胕肿痞饮。

太宫　少商　太羽（终）太角（初）少徵

少阳　太商　厥阴　庚寅　庚申　同正商。其运凉，其化雾露清切，其变肃杀雕零。其病肩背胸中。

太商　少羽（终）少角（初）太徵、少宫

少阳　太羽　厥阴　丙寅　丙申　其运寒，其化凝惨溧冽，其变冰雪霜雹，其病寒浮肿。

太羽（终）太角（初）少徵　太宫　少商

凡此少阳司天之政，气化运行先天，天气正，地气扰，风乃暴举，木偃沙飞，炎火乃流，阴行阳化，雨乃时应，火木同德，上应荧惑岁星。其谷丹苍，其政严，其令扰。故风热参布，云物沸腾，太阴横流，寒乃时至，凉雨并起。民病寒中，外发疮疡，内为泄满。故圣人遇之，和而不争。往复之作，民病寒热疟泄，聋瞑呕吐，上怫肿色变。初之气，地气迁，风胜乃摇，寒乃去，候乃大温，草木早荣，寒来不杀，温病乃起，其病气怫于上，血溢目赤，咳逆头痛，血崩，胁满，肤腠中疮。二之气，火反郁，白埃四起，云趋雨府，风不胜湿，雨乃零，民乃康。其病热郁于上，咳逆呕吐，疮发于中，胸嗌不利，头痛身热，昏愦脓疮。三之气，天政布，炎暑至，少阳临上，雨乃涯。民病热中，聋瞑血溢，脓疮，咳呕，鼽衄渴嚏欠，喉痹，目赤，善暴死。四之气，凉乃至，炎暑间化，白露降。民气和平，其病满身重。五之气，阳乃去，寒乃来，雨乃降，气门乃闭，刚木早雕，民避寒邪，君子周密。

终之气，地气正，风乃至，万物反生，霿雾以行，其病关闭不禁，心痛，阳气不藏而咳。抑其运气，赞所不胜，必折其郁气，先取化源，暴过不生，苛疾不起。故岁宜咸宜辛宜酸，渗之泄之渍之发之，观气寒温以调其过，同风热者多寒化，异风热者少寒化。用热远热，用温远温，用寒远寒，用凉远凉，食宜同法，此其道也。有假者反之，反是者，病之阶也。"

《素问·六元正纪大论》再说："帝曰：善。太阴之政奈何？岐伯曰：丑未之纪也。

太阴　少角　太阳　清热胜复同，同正宫。丁丑　丁未　其运风清热。

少角（初正）太徵　少宫　太商　少羽（终）

太阴　少徵　太阳　寒雨胜复同。癸丑　癸未　其运热寒雨。

少徵　太宫　少商　太羽（终）太角

太阴　少宫　太阳　风清胜复同，同正宫。己丑（太一天符）己未（太一天符）其运雨风清。

少宫　太商　少羽（终）少角　（初）太徵

太阴　少商　太阳　热寒胜复同。乙丑　乙未　其运凉热寒。

少商　太羽（终）太角（初）少徵　太宫

太阴　少羽　太阳　雨风胜复同，同正宫。辛丑（同岁会）辛未（同岁会）其运寒雨风。

少羽（终）少角（初）太徵　少宫　太商

凡此太阴司天之政，气化运化后天。阴专其政，阳气退避，大风时起，天气下降，地气上腾，原野昏霧，白埃四起，云奔南极，寒雨数至，物成于差夏。民病寒湿，腹满身膜愤，胕肿痞逆，寒厥拘急。湿寒合德，黄黑埃昏，流行气交，上应镇星辰星。其政肃，其令寂，其谷黔玄。故阴凝于上，寒积于下，寒水胜火，则为冰雹，阳光不治，杀气乃行。故有余宜高，不及宜下，有余宜晚，不及宜早，土之利，气之化也，民气亦从之，间谷命其太也。初之气，地气迁，寒乃去，春气正，风乃来，生布，万物以荣，民气条舒，风湿相薄，雨乃后。民病血溢，筋络拘强，关节不利，身重筋痿。二之气，大火正，物承化，民乃和，其病温厉大行，远近咸若。湿蒸相薄，雨乃时降。三之气，天政布，湿气降，地气腾，雨乃时降，寒乃随之，感于寒湿，则民病身重胕肿，胸腹满。四之气，畏火临，溽蒸化，地气腾，天气否隔，寒风晓暮，蒸热相薄，草木凝烟，湿化不流，则白露阴布，以成秋令。民病腠理热，血暴溢，疟，心腹满热膍胀，甚则胕肿。五之气，惨令已行，寒露下，霜乃早降，草木黄落，寒气及体，君子周密，民病皮腠。终之气，寒大举，湿大化，霜乃积 阴乃凝 水坚冰 阳光不治。感于寒则病人患者关节禁固，腰雎痛，寒湿持于气交而为疾也。必折其郁气，而取化源，益其岁气，无使邪胜，食岁谷以全其真，食间谷以保其精。故岁宜以苦燥之温之，甚者发之泄之。不发不泄则湿气外溢，肉溃皮折而水血交流。必赞其阳火，令御甚寒，从气异同，少多其制也，同寒者以热化，同湿者以燥化，异者少之，同者多之，用凉远凉，用寒远寒，用温远温，用热远热，食宜同法。假者反之，此其道也。反是者，病也。"

《素问·六元正纪大论》说："帝曰：善。少阴之政奈何？岐伯曰：子午之纪也。

少阴　太角　阳明　壬子　壬午　其运风鼓，其化鸣紊启拆，其变振拉摧拔，其病支满。

太角（初正）少徵　太宫　少商　太羽（终）

少阴　太徵　阳阴　戊子（天符）戊午（太一天符）。其运炎暑，其化喧曜郁燠，其变炎烈沸腾，其病上热血溢。

太徵　少宫　太商　少羽（终）少角（初）

少阴　太宫　阳明　甲子　甲午　其运阴雨，其化柔润重泽，其变震惊飘骤，其病中满身重。

太宫　少商　太羽（终）太角（初）少徵

少阴　太商　阳明　庚子（同天符）庚午（同天符）同正商。其运凉劲，其化雾露萧飂，其变肃杀凋零。其病下清。

太商　少羽（终）少角（初）太徵　少宫

少阴　太羽　阳明　丙子（岁会）丙午。其运寒，其化凝惨凓冽 其变冰雪霜雹，其病寒下。

太羽（终）太角（初）少徵　太宫　少商

凡此少阴司天之政，气化运行先天，地气肃，天气明，寒交暑，热加燥，云驰雨府，湿化乃行，时雨乃降。金火合德，上应荧惑太白。其政明，其令切，其谷丹白。水火寒热持于气交而为病始也。热病生于上，清病生于下，寒热凌犯而争于中，民病咳喘，血溢血泄，鼽嚏，目赤眦疡，寒厥入胃，心痛腰痛腹大，嗌干，肿上。初之气，地气迁，寒乃始，蛰复藏，水乃冰，霜复降，风乃洌，阳气郁。民反周密，关节禁固，腰脽痛，炎暑将起，中外疮疡。二之气，阳气布，风乃行，春气以正，万物应荣，寒气时至，民乃和。其病淋，目瞑目赤，气郁于上而热。三之气，天政布，大火行，庶类番鲜，寒气时至。民病气厥心痛，寒热更作，咳喘目赤。四之气，溽暑至，大雨时行，寒热互至。民病寒热，嗌干黄瘅，鼽衄饮发。五之气，畏火临，暑反至，阳乃化，万物乃生乃长乃荣，民乃康。其病温。终之气，燥令行，余火内格，肿于上，咳喘，甚则血溢。寒气数举则霿雾翳，病生皮腠，内舍于胁，下连少腹而作寒中，地将易也。必抑其运气，资其岁胜，折其郁发，先取化源，无使暴过而生其病也。食岁谷以全真气，食间谷以避虚邪。岁宜咸以耎之，而调其上，甚则以苦发之；以酸收之，而安其下；甚则以苦泄之。适气同异而多少之，同天气者以寒清化，同地气者以温热化，用热远热，用凉远凉，用温远温，用寒远寒，食宜同法。有假则反，此其道也。反是者病作矣。"

《素问·六元正纪大论》说："帝曰：善。厥阴之政奈何？岐伯曰：巳亥之纪也。

厥阴　少角　少阳　清热胜复同，同正角。丁巳（天符）　丁亥（天符），其运风清热。

少角（初正）　太徵　少宫　太商　少羽（终）

厥阴　少徵　少阳　寒雨胜复同　癸巳（同岁会）　癸亥（同岁会），其运热寒雨。

少徵　太宫　少商　太羽（终）　太角（初）

厥阴　少宫　少阳　风清胜复同，同正角。己巳　己亥　其运雨风清。

少宫　太商　少羽（终）　少角（初）　太徵

厥阴　少商　少阳　热寒胜复同，同正角。乙巳　乙亥　其运凉热寒。

少商　太羽（终）　太角（初）　少徵　太宫

厥阴　少羽　少阳　雨风胜复同　　辛巳　辛亥　其运寒雨风。

少羽（终）　少角（初）　太徵　少宫　太商

凡此厥阴司天之政，气化运行后天。诸同正岁，气化运行同天。天气扰，地气正，风生高远，炎热从之，云趋雨府，湿化乃行。风火同德，上应岁星荧惑。其政挠，其令速，其谷苍丹，间谷言太者，其耗文角品羽。风燥火热，胜复更作，蛰虫来见，流水不冰，热病行于下，风病行于上，风燥胜复形于中。初之气，寒始肃，杀气方至，民病寒于右之下。二之气，寒不去，华雪水冰，杀气施化，霜乃降，名草上焦，寒雨数至，阳复化，民病热于中。三之气，天政布，风乃时举，民病泣出，耳鸣掉眩。四之气，溽暑湿热相薄，争于左之上。民病黄瘅而为胕肿。五之气，燥湿更胜，沉阴乃布，寒气及体，风雨乃行。终之气，畏火司令，阳乃大化，蛰虫出见，流水不冰，地气大发，草乃生，人乃舒。其病温厉。必折其郁气，资其化源，赞其运气，无使邪胜。岁宜以辛调上，以咸调下，畏火之气，无妄犯之。用温远温，用热远热，用凉远凉，用寒远寒，食宜同法。有假反常，此之道也。反是者病。"

在六十年运与气同化与发病的关系中，有关天符与岁会对疾病的影响，除上述外，《素问·气交变大论》还专有论述。如对天符的论述"岁火太过，炎暑流行，肺金受邪。……上迎少阴少阳（戊子戊午岁，上临少阴；戊寅戊申岁，下临少阳），火燔焫，水泉涸，物焦槁，病反谵妄狂越，咳喘息鸣，下甚血溢泄不已，太渊绝者，死不治。上应荧惑星。"又如对岁会的论述"岁木不及，燥乃大行，……上临阳明（丁卯丁酉'天刑岁'），生气失政，草木再荣，化气乃急，上应太白、镇星，其主苍早。……白露早降，收杀气行，寒雨害物，虫食甘黄，脾土受邪，赤气后化，心气晚治，上胜肺金，白气乃屈，其谷不成，咳而鼽，上应荧惑、太白星。"

有关天符与岁会的关系，《素问·六微旨大论》说："帝曰：其贵贱何如？岐伯曰：天符为执法，岁会为行令，太一天符为贵人。帝曰：邪之中也奈何？岐伯曰：中执法者，其病速而危；中行令者，其病徐而持；中贵人者，其病暴而死。"指出天符之为病，多属急性的病证；岁会之为病，多属慢性的病证；只有太乙天符之为病，病重而预后不良，正如张介宾说："执法者位于上，犹执政也。行令者位于下，犹诸司也。贵人者，统乎上下，犹君主也。"又说："中执法者，犯司天之气也，天者生之本，故其病速而危。中行令者，犯地支之气也，害稍次之，故其病徐而持。持者，邪正相持而吉凶相半也。中贵人者，天地之气皆犯矣，故暴而死。"

运气学说与中医理论

一、阐明了《内经》理论体系"人与天地相应"的整体观念

五运六气，是我国古代研究天时气候变化，以及气候变化对生物影响的一种学说。它是以自然界的气候变化，以及生物体（包括人体在内）对这些变化所产生的相应反映作为基础，从而把自然气候现象和生物的生命现象统一起来；把自然气候变化和人体发病规律统一起来，从宇宙间的节律上来探讨气候变化对人体健康与疾病发生的关系。这种"人与天地相参"，气候变化与人体生理、病理相关的理论，充分反映出中医学理论体系中"天人相应"的学术观点。

运气学说为中医学"人与天地相应"的整体观提供了科学依据。所谓'人与天地相应'，即人体与天地之间的一切变化，特别是季节气候的变化息息相关。天地间的一切变化，古人认为

都可以借用阴阳五行学说来阐述和解释。

运气学说正是中医人与天地相应的整体观在我们实际生活中的具体运用。其基本内容，实际上也就是在中医整体观的思想指导下，以阴阳五行学说作为阐述和解释的依据。再用干支等符号总结出来的一套思维模式。

二、运气学说与发病的关系

（一）运气与病因学

运气学说对致病因素的认识，主要是以"六淫"致病为主，为外感病的病因，是病因学的一个重要方面，称之为外因。如伤寒病的寒邪，温热病的温热之邪，都是外因所致。伤寒病的寒邪，从皮毛侵入，按六经次序传变，而温病则为温、暑、湿等不同的邪气引起，由口鼻而入，首先犯肺卫，按卫、气、营、血或上、中、下三焦的次序传变，这是运气学说中六气致病的两大病证。它如吴又可瘟疫病的病因为"天地间别有一种异气所感"的"疠气"等不同的外感流行性疾病，总不离运气学中六气发病的范畴。

（二）运气与发病学

每年气候一般变化是：春风、夏热、长夏湿、秋燥、冬寒。每年一般的发病情况是：春季肝病较多，夏季心病较多，长夏脾病较多，秋季肺病较多，冬季肾病较多。五季轮转，周而复始，各年情况，大致相同。

1. 初运与初之气的一般规律

依据主运推测：木为初运，初运的时间是从每年的大寒节开始至春分节前，相当于每年的春季。由于木在天为风，在人为肝，因此每年春季在气候变化上便以风气变化较大，在人体中便以肝气变化较大、肝病较多为其特点。

依据主气推测：初之气为厥阴风木，时间包括大寒至惊蛰四个节气，相当于每年的初春，其一般气候变化亦多风气，疾病流行亦多以肝病为其特点。

2. 二运与二之气的一般规律

依据主运推测火为二运，二运的时间是从每年的清明节开始至于芒种节前，相当于每年的夏季。由于火在天为热，在人为心，因此每年夏季在气候变化上便以逐渐转热，在人体也以心气转旺、心病较多为其特点。

依据主气推测：二之气为少阴君火，时间包括春分至立夏四个节气，相当于每年的暮春初夏，其一般气候变化亦以逐渐转热，疾病流行亦以心病多为其特点。

3. 三运与三之气的一般规律

依据主运推测：土为三运，三运的时间是从每年的夏至节开始至处暑节前，相当于每年的夏秋之间。由于土在天为湿，在人为脾，因此每年夏秋之间在气候变化上便也雨水较多，湿气较重，在人体中也以脾气较旺、肠胃疾病较多为特点。

依据主气推测：三之气为少阳相火，时间包括小满至小暑四个节气，相当于每年的夏季，其一般气候变化和疾病流行也以天气甚热、心病暑病较多为其特点。

4. 四之气的一般规律

依据主气推测：四之气为太阴湿土，时间包括大暑至白露四个节气，相当于每年的暮夏初秋，其一般气候变化亦以湿气较重，发病情况也以脾胃病较多为其特点。

5. 五运与五之气的一般规律

依据主运推测：金为五运，五运的时间是从每年的白露节至立冬节前，相当于每年的秋季。由于金在天为燥，在人为肺，因此每年秋季，在气候变化上便以较为干燥，在人体中肺气也较旺、呼吸道疾病较多为其特点。

依据主气推测：五之气为阳明燥金，时间包括秋分至立冬四个节气，相当于每年的秋冬之间，其一般气候变化亦以燥气较重，发病情况也以肺病较多为其特点。

6. 终运与终之气的一般规律

依据主运推测：水为终运，终运的时间是从每年的立冬节开始至大寒节前，相当于每年的冬季。由于水在天为寒，在人为肾，因此每年的冬季在气候变化上也以比较寒冷，在人体也以肾气较旺、骨节方面的疾病较多、容易感冒为其特点。

依据主气推测：终之气为太阳寒水，时间包括小雪至小寒四个节气，相当于每年的严冬，其一般气候变化亦以严寒、发病情况也以关节疾病较多、容易感冒为其特点。

三、运气与疾病的防治

（一）运用于疾病的预防

1. 运用于时令季节疾病的预防

根据运气学说，预测时令节气的变化，可预知疾病流行的情况，采取各种预防的措施，防止季节性常见病的发生。如《素问·四气调神大论》说："夫四时阴阳者，万物之根本也。所以圣人春夏养阳，秋冬养阴，以从其根，……逆之则灾害生，从之则疴疾不起。"《素问·五常政大论》说："必先岁气，无伐天和。"这就说明了运气学说与预防医学关系是非常密切的。

2. 运用于一般年度疾病的预防

依据运气学说推测各年气候和疾病的大致情况，作出各种预防措施。比如说：庚子年按照运气规律来说，应该是天气比较燥热，热证很多，容易发生抽风的症状，疾病所属脏腑一般以心、肺、肝三脏为主，因此凡是遇到庚子年的时候，就可以根据上述这些情况采取相应的预防措施，从而消除或减少它们对人体健康的不良影响。

（二）运用于疾病的诊断

根据各年气候和疾病的变化及流行情况来对发病患者群进行分析诊断。比如：在庚子年对于疾病所属的脏腑方面，便应多考虑心、肺、肝；在证候性质方面，便应多考虑热和燥。在辛丑年对于疾病所属的脏腑，便应多考虑肾、脾、肝；在证候性质方面，便应多考虑寒和湿，余可类推。

四、运气学说的现代研究

运气学说与现代科学的生物钟学、气象学、时间医学、物候学等边缘学科相关。

（一）运气学说与物候学研究

物候学是介于生物学和气象学之间的一门边缘科学。物候学是研究植物在一年中的生长荣茂或枯萎不泽，动物的往来生息运动表现出来的各种各样现象，如杨柳绿，桃花开，雁始来，燕往返等，记录这些生物的生态与特征表现，来说明自然界的气候变化关系，这正如运气学说所研究的一年三百六十五天零二十五刻，有二十四气，七十二候是相一致的。

运气学说对于物候的征验特别注意，《素问·阴阳应象大论》说："天有四时五行，以生长收藏，以生寒暑燥湿风。"生长收藏，可以说是对物候的总概括，其具体的表现，在七篇大论中有详尽的叙述。如《素问·气交变大论》说："岁木太过，云物飞动，草木不宁，甚而摇落；不及，草木晚荣。岁火太过，……"

人生存于气交之中，亦随着运气的太过不及，而发生相应的生理病理变化。说明五运六气对人的研究是有科学依据的，这些一年一度的有规律的变化，是很有研究价值的。

（二）运气学说与时间生物学研究

有从生物钟学说（时间生物学）来探讨运气的，因气候变化与生物的生态，往往呈周期性的规律。《素问·六节藏象论》所说的"天度""气数"，所谓"五运相袭，而皆治之，终期之日，周而复始，时立气布，如环无端。"都是讲明宇宙间是整个呈节律性的周期变化，甚至每日每时都是如此。

《素问·至真要大论》说:"彼春之暖,为夏之暑,彼秋之忿,为冬之怒,谨按四时,斥候皆归,其终可见,其始可知。"这是年周期的节律。《素问·金匮真言论》说:"平旦至日中,天之阳,阳中之阳也;日中至黄昏,天之阳,阳中之阴也;合夜至鸡鸣,天之阴,阴中之阴也;鸡鸣至平旦,天之阴,阴中之阳也。"这是日周期的节律。

《灵枢·营卫生会》说:"营在脉中,卫在脉外,营周不休,五十而复大会,阴阳相贯,如环无端,卫气行阴二十五度,行于阳二十五度,分为昼夜,故气至阳而起,至阴而止,故曰日中而阳陇,为重阳;夜半而阴陇,为重阴。故太阴主内,太阳主外,各行二十五度,分为昼夜,夜半为阴陇,夜半后而为阴衰,平旦阴尽而阳受气矣。日中为阳陇,日西而阳衰,日入阳尽而阴受气矣。夜半而大会,万民皆卧,命曰合阴,如是无已,与天地同纪。"说明人身营卫气运行的日周期性节律,与自然界的日周期性节律,是密切关联而有其一致性的。现代科学研究的大量测定表明,人类皮质激素在午夜至凌晨四点钟左右最低,而在上午八九点钟最高,这是否与"合夜至鸡鸣为阴中之阴,平旦至日中为阳中之阳"有关系,在人身上亦明显的有这周期性的节律变化,值得研究。

人与自然是一个对立统一的整体,外在环境的一切自然变化,都会对人体产生不同的影响。目前科学研究证明,太阳光照的强弱,地球的周期运转,宇宙线的自身变化,太阳黑子的活动,气象的变化,以及地磁、地热等外来刺激,都能在生物体内引起一定的反应。

目前研究证明:体温、脉搏、血压、血糖、基础代谢,以及激素的分泌、酶活性的增减、尿中各种成分的排泄,对致病因子的感受性、药物的敏感性等,均要受到自然界周期节律的影响。进行详细的同步观察,很有必要。比如医学气象学在国际上已引起极大的重视,并制定对医学—生物学—太阳地球物理学—气象学的全面科研规划,可见运气学说是具有强大的生命力。